MÉDECINE ET HYGIÈNE

DES ARABES.

MÉDECINE ET HYGIÈNE
DES ARABES

ÉTUDES

SUR L'EXERCICE DE LA MÉDECINE ET DE LA CHIRURGIE
CHEZ LES MUSULMANS DE L'ALGÉRIE,
LEURS CONNAISSANCES
EN ANATOMIE, HISTOIRE NATURELLE, PHARMACIE, MÉDECINE LÉGALE, ETC.,
LEURS CONDITIONS CLIMATÉRIQUES GÉNÉRALES,
LEURS PRATIQUES HYGIÉNIQUES PUBLIQUES ET PRIVÉES, LEURS MALADIES,
LEURS TRAITEMENTS LES PLUS USITÉS,

PRÉCÉDÉES

de Considérations sur l'état général de la Médecine chez les principales nations Mahométanes,

PAR LE DOCTEUR

E.-L. BERTHERAND

Ancien Médecin de l'Hospice Musulman d'Alger
et des Bureaux des Affaires Arabes de Téniet-el-Hâd, Miliana, Alger, Batna, etc.
Professeur d'Hygiène industrielle à l'École professionnelle du Nord;
Lauréat et ancien Président de la Société de Médecine d'Alger;
Membre des Sociétés médicales d'émulation de Paris et de la Flandre occidentale,
de la Société des Sciences médicales et naturelles de Bruxelles,
de la Société anatomique de Paris, etc.

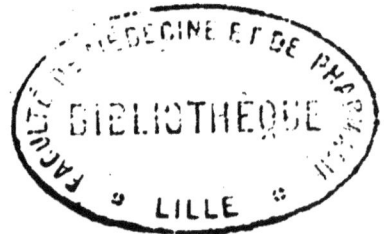

PARIS.

GERMER BAILLIÈRE, LIBRAIRE-ÉDITEUR
17, RUE DE L'ÉCOLE DE MÉDECINE.

LONDRES	MADRID
H. BAILLIÈRE, 219, Regent-Street.	CH. BAILLY-BAILLIÈRE.

New-York. CH. BAILLIÈRE.

1855

À

Monsieur le Général de Division

DAUMAS

Conseiller d'État, Directeur des Affaires de l'Algérie au Ministère de la Guerre.

E.-L. BERTHERAND.

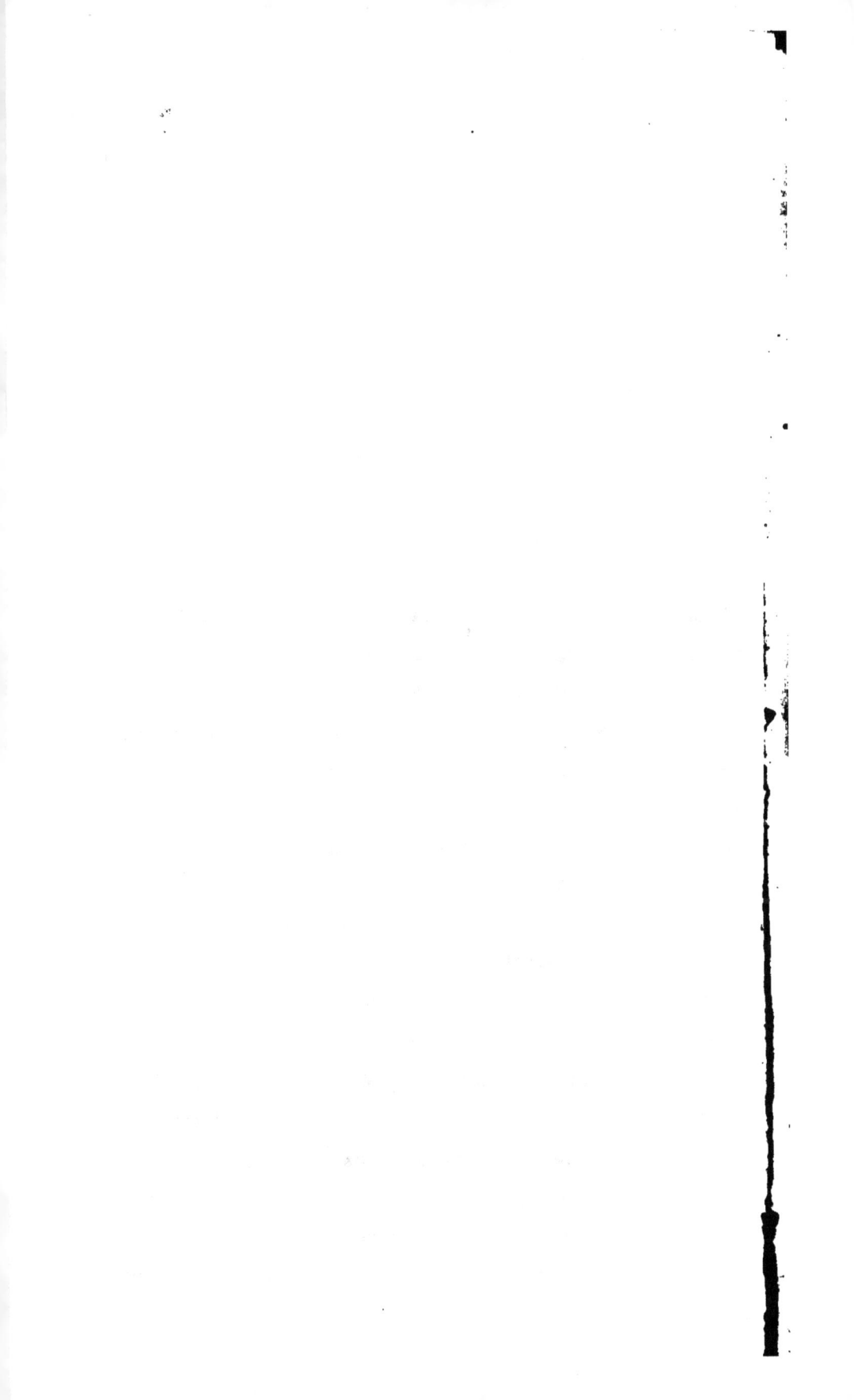

PRÉFACE.

S'il est vrai que la vie physique de l'homme ne soit qu'une chaîne non interrompue d'actions et de réactions constantes, ayant pour objet ou sujet tout ce qui est soumis à ses organes et les affecte, il est incontestable que le moyen de recevoir, de diriger ces impressions de la manière la plus profitable à l'individu comme à l'espèce, consiste dans l'étude de la nature intime, des lois constitutives, des propriétés générales et particulières, des corps qui produisent ou subissent ces phénomènes. — Telle est la source des Arts et des Sciences dont le progrès importe si vivement au bien-être matériel de l'individu et des masses.

De même, quant à la vie morale de l'homme, l'examen et l'appréciation des conditions sociales, mœurs, caractère, pratiques et croyances religieuses, organisation, préjugés, degré scientifique et social, etc., deviennent d'une absolue nécessité et du plus haut intérêt pour le peuple qui impose son contact à un autre peuple, quels que soient la cause de leur rapprochement et le mobile des actions et réactions réciproques, — en d'autres

termes, de l'influence et des relations, — qui doivent
s'exercer entr'eux. L'étude du degré intellectuel et moral
des nations décèle aux législateurs, aux conquérants, aux
pouvoirs gouvernementaux, aux administrateurs de tous
les degrés, la qualité des moyens qui conviennent le
mieux pour guider et entraîner les sentiments et les facultés dans la voie du perfectionnement organique et
social.

Ces vérités sont très-applicables à toutes les colonies
naissantes, en particulier à l'Algérie, où depuis vingt ans
la France s'évertue à pénétrer de plus en plus la vie intime de la population indigène, à étudier ses besoins, ses
tendances, en un mot, son tempérament national, dans
le but d'améliorer, de modifier, sans cependant froisser
trop péniblement les idées et les errements qui lui sont
propres.

Sous ce point de vue, première condition du succès
dans cette vaste entreprise de glorieuse rénovation sociale, le champ de l'exploration est immense.

D'importants travaux ont déjà paru concernant la législation, l'histoire, la géographie, le commerce, l'agriculture, la justice, les mœurs générales du pays, etc., etc.;
mais, plus le contact s'épanouit entre les vainqueurs et
les vaincus, plus la domination s'infiltre au sein des tribus, plus aussi l'exploration devient multiple et entrevoit
de nouveaux épis d'étude à glaner.

C'est aux Bureaux Arabes — sorte de trait-d'union
précieux et nécessaire entre l'autorité gouvernementale et

le peuple soumis — qu'est dévolue la laborieuse tâche
de renseigner sur tout ce qui caractérise les institutions
sociales des Indigènes; et, nul doute que les observations
récoltées patiemment sur tous les points et dans chaque
spécialité de ce vaste réseau administratif, ne dictent le
choix convenable et l'appréciation rationnelle des moyens
d'action les plus appropriés aux tempéraments de ce peuple, et par conséquent les plus capables de l'initier sûrement et promptement aux bienfaits de la civilisation. -

Un peuple, en effet, — et le peuple arabe surtout, —
ne peut être connu et jugé au premier coup-d'œil. Il faut
rechercher avec patience le mobile principal de son caractère, s'assimiler en quelque sorte à sa propre pensée,
analyser le cœur de sa fibre nationale, et sonder son idiosyncrasie politique dans tous les sens : anatomie morale
d'autant plus difficile pour un observateur consciencieux,
qu'elle rencontre ici des obstacles sans nombre qu'opposent à chaque pas des préjugés séculaires, une aveugle
superstition, une existence individuelle toute mystérieuse,
la routine invétérée des principes fatalistes, etc.

C'est alors qu'une sage et prudente politique doit faire
tourner à son profit quelques-unes des tendances particulières du sentiment populaire, et utiliser avec empressement les dispositions bienveillantes de l'Arabe à l'égard
de certaines institutions, ses sympathies non équivoques à
l'égard de certains arts, de certaines sciences. De ce nombre est la Médecine, levier puissant qui permettra tout à
la fois de satisfaire aux intérêts physiques des masses,

de saper insensiblement leur superstitieuse apathie, de détruire peu à peu la torpeur rétrograde, l'immobilité intellectuelle de ce peuple musulman.

Le Prophète a dit (Koran, ch. 5, v. 35) :

« Celui qui aura rendu la vie à un homme sera regardé comme s'il avait » rendu la vie à tout le genre humain. »

C'est là, sans doute, un des germes de la haute vénération de toutes les castes mahométanes pour quiconque se présente à elles avec le titre de Médecin.

Voilà donc une influence dont l'utilité et l'importance sont incontestables et incontestées. Pourquoi la négligerait-on ?

Les résultats qu'il est permis d'attendre de son intervention dépendent évidemment de l'intelligence de son application : il est donc nécessaire de bien connaître au préalable les notions et pratiques médicales qui ont cours chez les Arabes, la manière en un mot dont la Médecine est, doit être, et peut être exercée chez eux.

Tel est le but de ce travail.

Ayant fait un séjour de plus de six ans en Algérie, employé près de différents Bureaux Arabes de 1848 à 1853, chargé de la création du service médical de l'Asile musulman d'Alger, je crois avoir trouvé dans toutes ces positions bien des occasions de récolter des renseignements sur les connaissances médicales des Indigènes Arabes, Kabiles et Sahariens.

En coordonnant aujourd'hui les notes que m'ont fournies ces constantes études doublement précieuses à mes

yeux et par leur attrait et par leur utilité, ma modeste
prétention est bien moins de produire une œuvre complète, que d'appeler une fois encore l'attention générale
sur les services immenses que doit rendre à la civilisation
musulmane et à l'art de guérir en particulier, une sérieuse
et convenable institution médicale en faveur des Indigènes de l'Algérie.

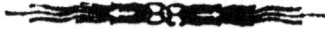

LIVRE I.

DU MÉDECIN ARABE.

—⸺≪←→≫⸺—

CHAPITRE I.

DE L'ÉTAT DE LA MÉDECINE CHEZ LES NATIONS ET POPULATIONS MAHOMÉTANES.

En étudiant aujourd'hui l'état de la Médecine chez les populations musulmanes en général, on ne se douterait guère qu'il y a six siècles environ, quand l'Orient et l'Occident tremblaient encore sous les coups réformateurs du Mahométisme, la nation arabe inscrivait avec orgueil au rang de ses illustrations, les *Rhazès*, les *Avicenne*, les *Albucasis*, les *Avenzoar*, les *Averrhoës*, les *Avoulabbor*, les *Aben-bitar*, etc. A peine les noms de ces habiles commentateurs d'Hippocrate et de Galien, et les ouvrages Arabes qui régnèrent cependant dans nos écoles durant plusieurs siècles (du 13ᵉ au 13ᵉ), sont-ils connus des *tolbas* (savants) actuels; à peine la tradition a-t-elle transmis de siècle en siècle les souvenirs isolés, des lambeaux épars de quelques-unes des principales pratiques ou des importantes découvertes de cette ancienne, mais glorieuse époque.

C'est que les sciences médicales et naturelles ont subi le sort de toutes les connaissances d'un peuple, qui à la voix encourageante de puissants khalifes, avait su créer les bibliothèques et académies fameuses de Bagdag, de Cordoue, de Séville, de Bosrah, mais chez lequel l'excitation fébrile qui enfanta rapidement tant de merveilles, vint bientôt s'éteindre, moins dans les spéculations stériles d'un mysticisme exagéré, que sous le souffle d'un pouvoir exclusivement théocratique, sous l'influence dissolvante de querelles intestines, entre des chefs rivaux, entre sectes schismatiques ennemies.

Ce n'est point que depuis ce brusque temps d'arrêt général dans l'évolution nationale, le peuple musulman, en retombant dans les ténèbres de l'impuissance intellectuelle, ait cessé d'entourer d'une haute vénération l'homme qui pratique l'art de guérir; mais c'est que la médecine, considérée soit comme art, soit comme science, est essentiellement emprunteuse de sa nature. Elle n'existe, ne se développe, n'acquiert d'importance et d'utilité, qu'en raison proportionnelle des vérités qu'elle glane chaque jour dans le champ des découvertes générales, et des secours de toute sorte que lui prêtent l'industrie, les autres arts, afin d'en faire l'application immédiate mais rationnelle aux conditions physiques et morales des individus comme des masses. En un mot, elle exige pour son institution, son étude, des éléments suffisants de la part du milieu intellectuel et matériel de la nation, qui veut profiter de ses lumières, de ses bienfaits.

Toutes les sciences sont sœurs à titre commun de filles de la civilisation, de mères du Progrès; et l'histoire est là pour prouver que jamais, à aucune époque, les sciences médicales n'ont pu jouir d'un éclat supérieur chez un peuple dont les autres connaissances, l'état intellectuel, se trouvaient à un degré d'infériorité générale.

Or, sans aborder ici un examen approfondi de l'instruction publique chez les Musulmans, il nous est nécessaire de rappeler en quelques mots qu'elle est fort peu avancée, qu'elle comprend trois degrés assez distincts : — d'abord, les petites et nombreuses écoles primaires (*messid*) dans lesquelles les enfants vont apprendre quelques prières et gazouiller quelques versets du Koran ; —ensuite, les écoles secondaires (*medressa*) analogues à nos pensionnats ; on y enseigne à lire, à écrire, à réciter le Koran : après un certain nombre d'années, elles fournissent les *tolbas* qui, sous le nom de *mouadeb* (qui instruit), tiennent les établissements primaires, ou sous le nom d'*imam*, récitent les prières à la Mosquée, ou sous le titre de *khoudja*, servent de secrétaires aux fonctionnaires publics ; — enfin, la *zaouïa*, dont la double constitution universitaire et hospitalière rappelle nos monastères du moyen-âge, pourrait correspondre à nos lycées : son école, dirigée par un *marabout* (prêtre), qui prend alors le titre de *moudarès*, donne le degré supérieur d'instruction, c'est-à-dire psalmodiation du Koran, étude de ses commentaires, jurisprudence musulmane, grammaire, versification, arithmétique, très incomplètes notions en astronomie, etc. Les élèves qui possèdent ces diverses connaissances s'appellent *uléma* (de *alem*, science).

Quel contingent suffisant de notions générales, l'art médical pourrait-il puiser dans un tel programme, surtout quand ceux qui sont chargés de le développer ne considèrent l'instruction publique que comme un pur et simple accessoire de la religion, quand, loin d'encourager les études et l'observation réfléchie des phénomènes de la nature, ils ne permettent à l'intelligence, à l'esprit de leurs élèves que de retenir *la lettre* du dogme religieux ? Eux-mêmes, ces rigides *tolbas*, n'ignorent-ils pas la plupart des minimes choses indiquées dans le texte de ces lois à l'appréciation, à l'interprétation, à l'application desquelles ils passent leur vie ? En est-il un qui connaisse quelques pages de l'histoire de l'Islamisme, du peuple musulman ? Faut-il s'étonner ensuite de voir le peuple

mahométan aveuglé par le fanatisme, par la plus superstitieuse crédulité, enfin, par une ignorance des plus grossières"

Étant constaté un tel abaissement intellectuel chez les peuplades vouées au Mahométisme, il suffit d'interroger toutes les
relations des voyageurs pour se convaincre en particulier de
la triste situation de la Médecine et de son exercice chez chacune d'elles. En Arabie (à Djeddah), quatre barbiers tenant
boutique sont tout à la fois les chirurgiens et les médecins du
pays : ils savent saigner et composer différents médicaments
apéritifs (1). Ce ne sont que des empiriques d'une ignorance
remarquable, dit M. Tamisier (2), bons tout au plus à vous
tirer quelques gouttes de sang, a employer au hasard quelques
drogues dont l'usage se conserve par la tradition, et à vous appliquer à tout propos sur le corps des plaques de fer rougies
au feu.

Quant au royaume de Tunis (3), la médecine dans le Djerrid
est exercée par des barbiers maures et juifs qui sont à la fois
chirurgiens, dentistes et médecins. La chirurgie chez eux ne
consiste qu'en trois opérations : la saignée, les ventouses scarifiées et le cautère actuel qu'ils appliquent très fréquemment
contre toute espèce de douleurs. Quant à leurs connaissances
en médecine, elles se bornent en général à la possession de
quelques recettes qu'ils se transmettent par héritage de père
en fils.

A Tunis, dit le Dr Brandin (4), il n'y a qu'un seul hôpital
pour les indigènes Arabes et Bédouins : il est si misérable et
tellement dépourvu de secours, qu'il doit être plutôt considéré
comme un tombeau anticipé, que comme un lieu où la douleur
doit trouver quelque soulagement. . . . L'exercice de la méde-

---

(1) *Notes du Voyageur* Burckhardt, *Revue d'Orient*, 1843.

(2) *Voyage en Arabie*, 1840, t. 1, p. 85.

(3) *Voyage dans le Sahara tunisien*, par Louis Moxgasson, *Revue d'Orient*, 1841.

(4) *Du Royaume de Tunis dans ses rapports avec l'Algérie*, 1850.

cine en Orient n'est qu'un métier, qu'une spéculation mer-
cantile; le premier venu qui a été quelques mois domestique
ou interprète d'un médecin, exerce aussitôt la médecine pour
son propre compte, le plus souvent aux dépens de son patron,
toujours, à coup sûr, aux dépens du public ignorant ou mes-
quin. A Tunis, tous les médecins ont des pharmacies publiques.

Les médecins du Darfour sont presque toujours des hommes
d'un âge avancé; les principaux moyens thérapeutiques employés sont les scarifications et les cautérisations par le feu.
En fait de médicamens, ils ne prescrivent guère en général
que le tamarin, le miel et le beurre de vache. On attache une
grande importance et une grande attention à la science des
esprits et de la magie. La médecine est pour les Foriens une
branche de la magie : ceux qui ont acquis une certaine renommée par leur habileté magique appliquée à l'art médical,
reçoivent le nom de *tabbaby*, mot dérivé de l'arabe *Tabib*,
médecin (1).

L'école de Médecine et de Chirurgie de Solimaniéh (Turquie)
avait autrefois une grande réputation en Orient; mais l'art de
guérir ne s'y enseigne que par des traditions et des préceptes.
Les élèves apprennent l'anatomie, à peu près comme nous
apprenons l'histoire ancienne, et jamais leurs regards n'ont
pénétré l'intérieur du corps humain... Dans un pays qui ne
peut former des gens habiles, il faut bien prendre les médecins
comme ils se présentent; aussi suffit-il du diplôme ou de la
patente délivrée par l'*Hakim-Bachi* (médecin en chef) qu'on
accorde sans examen et qu'on achète pour quelques piastres....
Les idées de la fatalité ont prévalu de plus en plus, et les
médecins ne sont que les instruments de la volonté divine....
Si on voulait faire un dénombrement complet des gens de la
faculté, il faudrait mentionner ceux qui préparent les drogues

(1) *Voyage au Darfour*, par le cheikh Mohammed Els-Omar el Tounsy, Réviseur en chef
à l'École de médecine du Caire, 1845

et les vendent, les barbiers chargés de la saignée ou de l'application des sangsues, enfin les interprètes des médecins francs qu'on peut considérer comme des élèves en médecine, et qui, après avoir tous les matins, pendant quelques mois, traversé la *corne d'or* avec leur maître, ne manquent pas de dire à leur tour : « Et nous aussi, nous sommes docteurs. »…. La maladie d'un homme puissant est toujours un grand événement parmi les médecins de Stamboul ; la maison d'un vizir ou d'un ministre gisant sur son lit de douleur, devient tout-à-coup le rendez-vous de tous ceux qui s'occupent de l'art de guérir. On y trouve des docteurs juifs, des Grecs, des Arméniens, des Francs ; dans cette foule, il se rencontre toujours quelques derviches qui viennent avec leur magie, et c'est ordinairement entre les mains de ces derniers que le malade expire, lorsque la nature ne vient pas à son secours, etc. (1).

Ce que l'on nomme hôpitaux, dans la capitale des Sultans, n'offre à peu près que le couvert aux individus que l'on y transporte… Ces hôpitaux sont dépourvus de médecins et de médicaments. Personne ne constate les décès ; on ne s'assure même pas s'ils sont réels. Combien de malheureux sont enterrés qui vivent encore (2) !

Il n'y a pas de médecine nationale à Constantinople, écrivait plus récemment le docteur Monneret (3) ; celle qu'on y trouve se compose de lambeaux épars empruntés aux écoles étrangères et importées par les médecins Italiens, Allemands, Anglais. Au milieu de cette confusion étrange, l'empirisme et surtout la polypharmacie ignorante prédominent sur tous les autres systèmes…. La religion défend de toucher aux cadavres

(1) Michaud et Poujoulat, *Correspondance d'Orient*, t. III, p. 132 et suiv.

(2) *La Turquie Nouvelle*, par d'Aubignosc, 1839, t. I, p. 225.

(3) *Quelques mots sur l'état de la Médecine à Constantinople*, 1849, *Gazette Médicale de Paris*.

plupart des malades se lavent les yeux avec l'eau du Nil, et la providence fait le reste (1).

Il est juste de dire que de nobles et glorieuses tentatives ont été faites dans ces dernières années par le vice-roi d'Egypte, pour initier son peuple aux bienfaits de la civilisation. Les résultats obtenus en ce qui concerne les écoles médicales ayant été rapportés avec quelqu'exagération, nous croyons devoir nous borner à citer quelques passages d'un auteur aussi impartial que judicieux (2) : « Tandis que d'un côté, comme une tempête, le monopole ravage les champs, enlève la population, dessèche cette fertile contrée ; de l'autre, celui qui l'a fait naître se montre tout-à-coup comme un météore brillant qui va éclairer l'Egypte. Il fonde des écoles pour l'étude des sciences, des ateliers, des usines pour les arts, pour l'industrie, et ses créations lui attirent l'admiration de l'Europe. Le météore pâlit, la tempête grandit toujours, rompt plus tard le premier ouvrage d'une civilisation qui ne peut s'implanter là où le monopole a détruit la propriété. L'Egypte voit ses villages s'écrouler; des maladies meurtrières enlèvent ce qui reste d'une population chétive; l'administration ne prescrit aucune mesure hygiénique; des fumiers encombrent les villages ; et, dans les rues, dans les champs, sur les marchés, aux bords du Nil, partout on ne rencontre que des êtres amaigris, portant sur la figure l'annonce d'une misère effroyable... L'Egypte, d'opulente qu'elle était, n'a que des chiflikes, la peste et une flotte qui consomme sans rien produire..... L'homme naît dans l'ordure, végète en tremblant, dans un milieu destructeur, et expire sur un fumier. En Egypte, pour vivre, l'homme fuit ses semblables et se cache dans un trou humide, dans un terrier dégoûtant. Des maladies affreuses se développent sur la terre qu'il habite, et ces maladies peuvent envahir le monde, etc. »

(1) MICHAUD et POUJOULAT, *Correspondance d'Orient*, t. VI, p. 12 et suiv.
(2) *L'Egypte sous Méhémet-Ali*, par P.-M. HAMONT, 1843, t. II, p. 638 et suiv.

Rappelons enfin que dans la seule ville de Tunis, on compte aujourd'hui cent-vingt barbiers uniquement occupés à ventouser (ils se nomment alors *Hadjama*), à saigner, à faire des pansements. Que reste-t-il donc à faire aux autres individus qui exercent l'art de guérir ?

Et cependant la médecine est tombée à un tel degré d'infériorité, dans ce même Orient qui fut jadis son célèbre berceau, témoins les noms immortels d'Esculape, d'Hippocrate, de Galien, — chez ce même peuple Arabe dont les illustrations médicales régnèrent si longtemps sur la médecine européenne (1), — chez cette même nation dont le prophète avait dit avec autant de vérité que d'éloquence : « Enseignez la science ; qui l'enseigne, craint Dieu ; qui la désire, adore Dieu ; qui en parle, loue Dieu ; qui dispute pour elle, combat pour Dieu ; qui la répand, distribue l'aumône ; qui la possède, devient un objet de vénération et de bienveillance. La science sauve de l'erreur et du péché ; elle éclaire le chemin du paradis, elle est notre compagne dans le voyage, notre confidente dans le désert, notre société dans la solitude ; elle nous guide à travers les plaisirs et les peines de la vie, nous sert de parure auprès de nos amis, et de bouclier contre l'ennemi ; c'est par elle que le Tout-Puissant élève les hommes qu'il a destinés à prononcer *sur ce qui est vrai, sur ce qui est bon*. Les anges briguent leur amitié et les couvrent de leurs aîles. Les monuments de ces hommes sont les seuls qui restent, car leurs hauts faits servent de modèles et sont répétés par de grandes âmes qui les imitent.

« La science est le remède aux infirmités de l'ignorance, un fanal consolateur dans la nuit de l'injustice. L'étude des *lettres* vaut le jeûne, leur enseignement vaut la prière ; à un

(1) Fabrice d'Aquapendente disait, il y a *deux siècles* : « Celse chez les Latins, Paul d'Egyne chez les Grecs, Albucasis chez les Arabes, forment un triumvirat auquel je confesse avoir les plus grandes obligations. »

cœur noble elles inspirent des sentiments plus élevés, elles
corrigent et humanisent le pervers (1). »

Voici un proverbe musulman très-connu :

« Les lytim meo qâd mat oualidّhou, bel lytim elladi la âlemّhou
» ou la âdeb. »

« L'orphelin n'est pas celui dont le père est mort, mais c'est celui qui
» n'a ni science ni éducation. »

Le Prophète *Mohammed* a dit aussi :

« Les savants sont comme les eaux minérales, parce que, de même qu'elles,
» ils attirent une foule de gens de près comme de loin, qui viennent y
» chercher la guérison. »

Je cite toutes ces belles et profondes paroles de ce Réformateur, parce que l'on s'évertue généralement à faire peser
exclusivement sur l'esprit du Koran la responsabilité de
l'inaction, pour ne pas dire de la dégradation intellectuelle,
qui caractérise aujourd'hui les populations musulmanes. Que
ceux-là lisent et *méditent* ce Koran, — « cette seconde
édition de l'Evangile, » selon l'expression de M. Cousin (2);
ils y trouveront, à chaque page, des préceptes sur l'hospitalité, la charité, l'aumône, — l'attaque constante de l'idolâtrie
et du matérialisme par les armes supérieures du spiritualisme,
— de fréquentes exhortations aux bons procédés à l'égard des
femmes et des esclaves, à l'accomplissement quotidien des
devoirs hygiéniques, des obligations du jeûne, de la prière, —
des détails minutieux sur la jurisprudence ; — ils y enten-
dront le Prophète appeler à chaque instant l'attention, la
méditation de son peuple sur les merveilles splendides, sur
les phénomènes mystérieux de la Création. Et les incrédules
pourront alors se convaincre que la portée de ce livre et de sa
doctrine n'était point de jeter un jour les facultés intellectuelles et morales de toute une vaste nation dans le repos

(1) HADITH, (*Conversations*) du prophète Mohammed.
(2) *Fragmens philosophiques*, t. II, page 44.

stérile, dans une immobilité dégradante : non, certes. Produit hybride des principes du Christianisme et du Mosaïsme, appropriés au caractère oriental, l'œuvre de *Mohammed* ne devait point, — après avoir conduit ses adeptes à la tête de la civilisation en Occident et en Orient, — se trouver promptement dénaturée par des interprétations aussi fatales qu'absurdes dans leurs conséquences.

C'est qu'entr'autres grandes fautes, les successeurs de ce guerrier-réformateur ne comprirent point que l'esprit, la raison d'une nation ne peuvent être impunément retenus dans les chaînes de l'oppression, par ceux-là même qui ont mission de conduire moralement dans la voie du progrès, et qui, dans le sens contraire, n'aboutissent alors qu'à les vouer à l'asservissement le plus funeste.

« Il n'y a que nous autres Pachas, s'écriait Moktar (Pacha de Djénina), qui devrions savoir lire et écrire. Si j'avais un Voltaire dans mes Etats, je le ferais pendre, et si je connaissais quelqu'un de plus puissant que moi, je l'immolerais à l'instant »

De nos jours, « les Ulémas, dans leur orgueil, condamnent comme irréligieux et profane quiconque s'occupe d'autre chose que de tout ce qui regarde la religion et la théologie (1). »

Cette profonde et constante altération des véritables sentimens religieux, par l'ignorance, la fourberie, — sa dangereuse transformation en aveugle fanatisme et en passions haineuses, — d'incessants désaccords théologiques (2), telles sont les plus grandes causes du dépérissement intellectuel du peuple musulman ; et il y a plus que de l'injustice à en faire remonter la source à l'influence même du Koran. Evidemment, les tristes résultats que nous constatons plus haut dans le degré général

(1) *Voyage au Darfour*, par Ben-Omar el Tounsy ; traduct. du Dr Perron, p. 446.
(2) Il y a plus de soixante-dix sectes schismatiques qui interprétent le Koran chacune à sa façon.

d'instruction des peuples soumis à l'islamisme, sont tout opposés à ceux qu'on devait attendre d'une religion dont le premier titre est d'avoir détruit l'idolâtrie et semé dans l'esprit arabe beaucoup d'idées chrétiennes. Rendons-lui justice, car elle seule sut réussir là où la Grèce et Rome avaient échoué, — fonder l'unité sociale, la nationalité de peuplades intolérantes et vagabondes en les fusionnant par le développement et la communauté intime des sentimens, des intérêts, des mœurs publiques et privées. Elle réveilla plus d'un pays assoupi dans l'ignorance, inspira la création de plus d'une institution célèbre et glorieuse.

Etudions avec soin les motifs de la crise dissolvante qui, depuis quatre siècles, dégrade la nation musulmane, et sachons utiliser les mobiles de cette même influence religieuse ramenée à son véritable principe, pour la faire tourner au profit de la réhabilitation morale du peuple arabe et des intérêts de la cause Européenne. La France ne peut vouloir détruire comme les Vandales, asservir comme les Turcs. Elle ne saurait perdre de vue Rome triomphant de la Grèce par la valeur de ses armes, et la Grèce triomphant de Rome par les sciences, les lettres et les arts.

En résumé, la chute musulmane doit être attribuée aux fautes, aux erreurs des gouvernemens nationaux qui, s'écartant des voies tracées par le Prophète, ne surent plus diriger leurs peuples et continuer à donner satisfaction égale aux besoins de l'intelligence comme à ceux du climat et des mœurs. Les Turcs n'ont-ils pas suivi cet absurde système d'administration publique en traquant les Arabes algériens avec la plus odieuse tyrannie, en tourmentant leur repos par les vexations et les caprices les plus injustes? Les sciences, la propriété, l'industrie, le commerce, pouvaient-ils se développer sous le règne de la force brutale, sous une main constamment armée de fer et teinte de sang? Est-ce sous ce régime de

spoliation et de contrainte que les Arabes ont fait de l'Andalousie une des plus riches contrées de l'Espagne, — que,
gardiens fidèles et intelligents des connaissances humaines
sous leurs khalifes, ils ont pu compter avec orgueil de grandes
et nombreuses célébrités nationales ? Ainsi :

En mathématiques (Abou-Hassan en trigonométrie,
Ben-Haïtem en géométrie, Aboul-Féda en astronomie) : Les
Arabes ont fait marcher d'un pas rapide l'arithmétique et
l'algèbre, appliqué la trigonométrie aux phénomènes célestes,
donné un catalogue des étoiles fixes, créé l'astrologie judiciaire, les observatoires astronomiques de Bagdad et de Giralda;

Dans le commerce, l'industrie, les arts, ils développèrent
en Espagne la culture du riz, du safran, du mûrier, de la
canne à sucre, du gingembre, du dattier, du bananier, de la
myrrhe; y importèrent l'art des irrigations, les norias, etc.,
les tapis de Perse, les lainages de Cachemire, les soieries de
Bagdad (Valence et Grenade devinrent célèbres dans ce genre);
y créèrent les riches tissus de laine et soie entremêlés d'or et
d'argent; produisirent d'habiles corroyeurs (au Maroc),
d'excellents fourbisseurs d'armes de toute sorte (Damas,
Tolède, Cordoue); poussèrent l'architecture à un haut degré
de réputation, témoins leurs aqueducs, fontaines nombreuses,
ponts solides, palais de l'Alhambra, mosquées de Jérusalem,
Damas, Cordoue, Vieux-Caire, etc.; donnèrent enfin naissance
à de bons traités sur les élémens de la musique et les règles
de la composition ;

Dans la littérature, on leur doit cette muse islamique
si justement renommée, la traduction et la transmission
d'œuvres précieuses de l'antiquité perdues dans leurs idiômes
propres, la production de nombreux dictionnaires en diverses
langues, d'innombrables contes, proverbes, romans, annales,
chroniques, histoires de khalifes et hommes illustres, de judi-
cieuses interprétations du Koran, et de remarquables ouvrages

sur le droit (Ibn Khaldoun) et la rhétorique ; de beaux morceaux d'éloquence sacrée et académique, des métaphysiciens
célèbres; en un mot, les colléges, bibliothèques et académies
célèbres du Caire, d'Alexandrie, de Cordoue, de Grenade, de
Bosrah, de Koufa, de Séville, Valence, etc. ;

Quant aux sciences, il faut ajouter, à ce que nous en
avons dit dans ce chapitre, des géographes fameux (Ibn
Haucal, Ibn Batouta, Edrisi), l'invention de la chimie et de la
pharmacie, de nombreux traités de médecine, chirurgie,
sciences naturelles, la découverte du séton, de la lithotritie,
de la distillation, des minoratifs, etc.; enfin, c'est à Bagdad
qu'eut lieu la première organisation d'un service d'hôpitaux
réguliers; et n'oublions pas que ce sont les savants arabes
qui, dégageant les sciences médicales de tout le fatras de
magie et de pratiques superstitieuses dans lesquelles elles
étaient tombées depuis Celse et Galien, nous les ont transmises
avec de remarquables développemens.

Aujourd'hui même, pour celui qui étudie à fond et impartialement la population arabe, il y a dans son caractère des
forces vives d'intelligence, d'aptitude à l'étude, de conception
très déliée. C'est au pouvoir à les développer, à les diriger en
dehors des préoccupations religieuses, car Rome fut grande et
forte avant l'ère chrétienne....

« Les hommes étant faits pour se conserver, pour se nour-
nir, pour se vêtir, et faire toutes les actions de la société, la
religion ne doit pas leur donner une vie trop contempla-
tive (1). »

Toutes les considérations précédentes, suggérées par l'étude
des populations musulmanes au point de vue intellectuel en
général, au point de vue scientifique en particulier, nous per-

---

(1) Montesquieu, *De l'Esprit des Lois*, liv. XXIV, ch. II.

mettront maintenant d'aborder les détails de la médecine arabe, avec l'espoir qu'ils seront accueillis avec moins d'étonnement, pour ne pas dire d'incrédulité.

CHAPITRE II.

EXERCICE DE LA MÉDECINE CHEZ LES MUSULMANS DE L'ALGÉRIE. — LEURS CONNAISSANCES EN SCIENCES MÉDICALES & NATURELLES.

Le docteur Schaw dit (1), à propos des Maures algériens : « Je n'ai vu que fort peu de leurs *tebeebs* ou médecins qui connaissent *Rhazès, Averrhoës*, ou les autres médecins arabes. Le médecin du Dey, qui est en même temps *amin* ou président des autres médecins, me demandait un jour si les Chrétiens connaissaient bien *Boukratt* (c'est ainsi qu'il appelait, soit par ignorance, soit par affectation, le grand Hippocrate), ajoutant qu'il était le premier des *hakim* ou docteurs arabes, et qu'il vivait *un peu* avant *Avicenne.* »

En 1830, lors de l'occupation française, le *bach-djerrha* (chirurgien en chef) de l'armée turque, cumulant avec ses fonctions celles de bourreau, était chargé de couper le poignet aux condamnés pour vol.

Il y a, chez les Arabes actuels de l'Algérie, beaucoup de

(1) *Voyage dans la Barbarie et le Levant*, t. I, p. 340.

médecins, ou, pour mieux dire, beaucoup d'individus exerçant l'art de guérir. On les distingue par deux dénominations
principales, basées sur leur apparent degré d'instruction. Le
toubibe (de *tobba*, remède), c'est le praticien ordinaire ; le
hakem (de *hakem*, prescrire), c'est le médecin savant, celui
qui joint, à une grande réputation acquise par des connaissances étendues, le mérite particulier d'écrire sur les remèdes.

On donne encore le nom de *mdaouï* (de *doua*, médicament)
au médecin qui dirige un traitement interne ou chirurgical.
C'est une expression qui indique que le *toubibe* fournit et
applique *lui-même* les médicaments qu'il prescrit; qualifica-
tion, du reste, peu employée.

Le chirurgien est quelquefois appelé *djerrha* (de *djerrha*,
plaie).

Dans le Sahara algérien, « le *khebir* (conducteur d'une
caravane) connaît l'hygiène à suivre selon le pays, les remèdes
contre les maladies, les fractures, la morsure des serpents et
la piqûre des scorpions (1). »

En thèse générale, on doit dire que chez les Arabes il y a
bien plutôt des empiriques que des charlatans (*zraqti*).
Partout l'ignorance, l'absence d'études suffisantes, font les
premiers; la cupidité la plus éhontée et la plus immorale
produit les seconds. Sous ces rapports, rendons justice à nos
Indigènes. Les charlatans n'étant d'ordinaire que des individus sans dignité professionnelle qui exploitent audacieusement
quelques vérités de la science, le grand nombre de ces gens
sans pudeur est nécessairement proportionnel aux progrès de
celle-ci. Or, on ne voit réellement pas ce que la médecine
arabe, dans sa nudité presque complète d'éléments positifs,
pourrait offrir à d'indignes exploitateurs. Si l'impuissance de
l'art enfante les empiriques, les charlatans ne sauraient exister

(1) *Mœurs et Coutumes de l'Algérie*, par le lieutenant-général DAUMAS, p. 330

qu'à la condition de trouver, dans son degré de notions pratiques, matière à commerce auprès des ignorants.

Les Maures (habitans des villes) pratiquent la médecine
avec une ignorance profonde. A vrai dire, dans ces localités,
il n'y a aucune trace de médecine sérieuse, les Indigènes y
ayant perdu et perdant constamment le cachet typique des
connaissances et mœurs nationales, au contact incessant des
races diverses au milieu desquelles ils vivent. Malheureusement, ils ne savent pas modifier avantageusement leurs
préjugés et leurs coutumes.

Chez les Arabes et les Kabyles, ce sont généralement des
individus d'un âge avancé, vénérés dans chaque tribu ou
village, comme devant à une longue expérience de la vie une
certaine réputation de sagesse et un vernis présumé de savoir,
qui forment la majeure partie des *toubibes* (1). Leur science
se compose d'un mélange très hétérogène de conseils transmis
par la tradition, par les voyageurs qui viennent de contrées
plus ou moins éloignées, par les gens qui émigrent de temps
à autre à Tunis, au Maroc, etc., ou enfin par la lecture de
formulaires de médecine magique, sortes de recueils pratiques
sans suite aucune, sans ordre, sans rationnalité, recommandés
par le Prophète *Mohammed* ou des savants en haute réputation
dans chaque localité.

Il y a, dans certaines circonscriptions, des *toubibes* qui
ont acquis de la célébrité dans le pays, et dont la clientèle est
fréquentée par de jeunes *tolbas* (savants). Ces derniers, en
quelque sorte élèves en médecine (*çana*), suivent pendant un
certain temps la pratique de ces maîtres improvisés, moyennant une rétribution proportionnée à leurs propres ressources.
Celui qui est riche prolonge son séjour et paie deux ou trois
cents francs; celui qui a peu d'aisance s'acquitte en nature ou

---

(1) *Toubibe* fait au pluriel *toubba*. Nous avons préféré conserver le mot *toubibe* au pluriel,
parce que cette expression, plus connue en Algérie, peut être francisée sans inconvénient.

par l'hospitalité, et s'empresse d'aller faire l'application des quelques formules qu'il a pu apprendre.

La chirurgie des Maures est des plus ignorantes : leur arsenal opératoire se compose d'une ventouse, d'un morceau de pierre infernale, d'amadou, de charpie, auxquels il convient d'ajouter une paire de ciseaux, une lancette et un bistouri, le tout essentiellement malpropre et rouillé (1).

La petite chirurgie, dans les villes, est abandonnée aux barbiers (haffef). Le *toubibe* citadin regarde au-dessous de lui de faire une saignée ou d'extraire une molaire.

Contrairement à cet usage, la médecine et la chirurgie se réunissent généralement dans la pratique des *toubibes* des tribus et villages. Leurs instruments de chirurgie sont en très petit nombre : une espèce de clef à dents (*qoullab*), ou, pour parler plus justement, des tenailles fort grossières, souvent employées comme tire-balles ; un couteau à lame courbe, très effilée, servant habituellement de rasoir et destiné aux cautérisations, aux scarifications ; une corne avec laquelle on ventouse en aspirant par la petite extrémité ; et, quelquefois, des anneaux de fer de diverses grandeurs, que l'on rougit pour cautériser l'orifice des plaies d'armes à feu, etc.

Ces diverses pièces se confectionnent d'ordinaire dans le pays; toutefois, les instruments de chirurgie sont rares chez les Arabes, principalement parce que la manipulation du fer et des métaux, peu en honneur chez les Musulmans, se trouve (excepté chez les Kabyles) abandonnée aux juifs, aux ouvriers des villes. C'est, en effet, à ces sources que les Arabes achètent leurs armes, leurs outils, etc. Tout au contraire, chez les Kabyles qui, plus industrieux, possèdent des forgerons, des armuriers, l'étal du *toubibe,* dans un marché, par exemple, se fait toujours remarquer par un assez grand nombre de

(1) Voyez dans le *Moniteur algérien* de février 1840 : *les Médecins Maures,* par MM ROLAND DE BUSSY et ALPHONSE ROUSSEAU.

pièces de ferrailles qui représentent, plus ou moins, des instruments de chirurgie. Plus on s'éloigne des montagnes pour aller vers le Sahara, plus la quantité de ces objets à opérations diminue ; mais, en revanche, plus la liste des remèdes externes destinés à les suppléer augmente.

Le *toubibe* rural se rend assez exactement aux divers marchés tenus chaque semaine sur différents points du cercle. Il y tient boutique en plein vent. Vous le trouvez, gravement assis à la mode arabe, devant quelques pièces d'étoffe, le plus souvent un bernouss, un haïk, sur lesquels sont étalés çà et là de grossiers instruments négligemment disposés au milieu de substances minérales et végétales, en tête desquelles figurent le sulfate de cuivre, le bleu de Prusse, le piment, le safran, le miel, la canelle, l'orpiment, les cantharides, le *henna* (lawsonia inermis), l'ambre, le gingembre, l'alun, des parfums, quelquefois du *hachich* (cannabis indica), des benjoins, etc.

Du reste, la chirurgie proprement dite n'a jamais été en honneur chez les Musulmans. *Rhazès* se plaignait du peu de considération attaché à la médecine opératoire, de son temps entièrement délaissée aux esclaves. Une défaveur si marquée, au sujet d'un art qui avait toujours dû produire des résultats palpables et au moins supérieurs à ceux de la médecine interne alors obscure et toute empirique, ne tenait-elle pas aux préjugés, à l'horreur pour toute effusion de sang ? *Avenzoar* ne refusa-t-il pas d'extraire la pierre, parce que les manœuvres qu'il aurait fallu exercer sur les parties réputées sacrées ou honteuses, pouvaient blesser les principes de pudeur inculqués par la religion ? Il déclare même que les médecins de son époque avaient quelque honte à exécuter les opérations. Les hommes ne devaient jamais découvrir les parties génitales du sexe féminin, chez lequel les femmes seules pouvaient pratiquer la lithotomie, la réduction de la chute de matrice, etc. (1).

(1) Abul' Kacem, chirurg. lib. II, sect. 60, p. 284 ; sect. 61, p. 290.

Toutefois, constatons-le en passant, si la chirurgie a été peu en honneur chez les anciens médecins arabes, ils n'en ont pas moins pratiqué un assez grand nombre d'opérations, quoiqu'avec crainte et timidité. Ce fait, tout singulier qu'il peut paraître chez un peuple si fataliste, ne doit pas être négligé par les *toubibes* français qui voudront faire comprendre aux Indigènes la nécessité absolue d'une mutilation de membre, et la possibilité d'altérer ainsi la création divine dans un but de guérison.

Les Arabes, en effet, répugnent aux grandes opérations sanglantes. Ils préfèrent une mort certaine et prochaine à quelques années d'existence achetées au prix de la mutilation du corps. Cette horreur pour toute effusion de sang est à noter, car elle explique pourquoi la chirurgie arabe paraît aujourd'hui si conservatrice. En réalité, ce n'est point que l'expérience ait appris aux *toubibes* le peu de dangers de certains accidents considérés dans d'autres pays comme très graves et entraînant, par exemple, la nécessité de l'amputation, en principe; l'ignorance, principale cause bien certainement de l'éloignement des Arabes pour les mutilations chirurgicales, inspire cette antipathie et la nécessité de respecter des lésions fort graves. L'impuissance de leurs connaissances très bornées les y condamne.

L'état de la chirurgie arabe laisse donc beaucoup à désirer. Les querelles constantes entre tribus, les luttes guerrières avec les Français depuis 24 ans, auraient cependant dû les amener à reconnaître le besoin des opérations, les occasions ne leur en ayant jamais manqué. Il est étonnant qu'on ne retrouve point, chez un peuple aussi belliqueux par nature et par position, des connaissances chirurgicales plus étendues.

Les *toubibes* n'ont aucune idée des indications et contr'indications des opérations, des conditions constitutionnelles, des saisons favorables ou non à la guérison. Ils ne soumettent jamais les malades, les blessés à un régime particulier, et n'observent, pendant l'acte chirurgical, aucune règle fixe, habituelle en principe, prouvant qu'ils aient connaissance des accidents susceptibles de se présenter dans tel ou tel cas donné; de là leur inhabileté à prévenir et à combattre ces derniers. Arrivent une syncope, une hémorrhagie, des convulsions, que feraient-ils? Il faut retrouver là l'origine de la pusillanimité énorme qui forme le fond du caractère arabe; on n'obtient jamais d'un Indigène l'ablation d'une tumeur, l'extraction d'un corps étranger, si ces accidents ne gênent point les mouvements, ne causent pas une douleur insupportable, ne menacent point l'existence d'un membre. Il ne consent à répandre un peu de sang que dans le cas d'une absolue nécessité, nécessité dont il n'apprécie que très rarement l'urgence.

L'art des pansemens est peu avancé; aucun ordre, aucun soin méthodique ne guide dans l'emploi et le nombre des pièces uniformes qui servent à recouvrir une plaie. De là, des compressions exagérées, intolérables, source d'aggravations constantes; des appareils placés sans raison et peu susceptibles d'assurer un but curatif.

Dans les pansemens des *toubibes* ruraux, la charpie est remplacée par de la laine de mouton, du poil de chameau, des herbes sèches; le linge, par des morceaux de *bernouss*, de *haïk* (vêtement en laine); les bandes, par des cordes en poils de chameau, en poils de chèvre, en palmier, des tresses en jonc, etc.

L'ignorance complète de la position des membres pendant le traitement de leurs affections, celle des avantages que l'on peut tirer d'une compression intelligente, de la dilatation, du tamponnement, du séton, de la ligature, de la saignée générale, des hémostatiques, l'ignorance, en un mot, des principales opérations les plus importantes et les plus fréquemment mises à contribution dans notre pratique journalière, indique suffisamment le triste état de la chirurgie arabe, qui se résume à peu près dans des applications topiques et l'emploi de la cautérisation.

La grande base de la thérapeutique, en effet, c'est le feu. Portatif, économique, commode, d'une puissance facile à graduer, cet agent se présentait naturellement aux Arabes, comme aux premiers peuples, comme à toute nation retombée dans l'enfance de la civilisation. D'après Hippocrate, les Scythes l'employaient même pour tonifier hygiéniquement le corps. De tout temps, les Egyptiens et les habitants de l'Arabie en ont fait grand usage, au dire de Prosper Alpin. L'illustre baron Larrey rapporte que les premiers lui accordent encore de merveilleuses propriétés dans un grand nombre de maladies. Tous les médecins arabes, du reste, recommandaient le feu ; les compilateurs et sectateurs de Galien pouvaient-ils ne pas prôner un moyen aussi puissant pour condenser les *solides reldchés,* et dégorger les *humeurs peccantes ?*

« *Le feu ôte le poison des nerfs,* » dit encore le proverbe arabe.

La cautérisation se pratique avec un couteau ordinaire (petit, à lame large et courbe) bien rougi au feu ; le *toubibe* en percute légèrement, et à plusieurs reprises, la région ou l'organe malade. D'autres fois, il trace avec ce singulier cautère des lignes extrêmement fines et à peine profondes. La légèreté des cautérisations, leur multiplication sur une petite surface paraissent être deux principes sinon généralement recommandés, du moins très souvent suivis. L'effet de ce feu-topique est extrêmement puissant, et il a produit plus d'une cure désespérée, malgré l'aveugle abus qu'on en fait.

Quelques *toubibes* possèdent de petits cautères très ronds ; dans la province de Constantine, on s'en sert pour dissiper les engorgements abdominaux.

L'emploi des couteaux rougis à blanc pour ouvrir les abcès,

les tumeurs, pour inciser en général, a pour but de prévenir les hémorrhagies et l'effusion de toute gouttelette de sang : on a vu plus haut combien l'Arabe les redoute. Cette coutume est, du reste, fort ancienne. *Abul' Kacem* conscillait de pratiquer les amputations avec un fer bien rougi au feu.

La saignée des grandes veines paraît fort peu pratiquée, faute, sans doute, de connaissances anatomiques suffisantes pour prévenir des accidents formidables. Les *toubibes* n'incisent guère que la veine de la racine du nez, préalablement gonflée par la constriction circulaire de la tête. Les Arabes préfèrent les mouchetures à l'aide de leurs couteaux aussi bien affilés que des rasoirs. Les scarifications, toujours très courtes, très rapprochées et peu profondes, se pratiquent à l'occiput, au front, au tiers inférieur de la jambe, et sur toutes les régions correspondant à des organes malades. La partie doit être d'abord tuméfiée par une compression supérieure suffisante. Ainsi, l'individu que l'on veut scarifier à la tête se laisse presqu'entièrement étrangler, etc.; pour activer l'écoulement du sang, on roule un bâton, un corps rond, sur les mouchetures. Pour l'arrêter, il suffit d'un peu de terre dont on couvre les plaies.

L'orthopédie semble ignorée. Quant aux moyens prothétiques, « il est permis, dit le législateur *Sidi-Khelil*, de se faire en or ou en argent, comme étant un moyen de médication, un nez, des attaches ou liens pour les dents. » Je n'ai jamais ouï dire que semblable innovation ait eu cours chez les Arabes de l'Algérie.

Ils connaissent, mais pratiquent peu la suture. Dans l'*Itinéraire d'une caravane du Sahara au pays des nègres* (1), il est question d'un prisonnier plongé d'abord dans un profond sommeil au moyen d'une décoction de ciguë (*cikhane*), et

(1) Page 152.

auquel on fend ensuite le ventre pour le remplir de cailloux.
On recout ensuite la plaie à l'aide d'une aiguille à raccommoder les outres. Remarquons, en passant, le moyen anesthésique
employé avant l'opération.

Le général Daumas dit ailleurs (1) : « Les maladies du pied
les plus connues sont les *cheggay*, gerçures que l'on guérit en
oignant la partie de graisse, et en la cautérisant avec un fer
rouge. Quelquefois, ces gerçures sont tellement larges et profondes qu'on est obligé de les coudre. Les fils sont des nerfs de
chameaux desséchés au soleil et divisés en parties aussi fines
que la soie, ou bien encore des poils de chameau filés. »

Au *Dar-Four*, les médecins appliquent des sutures aux
grandes plaies, aux éventrations, aux larges blessures du
crâne, etc.

On peut lire dans *Sidi-Khelil* (2) : « Celui qui refuserait
de fournir ce que d'autres fidèles, près de lui, n'ont pas à leur
disposition, ne fût-ce qu'un *fil*, qu'une *aiguille*, nécessaires
pour *coudre* et *fermer une plaie pénétrante* des cavités du
corps, à un individu blessé, serait responsable de la mort de
cet individu. »

Malgré ce renseignement formel, il est plus que douteux
que la suture soit en honneur chez les Arabes.

Quelques Indigènes fabriquent des moxas avec un morceau
de coton qu'ils bleuissent à l'aide du pastel (*isatis tinctoria*),
auquel ils attribuent la propriété de favoriser la combustion :
le cylindre a de 3 à 5 centimètres de long. Ils feraient peut-
être mieux d'utiliser un produit cotonneux très abondant en
Algérie, fourni par l'artemisia judaïca (*chiah'*), et que les
habitants des hauts-plateaux emploient comme amadou.

A titre de vésicatoire, les Arabes appliquent sur la peau,
loco dolenti, des morceaux de racine fraîche de tapsia garga-

(1) *Les Chevaux du Sahara*, p. 340.
(2) *Chapitre des Responsabilités*, p. 157.

nica (*bou-nefa*). Au bout de quelques heures, l'irritation cutanée est assez marquée pour opérer une révulsion avantageuse. L'effet de cette ombellifère paraît analogue à celui du garou. Le gonflement érysipélateux qui succède à l'application prolongée, et la desquammation ultérieure, ont lieu du deuxième au cinquième jour.

On prétend que quelques médecins maures pratiquent la trépanation dans le cas de plaie du crâne avec fracture. Les renseignements que j'ai pris à cet égard ne confirmeraient point cette assertion.

Quant au traitement des fractures et des plaies d'armes à feu, qui a fait accorder aux *toubibes* arabes une réputation plus qu'exagérée, il en sera ultérieurement question.

En résumé, la chirurgie arabe paraît très restreinte dans ses moyens ; son nom même, *dlem el djerrha* (la science des plaies), indique suffisamment les limites étroites dans lesquelles la coutume, l'ignorance peut-être, l'ont circonscrite.

EXERCICE LÉGAL DE LA MÉDECINE.

Le devoir de solidarité, dont une société ne peut se passer, dit la loi (1), oblige les fidèles à exercer les arts, métiers et industries indispensables à la vie de cette société, tels que le métier de ventouseurs.

Malheureusement, à de si beaux principes d'organisation sociale ne répond, dans les coutumes arabes, aucune formalité pour le droit d'exercer l'art de guérir. Médicamente et drogue qui veut. L'ignorance générale enlève toute possibilité de

(1) SIDI-KHELIL, t. II, chap. II, p. 245.

contrôle et abandonne chaque malade au premier venu,
médecin de nom, mais à coup sûr triste empirique de fait; et,
la dignité de l'art, à défaut d'honorabilité conquise par les
connaissances positives de chaque praticien, ne trouve, à titre
de sauvegarde, que la profonde et inaltérable vénération dont
les Indigènes entourent quiconque s'occupe du soulagement
de leurs souffrances physiques.

Il n'en a pas toujours été ainsi dans la nation musulmane.
Djédouar ben Mohammed, Émir de Cordoue au XI° siècle,
bannit les médecins empiriques qui, sans expérience ni
savoir, pratiquaient l'art de guérir, et forma un collége de
savans pour examiner ceux qui prétendraient exercer la
médecine et servir dans les hôpitaux (1).

Avant 1830, les médecins arabes étaient exemptés de
certains impôts par le *Kaïd* de chaque circonscription.

Plus heureux que nos confrères les *toubibes,* les vétérinaires
arabes ont une ébauche de corporation. Les tribus qui s'occupent beaucoup de l'élève des chevaux, dans le Sud notamment,
comptent un certain nombre d'individus versés dans l'hippia-
trique : il faut subir des épreuves pour être admis dans le
corps de ces *khiala* (de *Kheil,* cheval).

Voyez, plus loin, au paragraphe *Médecine légale,* ce qui
a trait à la responsabilité les *toubibes.*

SPÉCIALITÉS.

Il existe des spécialités parmi les *toubibes* des tribus.

Le dentiste (*toubibe drouss,* médecin des dents) arrache les

(1) ROMEY, *Histoire d'Espagne,* vol. V, p. 82.

dents pour cinquante centimes, un franc, etc. Il est obligé de ramasser toutes les ostéïdes qu'il enlève, afin que, dans le cas d'une réclamation portée contre lui pour arrachement simultané d'une portion d'alvéole ou de gencive, il puisse prouver devant le *Kadi*, par l'exhibition de la dent, que sa forme ou sa maladie avancée devait réellement déterminer l'enlèvement involontaire de ces parties accessoires.

Dans le Sahara algérien, « quand une dent est gâtée tout-à-fait, c'est aux armuriers et aux maréchaux qu'il faut avoir recours. Ce sont eux qui sont en possession de martyriser le patient, de lui briser la mâchoire avec une pince, et d'enlever les gencives, en même temps que la dent douloureuse (1). »

Les dentistes arabes ignorent la possibilité de remplacer les dents par d'autres artificielles. Les *toubibes* savants ne se doutent pas qu'*Abul'-Kacem* le premier a proposé cette substitution, et conseillé de les maintenir fixées aux dents voisines avec des fils d'argent ou d'or.

Les dentistes sont, du reste, peu adroits : l'imperfection de leurs instruments grossiers, l'absence d'études suffisantes sur la forme et l'altération des dents, leur font souvent déchirer les gencives, casser des ostéïdes voisines, causer des dégâts énormes dans la cavité buccale. C'est ainsi qu'on a cité une gangrène de la lèvre supérieure et des ailes du nez consécutive à une extirpation malheureuse de dent chez un jeune enfant ; c'est ainsi que j'ai plusieurs fois constaté des suppurations gingivales interminables, causées par des fractures partielles et comminutives du maxillaire à la suite d'avulsion de dents, etc.

Il n'y a point de médecins-vaccinateurs. Quand la petite-vérole *(djidri)* a été signalée, les parents de l'enfant à inoculer achètent, moyennant un petit cadeau au jeune variolé, un ou deux boutons que le premier venu coupe, et

(1) *Le Sahara Algérien*, par le Général Daumas, page 17.

dont il frotte le contenu contre la région préalablement incisée qui sépare le pouce de la racine de l'index de l'individu non encore préservé. L'inoculation, sur laquelle nous reviendrons plus loin, est généralement précédée de prières et d'une quête dont le produit revient de droit à l'opérateur.

D'habitude, le *toubibe* ne traite les femmes qu'après l'impuissance constatée du traitement des sages-femmes et sur la demande du mari. Ces dernieres s'appellent *toubiba*, quand elles s'occupent des maladies des femmes en général, et *kabela* lorsqu'elles exercent spécialement l'art des accouchemens.

Les sages-femmes arabes n'ont aucune idée du forceps ou d'instruments auxiliaires des manœuvres obstétricales. Elles peuvent être requises par la justice pour éclairer toutes les questions médico-légales qui concernent l'état pathologique ou physique de la femme.

Ces matrones sont de vieilles malheureuses, fort pauvres, fesant de l'empirisme le plus aveugle, sous prétexte que le grand nombre d'enfants qu'elles ont mis au monde pour leur propre compte, a dû leur concéder une dose confortable d'expérience concernant la pathologie du sexe féminin. Nous aurons occasion de parler de leur barbares pratiques. Pour les accouchements, elles demandent aux riches 20 à 25 francs, aux gens peu aisés de 2 à 6 francs, aux pauvres de l'orge, etc.

On remarquera que du temps des célèbres médecins arabes, l'obstétrique était aussi, comme aujourd'hui, dans un état déplorable; abandonnée aux femmes, aux barbiers, elle ne put jamais réaliser le moindre progrès.

De tout temps, les individus adonnés spécialement au traitement des affections des yeux ont pullulé en Orient, dans les pays chauds. La raison en est simple, ces maladies y tiennent la première place peut-être dans le cadre nosologique, par leur fréquence et leur ténacité.

Les oculistes (*toubibe laïnin*, médecin des yeux) voyagent

généralement de tribu en tribu. Ils sont les mieux payés de tous les médecins, car les Arabes fréquemment atteints d'affections chroniques ou graves de l'appareil oculaire, se résignent à de grands sacrifices pécuniaires pour tâcher de recouvrer la vue en totalité ou en partie. Il n'est pas rare de voir donner jusqu'à 200 et même 300 francs pour un traitement.

Au *Dar-Four*, il existe des oculistes (*chellan*) dont l'adresse à opérer la cataracte est, dit-on, fort remarquable.

Il y a quelques années, j'eus occasion de voir, à Alger, un Musulman venant du Maroc, nommé *El Hadj Saïd ben Abderrhaman*. Il avait fait quatre années d'études à *Dadis*, pris des leçons de *Sidi Mohammed Hadjeli* de *Soutz*, professeur de médecine, et de *Sidi Mohammed* ou *Mohammed*, professeur d'oculistique. Cet Indigène, qui paraissait assez lettré, annonçait avoir obtenu de nombreuses et brillantes cures aux environs de Tunis, et guéri en particulier la fille du *kaïd* de *Tebessa* d'un albugo considérable, à l'aide d'un mélange de bile (*mrara*) d'un bœuf noir, de miel (*dcel*) et d'alun noir (*chebb lekhal*) (1). La cure, disait-il, aurait été complète en cinq jours, grâce à ce merveilleux topique.

Ce *toubibe*, dont la spécialité était l'oculistique, déclara savoir saigner, raccommoder les fractures, traiter les plaies, arracher les dents (mais il n'avait point d'instruments), guérir la fièvre par la simple combustion autour du malade de quelques feuilles d'ail (*tsoum*) préalablement barbouillées de mots arabes; la diarrhée, par le café aromatisé avec du citron (*kareuss*); la goutte, en frottant le pied avec du sucre-candi pulvérisé; la jaunisse, en mettant des pointes de feu sur l'hypochondre droit; la petite-vérole *en vingt-quatre heures* avec une pommade de soufre (*kebrit*), de citron et d'huile, etc. Il ne possédait aucune notion d'anatomie, et n'avait jamais rien vu, rien étudié de l'organisation du corps. Il voyageait

(1) Combinaison d'alun et de charbon divisé, à un feu très rouge.

pour le traitement particulier des maladies des yeux, et se disposait à parcourir les tribus de l'Est.

Nous n'avions plus entendu parler de cet oculiste, lorsqu'en voyageant quelque temps après dans le *Sébaô*, nous apprîmes qu'il avait complètement aveuglé des deux yeux un des proches parents du *Bach-agha*, qui lui avait imprudemment confié une kératite chronique.

Les opérations ophthalmologiques ne semblent pas avoir toujours été bien vues, bien appréciées par les *tolbas* (savants musulmans), si l'on en juge par le passage suivant de la loi (1) :

« Il est permis au fidèle de se faire traiter chirurgicalement ou médicamenter l'œil, pour se débarasser de la goutte sereine qui obscurcit la vue ou entretient des maux de tête, *à condition* toutefois que le traitement n'oblige le fidèle qui s'y soumet, qu'à se tenir assis et accroupi pour prier (cela dût-il durer 40 jours) ; mais si le traitement oblige à rester couché sur le dos, il n'est pas permis, car il n'est jamais permis de rien faire qui puisse entraîner la nécessité de prier en supination... Néanmoins, selon d'autres légistes, si la circonstance oblige le fidèle à rester en supination, la loi l'excuse. »

Cette disposition légale est remarquable par sa singularité, en ce qu'elle exposerait un Musulman à perdre un ou deux yeux pour le simple motif de prier dans une position sans doute plus agréable...... à Dieu !

Le médecin spécial (*tahar*) qui pratique la circoncision (*khettana*) exerce la profession la plus achalandée, l'opération étant toujours en outre l'occasion solennelle d'une fête à laquelle se trouvent de nombreux invités. Avant l'opération, le *tahar* a la coutume de raser le pourtour de la tête de l'enfant, et aussitôt cette cérémonie terminée, les personnes présentes font pleuvoir dans le plateau du *toubibe* une grêle de pièces de monnaie. L'opération, dont toutes les particula-

(1) *Sidi Khelil*, chapitre II, section 7e.

rités seront exposées plus loin, est quelquefois suivie, non pas d'accidents immédiats, mais de cicatrisations vicieuses, faute du chirurgien, ou par le fait de pansemens peu méthodiques. On a rencontré l'oblitération du méat urinaire déterminée par une légère atteinte du gland pendant la section.

Il existe encore d'autres spécialités médicales, telles : le *hakem el sefra* (médecin de la jaunisse), etc. C'est ainsi que chez les anciens, on trouvait à l'époque de Galien, autant de médecins spécialistes qu'il y avait d'organes connus.

On se demandera, avec raison, comment le peuple arabe, dont la vie constamment agitée, a été si longtemps et est encore marquée par les luttes de l'indépendance et des dissensions intestines, — dont l'histoire n'est qu'un long résumé de combats incessants pour la défense de ses conquêtes, de sa liberté, de ses principes religieux, — on se demandera, disons-nous, comment ce peuple si souvent éprouvé dans la paix et dans la guerre, n'a point à offrir des connaissances médicales, traditionnelles, plus ou moins exactes, sur la chirurgie des camps. On verra, dans le chapitre consacré à la pathologie, combien pauvres sont les ressources chirurgicales des arabes. A peine compte-t-on quelques *toubibes* qui accompagnent les troupes à l'ennemi. Chez les Kabyles et les *Aribs* du *Hamza*, il n'est pas rare de voir les femmes courir sur le champ de bataille pour panser les plaies et porter des secours.

L'histoire d'Espagne (1) nous montre cependant dans le personnel qui accompagnait en 1184 l'émir *Youssuf,* le médecin *Eben-Zohr* et les *Al Kaïdes,* « qui marchaient partie devant lui et partie derrière son camp, pour prendre soin des malades qui ne pouvaient suivre l'armée. » N'est-ce point là une sorte de service médico-administratif analogue à nos ambulances?

(1) Romey. t. VI, page 146.

L'émir *Abd-el-Kader* avait, du reste, parfaitement compris la nécessité et l'importance d'une institution médicale sérieuse, au service de ses tribus militantes. Il est probable que son ébauche suivante d'organisation de *toubbas lasáker* (médecins des soldats) aurait ultérieurement germé avec fruit par ses soins intelligents, au bénéfice surtout de la profession médicale dans les centres principaux de son royaume. On lit dans le réglement des troupes régulières d'*Abd-el-Kader*, article 24 du 7ᵉ réglement (1).

« Le sultan aime sa troupe et veut la rendre heureuse. Il a désigné un chirurgien qui est éclairé et a les connaissances nécessaires pour remplir les conditions de son état. Il lui a donné tous les instruments et tous les médicaments nécessaires. Les *askars* (soldats) malades seront transportés dans une maison désignée par notre maître et sultan, où ils trouveront les soins dûs à leur position; il y aura de quoi manger, boire, se coucher et se couvrir. Il y aura des *askars* qui serviront les malades et qui se nommeront *çanna* (infirmiers ou étudiants en médecine). Ils devront être intelligents, gais avec les malades, respectueux et empressés. Ils devront étudier la médecine, et quand les chirurgiens jugeront qu'ils sont assez forts pour professer leur état, ils seront nommés par le sultan. Ils rempliront ces fonctions en garnison comme en campagne; leurs émoluments, leur nourriture et leur boisson, leur seront donnés par le gouvernement. S'ils avaient en sus besoin de quelque chose, ils le recevraient du gouvernement. Le *toubibe el kebir* (médecin en chef) aura des habits de drap; il aura 12 rials (2) par mois; il aura le lundi un quart de mouton, et un autre quart le jeudi; deux pains blancs tous les matins et deux livres de biscuit : tous les soirs il touchera deux livres

(1) Extrait du réglement obtenu par le général MAAZY d'un Agha du Sébaô : *Moniteur Algérien* de 1844.

(2) Le *rial boudjou* vaut 1 francs 86 centimes.

de farine et deux onces de beurre ou de l'huile. Il faut absolument qu'il fasse son état avec conscience ; alors Dieu l'aidera à rétablir le malade, et le sultan récompensera le *toubibe*. »

Si, bien éloignée aujourd'hui de cette belle perspective à laquelle elle aurait pu prétendre sous de tels auspices, la médecine humaine laisse tant à désirer chez les Arabes, il faut avouer que leur médecine vétérinaire comporte des connaissances bien plus étendues, sérieuses, fort exactes souvent sur l'hygiène et les affections des principaux animaux. Sans doute, le cheval, le chameau se trouvent si intimement liés au bien-être matériel de ce peuple que les soins dont il a dû les entourer de tout temps, auront conduit forcément à des observations intéressantes et fructueuses. (Voyez, à ce sujet, l'ouvrage de M. le général Daumas sur *les Chevaux du Sahara*.)

DES AMULETTES.

Nous venons d'entrevoir jusqu'ici la profession médicale exercée par des individus s'y adonnant d'une manière exclusive ; mais on ne saurait passer sous silence la concurrence qui leur est faite sur la plus vaste échelle par la caste prépondérante des *marabouts* (prêtres) et par les *tolbas* (savants).

Les premiers, sous le prétexte que la conduite des âmes leur donne la science infuse pour guérir le corps par le prestige de l'amulette, exploitent impitoyablement la crédulité sans bornes d'un peuple déjà trop porté aux idées superstitieuses. Tout le secret gît dans une grande force d'intimidation religieuse.

La théorie du *marabout*, partagée et mise en pratique

également par le *taleb*, consiste à persuader au malade qu'un *djinn* (génie, esprit invisible) est l'unique auteur de ses souffrances, et qu'il n'y a qu'une amulette qui peut lui offrir le moyen de combattre énergiquement cette mauvaise influence.

L'amulette se dit *hajeb*, quand on l'emploie contre toute espèce d'influence tendant à empêcher un succès ; *herz*, quand elle doit préserver d'une maladie ; et *khatem*, lorsqu'elle se compose de lettres ou de mots qui n'ont aucun sens.

Dès que le crédule Arabe se sent indisposé, il court au marabout. Celui-ci ouvre le *ketab* (livre), y cherche gravement le passage correspondant au mal accusé, et délivre moyennant une rétribution légère en principe, mais toujours proportionnée aux ressources financières du postulant, — un petit papier écrit, qui, porté sur le corps, de préférence sur la partie malade, doit infailliblement neutraliser les efforts, les maléfices du *djinn*, et éloigner son *mauvais œil*.

« *Allah ichefek, Allah itaïebek* » (que Dieu te guérisse), ou bien « *ïatek sahha* » (qu'il te donne la santé), dit le *marabout* ou le *taleb* au superstitieux client, qui répond, en recevant le pli mystérieux : « *Inch' Allah* » (s'il plaît à Dieu) ! Puis, plein de confiance dans la puissance de l'écrit, il va s'étendre sur sa natte, une cruche d'eau à ses côtés, attendant avec la résignation la plus édifiante que le Très-Haut, dont il invoque plus que jamais le bienveillant secours, daigne le débarrasser du malicieux auteur de son mal.

Si la maladie est légère, elle disparaît bientôt, grâce au repos, au calme moral ; mais l'honneur de la cure n'en revient pas moins invariablement au petit carré de papier.

« *Mectoub* » (c'était écrit) ! (1) dit-il dans son enthousiasme fataliste.

---

(1) A cause du verset 22 du ch. 57 du Koran : « Aucune calamité ne frappe soit la terre, soit vos personnes, qui *n'ait été écrite* dans le livre avant que nous les ayons créées. — Une autre exclamation arabe est aussi celle-ci : « *Hakda qoulli !* ou *Allah ïalem !* » C'est-à-dire : Voilà le dit-on, mais Dieu sait tout.

Si, au contraire, le système médical de la savante consultation n'a pu, comme cela arrive presque toujours,
être favorable qu'à la marche progressive du mal, le patient
se traîne de nouveau chez son *marabout* ou son *taleb.*
« *Mectoub,* » soupire-t-il de nouveau, d'un air résigné ;
et un autre talisman, plus compliqué que le premier, est
encore acheté et appliqué *loco dolenti* (1).

Quand, enfin, la résignation la plus accomplie se trouve
vaincue par l'acuité des souffrances, c'est aux commères, aux
voisins, que la cure est confiée ; puis, si le mal empire,
malgré, ou plutôt à cause de la fourberie des uns et de l'ignorance éhontée de la plupart des autres, on mande le *toubibe,*
on lui donne un corps affaibli à tourmenter imperturbable-
ment par des drogues dont les propriétés ne sont que trop
inconnues.

Au milieu des progrès de la maladie, le patient, qui souvent
n'aperçoit plus d'espoir qu'en Dieu, se console de son mieux
avec des « *mectoub,* » des « *inch'Allah* » sans fin, jusqu'à ce
que la période chronique, la dégénérescence du mal le conduisent lentement au tombeau, ou que l'affection laissée
maîtresse absolue d'organes altérés, termine promptement
son œuvre destructrice. Et, en fermant la paupière pour la
dernière fois, l'infortuné Musulman reconnaît encore la
volonté suprême du Tout-Puissant, murmure une fois encore
le mot de la résignation à ses décrets immuables ! Singulière
série de tristes et énervantes consolations d'une âme énergiquement fanatisée, puis forcée de subir une intelligence paralysée par le fatalisme !

Outre les amulettes, les *marabouts,* les *tolbas* s'occupent
d'une foule de pratiques divinatoires, à l'aide desquelles ils
donnent des indications précises sur la demeure, le caractère;

(1) AVICENNE disait : « *La foi,* et l'espérance du malade envers le médecin, constituent la
plus grande partie du pouvoir de guérir. »

les mœurs du malade, son affection, ses causes, le traitement qui lui convient, etc.; c'est une espèce de bonne aventure que l'on ne peut exercer qu'après avoir obtenu du maître une sorte de diplôme particulier *(tesriha)*.

Cette science prend divers noms, entr'autres : *âlem el kef* (la science de la main, la chiromancie) ; *âlem el rummel* (la science du sable, sur lequel on écrit des points qui servent à la devination) ; *âlem el djedouel* (la science des tableaux dans lesquels on distribue selon un ordre régulier, mais sous des formes variables, de petits membres de phrases religieuses); *âlem el zeïrdja* (la science des cercles concentriques, auxquels on affecte des lettres, et dont on étudie les rapports après qu'on les a mis en mouvement), etc. Il existe de nombreux manuscrits arabes traitant de toutes ces sciences. Un savant arabe, *Al-Bouni,* a fait un ouvrage très répandu sur les amulettes.

L'une des plus usitées de ces pratiques devinatoires, est celle dite *hasseb eqch* (le calcul de l'eqch) inventé par *Arouf Ennediata.* Le but de notre travail ne permet guère une longue digression sur ce sujet; bornons-nous à rapporter un passage de l'*Hasseb eqch :*

On prend le nom du malade, celui de sa mère : on les décompose par lettres ; chaque lettre a sa valeur exprimée en chiffres dans un tableau à 9 colonnes : additionner les valeurs numériques de chacune des lettres; retrancher du total un ou plusieurs multiples de 7 (ou de 12, il y a deux méthodes); tout ce qui reste au-delà de 7 (ou de 12) ou de leurs produits multiples, correspond à des paragraphes du grand livre de la devination, lesquels renferment tous les renseignements possibles sur les causes, la nature, le traitement de la maladie. Prenons un exemple :

Celui qui est tombé malade le samedi, doit souffrir de tout le corps, surtout de la tête et des membres, du ventre et du cœur. Le *djinn,* auteur de toutes les souffrances de ce jour, s'appelle *mimoune*. Pour calmer sa colère pathogénique, on lui écrit, sur *sept* morceaux de papier ou sur une assiette, une certaine phrase obligatoire (elle n'a aucun sens) ; on remplit ensuite d'eau la même assiette dans laquelle on réduit les sept papiers en morceaux les plus petits possible ; puis on se frotte le corps, pendant *sept* jours, avec un mélange d'huile *(zite)*, de rue puante *(harmel)*, d'*anis* *(sanoudj)* et de sésame *(djiljelane)*. La guérison est certaine.

La maladie vient-elle un vendredi? on doit l'attribuer à l'eau froide, ou à une sortie pendant la nuit, étant mal couvert, ou à l'ingestion d'un met froid : on souffre particulièrement des yeux, de la tête, des articulations, des tendons. Le *hakem* a ordonné de boire du bouillon de poulet, et de porter sur le corps une amulette, dont voici la traduction :

« *La raison du Tout-Puissant, de celui à qui tout appartient, a parlé aux Musulmans. Au nom de Dieu miséricordieux et bon. Il conserve un regard protecteur sur les Musulmans,* » etc.

Faut-il parler maintenant des chiffons de toute couleur dont les malades désespérés surchargent les abords des *koubbas* ou les tumulus des tombeaux, pour invoquer le secours du saint marabout ou l'âme des parents, contre la persistance d'un *djinn* dans un corps !anguissant?

Quittons ces tristes cérémonies mystiques, pour dire quelques mots encore de l'amulette, qui joue un rôle constant dans la vie de l'Arabe, principalement dans tout ce qui a trait à sa santé. Il n'y a que la foi qui sauve. Montesquieu l'a fait remarquer avec raison : «Une religion chargée de beaucoup de pratiques attache plus à elle qu'une autre qui l'est moins. On tient beaucoup aux choses dont on est continuellement occupé (1). »

L'amulette est généralement un carré de papier de 3 cen-

---

(1) *De l'Esprit des Lois*, livre XXV, chapitre II.

timètres de côté, contenant des lettres ou des phrases religieuses, le tout enveloppé d'une plaque de cuir, et suspendu au cou ou après les membres, ou porté par les gens riches dans de petits sachets brodés en or.

On peut faire remonter au Prophète lui-même la coutume de porter l'amulette au cou, car c'est principalement à cette région que les Arabes l'attachent, même à tous leurs animaux. *Mohammed* dit, en effet, dans le *Koran* (1) :

« *Nous avons attaché au cou de chaque homme son oiseau (sa destinée).* » L'amulette, qui doit être écrite de préférence le vendredi un peu avant le coucher du soleil, avec une encre dont le musc (*mesk*) et le safran (*zafrane*) font partie autant que possible, a la propriété de préserver des maladies. Dès l'âge le plus tendre, les enfants en portent *au moins* une, afin de protéger leur croissance. C'est l'histoire de nos scapulaires. Dès que les jeunes filles ont acquis les caractères complets de la nubilité, le talisman qu'elles portaient est déchiré.

D'autrefois, le papier écrit est tout simplement mis au fond d'un vase, ou bien la phrase sacramentelle tracée dans un plat : dans les deux cas, on les couvre d'une certaine quantité d'eau qui dissout les caractères, fournit un liquide sacré, analogue à notre eau bénite, et sert de boisson préservatrice ou curative.

Parfois, c'est sur la peau même du Mahométan que les paroles magiques sont tracées, c'est un *Mach'Allah* tout simplement, ou bien un verset du Koran tout entier. Assez souvent on trouve tatouée sur le bras une portion quelconque de la phrase suivante (2) :

« Dieu est le seul Dieu ; il n'y a point d'autre Dieu que lui,
» le vivant, l'immuable. Ni l'assoupissement, ni le sommeil
» n'ont de prise sur lui. Tout ce qui est dans les cieux et sur

(1) Ch. XVII, verset XIV.
(2) *Koran*, ch. II, v. 256.

» la terre lui appartient. Qui peut intercéder auprès de lui sans
» sa permission ? Il connaît ce qui est devant eux et ce qui est
» derrière eux, et les hommes n'embrassent de sa science que
» ce qu'il a voulu leur apprendre. Son trône s'étend sur les
» cieux et sur la terre, et leur garde ne lui coûte aucune
» peine. Il est le Très-Haut, le Grand. »

La phrase que les Arabes portent au cou, à titre préventif,
est le plus ordinairement celle-ci (1) :

> « Louange à Dieu, maître de l'Univers, le clément, le miséricordieux,
> » souverain au jour de la rétribution. »

« Les anges ont deux missions spéciales dans ce monde,
disent les Arabes : présider à la course des chevaux et à
l'union de l'homme et de la femme. Ce sont eux qui préservent
cavaliers et montures de tout accident, et veillent à ce que la
conception soit heureuse. » (2).

Privés de connaissances anatomiques même superficielles,
imbus de la plus déplorable superstition qui leur fait rapporter
la cause de presque tous les phénomènes à l'action incessante
d'Êtres malins d'un ordre surnaturel, les Arabes ont les idées
les plus bizarres sur l'origine des maladies. Par exemple, ils
disent que la loupe est produite par un petit ver (*douida*) qui,
une fois logé sous la peau, y procrée une génération des plus
formidables. C'est sans doute la présence du bourbillon au
cœur des furoncles, la fréquente apparition des vers dans les
tumeurs ulcérées et les plaies, qui ont servi de point de départ
à cette singulière théorie.

Un aliéné (*mahbel*) est pour eux un favori de Dieu, un
individu que le Tout-Puissant a pris sous sa protection, par
cela même que la raison qui lui fait défaut ne saurait, disent-
ils, lui être rendue par le pouvoir trop faible de l'homme.

---

(1) V. I, II, III, du chap. I du *Koran*.

(2) *Les chevaux du Sahara*, par le général Daumas.

Ils voient dans un chancre, un ulcère des parties génitales, une excroissance syphilitique, une pure et simple émanation de la terre.

La légende qui explique les diverses lésions graves et les divers modes de terminaison du choléra est fort curieuse. Cette affreuse maladie serait l'œuvre de cinq *djenounes :*

Le premier (son nom est *ayaïl*) tient une liste sur laquelle ont été inscrits tous ceux qu'il condamne à mourir ;

Ceux qui meurent, à peine atteints par le fléau, sont frappés par le canon du second *djinn, yaïl ;*

S'ils succombent promptement ou dans la première journée, c'est que le troisième *djinn* (*haïhaïl*) les a frappés au cœur ;

Le quatrième (*grihaïl*) tue de suite en frappant au cœur avec une flèche, ou lentement en frappant d'autres endroits du corps, ce qui détermine des abcès toujours mortels ;

Le cinquième (*chekhaïl*), armé d'une fronde et d'une pierre, tue de suite en frappant au cœur, ou bien altère la raison en frappant à la tête (un deuxième coup à la tête fait rendre le sang par la bouche, et l'on meurt un ou deux jours après) ; ou bien il frappe au ventre (ce qui cause le mutisme jusqu'à la mort) ; ou bien il frappe ailleurs qu'à la tête et au ventre, ce qui explique les souffrances très aiguës, la prolongation du mal et la terminaison mortelle.

Ceux qui ne meurent pas, quoiqu'ayant été malades et non inscrits sur la liste d'*ayaïl*, le doivent au hasard qui place, entre les prédestinés et celui qui doit être frappé, un autre individu qui reçoit le coup, mais sans y succomber ; c'est là ce qui explique les cas de guérison.

D'ailleurs, il y a encore une raison d'après ce même *djinn*, c'est que « personne ne peut lui échapper que ceux auxquels il reste des jours à vivre avant d'être frappés. »

Et, si la localité ne reçoit pas la visite du fléau, c'est que « le camp des *djenounes* n'a pas reçu ordre de venir dans le pays (1). »

Il est à remarquer qu'au milieu de tout ce fatras d'idées fatalistes, il y a une lueur d'observation médicale, relativement aux terminaisons mortelles du choléra par le cerveau, tantôt par les intestins, etc.

Sidi-Khelil (2) dit que « la phlyctène de la peste est produite par la piqûre des traits que lancent les *djinns* ou lutins. »

Les anciens médecins arabes avaient cependant des affections pestilentielles une idée plus exacte. Ainsi, dans ses *Subtilités de la Médecine*, le *chikh Daoud el Antaki* (3) dit :

« Le caractère de la *peste* est d'empoisonner l'air dans les cou-
» ches élevées, lors de la conjonction de deux planètes à branches,
» et, dans les couches inférieures, lorsque la chair des cadavres
» se gonfle au sein des tombeaux et qu'une vapeur viciée s'en
» élève. Les causes que nous venons d'indiquer pervertissent les
» saisons, les élémens, et bouleversent leurs essences. Les symp-
» tômes de la *peste* sont : la fièvre, la petite-vérole, le coryza, le
» prurit de la peau, et la maladie appelée *el aoureum*, dans laquelle
» le corps s'enfle, se crevasse et laisse échapper une eau jaune. De
» ces maladies, lorsqu'elles sont régnantes, dérive la *peste*. Peut-
» être, dans les années de peste, ces maladies atteignent-elles
» jusqu'aux *animaux*, les vaches, les chevaux, avec une force pro-
» portionnée à l'altération de l'air. Peut-être même les *fruits* en
» sont-ils susceptibles, ainsi que les *grains*. Quant aux gens, ils
» sont plus ou moins malades, selon le degré de l'altération de
» l'air. Pour éviter la contagion, si celle-ci arrive au printemps où
» le sang abonde dans le corps humain, il faut pratiquer la saignée.
» Remède : On se débarrasse, par un vomitif, de l'humeur qui est
» en excès; on respire des fumigations de styrax (*ma saïb*) et de
» myrrhe (*morr* ou *semagh*); on arrose la chambre avec de l'assa-

---

(1) Voy. *Revue d'Orient de* 1851, relation de M. O' MACCARTHY.

(2) T. III, ch. IX, p. 90.

(3) Page 49 du manuscrit 67 de la bibliothèque d'Alger. Voy. aussi le *Voyage* d'EL AÏACHI, trad. par M. BARBRUGGER.

» fœtida (*hantite*), de la menthe (*flihou*), et on respire des oignons
» (*bçol*) ou autres plantes analogues : on respire aussi de la menthe
» et des coings (*sferdjel*). Il ne faut pas aller beaucoup aux bains ;
» il faut s'abstenir de viande et de choses sucrées : Cela serait
» mauvais en toute saison, mais surtout lorsque la peste arrive au
» printemps. »

J'ai cru devoir rapporter en entier ce paragraphe, parce que les observations médicales qu'il renferme, sont marquées au coin d'une sagacité très remarquable.

Les Egyptiens attribuent à l'une des cinq comètes de 1825 la terrible épizootie qui leur enleva cette même année-là, bestiaux, chevaux, ânes, etc.

Toutes les mauvaises odeurs, les gaz infects sont pour les Arabes des diables mâles et femelles : aussi dès qu'ils pénètrent dans des latrines, par exemple, ils prient Dieu de les protéger contre tous ces derniers.

Les maladies nerveuses (convulsions, épilepsie, syncopes etc.) résultent des émotions produites par l'union sexuelle des *djenounes* mâles avec les filles des hommes, et celle des *djenounes* femelles avec les fils des hommes.

Les taches blanches cutanées sont attribuées à des coups de lune (*boqlat el quemar*).

Voici ce que dit le Koran, concernant l'origine des maladies :

Ch. 2, v. 150. « Nous vous éprouverons par la terreur et par la
» faim, par *les pertes* dans vos biens et *dans vos hommes*, par les
» dégâts dans vos récoltes; mais toi, ô Mohammed, annonce d'heu-
» reuses nouvelles à ceux qui souffrent avec patience. »

Ch. 3, v. 139. « L'homme ne meurt que par la volonté de Dieu,
» d'après le livre qui fixe le terme de la vie. »

Ch. 4, v. 81. « S'il t'arrive quelque bien, il t'arrive de Dieu. Le
» mal vient de toi. »

Ch. 6, v. 2. « C'est lui (Dieu) qui vous a créés de limon et fixé
» un terme à votre vie. »

Ch. 6, v. 17. « Si Dieu t'atteint d'un mal, *lui seul* pourra t'en
» délivrer; s'il t'accorde un bien, c'est qu'il est tout-puissant. »

Ch. 6, v. 42. « Nous avions déjà envoyé des apôtres vers les
» peuples; nous les avions visités par des *maux* et des adversités,
» afin qu'ils s'humiliassent. »

Ch. 6, v. 46. « Si Dieu vous privait de l'ouïe et de la vue, quelle
» autre divinité que Dieu vous les rendrait? »

Ch. 6, v. 61. « Dieu est le maître absolu de ses serviteurs; il
» envoie des anges qui vous surveillent; lorsque la mort s'approche
» de l'un d'entre vous, les messagers reçoivent son souffle..... »

Ch. 7, v. 188. « Dis-leur : je n'ai aucun pouvoir soit de me pro-
» curer ce qui m'est utile, soit d'éloigner ce qui m'est nuisible,
» qu'*autant que Dieu le veut.* »

Ch. 10, v. 13. « Qu'un mal atteigne l'homme, il nous invoque
» couché de côté, ou assis, ou debout; mais aussitôt que *nous l'en*
» *avons délivré*, le voilà qui marche à son aise, comme s'il ne nous
» avait pas appelé pendant le mal. »

Ch. 10, v. 32. « Dis-leur : qui est-ce qui dispose de la vue et de
» l'ouïe? qui est-ce qui produit l'être vivant de l'être mort? qui
» est-ce qui gouverne tout? Ils répondront : c'est Dieu, etc. »

Ch. 10, v. 107. « Si Dieu te visite d'un mal, *nul autre que lui* ne
» peut t'en délivrer. »

Ch. 11, v. 59. « J'ai mis ma confiance en Dieu; il n'est *pas une*
» *seule* créature qu'il ne tienne par le bout de la chevelure. »

Ch. 13, v. 9. « Dieu sait ce que la femme porte dans son sein, de
» combien la matrice se resserre ou s'élargit. »

Ch. 26, v. 80. « Il n'y a qu'un Dieu *qui me guérit* quand je suis
» malade. »

Ch. 35, v. 12. « Rien n'est ajouté à l'âge d'un être qui vit long-
» temps, et rien n'en est retranché qui ne soit consigné dans le
» Livre ; ce n'est facile qu'à Dieu. »

Ch. 3, v. 183. « Vous serez éprouvés dans vos biens et *dans vos*
» *personnes;* toutes ces choses sont *dans les décrets éternels.* »

Le savant *El Syouti* a ajouté :

« Lorsque le serviteur de Dieu est malade, Dieu lui garde une
» récompense proportionnée aux bonnes actions qu'il a faites
» étant bien portant;

» Lorsque l'homme est malade pendant *trois* jours, il est déchargé

» de ses fautes, et il redevient pur comme au jour où sa mère le
» mit au monde;

   » Quand vous entrez auprès d'un malade, recommandez-lui
» d'invoquer Dieu pour vous, car ses vœux sont exaucés comme
» ceux des anges. »

L'idée que la maladie vient de Dieu devait naturellement
conduire à une exemption de souffrances en faveur des hommes spécialement aimés de Dieu et de ses missionnaires particuliers sur terre. C'est ainsi que pour les Musulmans, les
prophètes, les apôtres, les *marabouts* jouissent du privilège
de ne jamais être atteints par les maléfices des *djenounes*, des
affections graves, cutanées ou autres. De là leur grand pouvoir de faire, de donner des talismans préservateurs et
curatifs.

L'amulette était connue, du reste, dès la plus haute antiquité.
Qui n'a ouï parler du mot cabalistique *Abracadabra*? Les
Juifs, du temps de Moïse, portaient constamment des talismans
contenant la figure du mauvais esprit dont on avait à se préserver. Les Grecs possédaient leurs amulettes médicales (Bas-
cania); les Romains, leurs Phallus, leurs dieux Lares, leurs
dieux Manes. Les Persans ont toujours sur eux des lambeaux
du Koran; les Musulmans de l'Indoustan, un *esm* (nom) et
un charme pour chaque âge, chaque sexe, contre chaque maladie. Dans l'île de Ceylan, les parties du corps où siège le
mal, sont couvertes de figurines de démons. Partout, en un
mot, chez les Chinois, les Tartares, les Brahmanistes, mêmes
usages talismaniques préservateurs des souffrances physiques.
Au même titre, le Chrétien ne possède-t-il pas ses objets bénis,
les morceaux de la vraie croix, les médailles miraculeuses, le
vœu au bleu et au blanc, l'histoire des convulsionnaires de
Saint-Médard guérissant de toutes les maladies par l'attouchement ou l'ingestion, sous forme de boisson, de la poussière qui
environnait la sépulture du diacre Pâris? Des moines, des

prêtres n'ont-ils pas longtemps prétendu guérir par le moyen des prières, des conjurations, du toucher des reliques des martyrs, les saintes huiles ? A-t-on oublié les frères de Saint-Antoine à Vienne en Dauphiné, les Alexiens, les Béguines, les sœurs noires, les miracles au tombeau de sainte Ida, de saint Martin de Tours, les cendres de saint Deusdedit à Bénévent, les cures du pape Etienne III au couvent de saint Denis par la simple intercession de saint Paul et saint Pierre, les cures merveilleuses de saint Guî, etc ? Et les pélérinages ? Est-ce qu'en 1656 la sainte épine de la couronne du Christ ne procurait pas dans l'abbaye du Port-Royal des guérisons miraculeuses, jusqu'à celle de la *fistule lacrymale ?* Et Philippe Iᵉʳ fesant disparaître les *gottres* par le seul attouchement ; Saint-Louis guérissant avec un simple signe de croix, et baisant publiquement les *ulcères des lépreux* pour confirmer l'opinion générale que la lèpre était d'*origine divine*, et que lécher les ulcères était le meilleur moyen de se rendre agréable au Tout-Puissant ? Robert Iᵉʳ ne lavait-il pas, de ses royales lèvres, les plaies lépreuses tous les jeudis gras ? au 13ᵉ siècle, Gilbert d'Angleterre ne professait-il pas que pour guérir l'impuissance, il suffisait de porter au cou un talisman dont l'écriture tracée avec du suc de grande consoude, signifiait : « Le seigneur a dit : croissez, *uthitoth ; —* et multipliez, *thabechay ;* et remplissez la terre, *amath ? »*

Ce même siècle ne vit-il pas un pape, Innocent III, défendre sous peine d'excommunication à tout médecin d'entreprendre le moindre traitement avant d'avoir fait appeler un prêtre ? Enfin, pour parler de notre siècle, de notre pays qui se dit toujours à la tête de la civilisation, qui n'a pas lu dans un livre récent, très élégamment écrit (1), à propos de la mort de Madame : « Dieu *aveuglait* les médecins, et ne voulait pas

---

(1) *Histoire de Madame Henriette d'Angleterre*, par Madame la Comtesse de L......, Paris 1853.

même qu'ils tentassent des remèdes capables de retarder une mort qu'il voulait rendre terrible ! »

Ne cite-t-on pas également de grands hommes qui ne purent se défendre de cette manie de profonde inquiétude, de ce symptôme d'une véritable infirmité de l'esprit? « S. A. S. le prince de Metternich (1) possède une amulette que Lord Byron portait toujours à son cou et qui prouve combien le noble Lord était superstitieux. L'amulette dont les inscriptions ont été récemment traduites par le célèbre orientaliste Nommer Burgstale, contient un traité de Salomon avec un diable féminin, en vertu duquel, rien de mal ne peut arriver à celui qui porte ce talisman. Ce traité est moitié *turc*, moitié *arabe*. Il contient en outre des prières d'Adam, de Noë, de Job, de Jonas, d'Abraham. Le premier porteur de cette amulette était *Ibrahim*, fils de *Mustapha*, en 1763. Salomon est, comme on le sait, de par le Koran, le dominateur des hommes et des diables. »

« Il paraît encore évident, dit Walter-Scott (2), que chaque génération humaine doit avaler une certaine mesure de non-sens...... les hommes les plus sages ont caressé l'idée que quelque influence surnaturelle planait sur eux et les guidait. »

L'idée culminante, dans toutes ces pratiques ridiculement sérieuses, a toujours été de se rendre propices ou d'apaiser des êtres imaginaires, supposés ministres des volontés divines, au nom desquelles ils distribueraient le plaisir ou la souffrance. De même que ces créations toutes gratuites tenaient le milieu entre les mortels et les dieux olympiques chez les anciens, entre les démons et les héros chez les Grecs, de même chez, les Arabes, les *djenounes* forment une classe intermédiaire entre les mauvais esprits et les anges. Analogues aux fées et aux lutins de nos ancêtres, ils séjournent de préférence sur les bords des ruisseaux ou de la mer, sur la lisière des bois, pren-

---

(1) *Gazette de Vienne*, mai 1852.
(2) *Dixième lettre sur la démonologie*.

nent, à volonté,— tantôt la figure des animaux ou des insectes pour se présenter plus facilement aux regards de l'homme, et répandre à loisir, sous ces diverses transformations, les plus malignes influences sur les moissons, sur les sources ; — tantôt le sexe masculin, le sexe féminin de l'espèce humaine, pour jeter sur elles la stérilité, la sécheresse, toutes sortes de calamités physiques, d'épidémies meurtrières, etc. Ils en admettent même une certaine catégorie qui a le pouvoir de se reproduire par la voie de la génération ; ceux-ci expliqueraient les maladies héréditaires ; les premiers occasionneraient, par la *persistance* de leur présence dans le corps, toute la série des maladies nerveuses : folie, épilepsie, hystérie, etc.; et, par leur apparition *momentanée,* les phénomènes de l'éternue-ment, du vomissement, du bâillement, etc.

Les *hensala,* un des nombreux ordres de *khouans* (frères), prétendent posséder des secrets infaillibles pour invoquer les *djenounes,* se les rendre à volonté propices, les asservir à leurs ordres, à leurs caprices, les chasser des corps humains qu'ils tourmentent de maladies, etc.; ils disent avoir la mer-veilleuse faculté de devination, et fascinent très habilement les ignorants par les belles promesses de leurs talismans. On rapporte, d'un des leurs, un tour qui ne manque pas d'une certaine adresse en cas d'embarras : Un puissant chef arabe, étant indisposé, se confia à un *hensali* qui prétendit que, pour le guérir, il lui suffirait de réunir à l'instant une armée de *djenounes* qui emporteraient le mal   tais que, pour ce faire, il faudrait laisser toutes les portes ouvertes. Effectivement, la maison resta complètement ouverte jusqu'au lendemain matin; et le puissant malade s'aperçut, mais un peu tard, que l'ha-bile jongleur l'avait entièrement...... dévalisé.

L'état arriéré des connaissances générales d'un peuple, concernant les phénomènes souvent les plus simples, le porte donc à admettre l'influence constante de la divinité ou de ses ministres supposés. De là la source divine des maladies, de là les prières, les sacrifices, les pratiques superstitieuses, les tentatives d'enchantements de ces délégués des punitions vengeresses. Les Grecs avaient cette croyance et voyaient aussi l'influence des *djenounes* dans les affections nerveuses ; les Juifs, dans la production de l'hydrophobie; Aristophane, dans le délire. Les Romains n'appelaient-ils pas l'épilepsie le mal sacré ? De là la célébrité des pythonisses épileptiques, les démons, les ensorcelés, les aiguillettes nouées ; et, par contre, les exorcismes, les philtres, les somnambules, les sibylles de toute nature, les pèlerinages, toutes les prétentions ridicules de la magie, de l'astrologie, etc.

« Durant que les royaumes Maures subsistaient en Espagne, on supposait qu'il y avait au Toboso une école ouverte pour l'étude, dit-on, de la magie, mais plus vraisemblablement de la chimie, de l'algèbre et d'autres sciences qui, méconnues par les ignorants et le vulgaire, et imparfaitement comprises de ceux même qui les étudiaient, étaient supposées alliées à la nécromancie, ou du moins à la magie naturelle (1). »

En Chine, il existe une secte composée d'individus exclusivement chargés de chasser du corps les mauvais génies.

Près d'Alger, au-dessus du jardin du Dey, aux sources dites *Aïoune beni Menad*, il y a, dans le but d'apaiser les *djenounes* malfaisants, des sacrifices hebdomadaires après lesquels les malades se laissent marquer au front, ou sur la région malade, avec du sang des victimes, ou boivent de l'eau de la fontaine dans laquelle on a plongé le vase des parfums de la cérémonie.

Chez les Kabyles, les pèlerinages aux *Zaouïas* (chapelles des Mosquées) sont en usage contre la stérilité. « La Mosquée de *Koukou* est la plus renommée par les miracles de ce dernier genre. On les attribue au bâton de *Sidi Ali Taleb,* que la

(1) WALTER SCOTT, *Lettre VIIe sur la Démonologie*, p. 182.

femme stérile doit agiter en tous sens dans un trou pratiqué au milieu même de la Mosquée. On en frotte également le dos des malades pour les guérir. Les malades emploient aussi comme remède la pierre du tombeau sacré, qu'ils broient et qu'ils avalent. Les croyances superstitieuses varient pour chaque *Zaouïa* (1). »

Dans tous les pays, nous retrouvons cette même idée de l'existence d'esprits pathogéniques. Heureux encore quand tous ces égarements de l'intelligence ne conduisent pas aux erreurs les plus funestes, aux crimes les plus odieux! Avant 1717, les habitants d'Alger avaient coutume d'étrangler le Dey pour conjurer les tremblements de terre! Sans aller demander à l'histoire les pages sanglantes que lui ont fournies les idées désordonnées du moyen-âge, et pour ne point quitter le sol africain, bornons-nous à dire qu'au Sénégal les nègres sont fréquemment victimes de leur crédulité dans les amulettes médicales, et que « dans leurs conversations habituelles, la vertu de ces talismans est très souvent le sujet choisi par les causeurs. De là des vanteries sur la supériorité du *gris-gris* de tel ou tel, puis des défis, et enfin des expériences. Celles-ci ont véritablement de funestes suites, et il n'est pas rare de voir des nègres se faire de graves blessures et même se donner la mort en voulant prouver la bonté de leurs *gris-gris*. Leur bonne foi à la croyance dans l'invulnérabilité par le contact du *gris-gris,* est réellement prodigieuse et résiste à toutes les épreuves (2). »

Les amulettes arabes varient à l'infini. Il y en a de grandes, de petites, de longues, de courtes, de préservatrices, de curatives, pour toutes les maladies, tous les accidents inimaginables. Voici quelques spécimens de ces écrits, parmi ceux qui me sont tombés entre les mains :

(1) *La grande Kabylie,* par le général DAUMAS, p. 65.
(2) *Voyage dans l'Afrique Occidentale,* par M. RAFFENEL, p. 90.

1° *Pour préserver ou guérir du mal de tête.* La forme suivante est celle que lui a donnée l'écriture du *taleb* :

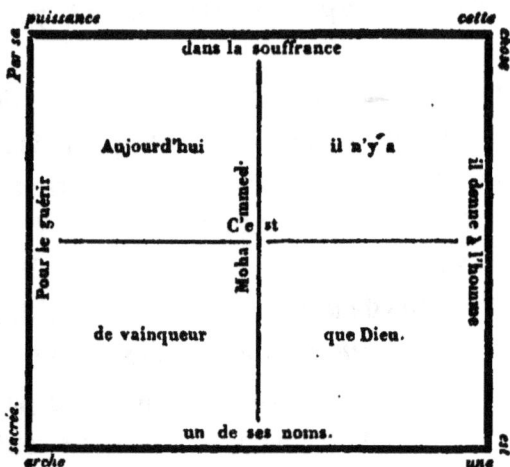

C'est à dire, premier grand carré : « *Pour le guérir dans la souffrance, il* (Dieu) *a donné à l'homme un de ses noms.* »

A l'intersection des deux perpendiculaires médianes : « *C'est Mohammed.* » Dans les petits carrés intérieurs : « *Aujourd'hui il n'y a de vainqueur que Dieu.* »

Aux quatre angles de la figure : « *Par sa puissance, cette chose est une arche sacrée.* »

2° Amulette *pour se préserver d'une grande maladie :*

« La vie de tous les hommes est dans la main de Dieu ; lorsque le moment est venu, il faut qu'il meure. »

3° *Pour se préserver contre le retour de la fièvre tierce,* il suffit de mettre pendant trois jours sur le feu, à l'heure habituelle de l'accès, un carré de papier contenant les paroles suivantes :

« Il a parlé, le Dieu qui te soulage et connaît tout ce qui t'appartient. Il te rend le mal et te pardonne par trois fois. Il dit : « Je te préserve du froid ; le salut sur..... (ici le nom du fiévreux). »

4° Talisman contre *la morsure de scorpion*. Porter au cou, enveloppés dans un morceau de chiffon, des cheveux d'un petit enfant (*sabi*) ayant quatre mois et dix jours.

5° Craignez-vous l'invasion épidémique des *sauterelles ?* enterrez dans votre champ une omoplate (*louhhet el qtef*) sur laquelle vous aurez écrit :

« Ceci est le nom du Tout-Puissant, créateur de tous les êtres et animaux ; il les fait rester longtemps dans des endroits, comme il les chasse par son pouvoir, ainsi que leurs petits qui attendent. En prononçant ce nom, vous restez dans la sécurité ; car ce nom, chez vous, fait s'éloigner les sauterelles de cet endroit. »

6° Pour se préserver *de toute maladie,* porter sur soi un papier d'abord passé dans la fumée de cascarille (*ahoud el komari*), et sur lequel on écrira ensuite un *Khatem*, c'est à dire un talisman n'ayant aucun sens, et composé de dix signes disposés dans un tableau carré, dont voici la forme :

1	5	7
2		8
3		9
4	6	10

Les chiffres marqués ci-contre sont remplacés, dans le talisman arabe, par des signes qui n'ont pas même la forme de lettres.

7° *Contre la fièvre,* on écrit sur un œuf de poule :

« *Qouch ma qouch chelmouch cheqmouch qeïch itnakha itnakh.* » (Ces mots n'ont aucun sens.)

Ou met ensuite l'œuf sur les cendres ; une fois cuit, on le mange. Les écailles sont recueillies et renfermées dans un chiffon *bleu* que l'on portera constamment sur soi.

8° *Contre les pertes utérines.* Porter dans sa ceinture une petite plaque de ferblanc sur laquelle on aura écrit :

« *Daça li raha adjaha alaoua maghal la la ahm lahou ahar lahou.* » (Ces mots ne signifient rien.)

Les six premiers étaient disposés sur une ligne verticale que coupaient ensuite à angle droit, vers ses deux tiers supérieurs, les autres mots inscrits en courbe. Ainsi :

9° Contre la *fièvre intermittente,* écrire, en *lignes toutes égales,* sur un papier carré :

« *El Hamdoulellah ! Ouassal Allah ou Ala Sidi Mohammed ou Hammadi Maëktebou lheumma biasmillah chafi bismillahi lafi bismillah-elladi lahia droh maha asmihi chehi filhard oua la fissameï ou ahoua samia laalim lahoum iachafih ia afi cheflamel hadi ouarqata*

min el heumma. » — Ce qui signifie : « Graces à Dieu ! le salut de
Dieu sur Mohammed ou Hammadi (le nom du malade). Cet écrit est
pour la fièvre ; au nom de Dieu qui guérit, au nom de Dieu qui
bénit, au nom de Dieu, celui qui n'aurait point fait de mal n'aura
point de mal avec son nom. Sur terre, dans le ciel, dans l'air, il
sait tout et devine tout ; il donne à tous la santé et la paix ; il guérit
de la fièvre celui qui porte cette feuille (cette amulette). »

10° Autre talisman contre la *fièvre intermittente.* Le prophète Mohammed a dit : « Prenez cent feuilles fraîches d'olivier (*zitoun*) ; écrivez sur chacune ces mots :

« Au nom de Dieu, tout ce qui existe, existe par sa volonté :
il guérit de la fièvre quand il veut, celui qui l'adorera. »

Placez ensuite toutes ces feuilles dans un linge bien propre,
et attachez-le tout autour de la tête ; la guérison sera
prompte. »

11° Le Prophète a dit encore : « Le jour où vient l'accès de
fièvre, prenez *trois* feuilles d'oignon (*beçol*) ; dans la première, écrivez : « Grâces à Dieu ! » Dans la seconde : « Mon
Dieu est le Tout-Puissant ! » Dans la troisième : « Il est bon et
miséricordieux ! » Puis mettez ces trois feuilles dans l'eau,
écrasez-les ; buvez-en une gorgée au moment où la fièvre se
déclare, et ablutionnez-vous le corps avec le reste du liquide. »

Cette friction générale avec de l'eau froide serait-elle un
moyen perturbateur du système nerveux, comme le bain froid
conseillé par les Italiens en pareil cas ?

12° *Contre la fièvre quarte.* Porter sur soi un papier contenant cette phrase : « Ceci est le nom de Dieu ; lui seul, rien
que lui me guérira. »

Le Prophète a également recommandé de lire *sept* fois le
fatha (1er chapitre du Koran).

13° *Contre la fièvre intermittente quotidienne.* « Prendre *trois* noyaux de dattes (*tamr*) de *qsebba* (?) écrire sur le
premier, « *Karoun* » ; sur le second, « *Aroun* » ; sur le troi-

sième, « *Haroun* » ; en jeter un tous les jours dans le feu au moment où la fièvre doit venir.

14° *Pour ne plus faire d'enfant,* une femme n'a qu'à porter sur la tête un *hajeb* comprenant deux petits carrés dont les angles sont bouclés, et au-dessus une réunion de lettres qui n'ont aucun sens et que les *tolbas* prétendent être des signes de *djenounes :*

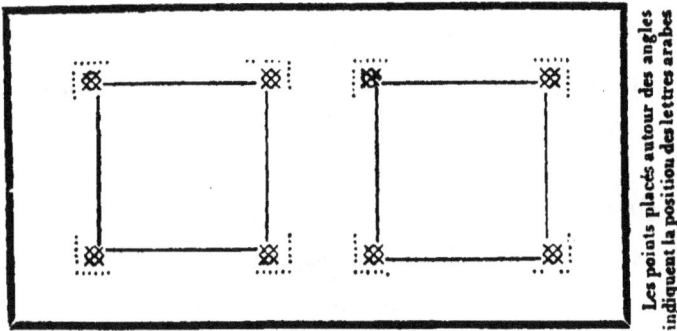

Les points placés autour des angles indiquent la position des lettres arabes

Si la femme vient à ôter de la tête ce papier, elle deviendra de suite enceinte.

15° Celui qui a la *fièvre quarte* s'en guérira en portant sur le corps, et suspendu à un fil, un os (*adeum*) de coq (*diq*), ou bien en s'attachant au cou une noix muscade (*djouz et taïeb*).

Toutes ces pratiques superstitieuses sont poussées à un tel degré chez les Arabes, qu'avec l'aide de certaines conditions de débilité consécutive à d'anciennes affections, et sous l'influence des hallucinations passagères dont le cerveau ne peut manquer d'être le siége avec un tel régime moral, ils apportent la plus grande indécision dans l'usage des traitements qui leur sont ensuite proposés. A peine sortis des mains des *toubibes* arabes ou français, ils retournent avec empressement près des *marabouts*, des *tolbas*, tourmentés qu'ils sont par cette constante préoccupation que le *djinn* ne saurait être conjuré avec de *simples* substances, surtout sans le secours de l'exorcisme.

Je proposais un jour l'ablation d'une petite tumeur lypomateuse à un *isseri*, et à toutes ses objections et hésitations, j'opposais les sombres couleurs d'un pronostic d'autant plus grave que le mal résistant opiniâtrement aux belles promesses des *marabouts* et aux absurdes pratiques d'ignorants empiriques du lieu, menaçait sérieusement l'existence d'un œil. L'Arabe paraissant céder à l'évidence du raisonnement, demanda jusqu'au lendemain pour laisser faire l'opération ; puis je ne le revis plus. Deux mois après, en faisant une nouvelle tournée dans le pays, je retrouve enfin mon client, mais cette fois avec un œil entièrement perdu. Sur ma demande des motifs de son peu de parole, il me répondit : « Quand je t'ai quitté, il y a deux mois, j'étais assez décidé à ajouter foi à ton moyen de me guérir, mais j'ai voulu, avant tout, savoir si l'opération serait couronnée de succès. Pour cela, en rentrant sous ma tente, j'ai fait l'*istikha* (purification et prières obligatoires) et j'ai attendu que le sommeil m'apportât *la nouvelle*. La nuit j'eus un cauchemar (*bou tellis*) épouvantable, et je m'aperçus, en songe, la tête tout ensanglantée et les yeux privés de la faculté de voir. A mon réveil, cette vision me parut un avertissement de Dieu, et comme tu le penses bien, je n'ai pu me résoudre à suivre ton conseil, car « *Allah idlem* (Dieu sait tout). »

Très souvent, les Arabes remettent aussi à des époques plus ou moins éloignées le moment d'une opération, d'un traitement, d'une exécution de projet quelconque. Dans l'intervalle, ils consultent leurs rêves, les présages, les jours néfastes, pour connaître la décision qu'ils doivent prendre. La médecine est peu facile à faire avec de tels éléments : c'est le sentiment religieux poussé à l'exagération la plus funeste. « Les hommes sont bien malheureux, remarque Montesquieu (1) ; ils flottent sans cesse entre de fausses espérances et des craintes ridicules, et, au lieu de s'appuyer sur la raison, ils se font des monstres qui les intimident ou des fantômes qui les séduisent. Ce qu'il y a d'extraordinaire, c'est que ceux qui fatiguent leur raison pour lui faire rapporter certains événements à des vertus occultes, n'ont pas un moindre effort à faire pour s'empêcher d'en voir la véritable cause. »

La supertition arabe a mille sources ; mais celles auxquelles on accorde, peut-être à tort, le moins d'influence, résultent, sans contredit, de l'ensemble de cette vie errante, sauvage, monotone, isolée dans la plaine comme dans la montagne, de ce fond mélancolique du caractère national, et de ces variations de température si constamment brusques, que nous verrons plus loin caractériser la climature algérienne.

Le Kabyle, d'après M. le général Daumas (2), serait plus superstitieux que l'Arabe, sous le rapport des démons.

On n'ose réellement point penser aux terribles conséquences de toutes ces extravagances de l'imagination. Un fléau épidémique vient-il à sévir ? l'explication de son invasion est facilement trouvée : c'est tout uniment une volonté de Dieu qui croit devoir diminuer la population, éprouver les hommes, punir les mécréants, etc.; cette théorie semble commode pour l'ignorante nation qui n'a plus, dès lors, à s'occuper de la recherche d'un traitement, car, aux yeux de tous, qui *oserait* et *pourrait* s'opposer aux décrets de l'Être-Suprême ? L'heure de chacun n'est-elle pas marquée sur le *Grand-Livre* ?

Du moment où le Musulman ne voit dans la maladie qu' « une punition du Tout-Puissant, » il ne lui reste plus qu'à s'incliner. Aussi s'occupe-t-il très secondairement de ses

(1) *Lettres persanes*, lettre CXLIII.
(2) *La grande Kabylie*, p. 22.

souffrances ; il faut qu'elles deviennent très aiguës ou l'empêchent de vaquer à ses affaires, de se livrer à ses plaisirs, pour
qu'il s'en plaigne au savant ou au *toubibe* de sa localité. Ce
ne serait guère, du reste, la peine de s'en passer, car, pour
quelques poignées d'orge, ou vingt-cinq centimes, on a d'un
chikh (vieillard), d'un *marabout,* un *hajeb* qui vous attirera
une bénédiction (*bareka*) divine, ou vous vaudra une préser-
vation complète.

Enfin, chez les Arabes, dans le Sud principalement, un
talisman qui jouit de propriétés héroïques pour éloigner toute
maladie, toute tentative de la part des *djenounes,* c'est..... une
peau de lion. Quiconque en fait son lit peut dormir et vivre
tranquille.   .

———

HONORAIRES.

Il est d'usage que le malade paie d'avance une certaine
partie (la moitié environ) de la somme fixée par le *toubibe*
auquel il confie sa guérison. Cette manière de faire est motivée
sur le cumul de la médecine et de la pharmacie dans les tribus
et villages. Le *toubibe* ne demande un à-compte que pour les
dépenses premières des médicaments.

Si le malade guérit, il doit intégralement payer les honorai-
res promis ; si les soins du médecin ne sont suivis d'aucun
résultat avantageux, le client n'est tenu qu'à lui rembourser le
coût des remèdes. D'habitude, au contraire, il y ajoute quelqu'indemnité, soit en nature, soit en argent.

C'est afin d'éviter, à cet égard, des contestations consécutives
aux condamnations judiciaires pour accidents ayant motivé

un traitement médical, que la loi a prescrit les dispositions suivantes :

« Le salaire du médecin, ainsi que le prix des médicaments, doit-il être à la charge du coupable qui a blessé intentionnellement un individu ? Le principe à suivre est, que le salaire du médecin et le prix des médicaments sont à la charge du coupable (1). »

Avant l'occupation française, le *bach-djerrha* (chirurgien en chef) de l'armée touchait, outre sa solde et ses prestations, une indemnité prélevée sur les amendes (*haqq el demm,* prix du sang) pour rixes suivies de blessures.

Dans les villes, les médecins maures se font toujours payer d'avance les remèdes et les visites.

D'après la loi musulmane (2), « le mari n'est obligé de fournir à sa femme ni les médicaments en nature, ni le prix de médicaments, en cas de maladie (mais il doit payer le médecin), ni le salaire d'une application de ventouses. »

Le *Moniteur Algérien* a publié récemment (3) des notes historiques, fort intéressantes, sur l'administration de l'ancienne régence d'Alger. J'en ai extrait plusieurs détails curieux sur les impôts et droits réservés aux divers fonctionnaires. On voit entr'autres renseignements, que :

1° A l'occasion des droits perçus par les chefs de la colonne de *Tittery,* au retour des tournées, le barbier de l'*agha* et les chirurgiens touchaient chacun une somme de cinq rial (environ 8 francs 40 centimes) ; or, l'agha touchait 43 francs. Les barbiers et médecins recevaient la somme *la plus minime* en compagnie du *Kébakdji* (chargé de garder les chiens), de l'armurier, du cafetier, du maréchal-ferrant, etc.;

(1) Sidi Kuelil, t. IV, p. 397 du ch. XXVII.
(2)   Id.   t. III, ch. XI, p. 133.
(3) Voir le dernier trimestre de l'année 1852.

2° La désignation du nombre de pains alloués à chacun des fonctionnaires de l'*oudjak* d'Alger, *en raison de son rang,* ne fait nullement mention des barbiers ou chirurgiens. Et cependant les portiers des divers forts, le cuisinier de l'*agha*, etc., sont compris dans la répartition !

3° Les *toubibes* ne sont pas non plus comptés parmi les personnages (surveillants du palais, secrétaires, soldats d'escorte, etc.), qui percevaient une part sur la rançon payée par les mécréants pour obtenir l'autorisation de sortir du palais, ni parmi les étrennes payées en diverses circonstances ou fêtes religieuses, ou à l'occasion de la perception des impôts, etc.

Ces divers faits semblent prouver qu'avant l'occupation française, les *toubibes* n'étaient guères considérés de l'autorité gouvernementale même de l'ancienne régence.

RECONNAISSANCE DES ARABES ENVERS LES MÉDECINS.

Outre l'honoraire matériel, il existe encore l'honoraire moral, c'est-à-dire la reconnaissance. Sous ce point de vue, l'Arabe qui vénère beaucoup le médecin, lui conserve souvenir des soins qu'il en a reçus. Les *toubibes* français qui ont pratiqué chez les indigènes de l'Algérie, leur rendront cette justice, car les individus dont ils ont soulagé les souffrances leur ont toujours réservé une hospitalité *particulièrement* démonstrative, empressée, plus ou moins splendide selon la position pécuniaire. Que de progrès l'autorité supérieure aurait pu réaliser dans la conquête morale des Indigènes, si elle avait profité de ces bonnes dispositions en organisant *convenablement* les secours médicaux en leur faveur!

Les Arabes détenus en France (île Ste-Marguerite) n'ont jamais manqué, au retour dans la tribu, de mêler au récit des choses et des événements qui les ont le plus frappés durant la captivité, le souvenir du *toubibe* français. Tous se plaisent à rappeler la manière bienveillante dont il les accueillait, son empressement à soulager leurs douleurs. Ces germes de reconnaissance, déposés ainsi dans le cœur de l'Arabe, ne sauraient-ils à la longue détruire l'antipathie qui existe entre les deux races? Cette pensée d'affection pour l'homme qui a pansé ses plaies, calmé promptement, dissipé sûrement ses souffrances, est encore différente du respect dont l'Arabe entoure ses *savants*.

Quiconque lui apporte un soulagement sanitaire, passe à ses yeux pour un inspiré de Dieu, un dispensateur des grâces du ciel ; à ce point de vue, c'est un marabout, il jouit de toute la considération, de tout le crédit, de toute la haute réputation d'un personnage influent. Tout cela est parfaitement vrai, mais quelle différence profonde entre la vénération accordée à ce *taleb*, à ce *chikh*, — et les sentiments intimes de sympathie durable qu'inspirent les bons procédés, la douceur persuasive, les attentions, la bienveillance, la sollicitude, l'empressement, le dévouement des médecins français, choses parfaitement inconnues dans la profession médicale arabe?

En janvier 1847, d'anciens prisonniers indigènes, sortant de la Casbah d'Alger, demandèrent *spontanément* à être reçus par le docteur Bosio qui les avait précédemment traités à l'île Ste-Marguerite.

Peu de temps après, des familles arabes, débarquant de Toulon, reconnaissent le docteur Bosio dans les rues d'Alger, et tous lui baisent les mains, le cœur plein de gratitude.

La même année, à **Bône**, un **Kabyle** sort de l'hôpital où il venait d'être soigné des suites d'une noyade dont l'avait sauvé, dans le *Bou-Djemâa*, le procureur du roi. Sa première idée est d'aller voir ce magistrat, et de lui témoigner toute sa gratitude pour son bienfait. Les notables Musulmans de la localité ayant eu connaissance de ce fait, vinrent ajouter l'hommage de leurs félicitations à celles de leur corréligionnaire.

En 1848, les chirurgiens de l'*Asmodée* donnèrent leurs soins aux compagnons de captivité d'*Abd-el-Kader*, et dont quelques-uns étaient blessés. L'émir les remercia par la lettre suivante :

> « Louanges à Dieu seul et unique !
>
> » Cet écrit, de la part d'*Abd-el-Kader ben Mahhi Eddine*, est » adressé aux chirurgiens français ;
>
> » Que Dieu les favorise de sa bonté et les contente, ainsi » qu'ils le méritent ;
>
> » Vous avez agi avec bonté envers mes compagnons qui sont » blessés ; que Dieu vous accorde sa grâce et vous récompense.
>
> » Il est puissant en toutes choses. »

J'ai donné des soins à des malades de plusieurs tribus assez éloignées de nos cantonnements, écrivait le docteur Giscard, médecin-major des zouaves, en 1834 (1), ce qui m'a permis de voyager avec *plus de sécurité* qu'aucun autre.

En 1835, le docteur Pouzin, qui avait été soigner beaucoup d'arabes au marché de Bouffarik, reçut à dîner le grand marabout *Sidi Mohammed Embarek* de Coléah. Pendant le repas, ce dernier dit en parlant de l'endroit de la plaine de la *Métidja*, témoin de la bienveillance française et du dévouement médical : « Les Arabes respecteront ce lieu comme sacré ; ils béniront celui qui veut leur bien et qui soulage leur misère ; pour moi, je le bénirai à la tête des tribus, et jamais ni le fer ni le feu ne le toucheront. »

(1) T. XXXVII, *des Mémoires de méd. et de chirurg. militaire.*

Je l'ai dit (1) et je le répète plus que jamais : « Les Indigènes, en retournant guéris dans leurs tribus, deviendront les anneaux épars de la chaîne sympathique qui doit insensiblement lier les vaincus aux vainqueurs. »

HOPITAUX.

L'Arabe se fait généralement traiter à domicile, dès que son état maladif ne lui permet plus d'aller consulter le *toubibe* ou le *marabout*.

Il n'existe point, chez les indigènes, d'hôpital destiné spécialement au traitement des malades en commun. Aux mosquées sont seulement annexés des espèces d'hospices, ou pour parler plus justement, des asiles pour les infirmes, les vieillards, les mendiants, etc.

Cette coutume de réunir les souffrances physiques et les peines morales sous la protection religieuse, paraît remonter aux premiers âges du monde. Ainsi, d'après M. Littré de l'Institut (2), il a existé de haute antiquité des asclépions (ou temples d'Esculapes) dans lesquels on honorait Dieu et traitait les malades en commençant par les pratiques religieuses (jeûnes, ablutions, etc.).

La charité, si bien recommandée à chaque ligne du Koran à la hauteur même d'un précepte obligatoire, semble, chez les populations musulmanes, bornée en général aux devoirs de l'hospitalité. Le prophète a dit : « Vous n'atteindrez à la vertu

---

(1) *De la création des hôpitaux arabes*, dans l'*Akhbar* (journal de l'Algérie) du 17 octobre 1848.
(2) Traduction d'Hippocrate.

parfaite que lorsque vous aurez fait l'aumône de ce que vous chérissez le plus (1) ; » et ailleurs, dans ses *hadits* (conversations) : « Point de grâce pour celui qui meurt rassasié, laissant à côté de lui son voisin affamé. »

Les Musulmans ont cependant eu de tout temps des hôpitaux publics. *El Manzor* en fondait à Bagdad en 765. D'après M. Viardot (2), *Mohammed ebn El-Hamar* fonda des hôpitaux pour les malades, des hospices pour les vieillards et les indigents; et Cordoue seule, au dire des géographes arabes, renfermait 600 mosquées, 50 hôpitaux, 800 écoles publiques et 900 bains, etc.

Au 10ᵉ siècle, *Abd-el-Melek* faisait construire un hospice dans le plus beau quartier de *Fèz*, et le fournit d'eau au moyen d'un canal alimenté par l'*Oued-el-Hassan*, qui coule en dehors de la ville, près de la porte de fer (*Bab-el-Hadid*) (3).

N'oublions pas que les Khalifes établirent à Bagdad les premiers hôpitaux et des pharmacies publiques pour aider le développement des sciences médicales.

D'autre part, nous avons déjà vu le célèbre hôpital *Moristan*, surnommé *El Kébir* (le grand), que fit construire *Mohammed ibn Kalaôune,* avec un luxe et dans des proportions énormes. *Ahmed ibn Toulôune* consacra également d'immenses trésors à l'érection d'un hôpital au Caire.

Les indigènes du Nord de l'Afrique ont eu des hôpitaux. Ainsi Delacroix, qui écrivait vers 1688, dit positivement que Tlemcen possédait à cette époque deux hôpitaux, celui des Vénitiens et celui des Génois, quatre pour les Maures et six pour les étrangers. . . . ; que, lorsqu'Oran était dans son plus grand lustre, il y avait 6,000 maisons, sans compter un grand

(1) *Koran*, ch. III, v. LXVIII.

(2) *Histoire des Arabes et des Maures d'Espagne,* t. I, p. 3o8.

(3) Romey, *hist. d'Espagne*, t. IV, p. 412.

nombre de mosquées, d'*hôpitaux*, de *bains* et d'auberges....;
qu'à Bougie, il y avait plusieurs mosquées, colléges, cloîtres,
hôpitaux, etc. (1).

Avant l'occupation française (1830), il n'existait dans les
troupes algériennes aucun système administratif pour le
service des hôpitaux. Les soldats non mariés étaient envoyés
dans les hospices dépendant des mosquées, lorsque les maladies
semblaient graves. Dans les cas ordinaires, ils étaient traités
dans les casernes, au milieu de leurs camarades. Les militaires
mariés étaient soignés par leurs familles. Le gouvernement
fournissait aux malades les rations ordinaires de vivres et
payait pour tout salaire, aux médecins et aux empiriques, le
prix des médicaments (2).

Jusqu'en 1850, les Maures, pauvres, vieux ou infirmes,
étaient réunis et soignés, à Alger, dans une dépendance de
l'asile *Sidi ouali Dada* (marabout turc), rue du *Divan*.
On verra plus loin comment l'administration française a
remplacé cette incomplète institution, par l'hospice musulman
de la rue *Zama*.

Abd-el-Kader avait pensé à fonder des établissements
hospitaliers. « Les *askars* malades, dit-il, dans l'organisation
du service médical citée dans son réglement (3), seront
transportés dans une maison désignée par notre maître et
sultan, où ils trouveront les soins dûs à leur position, etc. »

Espérons que le sens significatif de cette intention de l'Émir
sera apprécié à sa juste valeur, et contribuera puissamment à
l'organisation d'un service de santé régulier en faveur des
tribus et *villages* arabes.

------

(1) *Relation universelle de l'Afrique ancienne et moderne*, t. II.
(2) *Considérations sur la régence d'Alger*, par le baron JUCHEREAU DE SAINT-DENIS, 1831.
(3) Voyez ci-dessus.

OUVRAGES DE MÉDECINE

Le Dr Furnari prétend (1) — mais je n'ai pu arriver à constater l'exactitude de ce fait — que les médecins maures possèdent la traduction espagnole de Dioscoride, et s'amusent plutôt à regarder les planches qu'à méditer le texte.

Les livres de médecine proprement dite sont excessivement rares chez les Arabes ; on ne leur trouve guère entre les mains que des cahiers manuscrits de quelques feuilles, contenant soit des amulettes, des talismans, comme celui de *Sidi Kala Mouça*, un des plus répandus, — soit des formules de traitement jetées sans ordre les unes à la suite des autres, et dues aux conseils de *toubibes* en renom, tels en particulier :

Sidi Ali ben Slimane — Sidi Abdallah ben Batou — Sidi Abdallah ben Elaci — Brahim ben Mohammed ben Mehou — Ben Ouaqed — Ben Cefianc — Ben Djabbar — Djalinous (Galien, sans doute) *— Djalouçoune — Djahema — Djabbar ben Abdallah — Djinous — El Hadj ben Saïd — Fattous — Karmali — Korasain — Laniss — Laciqoune — Mazri — Ouoqdi — Radouane ben Sâq el Melki — Raqad — Rhazi ben Amrane — Saïd ben Brahim — Saïd ben Aoune — Smaïl — Tabrani — Taïeb — Yayïa — Ya ben Smaïl — etc., etc.*

En tête des ouvrages de médecine les plus estimés par les Musulmans, il faut placer les *Hadits Sidna Mohammed* (les Conversations de notre Seigneur *Mohammed*), dans lesquelles on trouve de nombreux conseils donnés par le Prophète pour l'hygiène et le traitement des maladies.

(1) *Voyage dans l'Afrique septentrionale*, page 189.

Viennent ensuite le *Ketab Harounia* (le livre d'*Haroun*), mélanges de préceptes thérapeutiques ;

Un manuscrit du même genre, par *Chikh Daoud el Masri* (le Vénérable David l'Egyptien).

A la prise de Constantine (1837), on a trouvé plusieurs livres de médecine destinés par l'ancien gouverneur de la province, *Salah-Bey*, à quelques *Zaouïas* (mosquées).

La bibliothèque d'Alger ne possède que les manuscrits suivants, dont je dois la liste à la bienveillance de son savant directeur, M. Berbrugger :

N° 221. Commentaire des aphorismes d'Hippocrate, par *Abou'l Kacem Abd-er-Rhaman Ebn' Ali Ebn abou Sadik*. Ce même auteur a commenté *Bokrat* (Hippocrate) et *Djalinous* (Galien), dont *Honaïn Ben Ishak* a traduit presque tous les ouvrages.

N° 228. Autre commentaire sur les aphorismes d'Hippocrate, par *Abou'l Faradj Ebn el Koufi*.

N° 342. Le *Kanoun* d'*Ebn Sinna* (Avicenne); seulement la 4ᵉ partie sur le cœur, la circulation du sang, etc ; et la 11ᵉ sur la fièvre.

N° 195. Mélanges de médecine, extraits de deux ouvrages de médecine célèbres : *El Harounia* et *El Tarsi*, le premier par *Haroun*, l'autre par *Ebn Hobal*, ou *Abou'l Hassan Ali Ebn Mohammed*.

N° 30 D. Traité de médecine extrait du *Tedkerat* de *Chikh Daoud el Antaki*.

N° 67. Des subtilités de la médecine par *Chikh Daoud el Antaki*, célèbre médecin du Caire, qui mourut à la Mecque dans le 17ᵉ siècle, et a laissé plusieurs ouvrages très estimés des Indigènes.

N° 30 A. Traité de médecine par *Moutafa Ebn Ahmed el Taroudi*.

N° 30 B. Autre traité par *El-Bouni*. Les Arabes en font grand cas.

N° 145. Ouvrage de médecine et de chirurgie, par *Ali*.....

N° 140. Médecine et chirurgie, par *El Kaliouni*.

N° 143 A. Poëme anonyme sur la médecine.

N° 766. Poëme technique sur la médecine, par *Sid Ahmed el Bouni*.

N° 865. Ouvrage de médecine (anonyme).

N° 873 B. Traité de médecine, par *Sid Ahmed el Chikh Zerroq el Faci.*

N° 144. Mélanges sur les médicaments simples, par *Ismaïl Ben el Hassan el Hossaïn.*

N° 140 C. Remèdes divers ; valeur médicale de quelques substances.

N° 533. Matière médicale, chimie.

Les plus instruits des *toubibes* actuels ignorent complètement les noms des médecins arabes les plus renommés. *Djalinous* (Galien) est le seul nom célèbre que l'on retrouve d'ordinaire dans les manuscrits qui leur servent de formulaire usuel.

Cependant, la réputation des médecins Arabes, la célébrité de leurs écoles, donnent le droit de croire que leurs ouvrages ont dû être assez nombreux. *Mohammed* avait expressément dit : « La science est un gibier, et l'écriture est le lien qui sert à la retenir. » Sous l'influence de l'élan général donné par l'enthousiasme de l'Islamisme naissant, les productions littéraires et scientifiques se multiplièrent jusqu'au moment où les encouragements cessèrent d'être prodigués aux savants par des Khalifes inhabiles à gouverner, et plus soucieux de leurs propres intérêts que de ceux de leurs populations.

Une des autres causes de la rareté des livres scientifiques musulmans tient aussi à ce que l'imprimerie fut prohibée, en Turquie, par exemple, sous peine de mort, en 1515, par le sultan Sélim, puis persécutée de nouveau en 1698 par les Janissaires qui s'opposèrent à l'introduction d'une presse arménienne, et enfin sévèrement défendue de nouveau au milieu du 18ᵉ siècle après la mort d'*Ibrahim Effendi.*

En 1816, il n'y avait que *quatre* presses dans tout l'empire Ottoman.

Ce furent les Français qui introduisirent l'imprimerie en Egypte, en 1798.

Dans son récent voyage en Afrique et en Asie, M. Du Couret dit (1) que l'imprimerie est encore interdite à la Mecque.

Ce qui frappe le plus quand on examine les quelques ouvrages de médecine qui sont entre les mains des Arabes, c'est l'absence de toute gravure représentant diverses parties du corps. Elle tient, chez les Musulmans, à la proscription absolue des images figurant des êtres animés. *Mohammed* exagérant le but du système religieux qu'il venait opposer à l'ordre de choses établi, préférait pour le moment un peuple iconoclaste par pure et simple horreur de l'idolâtrie dont il s'agissait de détruire les moindres manifestations. Qu'en résulta-t-il ? la nullité complète des beaux-arts. Toutefois, cette proscription a trouvé quelques dissidents aux préceptes du Koran : des sultans osmanlis ont placé leurs portraits dans leurs sérails (2). Chez presque tous les perruquiers et cafetiers maures ou arabes, les murailles sont ornées de tableaux, de gravures dont les sujets assez variés ne paraissent nullement choquer l'orthodoxie mahométane. On voit dans le café de la Fontaine, à Constantinople, la polka nationale, des études d'animaux, Napoléon à la bataille de Ratisbonne, des vaisseaux turcs, le combat de 22 Français contre 200 Arabes, des costumes de femmes turques, des vues, un Turc se faisant saigner, etc. (3).

Ces infractions à la loi religieuse se multiplient insensiblement en Algérie. Il est bon d'en prendre note pour répandre dans les tribus, d'ici à quelque temps, des gravures représentant divers sujets, soit d'histoire naturelle générale, soit de nos arts, de nos connaissances usuelles, etc.

Comme le Koran fait en toutes choses texte de loi chez les Arabes dont il forme, avec ses commentaires, l'unique biblio-

(1) *Revue d'Orient*, décembre 1848, p. 341
(2) VIARDOT, *loco citato*, t. II, p. 69.
(3) Constantinople, chap. III dans le journal *la Presse*, 19 décembre 1852.

thèque, sa lecture, sa méditation donnent évidemment une idée assez exacte de l'état social du peuple musulman de l'Algérie, au point de vue de ses rapports avec la morale, la justice, les sciences, les coutumes hygiéniques, etc. Le médecin, dont le ministère soit public, soit privé, s'adresse autant à l'état moral qu'à l'état physique de l'individu et des masses, a besoin, plus que tout autre peut-être, d'approfondir l'étude du Koran et de ses commentaires. Il puisera dans la connaissance des principes, conseils et dispositions administratives qui s'y trouvent consignés, de précieuses ressources d'action pour modifier, avec le plus de succès possible, la conduite des malades, et retirera de la citation ou de l'application même des textes, la plupart gravés en proverbes dans la mémoire de chacun, une grande force d'autorité morale dans l'exercice de ses fonctions. Au rappel de la lettre même du *livre de l'avertissement,* le caractère sacré des paroles du Prophète suffira pour que la recommandation médicale acquiert aussitôt toute son énergie de raison d'être, toute son efficacité possible, toutes ses chances de succès dans une prompte réalisation.

C'est donc non seulement comme appui autoritaire, mais encore comme indicateur principal des mœurs arabes, que la connaissance du Koran devient de première nécessité au médecin. Pourrait-il s'exempter de cette importante étude, lui qui, en toute circonstance, appelé près d'un malade, commence par un complet interrogatoire sur les coutumes, le mode d'existence, les conditions morales habituelles, le genre de vie, les occupations journalières, les usages, etc., afin de bien saisir le lien de la cause pathologique avec ses effets, et rechercher les véritables indications du traitement?

Une des plus grandes vérités qui soit sortie de l'étude de la législation des nations comparée dans ses connexions avec leurs besoins, leurs aptitudes physiques, le milieu géographique dans lequel elles vivent, se développent et se perpétuent, c'est que les institutions d'un peuple sont toujours une émanation de son tempérament.

Cette conviction nous a fait rechercher dans le Koran et les commentaires de jurisprudence, les passages qui peuvent avoir trait aux connaissances médicales, à leur application sociale. Voici le dépouillement de nos notes à cet égard :

Sur 6,200 et quelques versets que contient le Koran, 150 environ (1) concernent l'hygiène publique et privée, la médecine morale, etc. : l'occasion se présentera de les citer textuellement dans le cours de cet ouvrage,

Dans le traité de jurisprudence musulmane de *Sidi Khelil ebn Ishak* (2), se trouvent des interprétations et des documens sur les coutumes arabes, d'autant plus précieux que ce célèbre commentateur (durite Malékite) écrivait ainsi, au 8e siècle de l'hégyre (15e de l'ère chrétienne), pour ce qui concerne la médecine :

Le tome 1er. Traité des purifications, des pratiques relatives aux besoins naturels, des lotions, de la madéfaction, de la purification pulvérale, des purifications dans les maladies, les blessures ; des menstrues, leur durée légale, leur incomptabilité avec certains devoirs ; des suites de couches, etc. ; — des conditions sanitaires qui invalident la prière : des pratiques funéraires (inhumations, exhumations, autopsies, etc.); — du jeûne.

(1) Ce n'est point que *Mohammed* n'eut aucune estime pour les sciences hygiéniques et médicales, et pour ceux qui exerçaient l'art de guérir. D'après d'Herbelot (p. 430), il recommandait souvent, à cause de ses talents, de sa haute renommée, le médecin mecquois *Hareth ebn Kaldaht, de Takif.*

(2) Les commentateurs du Koran et de la législation musulmane sont nombreux : *Sidi Khelil, Sidi Boukari, Sidi Syouti, Sidi Abderrhaman, Ben Seliman, Ben Ferrhoun, Sidi Brahim, El Bermouni, Mohammed Ben Senoussi,* etc. Nous avons préféré utiliser, pour notre travail, l'ouvrage de *Sidi Khelil,* d'une part, parce que la traduction en est officiellement exécutée en vertu des ordres du gouvernement, et lui assure la prééminence; d'un autre côté, parce que ses dispositions légales sont généralement suivies par les Indigènes de l'Algérie.

Le tome 2°. Alimens permis (mode de tuerie) ; — joûtes, exercices et jeux militaires ; — du mariage (conditions ; choses permises ou défendues pendant le mariage ; grossesse ; avortement ; individus malades ; de l'impuissance ; traitement des maladies des organes géuitaux ; fréquentations conjugales ; divorce, répudiation, etc.).

Le tome 3°. Serment de continence. — Adultère. — Négation de paternité. — Retraite légale de la femme (expertises, consultations, etc.); parenté par allaitement commun; copulation pendant l allaitement. — De l'entretien de la femme pendant le mariage et la grossesse ; — de l'allaitement, soins et entrotien de l'enfant. — Du degré de maturité des fruits mis en vente, etc.

Le tome 4°. Signes légaux de la puberté; — de l'interdiction pour les malades. — Voie publique. — De la paternité, des témoignages, etc. — Location des nourrices.

Le tome 5 Mutilations et blessures ; du médecin exécuteur du talion; — du prix du sang pour l'avortement, etc.

Le tome 6°. — De la cohabitation illicite (inceste, sodomie) ; — preuves de l'adultère d'après la grossesse. — Mutilations comme peine du vol, amputations des diverses portions de membres; — des liqueurs enivrantes, cas permis, preuves judiciaires de leur usage ; — hermaphrodisme, cas d'incertitude, droits à la successibilité, etc.

C'est surtout avec le secours de la substance de toutes les paroles sacrées contenues dans ces ouvrages religieux que nous pouvons porter dans l'esprit arabe la conviction de notre supériorité intellectuelle et morale.

« La loi musulmane, a écrit M. Richard (1), peut, habilement employée, servir à l'émancipation et à la civilisation du peuple qui la subit. »

On sait, en effet, que pour les Musulmans, il n'y a de vrai et d'admissible que ce qui est contenu dans leurs livres sacrés.

Mohammed a dit : « N'innovez rien après ma mort, tenezvous strictement à tout ce que je vous ai recommandé et imitez les actions de ma vie. »

<hr>

(1) De l'esprit de la législation Musulmane, 1849, p. 5.

Dans une série d'articles d'hygiène publiés en 1851-1852 par le journal arabe officiel, j'ai mis à profit toutes les citations possibles du Koran, tout en m'efforçant de donner au développement du texte religieux l'interprétation que demande l'état actuel de nos connaissances. Ce travail, pour lequel j'ai reçu les encouragements les plus flatteurs de la part du Directeur si regretté des affaires politiques arabes, M. le colonel Durrieu, devait être ultérieurement répandu dans les tribus, et nul doute qu'il eut été accueilli avec faveur, comme tout ouvrage ayant pour bases indispensables le texte du Koran et une utilité pratique. Malheureusement la publication, déjà très avancée et presqu'entièrement terminée, a été arrêtée pour des motifs dont je n'ai pas à juger ici la valeur.

MÉDECINE LÉGALE.

Le précédent aperçu sur les questions médicales et hygiéniques traitées dans le Koran et les commentateurs, a suffi sans doute pour donner une idée de la grande part que prenait jadis l'autorité religieuse dans la prescription des réglements concernant la santé publique et privée. Toutefois, il convient de faire connaître à part quelques-unes de ces dispositions considérées dans leurs rapports avec le droit civil, criminel et administratif.

Ce qui frappe souvent dans leur examen, c'est la minutie des détails, la diversité des circonstances que la loi a su prévoir.

Le *toubibe* et la matrone peuvent être requis par l'autorité judiciaire à titre d'experts. Ils donnent leurs avis de vive voix.

Mille questions délicates soulevées par la polygamie, le mariage, l'achat des femmes esclaves, les parentés de lait, les devoirs à l'égard des femmes répudiées, les héritages, les conditions de divorce légal, etc., ont donné lieu à bien des textes de commentaires, à bien des particularités de décisions qui décèlent quelquefois, dans la legislation musulmane, des traces d'observation précise.

On doit, toutefois, se demander comment les prétendues matrones indigènes peuvent sérieusement se livrer à des expertises médico-légales, si souvent délicates, et juger en définitive avec quelque connaissance de cause !

Nous nous bornerons à citer les termes de la loi, laissant à chacun leur appréciation critique, à laquelle le but du présent travail ne permet point de donner ici quelque développement, d'autant plus que certaines de ces dispositions judiciaires ne sont guère usitées dans la population arabe algérienne.

Responsabilité des médecins. — Le médecin exécuteur du talion pour le cas de blessures, lorsqu'il dépasse, avec intention, les limites de la blessure qu'il lui est permis de produire, est condamné à subir une blessure égale à l'excédant de la blessure qu'il a faite. Si cet exécuteur est resté intentionnellement ou non, au-dessous de la blessure qui lui était demandée par la justice, il n'y a plus lieu à rien exiger; on n'ajoute rien au supplice. Si l'exécuteur a opéré sur le lieu voulu de la partie vivante et que la mort s'en suive, il n'est responsable de rien; s'il a un peu dépassé la limite, le fait est considéré comme involontaire. Lorsqu'il y a lieu de soupçonner que l'exécuteur ait dépassé intentionnellement l'étendue de la blessure qu'il avait à produire, on lui inflige une peine sévère (1).

On ne confie l'exécution du talion qu'à un individu qui aie la connaissance ou l'expérience nécessaire pour cela; la rétribution est à la charge de celui qui a revendiqué le sang du coupable (2).

Pour les cas de blessures, le talion est plus doux que l'acte du coupable, car si le coupable a par une pierre ou par un coup de bâton fait une blessure dénudante, par exemple, la peine du talion s'applique par le moyen du rasoir (3).

Un médecin *ignorant* et qui a nui à la personne médicamentée, est responsable du mal qu'il a causé, et l'*akila* (y compris le médecin) doit payer une réparation pécuniaire (ou *diah'*), car le mal a été un résultat amené volontairement. C'est la même responsabilité qui incombe à un médecin *instruit* qui est arrivé à un résultat inattendu et nuisible, qui a produit, par exemple, un effet plus énergique qu'il ne le voulait, ou qui, ayant l'attention d'arracher telle dent, en a arraché une autre; ou au médecin qui, bien qu'il ait réussi dans son fait et selon son intention, a traité ou médicamenté une personne sans avoir reçu de qui de droit l'autorisation convenable, quand même il a traité ou saigné ou ventousé ou circoncis un esclave ou un mineur ou un aliéné, dont il a eu d'ailleurs le consentement; car alors, ce consentement n'est pas une autorisation convenable, c'est-à-dire valable et donnée par qui de droit. Le médecin doit donc être responsable des résultats fâcheux de son œuvre en traitement ou opération (4).

Nous avons dit plus haut quelques mots de la responsabilité

---

(1) *Sidi Khelil,* t. V, ch. XXXX, p. 374.
(2) Id.   p. 391.
(3) Id.   p. 407.
(4) Id.   t. VI, ch. XXXXVIII, p. 110.

des dentistes. A propos de la toxicologie, on verra plus loin le degré de celle qui pèse sur les débitants de drogues.

Aptitude à témoigner. — Pour qu'un individu soit habile et acceptable à témoigner, il faut, lorsqu'il va déposer en justice, qu'il ne soit pas excentrique dans ses croyances, soit par ignorance, soit par système ou de propos délibéré, fût-ce même par suite de raisonnemens et par esprit philosophique ; il ne doit pas être, par exemple, un *Kharidji* (protestant) ou un *Hadarı* (fataliste), c'est à dire un sectaire ou un partisan de la doctrine de la non-prédestination ou fatalité des actes. Cette doctrine implique l'ignorance des rapports des causes aux effets; les doctrines des sectaires ou schismatiques impliquent la tendance à expliquer les choses par les discussions (1).

La défense de coïter pendant les règles est telle que la loi dit : « Est inacceptable le témoignage judiciaire de celui qui a cohabité avec sa femme pendant les menstrues (2). »

Opérations judiciaires. — Tout individu coupable de vol, doit subir la mutilation de la main droite ou amputation du poignet droit ; aussitôt après, on cautérise la plaie, afin d'arrêter l'écoulement du sang et de prévenir la mort du patient. L'application du feu n'est point un complément de la peine judiciaire; c'est un devoir que l'autorité est tenue de remplir envers le condamné, dans le but de lui conserver la vie. (Si la main droite est paralysée, s'il y manque le plus grand nombre de doigts, on ampute le pied gauche.) Après que la main droite a déjà été mutilée, le coupable commet-il un autre vol ? on ampute le pied gauche, lorsque l'amputation précédente est guérie, et après un nouveau vol, on ampute la main gauche; puis pour un autre vol encore, on ampute le pied droit.

(1) T. V, ch 39, p. 195.
(2) T. V, ch. 39, p. 228.

L'amputation du pied se pratique de haut en bas, au pli arti-
culaire ou point de jonction, à angle du pied et de la jambe;
on laisse ainsi le talon comme point d'appui pour la locomo-
tion ou la station. Il est entendu qu'après l'amputation du
pied, on arrête aussi le sang par la cautérisation (1).

Les diverses opérations sanglantes à exécuter sur les membres d'un coupable ne doivent se pratiquer qu'à intervalles de
temps éloignés, lorsque le coupable ne pourrait les subir à la
suite immédiate l'une de l'autre, sans être exposé à une mort
certaine. Tel serait le cas où l'on amputerait immédiatement,
l'un après l'autre, deux membres. Du reste, on commence par
la plus forte, ou la plus pénible, s'il n'y a rien à craindre pour
la vie du patient. S'il y a à craindre d'occasionner la mort,
on attend que le coupable ou puisse supporter la peine, ou
meure (2).

Attentats à la pudeur. Les outrages à la pudeur peuvent
être considérés comme pratiqués en public, devant plusieurs
témoins, ou dans les rapports intimes entre époux. A propos de
ces derniers, le Koran comporte les prescriptions suivantes (3) :

« Les femmes sont votre champ. Allez à votre champ comme
vous voudrez. » Voici, d'après M. Kasimirski, comment les
docteurs de la loi entendent ce passage : « *Venite ad œgrum
vestrum, quomodocunque volueritis, id est stando, sedendo,
jacendo, à parte anteriori seu posteriori ; judœi enim
dicebant : qui coïerit cum uxore suâ in vase quidem*

(1) T. VI, ch. 45, p. 53. — 1. Serait-ce cette habitude de mutilations judiciaires et la honte
dont elles frappaient pour toujours un coupable, qui ont si fort décrié les amputations chez
les Arabes ? 2. Les chirurgiens remarqueront ci-dessus un singulier procédé d'amputation
tarso-tarsienne. 3. Les mutilations judiciaires sont aujourd'hui remplacées en Algérie par
la bastonnade, la prison, etc.

(2) T. V, ch. XXXX, p. 394.

(3) Ch. II, v. 223.

antériori, sed à parte posticâ, procreabit filium sagaciorem et ingeniosiorem. »

La cohabitation illicite (union charnelle que la loi punit d'une peine afflictive déterminée) est l'acte intentionnel de l'individu pubère, doué de raison, musulman, qui introduit le gland du pénis dans les parties naturelles d'une personne sur laquelle il n'a, au point de vue viril, aucun droit légal reconnu par la loi (1).

Les époux ont le droit de jouir l'un de l'autre, de toutes les manières de jouissance, excepté par la sodomie. Il a été dit : Les femmes sont nos terres labourables; à vous d'y semer,. à Dieu d'y faire germer (2).

« Si deux individus parmi vous commettent une action infâme, faites-leur du mal à tous deux..... Abuserez-vous des hommes au lieu de femmes pour assouvir vos appétits charnels? En vérité, vous êtes un peuple livré aux excès (3). » L'œuvre de pédérastie ou sodomie est l'équivalent de cohabitation illicite, et encourt la peine légale ou lapidation (4).

La question du viol implique nécessairement l'examen de l'état matériel des organes de la génération. « L'hymen ou caractère de virginité, dit *Si Khelil*, peut avoir été détruit soit par l'approche virile, soit par accident comme à la suite d'un mouvement violent, d'un saut, soit par voie illicite (inceste, viol). » Il dit ailleurs : « Le sperme d'un homme s'échappe par jets; il a l'odeur de la fleur du dattier ou de la pâte. Ces caractères le distinguent de la liqueur limpide, séminiforme, qui s'échappe lentement et peu à peu, lorsque des idées voluptueuses remuent et animent l'homme. »

(1) T. VI, de *Si Khelil*, ch. XXXXIII, p. 3.
(2) T. II, p. 317.
(3) *Koran*, ch. IV, v. 20, et ch. VII, v. 79.
(4) *Si Khelil*, t. VI, ch. XXXXIII, p. 6.

Adultère.—L'anathème conjugal, ou adultère, est prononcé lorsqu'il y a eu vérification de la grossesse par des matrones, avant l'accouchement.... Il faut que six mois au moins, intervalle qui est le minimum fixé par la loi, aient séparé les deux enfantements, sinon les secondes couches ne seront que la suite et le complément des premières (1).

Mariage. — D'après l'opinion la plus générale, il n'est pas permis à l'individu gravement malade de se marier, à moins que le mariage ne soit jugé nécessaire à cet individu ou sous le rapport des soins qu'il peut recevoir de la femme, ou sous d'autres rapports..... On se hâtera de rompre et d'annuler le mariage du malade, dès que l'on en aura connaissance, la femme fût-elle en menstrues, à moins que celui qui était malade ne soit guéri. Alors le mariage est maintenu ; car le mariage n'est défendu aux malades que dans la crainte qu'il ne soit une cause de mort. Les circonstances qui établissent le droit d'option (ou droit de consentir au maintien du mariage ou d'en exiger la dissolution) sont : 1° Le *baras* ou colorations cutanées blanches (vitiligo, leucé) ou brunes (taches primordiales de la lèpre ou eléphantiasis des grecs) ; 2° dans ces décolorations qui comportent le cas d'option sont également rangées les grandes éphélides hépatiques ou grandes taches de rousseur ; 3° une maladie telle que celui qui en est atteint laisse échapper par l'anus, pendant l'œuvre du coït, des matières stercorales ; 4° la lèpre déclarée ; non pas, si la mère ou le père de l'un des conjoints en est atteint ; 5° la castration du pénis ou des testicules ; mais quand le pénis existe et que l'éjaculation séminale peut avoir lieu, il n'y a plus de cause d'option, car alors le but principal et véritable de l'union des sexes, c'est-à-dire *le plaisir*, peut être atteint par les époux ; si la tête du pénis manque, il y a motif d'option ; 6° l'inappé-

(1) T. III, ch. VI, p. 47.

tence vénérienne dans l'un et l'autre conjoint; ou l'inaptitude
de l'homme à pratiquer le coït, à cause de la brièveté du
pénis; 7° un membre viril bien conformé, mais incapable
d'érection; 8° une excroissance, ou charnue, ce qui est le plus
ordinaire, ou osseuse, émergeant des parties génitales de la
femme; 9° l'imperforation congéniale ou rétrécissement
adventice du conduit vaginal; 10° la gravéolence du puden-
dum dans la femme; 11° une protubérance à la partie antérieure de la vulve présentant l'aspect d'une hernie chez
l'homme et laissant suinter une certaine humidité; 12° la
communication du vagin avec l'urètre ou avec l'anus, de
manière à ne présenter qu'une seule voie. Toutes ces causes,
qui autorisent l'option, doivent avoir existé avant la contrac-
tation définitive du mariage (excepté dans le cas d'une lèpre
évidente ou d'un *baras* repoussant). Du reste, on fixera l'intervalle d'une année lunaire pour la guérison de la folie ou du
baras et de la lèpre, lorsqu'on pourra espérer la guérison de
ces trois sortes de maladies. Cet intervalle de temps écoulé, le
conjoint non malade optera. S'il a été stipulé, en contractant le
mariage, que les conjoints devront être sains et exempts de
ces divers motifs d'option, la couleur trop foncée des individus,
la teigne avec calvitie, l'âge ou trop jeune ou trop avancé, etc.,
rentrent dans la catégorie de ces causes d'option. Cependant le
mariage ne sera point révoqué, si la femme est chauve (le mari
croyant le contraire), si elle a l'haleine forte et mauvaise, ou
la bouche fétide. Au mari accusé d'impuissance, on accordera
un délai d'une année complète; après ce temps, pendant lequel
l'individu se sera traité de son impuissance et aura reçu les
influences des quatre saisons, si l'état viril n'est pas au point
désirable, la femme sera libre d'exiger la dissolution du
mariage. Le mari peut obliger sa femme à faire traiter toutes
les maladies de ses parties génitales, en particulier l'oblitération ou la coarctation vaginale accidentelle; les dépenses

nécessaires sont à la charge du mari. Il en est de même pour toutes les autres maladies des parties génitales de la femme (1).

La jurisprudence musulmane admet des maladies *à récidives*, pouvant être invoquées pour annulation de contrats, pour incapacité civile, etc. Elle considère telles : « L'évacuation involontaire de l'urine pendant le sommeil, l'incontinence d'urine, la toux déjà prolongée, l'hematurie, les irrégularités des menstrues, etc. La fièvre, les taies ne sont pas des maladies qui reparaissent, par la raison qu'elles ont déjà existé chez l'individu. »

Le père a droit d'imposer un mariage à sa fille atteinte de folie, à sa fille encore vierge, fût-elle même déjà âgée et émancipée, à moins cependant qu'il ne s'agisse d'unir cette fille, par exemple, à un eunuque de nature telle qu'il ne puisse fournir de liquide spermatique, ou bien à un individu impuissant ou difforme, ou à un fou, etc.; — à sa fille jeune encore, n'étant plus vierge, c'est à dire dont l'hymen ou caractère de la virginité a été détruit soit par l'approche virile, soit par accident (mouvement violent, saut), soit par voie illicite (inceste, viol, s'en fût-il suivi une grossesse) (2).

Avant Mohammed, les femmes d'une même famille passaient indistinctement dans les bras du père, du fils, de l'oncle, du frère, etc.! Le Koran dit à ce sujet : « N'épousez pas les femmes qui ont été les épouses de vos pères, c'est une turpitude..... Il vous est interdit d'épouser vos filles, vos sœurs, vos tantes paternelles et maternelles, vos nièces, vos nourrices, vos sœurs de lait, les mères de vos femmes, les filles confiées à votre tutelle et issues de femmes avec lesquelles vous auriez cohabité, les filles de vos fils, ni deux sœurs..... il vous est défendu

(1) T. II, ch. V, p. 403.
(2) T. II, ch. V, p. 226.

d'épouser des femmes mariées, excepté celles qui seraient tombées entre vos mains, comme esclaves (1).

Lorsque le lait d'une femme est arrivé dans le corps d'un enfant, fût-ce en versant dans la bouche ou par le moyen d'un biberon, ou par instillation dans le nez, ou par introduction dans l'anus, fût-ce encore à l'état de lait mélangé avec d'autres nourritures ou avec des substances médicamenteuses, ou avec de l'eau, etc., il s'est opéré une parenté qui interdit toute union conjugale entre l'enfant et tous ceux qui auront usé ou sucé du lait de cette même femme. Il est, sous ce point de vue, l'enfant de cette femme, l'enfant de lait, le frère ou la sœur de lait des nourrissons et des enfants de cette femme.... Mais cette parenté n'est point établie, si le lait de la femme est instillé ou versé dans les yeux de l'enfant, ou dans les oreilles, ou sur la tête, etc..... Pour que s'établisse la parenté de lait, il faut que l'introduction du lait dans l'enfant ait eu lieu dans les deux premières années de la vie (2).

Il est défendu à tout Musulman d'être marié avec cinq femmes ensemble (3).

Tout mari fera à ses femmes, même à celle qui serait en état d'aliénation mentale ou toute autre maladie, un partage égal de ses nuits, et il ajoutera à chaque nuit la journée qui la suivra (4). Le mari agira toujours ainsi, quand même la cohabitation conjugale ne devra pas avoir lieu, soit par empêchement légal (femme malade, ou en menstrues, ou en suites de couches), soit par motif matériel ou permanent (conduit vaginal impraticable). — Le mari n'est point obligé à un partage égal des copulations. — Quand un fidèle déjà marié épouse une vierge, il doit lui accorder *sept* nuits consécutives;

---

(1) Koran, ch. IV, v. 26, 27 et 28.
(2) *Si Khelil*, t. III, ch. 10, p. 120.
(3)   Id.   t. II, p. 368.
(4) T. II, ch. V, p. 503.

une nouvelle femme non vierge, il ne lui doit que *trois* nuits consécutives. Le mari peut accorder à une femme le tour des fréquentations dûes à une autre, avec le consentement de cette dernière, et gratuitement ou non ; de même, une femme peut acheter de sa compagne son tour de relations conjugales, etc. C'est un péché de ne pas terminer une copulation commencée (1).

Il est défendu d'approcher maritalement de la femme en menstrues, de se permettre de la toucher même par dessus les vêtements, à partir de la ceinture jusqu'aux genoux. Le Prophète a dit : « La femme en menstrues doit serrer sa ceinture ; mais, ce qui est plus haut, est à ta disposition. » Ces défenses durent jusqu'à la cessation légale des menstrues, car Dieu a dit : « N'approchez de vos femmes que lorsqu'elles se sont purifiées par l'eau. »

Divorce. — L'anathème conjugal n'est établi sur l'accusation d'adultère portée par le mari contre sa femme, que si cette dernière est accusée d'avoir cédé à une copulation illicite naturelle ou sodomique. Par suite de l'anathème positivement établi, le fruit développé et complet auquel la femme donnera le jour, à partir de six mois comptés depuis le jour où la femme a été trouvée en adultère, ne sera point attribué au mari. — Si l'accouchement normal a eu lieu avant les six mois écoulés depuis la cohabitation illicite, le fruit est attribué au mari, à moins qu'il n'oppose qu'il était en état de continence légale. — L'anathème conjugal est seulement prononcé, lorsque le mari nie sa participation à la grossesse de la femme, à condition qu'il y ait eu vérification de la grossesse par des matrones, bien avant l'accouchement. Dans tous les cas possibles, lorsque deux femmes appelées en témoignage ou

(1) T. III, ch. VI, p. 7.

chargées d'examiner et visiter les parties génitales de la femme, témoignent en faveur du mari contre la femme qui même l'aura démenti par serment, leur déposition fera foi. Les matrones sont chargées de constater l'état de grossesse chez les femmes qui se séparent de leurs maris. La grossesse ne peut pas se constater avant le troisième mois, et les mouvements de l'enfant ne sont pas sensibles avant le quatrième mois. — L'attente de continence est imposée, lorsque la femme a soixante ans et au delà, c'est à dire qu'elle est assez âgée pour ne plus devenir enceinte; ou lorsqu'elle est vierge, car il est possible que celui qui la possédait, n'ait eu de rapprochement sexuel avec elle qu'à l'extérieur des parties génitales, et qu'il en soit résulté cependant une conception (1).

Le divorce était d'autant plus fréquent et plus facile, avant Mohammed, que chacun prenait autant de femmes qu'il voulait et les quittait à volonté. Pour éviter les abus, l'inconstance, le déréglement des mœurs et surtout la dégradation de la race qu'auraient produits de trop grandes facilités dans la répudiation, le Prophète établit certaines lois destinées à la réglementer. Nous lisons à ce sujet dans le Koran :

« Les femmes répudiées laisseront écouler le temps de trois menstrues avant de se remarier. Elles ne doivent point cacher ce que Dieu a créé dans leur sein, si elles croient en Dieu et au jour dernier. Il est plus équitable que les maris les reprennent quand elles sont dans cet état, s'ils désirent la paix..... La répudiation peut se faire deux fois. Gardez-vous votre femme, traitez-la honnêtement ; la renvoyez-vous, renvoyez-la avec générosité.... Si un mari répudie sa femme trois fois, il ne lui est permis de la reprendre que lorsqu'elle aura épousé un autre mari, et que celui-ci l'aura répudiée à son tour.... Les mères répudiées allaiteront leurs enfants deux ans complets, si le père veut que le temps soit complet. Le père de

---

(1) T. II, chap. V, sect. XVII. *Passim.*

l'enfant est tenu de pourvoir à la nourriture et aux vêtements de la femme d'une manière honnête (1).

La répudiation d'une femme enceinte pouvait, en effet, avoir des inconvéniens pour elle-même et pour le produit de la conception ; aussi la loi a-t-elle eu raison d'exiger qu'elle attende chez le mari jusqu'à sa délivrance, entretenue à ses frais ; et que le père de l'enfant soit obligé de les nourir et de pourvoir à leurs besoins jusqu'au sevrage. « Ayez soin des femmes répudiées qui sont enceintes; tâchez de pourvoir à leurs besoins jusqu'à ce qu'elles aient accouché ; si elles allaitent vos enfants, donnez-leur une récompense (2).

Serment de continence. — L'abus des plaisirs vénériens, surtout quand ils sont précoces, énervant de bonne heure l'individu et la race, n'a pas échappé aux législateurs musulmans ; aussi ont-ils cherché un frein aux passions sexuelles, en établissant un serment de continence.

Tout Mahométan doué de raison et d'intelligence, jugé capable d'arriver à accomplir la copulation, peut s'engager, même quand il deviendrait malade, à ne pas cohabiter avec sa femme (3). La continence jurée doit toujours être de plus de quatre mois pour le mari de condition libre.

Le Koran dit : « Ceux qui font vœu de s'abstenir de leurs femmes auront un délai de quatre mois pour réfléchir, afin de ne pas se séparer de leurs femmes inconsidérément. Si, pendant ce temps là, ils reviennent à elles, Dieu est indulgent et miséricordieux (4). »

Grossesse. — La femme en âge de nubilité ou de copula-

---

(1) Chap. II, v. 228, 229, 230 et 233.
(2) *Koran*, chap. LXV, v. 6.
(3) *Si Khelil*, t. III, ch. VI, p. 3.
(4) Ch. II, v. 226.

tion est celle qui, selon l'opinion générale, a dépassé l'âge de *neuf* ans : avant la nubilité, la conception est impossible (1).

Les menstrues sont un écoulement de sang et aussi de liquide jaunâtre ou trouble, sortant de lui-même, non par influence médicamenteuse, des parties génitales de la femme qui peut dans l'état ordinaire des choses, devenir enceinte, et quand même il ne s'échapperait qu'une seule jetée de sang. La plus longue durée légale des menstrues chez la femme menstruée pour la première fois, est de quinze jours, et, par conséquent alors, la plus courte durée légale de la pureté, après la menstruation, est de quinze jours. Après chaque menstruation, le plus long délai pendant lequel la femme menstruée doive attendre si ses menstrues reparaîtront, est de trois jours au-delà de la plus longue durée de jours que les menstrues ont présentée dans l'état ordinaire et habituel; mais on ne doit pas, y compris le délai et le temps des règles, dépasser la moitié du mois. Pour la femme enceinte, à partir du troisième mois jusqu'à la fin du sixième, les règles peuvent durer de quinze à vingt jours; depuis le sixième mois et au-delà, elles peuvent durer vingt à vingt-cinq jours, car plus la grossesse avance, plus le sang abonde. La cessation de l'impureté menstruelle ordinaire se reconnaît à la disparition de tout écoulement du liquide sanguin, ou jaunâtre, ou opaque, ou bien à l'écoulement d'un liquide blanc comme de l'eau blanchie par la chaux ou du plâtre. Ce dernier écoulement est le caractère le plus décisif chez la femme menstruée, elle doit en attendre l'apparition, jusqu'au dernier moment, avant de vaquer à ses devoirs religieux. Aussi, c'est au moment d'aller se livrer au sommeil et vers le matin que la femme en menstrues doit examiner si elle est arrivée au terme de son impureté périodique (2). Selon les pays et les climats, l'écoulement des mens-

(1) *Si Khebil,* t. III, ch. IX, p. 61

(2)　　Id.　　t. I, ch. I, sect. 12.

trues est plus ou moins prolongé (1). Avant l'âge de cinquante
ans, le sang qui s'écoule des parties génitales est sans aucun
doute du sang menstruel ; à soixante-dix ans, ce sang ne peut
plus être menstruel (2).

Celui qui touche avec une intention de plaisir, sa femme en
état de menstrues, perd la valeur de la retraite spirituelle. —
L'apparition des menstrues, en rendant la femme impure, l'o-
blige à suspendre tout devoir religieux (3).

A propos de la durée de la retraite ou attente légale imposée
à la femme, la loi veut que cette durée se compte toujours par
périodes menstruelles, quand même la femme a un écoulement
menstruiforme, et lorsqu'elle peut distinguer par la couleur,
l'odeur et la quantité, le sang menstruiforme du sang menstruel véritable (4).

Quant au terme de cinq ans pour le maximum de durée
possible de la gestation, il a été contesté par nombre de légistes, bien qu'il soit donné comme le terme indiqué par Dieu ;
le terme de quatre ans est accepté comme le plus général (5).

Dans le mariage légal, la femme, une fois veuve, doit subir
une retraite de quatre mois, plus dix jours complets ; les dix
jours sont ajoutés pour remplir les déficits des mois lunaires.
Cette durée de quatre mois est ainsi fixée, parce que c'est vers
cette époque que se font sentir les mouvemens de l'enfant
dans le sein maternel (6).

La femme de soixante ans et au delà est assez âgée pour ne
plus devenir enceinte (7).

(1) *Si Khelil*, t. I, chap. I, sect. XII, p. 68.
(2)   Id.   t. I, ch. IX, p. 69.
(3)   Id.   t. I, ch. IV, p. 497.
(4)   Id.   t. III, ch. IX, p. 63.
(5)   Id.   id.   p. 71.
(6)   Id.   id.   p. 72.
(7)   Id.   Id.   p. 101.

Pour que le mari puisse refuser les dépenses alimentaires à sa femme, il faut que celle-ci ne soit pas enceinte. De même, si la femme est enceinte et séparée par répudiation définitive, elle recevra un vêtement complet et une valeur en argent représentant ce dont elle pourrait avoir besoin après que se sont écoulés quelques mois de gestation (1).

Si la durée des quatre mois et dix jours de retraite légale ne s'achève pas avant que reparaissent les menstrues, si la femme est menstruée tous les quatre mois soit naturellement, soit pour cause de maladie, — ou si les quatre mois et dix jours étant passés, les matrones, après le toucher et l'examen des parties génitales, déclarent que les menstrues ont été retardées, si par le toucher et l'examen de la femme il est indiqué que les règles sont retardées et suspendues, la durée de la retraite sera prolongée jusqu'à neuf mois (*Sidi Khelil*).

Au point de vue légal, une période menstruelle ne suffit point pour décider si la femme est ou non enceinte, il en faut deux ; et si une femme a été répudiée pendant les menstrues ou pendant les suites de couches, elle n'est libérée qu'au commencement de la quatrième menstruation suivante. — Relativement au fait de durée des menstrues, on en référera à des matrones ou femmes expérimentées, afin de savoir si cette durée doit être d'un jour ou d'une partie d'un jour Le fait suppose que si les menstrues ont duré deux jours, il n'est pas nécessaire de consulter des matrones. Si la durée est moindre, on doit consulter, parce que, selon les pays et les climats, l'écoulement des menstrues est plus ou moins prolongé. — Tout ce qu'une femme pourrait voir à l'âge de *sept* ans, en fait d'écoulement vaginal sanguin, est un incident pathologique anormal, et la loi le considère comme nul. — On consultera des matrones pour savoir si le sang qui s'écoule des

(1) *Si Khelil*, t. III, chap. IX, p. 138

parties génitales de la femme, arrivée à l'époque de la ménopause (par exemple à cinquante ans), est ou non du sang
menstruel (*Sidi-Khelil*).

Avortement. — Il est défendu à la femme de chercher, par
quelque moyen que ce soit, à se faire avorter, même avant les
quarante premiers jours de la grossesse, et lors même que le
mari y consentirait. La défense concerne également les femmes
devenues enceintes à la suite d'une cohabitation illicite (1).

Quiconque a été la cause d'un avortement qui a amené un
fœtus non viable, ou même à l'état d'embryon (*alak*), doit
payer une valeur équivalente au dixième du prix qui serait
exigé pour le meurtre de la mère. Dans aucun cas, la loi ne
considère si l'avortement a été déterminé par un coup, par
une intimidation, par une querelle ou par quelque odeur forte
que l'on a donnée à respirer. Mais il faut la preuve que telle
de ces causes a provoqué l'avortement, que par l'effet des deux
dernières causes précitées la mère a été obligée de se tenir
couchée jusqu'à l'avortement. D'autre part, il est nécessaire
de constater si le fruit de l'avortement est une môle ou est un
fœtus à l'état d'embryon. L'embryon, disent les commentateurs, est une masse concrète, hématoïde ou sanguine, qui
ne se dissout pas dans l'eau chaude. La môle est une
masse sanguine qui se dissout dans l'eau, parce que cette
masse n'a rien en elle...... Lorsqu'il y a eu intention
formelle de provoquer l'avortement en frappant la mère
sur le ventre ou sur le dos ou sur la tête, et que l'enfant
est venu vivant et viable, puis est mort, le principe est qu'il
n'y a lieu à prononcer la peine de mort contre le coupable,
que lorsque la mère a été frappée par lui sur le ventre, ou sur
le dos.... La raison pour laquelle la loi parle ici des coups

portés sur la tête comme causes provocatrices de l'avortement, c'est que les gros vaisseaux qui *de la tête vont au cœur* sont l'intermédiaire par lequel les ébranlements de la tête ébranlent aussi le cœur (1).

Accouchement. — Lorsqu'une femme enceinte vient de mourir, si l'on peut extraire l'enfant par les voies naturelles ordinaires, c'est à dire par les parties génitales, on l'extraira (2).

On n'ouvre point le ventre d'une femme morte enceinte pour en retirer l'enfant, lors même, dit le *moudaouench'* (3), que l'enfant s'agiterait encore dans le sein de sa mère, et que l'on pourrait espérer de lui conserver la vie : seulement on n'enterrera pas la mère avant que le fœtus ne soit mort, le cadavre de la femme commençât-il à se décomposer. Cependant des autorités de la plus haute considération assurent qu'il est permis d'ouvrir le ventre d'une femme morte enceinte, mais à la condition qu'il y ait espoir de sauver la vie à l'enfant. Alors, dit *El-Lakhmi*, ainsi que d'autres légistes, il faut que la femme soit enceinte de *sept* mois, ou de *neuf*, ou de *dix*. De l'avis des juristes, il faut pratiquer l'ouverture d'après le procédé indiqué par les hautes autorités médicales, c'est à dire ouvrir le ventre au niveau des hanches, sur le côté *gauche*, si l'enfant est du sexe féminin, et sur le côté *droit*, si l'enfant est mâle (4).

Les lochies ou suites de couches sont un écoulement de

(1) *Si Kholil*, t. V, chap. XXXX, p. 416.

(2) Id.   t. I, chap. XX, p. 325.

(3) *Articles de lois réunis en Code.*

(4) Ainsi (remarque avec raison le traducteur), relativement à l'ouverture du cadavre d'une mère pour sauver la vie à l'enfant, il y a dissidence, et il y a presqu'unanimité pour ouvrir le cadavre d'un individu, femme, mère ou autre, dont on veut retirer un objet précieux, une perle, etc.!

sang ou de liquide jaunâtre ou opaque, déterminé par l'accouchement, même entre la venue plus ou moins espacée de deux jumeaux. La plus longue durée de l'écoulement des lochies est de 60 jours; et s'il s'est passé 60 jours entre l'accouchement d'un premier jumeau et l'accouchement d'un second, il y a alors deux couches, par conséquent deux écoulements de lochies, et la femme a deux fois 60 jours d'impureté. L'ablution est d'obligation canonique pour la femme enceinte, lorsqu'il s'échappe des parties génitales un liquide blanchâtre (*Si Khelil*).

Paternité. — On rejetera toute prétention du mari désavouant sa paternité, lorsqu'il s'appuiera : 1° sur ce que l'enfant ressemble à un autre qu'à son père; — 2° même si l'enfant est de couleur noire et que le père soit blanc, et *vice versâ*; — 3° ou sur ce que la cohabitation, d'ailleurs accompagnée d'éjaculation spermatique, n'a eu lieu qu'entre les cuisses de la femme, car le liquide spermatique *peut s'avancer, aller trouver l'entrée* des parties génitales, et féconder; — 4° ou sur ce que, ayant d'abord cohabité avec une esclave ou avec sa femme, et ayant eu alors l'éjaculation spermatique, il a ensuite cohabité, mais sans éjaculer avec la femme ou avec l'esclave. Il ne peut arguer de cette circonstance pour décliner la paternité, s'il n'a pas uriné pendant l'intervalle des deux cohabitations; car il est très probable qu'il est resté dans le canal de l'urêtre quelque peu de liquide spermatique qui, n'ayant pas été expulsé, puisqu'il n'y a pas eu d'évacuation d'urine, a pu s'échapper dans la seconde copulation et être la cause de la conception (1).

Voyez page 113 un paragraphe concernant la paternité.

Allaitement. — L'allaitement de l'enfant est obligatoire

(1) *Si Khelil*, t. III, ch. VI, p. 50

pour la mère, qu'elle soit mariée au père ou répudiée imparfaitement, et sans qu'elle exige aucune rétribution..... L'allaitement n'est pas obligatoire pour la mère qui est malade ou qui a peu de lait ; alors elle doit prendre à ses frais une nourrice à gages, et elle n'a rien à réclamer en retour soit du père, soit de l'enfant. — On résume les soins à donner à l'enfant dans ceci : être attentif à l'abri ou demeure, à l'alimentation, au vêtement, au coucher, à la propreté ; ces soins appartiennent de préférence à la femme (1).

Voici ce que dit le Koran : « Le temps que la mère porte l'enfant, et l'allaitement jusqu'au sevrage, durent *trente* mois......; si les femmes répudiées allaitent vos enfants, donnez-leur une récompense; s'il se trouve des obstacles, qu'une autre femme allaite l'enfant (2).

La durée de deux ans et deux ou trois mois est le temps pendant lequel l'enfant se nourrit d'abord exclusivement de lait ; à cette limite, il ne peut pas encore s'en passer entièrement. — Les soins de première éducation sont obligatoires pour la mère, pour l'enfant mâle jusqu'à la puberté, pour la fille jusqu'à ce qu'elle soit mise en relations matrimoniales, pour l'hermaphrodite jusqu'à ce que la prédominance de tels organes génitaux permette de le classer homme ou femme. — A la femme qui allaite, les aliments seront augmentés comme confort pour sa position (*Si Khelil*).

Identité, âge. — La limite légale de la vie est de 70 ans. Selon les *chikks Abou Abdallah Ebn Abi Zeid el Kairouani* et *Abou'lhaçan Alilkabeci,* elle est de 80 ans; d'autres l'ont fixée à 75 ans (3).

Dans le sein de la mère, l'enfant *ne vit pas*.... le fœtus se

---

(1) *Si Khelil*, t. III, ch. XII, p. 157 et 159.

(2) Ch. XXXXVI, v. XIV et ch. LXV, v. 6.

(3) *Si Khelil*, v. III, ch. IX, p. 88.

meut dans le sein de sa mère et n'est pas pour cela vivant de
la vie ordinaire... Il faut, pour que la lotion et la prière funè-
bres soient légales, que la vie se soit démontrée par des signes
positifs et évidents, par les cris, par la succion prolongée du
mamelon en têtant, et par la persistance suffisante de ces
signes (1).

La longueur de la taille humaine est de *sept* fois la longueur
du pied de l'homme, ou de *quatre* fois sa coudée, bien entendu
chez l'homme fait et bien conformé (2).

La puberté est confirmée lorsque la 18° année (la 16° et
même la 15° selon d'autres légistes) de la vie est accompli
entièrement. A cela s'ajoutent : 1° le prolongement du nez ;
2° l'odeur désagréable des aisselles ; 3° le renforcement de la
voix ; 4° de plus, les juristes *maghebins* assurent que si l'on
prend un fil, qu'on le passe appliqué derrière le cou de manière à réunir et faire saisir ensuite les deux extrémités entre
les dents de l'individu soumis à l'expérience, et qu'ensuite la
tête de cet individu puisse traverser le cercle fourni par le fil,
la puberté est réelle ; sinon, non ; 5° ou bien lorsque l'individu a eu des pollutions pendant le sommeil ; 6° ou bien
lorsque la femme a vu apparaître les menstrues naturellement
ou est devenue enceinte ; 7° ou bien lorsque le pubis commence à se garnir de poils réels, non d'une villosité folle et
lanugineuse. L'apparition des poils aux aisselles, au menton,
à la saillie des mamelles, ne sont pas des signes à mettre en
ligne de certitude, car elles sont *postérieures* à la puberté
confirmée (3).

Blessures. — La législation musulmane établit en principe
que, pour toute blessure, le coupable doit avoir une blessure

(1) *Si Khelil*, 1re partie, ch. II, sect. 10, 10 et 11.

(2)   Id.   t. I, ch. II, p. 88.

(3)   Id.   t. IV, ch. XVII, p. 60.

semblable en nature et en étendue à celle qu'il a faite, et sans considérer la différence du volume du membre. Cette législation prouve, au point de vue du danger des lésions traumatiques, combien peu les juristes ont fait d'observations saines sur la gravité des plaies, puisqu'ils ne proportionnent cette même valeur de gravité qu'à la grandeur des blessures, etc.; enfin, ils ne tenaient aucun cas des impossibilités qui se pouvaient présenter, de prendre souvent telle partie qui manquait pour la partie analogue enlevée par le coupable.

« Le genre de blessure dont l'effet va jusqu'à mettre à découvert une portion ou un point d'os, est dit *moudiha* (qui découvre). En pratique jurisprudentielle, il spécifie les blessures qui mettent à découvert un endroit du crâne ou du front, ou de la mâchoire supérieure ; on exclut donc ainsi les os du nez, le maxillaire inférieur et tous les os du reste du corps. Aux yeux de la loi, la blessure est dite *moudiha*, quelque minime que soit la partie de l'os mise à découvert, cette partie fût-elle seulement du diamètre d'une pointe d'aiguille. Lorsqu'une blessure ne va pas jusqu'au degré de gravité de la *moudiha*, la peine réparatoire est déterminée par appréciation. Jamais un *diah'* (ou piaculum) d'aucune blessure ne se paie qu'après la guérison ; car si la blessure est suivie d'accidents, il y a à fixer une amende nouvelle. » (Notes du traducteur) (1).

La dure-mère ou enveloppe membraneuse et résistante qui renferme le cerveau, est dite *oumm el demagh'* (mère du cerveau) ; lorsque cette membrane est ouverte, la mort est inévitable. *Si Khelil* ajoute (2) les dénominations suivantes appliquées à diverses espèces de plaies en jurisprudence :

(1) T. IV, ch. XVII, p. 657.
(2) T. V, ch. XXXX, p. 376.

1° *Djaïfa* (de *djaaf,* ventre), plaie pénétrante du ventre ou du dos ;

2° *Mamoûma* (de *oumm,* mère, enveloppe), plaie pénétrante du crâne et allant jusqu'à l'enveloppe du cerveau ;

3° *Damigha,* blessure pénétrante du cerveau;

4° *Damiieh',* contusion laissant suinter le sang, sans plaie ;

5° *Hariça,* blessure intéressant la peau ;

6° *Simhak,* plaie excoriante de la peau ;

7° *Badia,* plaie profonde atteignant la chair;

8° *Mouteldhéma,* plaie pénétrant la chair en différentes directions ;

9° *Miltà,* blessure profonde jusqu'à l'os ;

10° *Chadjdja,* pénétrant jusqu'au péricrâne ;

11° *Mounakkila,* entraînant des esquilles ;

12° *Hdchema,* brisant un os en morceaux.

Castration.— « Que la malédiction de Dieu soit sur Satan ; il a dit : Je m'emparerai d'une certaine portion de tes serviteurs, je les égarerai, je leur ordonnerai d'altérer la création de Dieu (la castration des esclaves) (1). »

On condamne au *diah'* (prix du sang) complet celui qui, intentionnellement ou non, a fait perdre entièrement à un individu la faculté de copuler ou la faculté de procréer..... ou a fait perdre de quelque façon que ce soit, coupé ou enlevé, ou arraché, ou écrasé les deux testicules (2).

A propos de la retraite imposée à la femme, on consultera des *matrones* afin de savoir si l'individu dont le pénis a été coupé en totalité ou en partie, ou dont les testicules seuls ont été retranchés, peut ou ne peut pas engendrer (*Si Khelil*).

(1) Koran, ch. 4, v. 118.
(2) *Si Khelil,* t. V, ch. XXXX, p. 425.

Empoisonnement. — Dans le cas où la mort a eu lieu par empoisonnement, examinera-t-on quelle est la dose de poison nécessaire pour faire mourir le coupable (à cause de la loi du talion)? l'*imâm* consultera-t-il des experts afin de savoir quelle est la quantité nécessaire de tel poison pour tuer un homme tel qu'est le coupable? A cet égard, deux opinions opposées ont été émises, l'une affirmative, l'autre négative. Mais le principe est de soumettre le coupable à la décollation par le sabre (1).

On ne pouvait, en effet, mieux trancher une question insoluble dans l'état actuel des connaissances arabes en toxicologie.

Altérations, sophistications. — Il n'existe aucune surveillance de la part de l'autorité indigène sur le débit des drogues et leur emploi par des mains si souvent ignorantes. Les Arabes d'aujourd'hui sont plus arriérés que leurs corréligionnaires du XIIe siècle, dont les apothicaires étaient contrôlés par le gouvernement, qui s'inquiétait de l'altération de leurs remèdes et de leurs prix trop élevés. La loi musulmane regarde comme une fraude et une tromperie susceptibles de punitions légales, de souffler et gonfler la viande après avoir dépouillé la peau de l'animal, pour donner à penser que la chair est plus grasse et plus pleine. Cependant, avant le dépouillement de la peau, on souffle l'animal tué, afin de rendre la chair plus légère et meilleure. La loi défend de mêler des substances étrangères et inutiles, les parfums et aromates; mais on peut mettre de l'eau dans du lait pour aider à l'extraction du beurre, dans le jus de raisin pour en hâter l'acidification et la transformation acétique (2).

Signes de la mort, inhumations, exhumations, autopsies.
— Les preuves de la mort sont au nombre de quatre : 1° la

(1) *Si Khelil*, t. V, chap. XXXV, p. 407.
(2) Id. t. III, p. 224.

cessation de la respiration; 2° la fixation et l'immobilté des yeux; 3° l'écartement des lèvres qui ne peuvent plus se tenir rapprochées et se toucher; 4° la chute en dehors des deux pieds sans qu'ils puissent se replacer perpendiculairement sur les talons (1).

Nous ne voyons pas figurer ici quelques autres signes généralement admis, tels que la rigidité cadavérique, l'absence des battements du cœur, la décomposition putride, etc.

On retardera toujours l'inhumation d'un noyé jusqu'à ce que l'on soit parfaitement assuré de sa mort et qu'il commence à se putréfier. On différera encore l'inhumation d'un individu pris sous des décombres, des éboulements, ou mort subitement, ou frappé d'apoplexie, jusqu'à l'apparition de signes de décomposition. — On ne doit point donner trop de profondeur aux fosses et aux tombeaux. La meilleure limite étant d'une coudée, le maximum de profondeur à donner aux fosses et aux tombeaux des morts doit être au degré qui suffit pour empêcher les émanations nuisibles de s'échapper au dehors, et pour préserver le cadavre de la voracité des bêtes sauvages, des loups, lions, etc. — Il est permis de transporter un mort (avant ou après l'inhumation) d'un lieu de sépulture à un autre. Pour ces transports, il faut des raisons graves, telles sont les circonstances où l'eau d'un fleuve, d'une rivière, d'un torrent, de la mer, etc., menace de détruire ou d'envahir la sépulture; mais il est nécessaire de prendre toutes les précautions possibles pour que nulle partie du cadavre ne paraisse aux yeux du public; de plus, il faut choisir un temps sec et une température modérée, quand même le cadavre serait desséché et qu'il n'en resterait plus que les ossements. — On peut, sans contrevenir à la loi, réunir plusieurs morts dans

(1) Si Khelil, t. 1, ch. II, sect. 20, p. 29.

un même linceul, dans une même fosse, quand il y a nécessité; par exemple, dans les grandes mortalités, quand on manque d'objets d'ensevelissement, de fossoyeurs, etc. — Il est défendu de fouiller les sépultures, tant qu'il y reste des débris ou des ossements de morts, et quelle que soit la durée du temps passé depuis l'inhumation. Il n'est licite d'ouvrir un tombeau que dans le cas où les objets d'ensevelissement seraient réclamés par suite de leur injuste emploi, dans le cas où le lieu de la sépulture aurait été pris sans autorisation directe ou du propriétaire, et dans le cas où des objets de prix auraient été oubliés dans l'enterrement. — On peut, sur la simple déposition, avec serment, d'un témoin, ouvrir un cadavre pour extraire un objet précieux qui aura été avalé; d'autres soutiennent qu'il n'y a pas lieu à l'ouverture d'un cadavre dans le cas où l'individu aurait avalé l'objet précieux par peur ou sans le vouloir, ou comme médicament, tel une perle précieuse (1).

Je dois à la vérité de dire que j'ai été plusieurs fois chargé de faire des autopsies et levées de cadavre chez les Arabes, et que jamais les habitants des oasis ou des douairs n'ont semblé manifester le moindre mécontentement à l'occasion de ces perquisitions qui répugnent cependant à leurs principes religieux.

Recrutement militaire. — Chaque année, une force militaire suffisante pour combattre doit être mise en disposition sur le point des états musulmans le plus exposé. Sont dispensés de prendre les armes : les malades atteints de maladies sérieuses, les garçons non pubères, les aliénés, les aveugles, les boiteux, les femmes, etc. (2). — Le Prophète avait dit : « Les faibles, les malades ne seront point tenus d'aller à la guerre,

(1) *Si Khelil*, t. I, chap. II, sect. 30, p. 383 et suiv.
(2) *Si Khelil*, t. II, chap. III, p. 244.

pourvu qu'ils soient sincères envers Dieu et son apôtre. On ne peut inquiéter ceux qui font le bien; Dieu est indulgent et miséricordieux (1). » « Si l'aveugle, le boîteux, l'infirme ne vont point à la guerre, on ne leur imputera pas à crime (2). »

PHYSIOGNOMONIE.

Chez un peuple superstitieux, fataliste, et d'une nature inquiète comme le peuple musulman, il n'y a rien d'étonnant que son ignorance le pousse à chercher des renseignements dans des circonstances dont l'interprétation souvent hasardeuse sourit facilement à sa vive imagination, à son amour du merveilleux. La physiognomonie est du nombre de ses croyances, et la législation elle-même ne dédaigne pas d'en tirer parti, dans le cas, par exemple, ou il y a doute sur la véritable paternité.

« Si la femme d'un individu et l'esclave d'un autre, ou la femme et l'esclave du même individu accouchent ensemble et que les deux enfants se trouvent ensuite confondus, on s'en rapporte aux *physionomistes* (*kafeh'*, pluriel de *kaïf*) pour déterminer la filiation ; car la physiognomonie est une *science vraie et positive*. On s'en rapporte donc au jugement des physionomistes sur la ressemblance de l'enfant avec le père, si le père n'est pas enterré, ou si, étant inhumé, il était parfaitement connu d'eux. Le jugement d'un seul physionomiste

(1) Koran, chap. IX, v. 92.
(2) Koran, chap. XXXXVIII, v. 17.

suffit, car il prononce sur une similitude, c'est à dire sur un fait *saisissable pour tous*. Si l'enfant est mort-né, il n'y a plus lieu à la consultation physiognomonique ; la science ne peut rien prononcer sur un mort qui n'a pas vécu de la vie ordinaire. — Si deux propriétaires ont copulé avec leur esclave communale pendant la même période de pureté menstruelle, et si cette esclave a accouché ensuite à un intervalle d'au moins six mois à partir de la dernière des deux copulations et que chacun des deux associés prétende être le père de l'enfant, on a recours aux physionomistes, lesquels prononcent alors du droit de paternité en faveur de tel des deux prétendants. Un des deux meurt-il avant que l'on ait consulté les physionomistes, et a-t-il été parfaitement connu d'eux, la déclaration de ceux-ci a la même valeur que s'il était vivant (1). »

Qu'opposer à de pareilles prétentions lavatériennes ? Sans doute, les juristes arabes n'ont pas eu connaissance du jugement de Salomon.....

El Kyafat el Bacher est une science physiognomonique, habituelle aux habitants du désert, et par laquelle ils reconnaissent facilement à quelle race et de quelle localité est un voyageur, et cela d'après l'examen seul des os et saillies osseuses. Il paraît que cette perspicacité est extrême et étonnante dans le désert (2).

Si les Arabes n'ont aucune notion des proportions harmonieuses du corps, ils ont cependant conservé quelques traditions qui ne manquent pas d'exactitude. Aussi les prétendants au mariage doivent, autant que possible, voir les mains et la figure de l'un et de l'autre, mais surtout les mains : « La

(1) *Si A'helil*, t. IV, chap. XXIV, p. 305, et t. VI, chap. LII, v. 233.

(2) Voyez *Itinéraire du Sahara au pays des nègres*, par le général Daumas, p. 233.

figure est le siége de la beauté, et les mains indiquent la santé et la conformation du corps (1). »

Quand vous désirez obtenir un bienfait, a dit *Sidi Syouti*, adressez-vous aux personnes dont la figure est aimable.

ANATOMIE, PHYSIOLOGIE.

Les connaissances des Indigènes algériens, pour ce qui concerne la composition du corps humain et la disposition de ses parties intégrantes, sont à peu près nulles, par suite principalement du préjugé musulman à l'endroit des vivisections et de l'ouverture des cadavres, même de leur simple examen, alors que des circonstances graves l'exigeraient au nom de l'humanité et de la justice.

C'est là une transmission très probable des anciennes coutumes des Hébreux, chez lesquels tout individu touchant un cadavre était tellement regardé comme impur, que les embaumeurs, dont toute la besogne se bornait à quelques incisions, étaient en horreur au peuple.

Les Musulmans sont convaincus, du reste, que le cadavre devra se tenir debout à l'heure du jugement dernier (2), et que l'âme souffre horriblement quand on porte le couteau sur les chairs vivantes ou inanimées.

---

(1) *Si Khelil*, t. II, chap. V, p. 317.

(2) A tel point que lorsqu'un cadavre musulman a été dévoré par les flammes, accidentellement ou en vertu d'une condamnation judiciaire, dans les pays étrangers, tous les coréligionnaires entrent en jeûne public et cherchent, par des prières multipliées, à implorer la clémence du Très-Haut en faveur d'une âme qui sera privée de son corps au jugement dernier.

Tout le monde connaît les dangers courus par le docteur
Pariset, qui faillit périr victime de son dévouement à la science
et du respect exagéré des Mahométans pour les tombeaux. En
1829, il étudiait en Syrie les ravages de la peste, et désirant
se rendre compte des lésions organiques générales ou particulières déterminées par ce fléau, il fit ouvrir la sépulture de
deux Indigènes. A cette nouvelle, la population de la ville,
indignée d'une telle profanation, se porta furieuse au domicile
du docteur, qui échappa à grand'peine aux suites d'une
démonstration fort peu rassurante.

MM. Michaud et Poujoulat font observer avec raison que
l'on a vu des sultans faire ouvrir le ventre d'un page ou d'un
esclave pour savoir s'il avait bu du lait ou mangé du melon,
mais que la loi religieuse défend formellement d'ouvrir un
cadavre, quand même ce cadavre renfermerait une pierre
précieuse qui ne serait point la propriété du défunt. On doit
juger par là des progrès de l'anatomie ou de la médecine dans
les écoles turques (1).

Il faut aussi rappeler qu'alors même que les sciences
florissaient chez les Arabes de la manière la plus brillante,
leurs connaissances anatomiques se bornèrent à peu près à
celles dont Galien leur offrait le contingent. L'embaumement
était regardé comme ne portant pas trop atteinte aux idées
religieuses sur les cadavres; et malgré les perfectionnements
et procédés divers que cette pratique dicta à plusieurs
médecins arabes (*Rhazès*, *Albucasis*, *Mésué*), il ne paraît
pas qu'ils aient profité de ces occasions pour étudier plus à
fond la structure du corps humain.

Toutefois, on a peut-être trop souvent répété que la coutume des embaumements aurait dû mettre les peuples en

(1) *Correspondance d'Orient.* t. III, p. 152.

possession de quelques notions anatomiques. Il suffit de lire dans *Hérodote* le procédé employé en pareil cas, pour se convaincre qu'il n'était nul besoin de connaissances profondes pour réussir. En effet, soutirer par les narines toute la masse encéphalique à l'aide d'un fer recourbé, pénétrer par une grossière incision jusqu'aux entrailles, pour enlever le paquet intestinal, — bourrer d'aromates la cavité abdominale, — maintenir le cadavre dans l'eau fortement salée pendant quelques mois, — enfin le couvrir exactement de bandelettes gommées, tels étaient les principaux détails de l'embaumement, et, comme on le voit, la science ne pouvait guère gagner ou prêter à de semblables pratiques.

Quoique les successeurs de *Mohammed* aient peu favorisé l'étude de l'anatomie, *Abdallatif* rapporte que quelques Arabes étudiaient les os dans les cimetières; c'est de cette façon que ce médecin reconnut que la mâchoire inférieure est formée d'un seul os.

On dit que *Rhazès* perdit la vue dans un âge très avancé, et ne voulut point se laisser opérer de la cataracte parce que le chirurgien qui devait l'en débarasser ne put lui dire combien l'œil renferme de membranes (1).

Du reste, si l'autorité encourageait très peu les recherches sur la structure du corps humain, elle n'osa jamais, à cette époque brillante de la médecine arabe, fulminer contre ceux qui s'en occupaient. Au IVe siècle au contraire, un pape, Boniface VIII, lançait une bulle défendant la préparation des squelettes.

Voici l'exposé des quelques notions anatomiques usitées chez les Arabes algériens :

¹ *Histoire de la médecine*, par Sprengel, t. II, p. 286.

Aucune division du corps en régions bien délimitées. — Le mot *galb* (cœur) s'applique souvent à l'estomac.

Les intestins sont considérés en masse ; aucune distinction entre les petits, les gros, etc.

Les membres et les articulations portent le même nom (*mefçol*).

Les diverses parties du corps sont principalement dénommées d'après leur forme, leur ressemblance ; par exemple, ce qui est allongé et rond se dit *tamr* (datte) ; ainsi *tamr el ouden,* le lobule de l'oreille; *tamr*, le gland du pénis.

En général, aucune dénomination emportant avec elle l'idée d'un tissu élémentaire spécial, d'une organisation différente, particulière.

Les Arabes ne connaissent guère du squelette que les os extérieurs, saillants. Leur dénomination a lieu généralement :

4° D'après la forme ; ainsi :

Aïn roqba (l'œil du genou), la rotule;

Reummane el qtef (la grenade de l'épaule), l'acromion ;

Louhhet el qtef (la planche de l'épaule), l'omoplate;

2° Ou d'après la position :

Asfel el drà (l'os le plus bas de l'avant-bras), le cubitus ;

3° Quelquefois d'après l'usage :

Korsi el aïn (la chaise de l'œil), l'orbite ;

Bit el ouleda (la chambre de l'accouchement), le bassin;

4° Rarement d'après la région :

Adeum djebha (os du front), le frontal.

5° Ou d'après la fonction :

Adeum tehoutehou (l'os du *tehoutehou*, par harmonie imitative), le coccyx, c'est à dire l'os qui, fixant l'attache des parties charnues de l'anus, causerait le bruit des vents intestinaux à leur sortie.

6° D'après la ressemblance :

Ketibet ras (les écritures de la tête), les sutures du crâne.

Mohammed, qui très probablement n'avait pas de grandes connaissances anatomiques, a dit que tous les os du cadavre sont consumés dans la terre, à l'exception d'un seul, le coccyx. Cet os, le premier créé par Dieu pour la construction de chaque squelette, est également le seul qui résiste à toutes les causes de destruction, afin de servir, au jugement dernier, à la réédification de chaque corps. Les pluies de quarante jours qui précéderont ce grand jour, fertiliseront tous ces coccyx, sortes de germes osseux destinés à la reproduction de toutes les autres parties du corps, comme le grain qui contient en lui tous les éléments de la plante à laquelle il doit donner naissance. C'est, du reste, une idée que *Mohammed* prit aux croyances hébraïques, d'après lesquelles cet os prétendu inaltérable s'appellerait *luz*.

Les Arabes s'imaginent que la moëlle *(mokh)* sécrète les éléments de la substance osseuse ; aussi, qu'une solution de continuité atteigne un os privé de canal médullaire, la consolidation des fragments ne leur paraît pas possible, du moins facile à obtenir.

Les connaissances en angiologie se résument dans quelques vaisseaux *(areug)* les plus apparents à l'extérieur du corps; ainsi :

La veine jugulaire (dont il est parlé dans le Koran) (1) se dit *areug zour* (veine de la force), sans doute parce qu'elle est

(1) Chap. l., v. 15 : « Nous avons créé l'homme ; nous savons ce que son âme lui dit à son oreille ; nous sommes plus près de lui que sa *veine jugulaire.*

visible dans un état de plénitude constante chez les individus très robustes, très sanguins ;

Les artères carotides (*bahhour el demagh*, les mers de la tête), parce qu'à l'ouverture des animaux, ces vaisseaux laissent échapper une grande quantité de sang ;

La saignée du bras, quoique n'étant pas en honneur chez les Musulmans algériens, a fait donner à la veine basilique le nom d'*areug el batt*, veine du percement.

Les Arabes confondent, sous le nom d'*areug*, les vaisseaux artériels, veineux, lymphatiques, souvent même les nerfs, les tendons et les muscles très grêles.

En splanchnologie, c'est encore la forme de l'organe qui dicte généralement sa dénomination ; ainsi :

Asfour (petit oiseau), la luette ;
Kasbet riiha (roseau des poumons), la trachée-artère ;
Lesane (langue) ou *alfa* (noyau), c'est le clitoris ;
Teurtouch (crêtes de coq), les grandes lèvres chez la femme.

Le foie (*kebda*) et la rate (*tehhal*), deux foyers importants de maladies, consisteraient en un simple amas de sang très fluide.

On a déjà vu que les Arabes appellent *oumm* (mère) les membranes enveloppantes des organes.

En névrologie, *mokh* signifie tout à la fois moëlle des os, moëlle épinière, cerveau, cervelet. On ne sait pas distinguer le moindre, ou, pour mieux dire, le plus gros filet nerveux.

En myologie règne la plus profonde ignorance. Beaucoup d'Arabes prennent le muscle pour un vaisseau; quelques autres y voient un organe spécial indéterminé dans son organisation et ses fonctions, et l'appellent *slouq;* la plupart disent *lahm* (chair).

N'ayant aucune connaissance de chaque muscle en particulier, les Arabes les désignent en paquets sous un nom
commun à la région : ainsi, la masse charnue qui forme le
moignon de l'épaule, se dit *ladela foukania;* les muscles
fessiers se nomment *delou lfekhed,* c'est-à-dire la portion
balançante de la cuisse; le muscle pectoral, *souïda sedr,*
la viande noirâtre de la poitrine.

Dans le Sud principalement, ils distinguent quelquefois
dans le muscle la portion tendineuse (*argoub*), à tel point
qu'ils appliquent ce nom à certaines montées très raides; ainsi
l'*argoub el bghal* (le tendon des mulets), endroit rapide chez
les *Ouled-Brahim* (dans la subdivision de Batna); aussi
l'*argoub Beni-Mezab* (le tendon des Mozabites), descente
escarpée dans le *Djebel Bellout* du Sahara el Guebli, etc.

Quant à la physiologie, les Arabes croient que dans l'agonie
l'âme se retire en dernier lieu dans la poitrine. Un Prophète
musulman schismatique (*Sidi-Moseilma,* de la secte des *Schi-
tes,* XV siècle) a professé que le siége de l'âme était entre le
péritoine et les intestins.

Les Arabes pensent que le produit de la conception passe
par quatre phases distinctes; d'abord, l'état de mucosité
(*netfa*); puis l'organisation de cette mucosité en parties
constitutives du fœtus, c'est *olaka;* ensuite le travail d'ébauche
du fœtus (*medgha*); enfin sa formation complète (*khalka*).
Ces idées, les seules actuellement en cours, se retrouvent
assez fidèlement dans le Koran :

« Nous avons créé l'homme d'argile fine; ensuite nous l'avons
fait une goutte de sperme fixée dans un réceptacle solide; de sperme,
nous l'avons fait grumeau de sang; le grumeau de sang devient un
morceau de chair que nous avons formé en os, et nous revêtimes

les os de chair ; ensuite nous l'avons formé par une seconde création. Béni soit Dieu, le plus habile des créateurs (1). »

La croyance suivante, inscrite dans le même livre sacré (2),
existe encore aujourd'hui :

« Il vous a créé dans les entrailles de vos mères, eu vous faisant
passer d'une forme à une autre, dans les ténèbres d'une *triple* enveloppe. »

Seulement, ces membranes ne sont nullement distinguées
entr'elles ; on les confond sous le titre commun de *khlas* (fin
de l'accouchement), le délivre, avec le placenta, les caillots
de sang, etc.

Les reins *(qelouah)* passent pour le siége où réside la plus
grande partie de la force virile pour le coït (3).

La préexistence des germes serait-elle implicitement
indiquée dans ces paroles du Koran (4) :

« Nous avons créé l'homme du sperme contenant le mélange
de deux sexes. »

Il est des *toubibes* qui admettent, comme *Averrhoës* le
pensait, qu'une femme peut concevoir pour s'être plongée
dans un bain dans lequel peu de temps avant un homme a
eu une pollution. Du reste, on a vu plus haut que l'intromis-
sion du pénis dans la vulve n'est point regardée comme
nécessaire pour que la conception ait lieu.

La digestion et la respiration sont deux fonctions confondues ; pour digérer on dit *tenefess* (respirer).

(1) Ch. XXIII, v. 12, 13 et 14.
(2) Ch. XXXIX, v. 6.
(3) *Si Khelil*, t. V, ch. XXXX, p. 441.
(4) Ch. LXXVI, v. 2.

La nausée est *láb el qalb* (le jeu du cœur).

Ces expressions indiquent suffisamment d'elles-mêmes combien les fonctions de l'estomac sont inconnues.

En résumé, le mécanisme des fonctions organiques est entièrement rapporté à des causes occultes, aujourd'hui comme aux premiers temps de la médecine arabe. Les savants indigènes croient encore que la disposition des parties intégrantes du corps dérive de l'influence particulière des astres qui président à la naissance de chaque être. Ils admettent aussi l'action physiologique et pathologique de la lune et du soleil; la première détermine tout ce qui a trait à l'humidité; le second cause le sec; et les combinaisons variées de ces deux principes forment le froid humide, le chaud humide, le froid sec, etc. Le soleil préside à la bile; la planète de Jupiter (*Moschteri*) a pour constitution un mélange de chaud et d'humide; chez Saturne (*Zohál*), c'est le froid et le sec; Mars (*Mourrikh*) préside au sec et chaud, etc.

PHYSIQUE, CHIMIE, MATIÈRE MÉDICALE.

La physique est nulle; les Arabes les plus instruits ont à peine connaissance de l'aimant (*maghnetis*).

Kimia (c'est de *al kimia*, la chimie, que vient le mot *alchimie*) indique particulièrement la chimie animale, végétale; et *simia*, la chimie minéralogique.

Aucune idée de la composition générale des corps simples ou composés!

Les combinaisons des corps métalloïdes s'indiquent tout
simplement, en mettant l'une d'elles sous la forme adjective.
Ainsi : *Rsass mkebret* (plomb soufré), l'alquifoux.

Quand les Arabes ne connaissent qu'un des corps d'une
combinaison saline, ils expriment d'abord le mot générique
de sel (*melh'*, sel ordinaire), et font suivre du nom de l'autre
substance. Ainsi : Sel de quinine, *melh' mtâ kina*, c'est-à-dire
sel avec du kina ; un acétate, *melh' mtâ khall*, c'est-à-dire
un sel avec du vinaigre ; mais ces noms-ci sont à peine
connus des *tolbas* eux-mêmes.

Cependant les substances médicamenteuses se caractérisent
en général d'après :

1° L'usage ordinaire : salpêtre, *melh' el baroud* (sel
de la poudre) ; carbonate de soude, *djemed chnine* (caille-
lait) ;

2° D'après la couleur : carbonate de chaux, *thine beïdha*,
(terre blanche) ; orpiment, *radj lasfar* (arsenic jaune) ;

3° D'après l'origine présumée : cobalt, *hadjaret iokhedjou
menha zeurniq*, c'est-à-dire pierre dont on tire l'arsenic ;

4° D'après l'odeur : copahu, *ztt l'har* (l'huile forte) ;

5° D'après la saveur : la noix vomique, *bou zaqa* (père
de l'amertume) ;

6° D'après les propriétés : pavot, *bou-noum* (père du
sommeil) ; nitrate d'argent fondu, *hadjar el keï* (la pierre du
feu).

Ne connaissant pas la cause, la nature des feux follets, ils
leur donnent le nom très peu scientifique de *nar bazrough*
(feu qui fait peur).

Ma (eau) indique toute humeur normale ou pathologique,

animale ou végétale; ainsi le suc des plantes, la sérosité, les flueurs blanches, etc.

Ce triste état des connaissances doit paraître d'autant plus regrettable que la chimie est un des plus beaux fleurons de la couronne scientifique de l'ancienne école arabe, à laquelle nous devons beaucoup de découvertes en ce genre et de termes actuellement employés. Ainsi :

L'alambic (*el hanbaq*, la marmite par excellence);

Le kermès (*el kermèz*, l'écarlate) ;

L'alcool (*el kohol*, le produit noir);

Alcali (*al kali*, la potasse) ;

Le bédéguar, excroissance des rosiers (*beïdha oueurd*, rose blanche) ;

Elixir (*el kcir*, extraction) ;

Robb (de *rob*, sirop) ;

Arsenic (*el zeurniq*, arsenic) ;

Goudron (*quetrane*, résine du Liban) ;

Jalap (*djaleb*, attirer) ;

Julep (*djalap*, eau de rose, en persan) ;

Lilas (*lilaq*, le lilas) ;

Safran (*zafrane*, safran) ;

Sirop (*cherob*, boisson) ;

Cramoisi (*kermezi*, écarlate) ;

Alhandal, nom de la coloquinte (*el khantal*, coloquinte) ;

Et très probablement aussi les mots *aloës* (puisqu'il est originaire de l'Arabie), *alquifoux*, etc.

Pour les Arabistes, l'alchimie était une sorte de pathologie minérale; ainsi, dans l'étain ils voyaient de l'argent lépreux; dans le mercure, de l'argent paralysé; dans le plomb, de l'or brûlé et lépreux; dans le cuivre, de l'or cru, etc. C'était au talent, à la science de l'alchimiste à guérir ces prétendues maladies par des moyens assimilés ou contraires. Si ces rêves n'existent pas chez nos savants arabes, leurs coréligionnaires de l'Egypte passent encore pour très habiles dans cette science d'alchimie magicienne.

Le Koran repousse les sciences divinatoires; ce n'est que quand les docteurs eurent besoin de défendre l'Islamisme et se jetèrent dans l'étude de la dialectique, qu'ils prirent le goût de la philosophie d'Alexandrie; c'est à cette source qu'ils puisèrent les idées d'émanation; l'imagination arabe fécondant, le délire des images et des sensations énergiques, de plus un vaste, un profond instinct poétique suffirent pour exagérer l'influence directe de la volonté divine sur tous les phénomènes et les actions. Ces spéculations poussèrent à l'étude de l'univers, des corps, à la recherche du principe de toute chose. Du reste, au XIIIᵉ siècle, les médecins français ne saignaient, ne purgeaient pas sans interroger les astres qu'on croyait avoir des liaisons avec l'économie humaine.

D'après Sprengel, on ne trouve pas chez les Arabes d'alliance de l'astrologie et de la médecine, mais bien l'existence simultanée de ces deux sciences.

Pour d'autres, au contraire, l'astrologie, l'uroscopie, la sphygmomancie étaient des auxiliaires puissants pour l'art de guérir; à part quelques traces de l'influence accordée aux astres dans la production des maladies, il n'est rien parvenu de toutes ces connaissances divinatoires à nos Arabes actuels.

Leur ignorance en fait de minéralogie les empêche d'exploiter convenablement les mines riches du pays, celles de plomb, de cuivre, etc. Les Kabyles seuls tirent parti des mines de fer; ils forgent le métal et l'apportent sur les marchés. Les *Beni-Yani* entr'autres fabriquent de la fausse monnaie; les *Reboula* font de la poudre avec du soufre, du charbon de laurier-rose et du salpêtre tiré de mines locales. Près de Sétif, on exploite des mines de plomb ; dans la grande Kabylie, quelques mines de fer et de cuivre (1).

La chimie, appliquée à la teinturerie, paraît plus heureuse ; les couleurs qu'obtiennent les Arabes, il faut l'avouer, sont excessivement belles et bien fixes. Pour blanchir les tissus, dégraisser les laines, ils les soumettent à l'action d'une solution alcaline (la soude d'ordinaire), ou les font bouillir dans de l'eau très chargée de savon. Dans le Sahara (2), on fait cuire le plâtre, on le pile et on le met dans l'eau froide avec la laine filée qu'on veut dégraisser ; elle blanchit comme du lait.

Pour fixer les matières colorantes, les Arabes emploient le plus ordinairement de l'alun (*chebb*) ; mais ce produit, pas plus que les premières, n'est pas toujours d'une pureté irréprochable. Ils laissent ensuite reposer longtemps le tissu dans la solution colorante plus ou moins chauffée et maintenue au degré voulu de température, suivant les nuances à obtenir. Ce sont les femmes auxquelles incombent les soins de la teinturerie.

Quelques Indigènes m'ont assuré que le suc d'aloës servait à donner une couleur jaune orangé ; je n'ai pu savoir par quel procédé d'application et de préparation.

En général, la couleur verte s'obtient avec du bois jaune (*ahoud lasfar*, le morus tinctoria) et de l'indigo (*nila*);

Le jaune, avec l'*ahoud lasfar*, la gaude (réséda luteola) ;

Le rouge, avec la garance *(foua)*, le bois du brésil *(boqqom)*;

(1) *Voyages, Mœurs et Coutumes de l'Algérie*, par le général Daumas, p. 176.
(2) *Le Sahara Algérien*, par le général Daumas, p. 243.

Le bleu, avec l'indigo (*nila*) ou le pastel (isatis tinctoria) ; en leur ajoutant de l'alun (*chebb*) et de la crême de tartre (*tartar*), on a le violet ;

Le noir, avec de l'indigo (*nila*), du bois jaune (*ahoud lasfar*), de la noix de galle (*afsa*), du sulfate de fer (*sebgha*), de la crême de tartre (*tartar*) et quelquefois du sumac (*sommaq*) ;

Le marron foncé, avec de la garance (*foua*), du sumac (*sommaq*) et du sulfate de fer (*sebgha*);

Le gris, en traitant d'abord par le carbonate de soude (*trouna*), puis par l'alun (*chebb*).

Les Indigènes n'ont qu'un principe dans les empoisonnements : c'est de faire vomir la substance toxique, par exemple, en ingérant de l'huile dans laquelle on a pilé de la graine de *celhem* (mimosa flava) et de la graine d'ail (*tsoum*). D'autres administrent un mélange de *thériaq* (?) et de miel (*âcel*). — Quand les chameaux ont mangé du *bou-nefa* (laserpitium), que les Indigènes regardent comme un poison violent, on leur fait avaler un mélange refroidi de blé frit dans du beurre salé, ou bien de l'eau dans laquelle on a jeté de la bouse de vache, ou bien encore du pain pétri avec du beurre salé (1).

Les empoisonnements sont d'autant plus rares chez les Arabes, que les propriétés particulières des substances leur sont ignorées. On a cependant cité quelques cas d'empoisonnement par l'acide arsénieux (*zeurniq*) mêlé à du sucre.

Les jeunes Arabes qui font métier de bergers connaissent bien les herbes que les bestiaux, les chameaux préfèrent ou évitent. Ces simples notions de botanique, qui rappellent tout à fait les premiers jours de la science, jointes au catalogue d'un certain nombre de plantes vendues par les cara-

(1) Voyez le *Voyage de Moula Ahmed*, trad. par M. Berbrugger, p. 3r3 et srr.

vanes, les voyageurs, forment le répertoire du *toubibe*, dont
l'unique souci est de connaître la série des végétaux indiqués
dans *ses auteurs* ou popularisés par la tradition. Manque-t-il
des plantes nécessaires à la pratique ? il en va chercher chez
le droguiste (dans les villes), chez les vieilles femmes (dans
les campagnes), qui en font d'habitude provision lors du passage des voyageurs.

Néanmoins, la botanique existe à peine de nom chez les
Arabes : ils n'admettent point les variétés d'une même espèce.
Pour peu qu'une fleur, une herbe diffèrent d'une autre, ils
en font de suite deux êtres complétement distincts. Ils dénom-
ment les plantes d'après :

1° L'usage des animaux : l'astragalus lutœus, *karoub el
maza* (la caroube de la chèvre) ; la belladone, *hachichet lha-
mar* (la plante de l'âne) ;

2° Les inconvénients : l'aubépine, *sadjaret làhhda*
(l'arbre de la morsure) ;

3° La qualité de certains personnages : le gayac, *khacheb
el nebia* (bois des prophètes) ;

4° La ressemblance : la bardane, *ras lhammama* (tête de
pigeon) ; le chardon-pannicaut, *lahhiat el maza* (barbe de
la chèvre) ;

5° L'odeur : géranium, *hachichet el atr'* (herbe de l'essence) ;

6° L'extérieur : chèvre-feuille, *solthan el raba* (roi de la
broussaille) ;

7° Quelques propriétés médicinales : la dictame, *boqlet el
ghezala* (folie des gazelles).

Tout ce qui fleurit au printemps s'appelle *rbiha* (printemps).

Le nom pompeux de *bou-nefa* (père du bien-être), analogue
à notre terme *panacée*, est accordé au laserpitium, une des
plantes les plus employées dans la thérapeutique indigène

contre la stérilité, les douleurs rhumatismales, comme purgatif, révulsif cutané, etc.

Après ce végétal, le plus estimé est le *harmel* (ruta graveolens). Le Prophète a dit que cette plante fournissait soixante-treize médecines, et qu'on l'employait avec avantage dans toutes les indispositions, mal de cœur, maladies de foie, douleurs générales dans le corps, douleurs dans les membres, toux opiniâtre, céphalalgies, etc, etc. Rien ne peut résister à l'action curative de cette infecte panacée.

Les plantes employées par les Arabes sont sauvages ; il n'y a pas d'espèces cultivées dans un but purement pharmaceutique. En général, les remèdes se trouvent composés des espèces que l'on a sous la main ou qui existent dans la localité, en approvisionnement, etc.

Les *toubibes*, fournissant généralement eux-mêmes les remèdes, il n'y a pas de pharmaciens proprement dits. Dans les villes seulement et sur les marchés, on trouve des droguistes, épiciers, marchands d'aromates, connus sous le nom d'*attar* (pour les essences), de *biia eddoua* (pour les vendeurs de remèdes).

Pour les Arabes, pharmacien, parfumeur, épicier, droguiste, herboriste, apothicaire, c'est tout un. La plupart du temps, les malades achètent eux-mêmes les matières premières qui composent les remèdes, et les préparent chez eux.

Ce n'est pas que la pharmacie soit simple, restreinte dans ses ressources ; nous en aurons la preuve dans les formules variées et nombreuses, en exposant les traitements internes et externes en usage ; mais l'absence de tout dosage facilite à chacun la manipulation d'un médicament plus ou moins compliqué. Que les substances soient très énergiques ou peu actives, qu'importe ; elles se débitent et s'emploient, à la poignée, le plus souvent suivant la somme dont dispose l'acheteur. Et d'ailleurs, pourquoi le *toubibe* ou le malade s'inquiéteraient-ils d'une question posologique, d'une limite à donner à la quantité d'un médicament, puisqu'ils en ignorent la composition, les propriétés, et qu'ils ne tiennent aucun compte du sexe, de l'âge, du tempérament, du degré de la maladie, etc.? Demandez pourquoi dans telle affection on applique tel remède plutôt que tout autre ; la réponse est aussi simple que constante : « Un tel (le Prophète, un savant) l'a dit ; » ou bien : « Mon père, mon maître faisaient comme ça. » Une telle ignorance n'est-elle pas seulement déplorable, mais encore une porte ouverte à tous les abus, à tous les dangers imaginables ?

Il est très rare, dans les manuscrits des plus savants *toubibes*, que l'on trouve indiqués l'once (*ouquia*), la livre (*rethal*) et le drachme.

Et puis, l'intelligence de la composition vaut celle du dosage. Plus y a de substances intégrantes dans le remède, mieux il agira ; absolument comme en chirurgie, plus y a de chiffons autour d'une plaie, plus les parties du pansement sont multipliées, plus la guérison sera prompte. C'est, en un mot, toujours la quantité qui semble décider de la maladie, et non la qualité des choses employées pour la combattre.

Ce que remarquait le Dr Schaw (1), il y a un siècle, est encore plein d'à-propos. Les Arabes, qui inventèrent la distillation, les matras, etc., bornent leur science de laboratoire à distiller de l'eau de rose.

Il est de fait que le parfum, les essences tiennent dans les coutumes arabes une place aussi grande que celle promise par le Koran (2) dans les splendeurs du paradis. Ainsi : « Les

---

(1) *Voyages dans la Barbarie et le Levant*, t. I, chap. III.
(2) Chap. LXXVI, v. 5, 17, 83.

justes boiront des coupes remplies d'un mélange de camphre ;
ils seront désaltérés avec des coupes remplies d'un mélange
de gingembre; on leur présentera à boire du vin exquis, ca-
cheté; le cachet sera de musc. » Quelques commentateurs
prétendent même que les filles du paradis seront de musc pur!

Les Arabes distinguent des essences mâles et des essences
femelles : les premières comprennent les odeurs fugitives,
non persistantes (jasmin, basilic) ; les essences femelles sont
pénétiantes, à odeur persistante (ambre, safran, musc, camphre), etc.

Les médecins, comme les *auteurs*, désignent rarement la
partie active des plantes qu'il convient d'utiliser; ils se bornent
à citer le végétal en entier.

A la suite de la formule, ils terminent toujours par ces
mots écrits :

Iabra bi ebn Allah, il guérira par l'ordre de Dieu ;

Ou bien : *nefa inch'Allah*, le bien-être (viendra) s'il plaît
à Dieu ;

Ou : *nefa hou*, le bien-être sur lui ;

Ou : *sahha djesmahou*, la santé (sera) dans son corps, etc.

C'est là un double et commode moyen d'expliquer, par
l'influence divine, la guérison du malade et le mode d'action
de remèdes dont les propriétés réelles sont ignorées.

Quand on examine, en effet, leur kyrielle de formules, on
remarque aisément que si la tradition en a conservé quelques
bonnes, si le hasard a dicté le choix dans bien des cas, — les
Indigènes ont eu l'idée, en désespoir de cause sans doute,
d'accorder parfois la préférence à des matières, à des corps
dont la composition paraissait semblable à celle des organes
malades; c'est une sorte d'homœopathie instinctive dont ils
offrent d'assez nombreuses applications. Ainsi la rate de

hérisson guérit les affections chroniques de la rate ; la tête de corbeau fait repousser les cheveux noirs ; le foie d'un animal appelé *saffata* (?) dissipe le point de côté qui suit d'ordinaire une course violente, etc.

Contrairement aux anciens médecins qui employaient beaucoup la manne, le séné, le tamarin, etc., les *toubibes* actuels donnent bien rarement les purgatifs et les vomitifs. L'action du climat, qui en augmente l'énergie, l'ignorance réelle des propriétés des remèdes en général, celle des indications et contr'indications de leur emploi, tels sont les motifs qui les auront sans doute fait proscrire d'une manière si absolue.

Les épispastiques se bornent à des principes âcres, irritants de quelques végétaux, dont on utilise ainsi les propriétés rubéfiantes (pulpe d'oignon, mélange de vinaigre et d'ocre rouge, mauves mêlées de poivre ou de racines broyées de pyrèthre), etc.

Le moxa est à peu près, comme le séton, complètement inconnu.

Les remèdes hémostatiques se résument dans la terre argileuse, ou la laine ou l'amadou, ou des chiffons dont on calfeutre les plaies. Les sangsues ne paraissent en usage que dans les villes ; encore l'emploi en est-il fort restreint.

Les préparations ordinaires des remèdes comportent :

1° La dessication (*tiebis*) : les plantes sont généralement desséchées au soleil ;

2° La pulvérisation (*hars*), opération très commune, obtenue aussi complète que possible à l'aide d'un pilon et d'un mortier, dans les tribus, au moyen du petit moulin dont on se sert pour avoir la farine et qui consiste en deux rondelles de pierre épaisses et larges placées horizontalement, la supérieure armée d'un manche et mise en rotation. Une fois suffisamment triturés, les végétaux sont ordinairement recouverts d'une couche d'eau qui se charge des principes médicamenteux ;

3° **La filtration** (*teurchika*) : très rare ;

4° **La fumigation** (*tebkhir*) : on place directement la région souffrante au dessus de vapeurs résultant de la combustion de certaines substances : mauvais procédé qui expose en même temps l'organe malade à l'action directe du feu ; ainsi dans les maux de tête ;

5° **La forme pâte** (*madjoun*) : remplacée par l'incorporation du médicament dans le pain ou les aliments ;

6° **Le sirop** (*robb*) : on triture le miel (*acel*) ou les dattes (*tamr*) tout simplement avec les matières médicamenteuses, et on ajoute un peu d'eau ;

7° **Le gargarisme** (*tmezmiz*) : rarement employé. Le mot gargarisme, remarquons-le en passant, vient cependant du mot arabe *gargour*, *gueradjoum*, gosier;

8° **La décoction** (*mateboukh*) : le plus souvent dans l'huile, le vinaigre, le lait aigre, souvent aussi avec les aliments. On fait généralement bouillir pendant trois jours. Ce nombre *trois* est presque constant dans la thérapeutique arabe ; ainsi on prend le remède pendant trois jours; s'il faut le renouveler, c'est encore pendant trois jours et par trois fois, etc. — Il est certaines plantes (la rue, l'ail), certains fruits (grenade) que les *toubibes* recommandent toujours de faire bouillir dans des marmites neuves.

Le savon noir (*saboun akhal*), qui joue un si grand rôle dans le traitement des affections cutanées, est fabriqué avec de l'huile d'olives et du bois de laurier rose (*defla*) réduit en cendres. Dans le Sud, on substitue à cette dernière la plante appelée *kali* (soude) ou *djil*.

Les remèdes s'administrent presque toujours peu de temps avant le repas du matin. Les Arabes ne trouvent aucun inconvénient à faire suivre leur ingestion de l'ingurgitation immédiate des aliments. Leur *solidité* de tempérament, leur nourriture simple, qui donne peu d'excitabilité et de susceptibilité à l'estomac, enfin la placidité de leur système nerveux expliquent sans doute l'innocuité de cette coutume.

En général, les *toubibes* commencent par les médications externes; ce n'est qu'après leur insuccès que quelques remèdes à l'intérieur sont essayés. La raison en est simple : un Arabe ne comprend pas comment une substance qui va à l'estomac ou qui dérange les fonctions intestinales peut guérir un mal d'yeux, une céphalalgie, etc.

Le vin, les alcools étant prohibés par la loi musulmane, les Arabes se gardent bien de les administrer comme véhicules d'un médicament, et nous avons toujours éprouvé les plus grandes difficultés à obtenir de quelques Indigènes intelligents, en contact cependant depuis longtemps avec les Français, l'ingestion du vin de quinquina, par exemple, malgré leur confiance énorme dans les vertus positives de cet antipériodique. Voici le texte de la jurisprudence :

« Il n'est pas permis d'user de liquides enivrants comme un moyen médicamenteux, fût-ce comme médication à l'extérieur du corps. Celui qui, même pour éviter la mort, s'est médicamenté à l'intérieur au moyen du vin ou d'autres liquides fermentés et enivrants, est passible de la peine afflictive, mais seulement dans le cas où il s'est trouvé enivré ou s'est enivré. Tous médicaments internes ou externes, qu'ils contiennent peu ou beaucoup de liquide enivrant, qu'ils soient ou non dénaturés et éteints par la coction ou l'action du feu, sont réprouvés par la loi. Cependant l'emploi de médicamens de cette espèce n'est pas prohibé, lorsqu'il s'agit de maladies graves et dangereuses. Dieu n'a mis aucune vertu *médicatrice* dans le vin (1). »

Une autre réprobation qui, pour exister chez tous les Arabes, n'est cependant prescrite par aucun législateur ou *hakem*, atteint le lavement (*troumba*). C'est un véritable objet d'horreur pour un Musulman, au point qu'il préférerait la mort à la plus minime injection intestinale. L'origine, le motif de cette répulsion extrême seraient-ils dans la réprobation dont le Koran flétrit constamment les malheureux qui s'adonnent à la sodomie ? Il n'en fût cependant pas toujours ainsi ; on sait que *huit* lavements contenant du poivre long donnèrent à *Avicenne* une violente attaque épileptiforme.

Il y aurait à rechercher si les lavements sont ainsi en horreur dans tous les climats chauds. On dit que les Hindoux les ont également en grande aversion.

(1) *Si Khelil*, t. VI, chap. XXXXVII, p. 102.

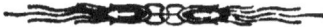

LIVRE II.

—

HYGIÈNE DES ARABES
DE L'ALGÉRIE.

—<<<·>>>—

CHAPITRE I.

CONSIDÉRATIONS GÉNÉRALES SUR LE CLIMAT DE L'ALGÉRIE ET SUR L'ORGANISATION PHYSIQUE ET MORALE DES ARABES.

———

Après avoir jeté un coup-d'œil sur les connaissances des Arabes au point de vue des principes de la médecine, il nous reste à examiner l'application qu'ils en peuvent faire à l'hygiène publique et privée, puis au traitement des maladies.

Avant de procéder à cette intéressante étude, il est non seulement convenable, mais encore utile de dire quelques mots des causes qui influent le plus directement sur le choix de leurs pratiques prophylactiques, de leurs moyens curatifs. En effet, le tempérament, la constitution organique et morale, la différence des zônes climatériques, etc., imposent le plus souvent telle ou telle coutume à un peuple.

« C'est le climat qui forme les mœurs, le caractère, la couleur et les tempéraments des hommes (Polybe). »

Evidemment, l'éducation et les lois ne modifient puissamment et avantageusement les individus et les peuples qu'autant qu'elles s'adoptent parfaitement aux exigences des climats et des constitutions.

Comment donc pourrions-nous apprécier à leur juste valeur les habitudes hygiéniques et thérapeutiques des Arabes, si nous n'avions préalablement pris un aperçu au moins général des conditions multiples dans lesquelles ils naissent, se développent, vivent en un mot, — et si nous n'avions suffisamment étudié les imminences morbides sous l'influence desquelles ils sont constamment placés ?

————

§ Ier. — DU CLIMAT DE L'ALGÉRIE.

Des sept climats admis par système isothermique, l'Arabe nous semble habiter le second, dit climat chaud, d'une température de 20 à 25°. C'est une zône intermédiaire entre la torride et la tempérée. Nous espérons que les quelques détails météorologiques suivants modifieront les idées généralement émises sur le climat de nos possessions algériennes, que l'on a beaucoup trop jugé d'après les observations premières prises sur le littoral, et qu'elles prouveront que les Indigènes vivent réellement dans un milieu *chaud* et *humide*.

Quand on examine la configuration générale du sol algérien, on aperçoit sa longue bande de territoire surmontée, de l'est à l'ouest, à peu de distance du littoral, par une échine élevée (l'atlas) de plus en plus étagée, mamelonnée en beaucoup de points, et sillonnée par une multitude de vallées, de ravins. Il y a donc à considérer d'abord un littoral, ensuite une région des plateaux, enfin la plaine du sud.

Sur le littoral, étroite bordure de terrains assez bas, plus ou moins humides, vit l'Arabe avec ses chevaux, ses mœurs nomades et paresseuses, sa tendance au lymphatisme, sa physionomie fiévreuse. — Sol généralement marneux, calcaire, reposant sur les couches argileuses épaisses ; à l'est, prédominent les terrains argileux et marneux ; à l'ouest, les calcaires.

Le littoral monte par de nombreuses vallées et de nombreuses chaînes de monticules, pendant quatre-vingts kilomètres environ ; le calcaire et le grès dominent, et le peu de perméabilité du terrain fournit presque toutes les eaux aux ruisseaux de la plaine et aux rivières, puis entretient l'humidité des villages suspendus aux flancs des montagnes. L'étroitesse des coupures qui séparent les monticules, et leur état profondément raviné, nécessitent de grands détours par les cols ; de là une grande perte de temps pour les communications et un surcroît de fatigues.

Par des pentes généralement faibles (puisque celle de la *Chiffa* est évaluée à $0^m,008$, celles de la *Scybouse* à 0,0027, du *Rummel* de Constantine à 0,0025, du *Mazafran* à 0,0013, de l'*Harrach* à 0,001. etc.), on arrive à des plateaux d'une moyenne de 12 et 1,400 mètres, à sol calcaire ; leur profondeur va jusqu'à 400 kilomètres. Apparaissent ici de nombreuses plaines plus gaies que sur le littoral, et qui atteignent jusqu'à 1,000 mètres au-dessus du niveau de la mer ; l'air y est plus vif, plus tonique, la température plus élevée en été, plus froide en hiver ; elles ont généralement peu d'inclinaison. Voici quelques données sur l'altitude graduée des plaines, lacs, marais et montagnes :

Le lac *Fezzara* (près Bône) et quelques points de la plaine de Bône se trouvent au niveau de la mer.

La plaine de la *Metidja*, entre l'*Harrach* et le *Khemis*, s'élève à. . . . . 13 m.

La plaine de la *Metidjà* à la Maison-Carrée, à	6 m. seulement.	
Id. à *Bou-Farik*, à . .	43 m.	
Le *Sebkha* (lac salé) d'Oran, à . .	60 m.	
La plaine de la *Metidjà* à *Beni-Mered*, à.	148 m.	
Id. de l'*Isser* (au N. de Tlemcen), à.	250 m.	
Id. des *Hachem - Reris* (près Mascra), à	350 m.	
La plaine des *Haractas*, à . . .	800 m.	
Id. de la *Medjana*, à . . .	1,000 m.	
Les collines, près d'Alger, ont de . .	30 à 150 m.	
Le *Djebel Darah*.	1,160 m.	
Le *Nif en Nser*.	1,534 m.	
Le *Sidi-Reiss*.	1,628 m.	
Le *Djebel Afroun*. . . .	1,900 m.	
Le *Jurjura*.	2,190 m.	
Le *Djebel Mellia*. . . .	2,126 m.	
Les *Aurès*.	2,063 m.	
L'*Ouanseris*, d'après M. Fournel. .	3,500 m.	

Ce pâté montagneux abrite les habitations du littoral contre la fréquence et l'intensité des vents du sud. Dans les montagnes abruptes gît la race kabyle, vive, robuste, défendant en simple fantassin ses institutions républicaines. La salubrité plus grande de ces lieux élevés est telle, que son occupation a été proposée comme moyen de diminuer la mortalité européenne (1).

Les flancs de ces plateaux sont riches en minerais de diverses natures; le terrain semble volcanique en beaucoup d'endroits, si l'on en juge d'après le grand nombre d'eaux thermales signalées.

Les grands *chotts* (ou lacs salés) atteignent à une hauteur qui ne dépasserait pas 500 m., d'après M. Renou.

Le versant méridional de ces plateaux, pente vers le Sahara, a peu d'abri contre les vents du S.; aussi y fait-il très chaud :

(1) Par M. le Dr Boudin, *Annales d'Hygiène publique* de 1840.

peu de pluies, d'où la rareté de l'eau. La ceinture montagneuse
protège contre les brises du N. On tombe bientôt dans la
plaine, mouchetée de quelques oasis peu humides, situées fort
basses, à couches argilo-calcaires ; plus loin, on ne trouve plus
que des dunes de sables mouvants, que leur configuration en
arêtes tortueuses fait nommer *areug* (veines) ou *chebkha*
(filets) par les Indigènes. Dans certaines zônes de cette contrée,
le sol est au-dessous du niveau de la mer ; à *Mghaïer*, par
exemple, à 70 m. au-dessous de ce niveau, d'après M. Dubocq,
ingénieur en chef de la province de Constantine. A l'expédition du printemps dernier, nous avons remarqué tous ces
terrains sablonneux très imprégnés de sel marin et d'azotate
de potasse. Près de *El-Aghouat,* le sable paraît riche en oxyde
de fer, ce qui donne aux mottes de terre, dont on fait les murs
des habitations, une dureté extrême (1).

On croit généralement que le *Sahara,* cette mer sans eau,
selon l'expression arabe, n'offre qu'une vaste étendue de
sables ; ce serait une erreur, puisque, d'après M. Renou, on y
trouve plus d'espaces sans sable que de terrains sablonneux ;
et, le plus souvent, ils sont couverts de terre végétale.

Indiquer les points principaux occupés par des établissements français, c'est dire à quelles sources différentes auront
été généralement puisés les renseignements ultérieurement
donnés sur les conditions topologiques des localités indigènes.
Nous citerons donc :

Sur le versant N. du petit atlas : — Nemours, Oran, Mostaghanem,
Ténèz, Cherchell, Alger, Dellys, Bougie, Djidjelli, Philippeville,
Bône, La Calle ;

Sur le versant S. du petit atlas : — Sidi-bel-Abbès, Mascra,
Millanah, Médéah, Sétif, Constantine ;

Dans les vallées : — Lella-Maghnia, Tlemcen, Orléansville ;

(1) *Voyage à El-Aghouat,* par le Dr Baubery, 1853.

Sur le versant N. du grand atlas : — Sebdou, Tiaret, Teniet-el-Had, Boghar, Aumale ;

Sur le versant S. du grand atlas : — Batna, et plus bas Biskra.

La vaste étendue des trois zônes algériennes comprend une superficie totale de 47 millions d'hectares, égalant la France à $^1/_{...}$ près, mais dont le $^1/_3$ à peine (le Tell) est susceptible de livrer quelques parties à notre colonisation (1). A ces trois zônes distinctes correspondent trois climats :

La zône et le climat du littoral, des plaines basses, où prédominent les affections scorbutiques, les fièvres inter-mittentes ;

La zône et le climat des montagnes (affections cutanées prédominantes) ;

La zône et le climat des versants montagneux et des plaines du sud (ophthalmies, affections cérébrales).

Disons un mot des hauteurs de différents points occupés *au milieu* des populations indigènes :

Djidjelli.	15 mètres au-dessus du niveau de la mer.
Cherchell	20 id.
Alger	20 id.
Bou-Farik. . . .	{ 16 mètres en quelques endroits. { 47 mètres sur d'autres points.
Oran.	50 m.
Biskra	75 m.
Mostaghanem. . .	114 m.
Coléah	150 m.
Mascara	200 m.
Blidah	254 m.
Sidi bel Abbès . .	400 m.
Milah	478 m.
Bougie	670 m.
Constantine . . .	720 m.

(1) *Voy. en Algérie*, par le docteur Th. Lestiboudois, en 1850, dans le *Mémoires de la Société de Sciences, de l'Agriculture et des Arts de Lille*, 1853, p. 318.

El Aghouat . . . 750 m.
Milianah . . . . 1,000 m.
Médéah. . . . . 1,100 m.

Terminons ce court aperçu topologique par quelques lignes sur les ressources particulières offertes par l'histoire naturelle.

La botanique comprend un grand nombre des plantes que l'on voit en Europe, en France surtout ; leur origine se rattache probablement à des importations faites par les divers dominateurs du pays (Romains, Vandales, Grecs du Bas-Empire, Maures refoulés de l'Espagne), par divers conquérants (les Espagnols), par le commerce français dans le siècle dernier.

Ce qui frappe tout d'abord, c'est l'activité permanente de la végétation. D'assez nombreuses forêts et des bois (évalués à un million d'hectares) sont utilisés par les Arabes pour les besoins domestiques et alimentaires ; mais, généralement clairsemés, ils n'offrent point assez d'abris contre l'ardeur du soleil ; de là la rareté des cryptogames. Le déboisement de l'Algérie paraît une conséquence naturelle de son climat ; d'après M. Hardy (1), la cause en est bien plus dans l'influence pernicieuse de deux vents contraires et dans la mauvaise répartition des pluies, que dans le pâturage des bestiaux et l'incendie des pasteurs, où l'on s'est toujours efforcé de le découvrir. — Les céréales viennent très bien, fournissent de 8 à 12 avec les méthodes indigènes.

Les bestiaux, généralement obligés de se nourrir de plantes aromatiques, offrent une bonne qualité de viande.

La constance d'une forte chaleur et d'une grande humidité combinées acquiert à certains végétaux (fenouïl, ciguë) des dimensions remarquables ; j'ai cité ailleurs (2) les cèdres de

---

(1) *Note climatologique sur l'Algérie*, p. 8.
(2) *Notice topographique sur Teniet-el-Hâd*, dans le journal l'*Akhbar*, 13 juillet 1845.

Teniet-el-Hâd, atteignant une circonférence de 5 à 7 mètres, et une hauteur de 18 à 25 mètres.

Dans le Sahara, la végétation est presque nulle, réduite au *g'taf* (atriplex) et au *chiah'* (absinthium judaïcum) : les oasis conservent le privilége des palmiers-dattiers, cette céréale du désert, dont le reboisement « n'est sans doute pas impossible à réaliser ; il y existe des broussailles et même des bois (**M.** Renou). » L'énumération des fruits produits par l'Algérie conduirait à cette conviction qu'ils sont nombreux et de fort belle qualité (oranges de Blidah, de Sidi-Okha ; pastèques de l'Isser, etc.).

La zoologie offre de grandes ressources aux Indigènes. La vache donne peu de lait, faute de bons et suffisants pâturages, mais en revanche la qualité en est délicieuse. Les chèvres fournissent d'excellents fromages. Parmi les nombreuses espèces qui servent à l'alimentation, signalons, en passant, le chameau, la gazelle, la sauterelle, qui exerce cependant de si cruels ravages dans les campagnes cultivées (en 1824, les plaines de la Métidjà et du Chéliff furent littéralement dépouillées), etc.

Les sangsues paraissent abondantes dans certaines régions des hauts plateaux (Tiaret, Ghelma) ; mais elles ne peuvent se conserver dans les eaux du Sud.

L'air étant très transparent en Algérie, laisse passer beaucoup de rayons lumineux ; aussi les étoiles apparaissent-elles très éclatantes, et la voûte céleste très pure et d'un bleu foncé. On ne peut la considérer une dizaine de minutes sans apercevoir une étoile filante. —Il n'existe point de crépuscule.— La limpidité presque constante de l'atmosphère est très avantageuse dans un pays aussi chaud, en ce sens que des nuages, s'opposant au rayonnement libre du calorique, occasionneraient une température étouffante à peine supportable. D'autre part, la libre et large transmission des rayons solaires active la végétaticn, lui conserve cette luxuriance caractéristique, cette magnifique verdure qui décorent si richement les campagnes presque toute l'année ; elle est, de plus, bienfaisante pour l'Indigène en purifiant abondamment la masse atmosphérique par une facile décomposition de l'acide carbonique. Il faut tenir compte, dans la qualité de l'air respiré par les Arabes, d'un fait important : c'est que nulle industrie n'en altère chez eux la pureté comme dans nos grandes villes manufacturières et commerciales.

Le baromètre offre d'assez fortes variations ; par exemple :

A **Oran** (de 1841 à 1853), le maximum observé est 778,60.
— minimum — 736,80.
A **Mostaghanem** (de 1850 à 1853), le maxim. observé est 768,70.
— minim. — 736.
A **Djidjelli** — maxim. — 772.
— minim. — 755.
A **Biskra** (de 1846 à 1849), maxim. — 766.
— minim. — 749.

La colonne barométrique éprouve une certaine mobilité annuelle dans la même localité, mais d'autant plus faible qn'on s'approche du sud. Ainsi :

A **Alger**, on constate en 1832. . . 750,25 à 771,15.
— 1334. . . 748,20 à 770,35.
A **Biskra**, — 1846. . . 752,20 à 758,90.
— 1847. . . 753,00 à 756,50.

En général, le baromètre monte bien par les vents du nord, sur le littoral, et par les vents S.-E. dans le Sud ; il monte peu par les vents du S. et de l'O.; il baisse brusquement de quelques lignes par les vents du S.-E. et par le vent N.-O. dans le Sahara.

La moyenne barométrique peut être évaluée à 757,90 millimètres pour l'Algérie.

Quant à la chaleur, il ne faut pas perdre de vue qu'elle varie avec les hauteurs topologiques; que plus l'on s'élève dans les pays chauds, plus l'atmosphère se refroidit promptement (Kabylie, par exemple). Le maximum de la température diurne, variable, selon les localités, d'après l'inclinaison du sol, est généralement avancé sur le littoral. Il a lieu :

A Sidi bel-Abbès, entre 2 et 3 heures;
A Alger,   à 11 heures du matin ;
A Milianah,   à 2 heures ;
A Médéah,   à midi ;
A Tlemcen,   vers une heure ;
A Blidah,   à onze heures ;
A Biskra,   à 1 heure 1/2, d'après nos observations.

On sait que la température moyenne annuelle de Tunis est de 20°,30; voyons ce qu'elle est dans un certain nombre de localités algériennes de zônes différentes :

A Sétif.   .   .   .   .   .   10° C.
A Médéah.   .   .   .   .   13'.
A Milianah.   .   .   .   16°.
A Mascara.   ,   .   .   16'.
A Constantine.   .   .   17'.
A Téniet-el-Hâd.   .   .   17°,18.
A Oran.   .   .   .   .   17°,50.
A Sidi-bel-Abbès.   .   17',50.
A Tlemcen.   .   .   .   18',04.
A Bougie.   .   .   .   .   18°,20.
A Bône.   .   .   .   .   20°.
A Alger (1).   .   .   .   21'.
A Mostaghanem.   .   .   21°,71.
A Biskra.   .   .   .   .   22°,27.

Supposons maintenant l'année divisée en deux saisons, l'hiver et l'été; examinons les moyennes de température qu'elles offrent :

(1) La température moyenne d'Alger a été de 17°,16 en 1837; de 18°,09 en 1838; en 1833, le Dr Fourqueron l'avait trouvée de 21°,63. M. Lévy lui assigne le chiffre de 19°,6,

A Alger, l'hiver, d'après le Dr Fourqueron, donne	16°,40,	l'été,	26°,80.
A Sidi-bel-Abbès,	—	9 à 10°,	26 à 27°,
A Coléah,	—	10 à 15°,	30 à 36°,
Sur le versant N. des mont. du Sahel,	—	15°,	28°,
A Mascara,	—	6°,	30°,
A Tlemcen,	—	8°,12,	28°,26.
A Biskra,	—	9 à 10°,	47°,
A Téniet-el-Hâd,	—	9°,46,	26°,37.
A Oran,	—	10 à 15°,75,	18 à 23°,75
A Djidjelli,	—	10°,	30 à 35°.
A Mostaghanem,	—	14 à 15°,	27 à 30°.

Ces moyennes hibernales et estivales sont prises sur les 3 mois les plus froids et les 3 mois les plus chauds.

Sur le littoral, le thermomètre monte en été de **26 à 32°** ; à Alger, jusqu'à **40** et **50°** ; mais les brises de mer modèrent beaucoup cette température et amènent des nuits humides, des rosées. — A Tlemcen, le thermomètre offrirait un minimum annuel de 5 à 6° au-dessous de zéro, et un maximum annuel de **40** et **41°**. — Sur les hauts plateaux, les larges vallées, très encaissées, trouvent, dans les parois montagneuses très hautes, des écrans, soit au **N.** soit au **S.**, qui les protègent contre certains vents dominants ; il en résulte cet inconvénient que les chaleurs de l'été et les rigueurs de l'hiver se font cruellement sentir dans ces bas-fonds ainsi privés des brises qui pourraient mitiger, modifier la température.

La température des nuits mérite aussi quelqu'attention : ainsi, dans la plaine de la Métidjà, le docteur Fourqueron n'a jamais vu l'instrument descendre à 0°, mais il constatait une moyenne de **4 à 8°**. A Biskra, en été, nous n'avions jamais moins de 35° vers minuit. — La différence générale entre la température du jour et de la nuit est très variable, mais toujours plus forte dans le Sud. Au Bordj de Sâda (S. de Biskra), où je visitais plusieurs fois par semaine un détachement de la légion étrangère, j'ai souvent trouvé **17°** de différence entre la température de 9 heures du soir et celle de 5 heures du matin.

La plus haute température ne se présente pas dans le même

mois ; c'est en août, à Bône, à Oran, à Alger ; c'est en juillet
à Hammam-Meskoutine, à Sidi-bel-Abbès, à Mostaghanem, à
Teniet-el-Hâd ; c'est en juin à Tlemcen, à Biskra, à Blidah.

Décembre et janvier sont les mois les plus froids. A Alger,
le maximum de froid fut en janvier, en 1833 ; en février,
l'année suivante.

Les températures extrêmes observées dans diverses localités,
méritent d'être signalées. Ainsi :

Le minimum observé à Bône a été de	3° au-dessus de zéro ; le max.	42° (en 1838).
— Alger	4°,85	id.	45°
— Tlemcen	0°		34°
dans le terr. de Tlemcen	1°	id.	39°,50
plaine de la Mitidja	»		47° (en 1839).
litt. de la prov. d'Oran	»		36°
Sétif	40,50	id.	38°
Médéah	2°	id.	36°
Milianah	0°		42° (en 1849).
Constantine	0° (Dr Rulb):		40°
Mascara	2°	id.	58°,50 (en 1849).
Blidah	7°	id.	39°,50
Biskra	1°	id.	52° (en 1844).
Coleah	10°	id.	36°.
à Lella-Maghnia	»		64° (Dr Rollet).
à Hammam-Meskoutine	1° au-dessous de zéro ;		40° (en 1844).
Oran	5°,25	id.	56°,25
Sidi-bel-Abbès	5°	id.	41°
Batna	3° (1850)	id.	39° (en 1850).
Bouçada	»		48° (en 1850).
Orléansville	»		entre 45 et 50°.

La température la plus basse que j'aie éprouvée à Ouergla,
dit le savant conservateur du musée et de la bibliothèque
d'Alger (1), a été de 7° C. au-dessus de zéro, le 18 février, à
8 heures du matin : sous les palmiers, le thermomètre est
monté à 33° le même jour, à 2 heures après midi.

A Biskra et à Bordj Sâda, j'ai vu le thermomètre atteindre
72° au soleil.

(1) *Ouergla*, (dans le journal l'*Akhber*, janvier 1854), par M. Berbrugger.

Sous le climat de Ghelma, les extrêmes de température annuelle l'emportent de beaucoup sur les extrêmes de température journalière ; ainsi la plus grande différence diurne ne dépasse pas 20°, et les différences annuelles vont jusqu'a 41°.

En général, les températures semblent assez variées dans la zône des hauts plateaux. D'après M. Aimé, le thermomètre, dans le Sud, oscille en un jour de 22° à 44°, et selon M. Fournel, les variations diurnes y seraient de 6° à 33° (différence : 27°). Il est des localités où l'on a vu la moyenne des maxima s'élever en août à 40°, et celle des minima n'être dans le même mois que de 25°.

Dans un bivouac, aux toumiet de l'O. *Bou-Sellam*, le 25 *mai* 1840, à 6 heures du matin, écrit M. le docteur Perrier (1), nous trouvâmes la rosée de la nuit congelée sur l'herbe, autour de la tente : atmosphère à —|— 2° ; 5 heures après, 25° à l'ombre ; 3 heures plus tard, 32°,50. Le 4 *juin* suivant, au camp d'*Aïn-Turck*, à l'ouest de Sétif, 34° à 1 heure après midi : sur la terre, au soleil, 58° ; survient un orage, de la grêle, le mercure tombe à 12°.

A *Mostaghanem*, les maxima et minima mensuels, observés à 10 heures du matin et à 4 heures du soir, donnent en mars et en octobre une différence de 15° environ. A Oran, cette différence a été de plus de 18° dans les mois de mars, juillet et octobre. A Zurick, colonie agricole près de Cherchell, le docteur Fontèz a vu le thermomètre centigrade monter à midi jusqu'à 60°, et n'en marquer que 16 ou 20° à 5 heures du matin (2).

A Biskra, nous avons constaté, dans une même journée d'été, plus de 20° de température entre le minimum de 8

(1) *De l'Hygiène en Algérie*, t. II, p. 81.
(2) *Thèse Inaugurale*, 1852, p. 11.

heures du matin et le maximum de 1 à 2 heures; et le docteur Verdalle (1) a évalué de 30 à 32° le changement de température que l'on y supporte dans un espace de 12 heures, en mai et juin, de 3 heures de l'après midi à 3 heures du matin.

On tiendra grand compte de la température au soleil et à l'ombre à un même moment donné. Ainsi, à Djidjelli par exemple, le thermomètre qui marque 30° C. à l'ombre, en donne 55 à 60° au soleil, dans un lieu abrité (2).

Dans la plaine de la Mitidjà, on a vu (3) le thermomètre au soleil à 56°; et, pendant les nuits les plus chaudes, c'est tout au plus s'il se maintenait à 18°, 24° : différence en quelques heures de 30 à 35°.

Sur les hauts plateaux, à Milianah par exemple, les variations de température sont extrêmes; souvent le mercure, qui est à —|— 3 et 4° le matin et le soir, atteint 25° dans le jour.

Dans les oasis, les journées sont chaudes, les nuits assez fraîches.

On remarquera aussi combien les variations de température se montrent brusques dans un même jour, d'après le thermomètre; car si on l'observe dans la même journée et à toutes les heures, on le voit monter de plusieurs degrés en une heure et plusieurs fois de suite jusqu'au maximum, puis redescendre très lentement, à raison d'un degré environ par heure. On comprend la grande influence qui doit en résulter sur les systèmes cutané et nerveux. Généralement, la température du matin, à 5 ou 6 heures, est à peu près la même que celle du soir, à 5 ou 6 heures. Avec des variations de température

---

(1) *Thèse inaugurale*, 1851, p. 41.

(2) *Thèse inaugurale*, du docteur PERRIN, 1852, p. 10.

(3) *Topographie médic. de la Mitidjà*, par le docteur VILLETTE, vol. LIII des *Mémoires de médecine militaire*.

aussi fortes et aussi fréquentes, les vêtements de laine constamment portés devenaient réellement indispensables pour
l'Indigène.

La saison hibernale semble plus rigoureuse dans le Sahara
que sur les côtes ; les gelées blanches, en effet, y seraient
fréquentes. De même dans tous les endroits où le rayonnement
nocturne se trouve favorisé par la pureté des nuits. Ainsi, le
2 juin 1850, au milieu des bois des plateaux supérieurs chez
les *Béni-Snouss* (près Tlemcen), M. Mac-Carthy a trouvé la
nuit — 4° : l'eau gelait dans les vases. « C'est, dit-il, la
cause des gelées blanches, qui ont presque toujours lieu à
Tlemsén dans les belles matinées d'hiver (1). »

Dans l'expédition de mars 1853, aux environs de *Tuggurt*,
nous avons eu des nuits extrêmement fraîches (jusqu'à — 3°),
et en même temps notre thermomètre montait dans le jour
jusqu'à plus 52°, à l'ombre.

Le 6 mars 1846, M. Fournel trouvait à *Sidi-Okba*, près
Biskra, 32°,6 à une heure après midi, à l'ombre.

On comprend les conséquences d'un tel état météorologique.
En août 1836, dans une petite expédition du maréchal
Bugeaud, on signale près de 200 hommes atteints de congestion cérébrale et onze suicides! Des faits analogues ont été cités
en 1830, en 1835, à l'expédition de Blidah, etc.

Suivant les Arabes, les quarante jours dont une moitié
termine novembre et l'autre commence décembre, sont les
plus froids de l'année.

Si la saison des pluies est longue en général, celle des chaleurs lui ressemble, et, de plus, ces dernières sont fortes ; de là
une grande susceptibilité dans la sensibilité cutanée des
Indigènes, de là la nécessité toute naturelle de ne voir que

---

(1) *Esquisse de géographie physique et économique sur la subdivision de Tlemcen*, p. 15.

deux grandes saisons dans les phénomènes atmosphériques
annuels.

Pour expliquer le caractère de la température très mobile
de janvier, les Arabes disent :

Iennar rah bou seba galbat fel nar ;

c'est-à-dire : janvier est le père de sept renversements par jour.

« Ce sont les changements du tout au tout qui, éveillant
l'intelligence humaine, la tirent de l'immobilité, a dit Hippocrate (1) ; telles sont les causes d'où dépend, ce me semble, la
pusillanimité des Asiatiques. » C'est aussi là qu'il faut chercher
l'origine réelle de la différence constitutionnelle et morale des
Arabes et des Kabyles ; ces derniers sont plus vifs, plus
intelligents, à cause des températures brusquement mobiles
de leurs montagnes.

Sur le littoral, les Arabes appellent le mois de novembre
nouenbir bou en-noua, c'est-à-dire novembre, le père de la
tempête; ou bien *megrioum,* le nuageux.

La haute température qui règne dans les plaines du Sahara
n'est supportée qu'au moyen de la prompte vaporisation de
l'eau expirée par les poumons et de celle contenue dans la
transpiration. Il faut, du reste, que la chaleur extrême soit un
supplice assez grand pour les Indigènes même, puisque la
religion leur en fait un instrument de torture destiné aux
méchants dans l'autre vie. Ceux-ci, en effet, sont menacés
« d'une sueur étonnante et incroyable qui fermera leur bouche,
et dans laquelle ils seront plongés selon la proportion et la
grandeur des crimes. Cette sueur viendra non seulement du
concours de toutes les créatures qui se marcheront sur les
pieds, mais encore du voisinage du soleil, qui ne sera éloigné
que de la longueur d'un poinçon. »

1) Traduction de M. Larrey, t. 3, p. 62

Au dire des Indigènes, le moment le plus chaud de l'année comprend quarante jours, comptés de fin mai au début de juillet. Ils ont, depuis longtemps, très bien remarqué que les Européens supportent moins facilement qu'eux les grandes chaleurs du pays. Aussi *Abd-el-Kader,* montrant le soleil à ses fanatiques corréligionnaires, s'écriait en juillet 1836 : « Voilà le plus fatal ennemi des chrétiens. »

Le développement de l'électricité doit être d'autant plus grand en Algérie qu'il est favorisé, sous l'influence d'une température élevée et très variée, par les modifications continuelles opérées dans les vapeurs atmosphériques. Les orages se signalent généralement, par leur fréquence, au printemps, dans les plaines surtout. Dans le Sud, à Biskra par exemple, c'est en automne; sur le littoral, ils paraissent plus rares. On observe des éclairs plus forts dans les vallées.

La foudre tombe rarement. On a signalé des accidents de ce genre à Bougie, où elle renversa un factionnaire au fort de *Gouraya,* et tua un caporal du génie. Si le tonnerre apparaît peu fréquemment, on l'entend cependant plus souvent dans le voisinage des hautes montagnes (1). Dans la zône saharienne, nous l'avons toujours trouvé très faible. A Oran, il gronde en moyenne sept fois par an, d'après les observations de M. l'ingénieur en chef Aucour.

Quant à la fréquence des secousses de tremblement de terre, il suffirait, pour la prouver, de rappeler, entr'autres, les désastres qu'elles ont commis dans la seule ville de Blidah en 1759, 1770, 1825 (les $\frac{2}{3}$ de la ville ruinés), 1840, etc.; Coléah a été également très maltraitée en 1804. En 1847, j'ai constaté de fréquentes secousses à Cherchell; elles ont généralement lieu vers la fin de l'été. A Milianah, plusieurs se font

(1) Voyez dans l'année 1842 des *Mémoires de médecine militaire, topographie de Blidah,* par mon frère, le Dr A. Berthérand.

également sentir dans l'année ; à Alger, on en a constaté le 11 avril 1853, et le 23 novembre de la même année à Médéah, Orléansville, Alger, Boghar, Milianah, etc. D'après les Arabes, ces tremblements de terre se produisent toutes les fois que remue la grenouille, sur le dos de laquelle Dieu a posé notre globe.

La grêle tombe assez souvent encore, sur le littoral surtout. A Téniet-el-Hâd j'ai ramassé, en *mai* 1848, des grêlons du poids de 15 grammes. Quand les grains sont volumineux, les Arabes les appellent *hadjar* (pierres). A Oran, il grêle en moyenne quatre fois par an.

La neige, rare sur le littoral, plus fréquente sur les plateaux et dans les villes de l'intérieur, tombe, dans certaines localités, plusieurs mois de suite (à Sétif, de novembre à fin février ; 55 centimètres le 28 novembre dernier) et reste gelée pendant une quinzaine de jours (Tlemcen, en 1836 ; le 17 février 1853, on y voyait plus de 30 centimètres de neige). En 1692, il tomba tellement de neige à Blidah, que dans la plaine on en avait jusqu'à hauteur d'homme. A Oran, il ne neige qu'une fois tous les ans environ ; à Batna, il neige en abondance. Le 23 mars 1853, il y avait 15 à 16 pouces de neige à Constantine. A Biskra, on a vu de la glace une seule fois, le 3 février 1844 ; dans le même mois il tomba de la neige, mais elle fondait avant de toucher le sol. A Bouçada, on signalait la neige en janvier 1850 (1). Des hautes montagnes de l'Algérie, le Djurjura reste couvert de neige presque toute l'année. Nous en avons vu sur les cîmes les plus élevées, en juin et juillet.

On se rappelle sans doute combien les grands froids qui accompagnent ces phénomènes atmosphériques ont été funestes à nos troupes. A la retraite du *Bou-Thaleb*, en janvier 1846, plus de 500 hommes offraient des congélations locales ; à

(1. D' BRÉMENCI, *Thèse pour le doctorat*, 1853.

l'expédition de Constantine, en octobre 1836, 100 et quelques
hommes offrirent les pieds, les mains, les lèvres gelés ; l'année
suivante, dans le même mouvement des troupes, grand nombre de plaies furent ulcérées par le froid. Un fait à remarquer,
c'est qu'en 1836 le thermomètre ne descendit pas jusqu'à zéro;
il resta à un demi degré au-dessus de zéro dans le milieu de
la nuit où les neiges tombèrent (21 novembre); et, en 1837,
cet instrument n'a été que jusqu'à —|— 2°50. C'est que, ainsi
que l'explique très bien M. le Dr Guyon (1), « la température
donnée par le thermomètre n'était que celle de l'atmosphère,
non celle du sol qui, dans la première campagne par exemple,
alors qu'il était tout à fait couvert de neige fondante, était
bien à 0°, opérant, sur les corps avec lesquels il était en
contact, une déperdition de calorique dont l'action incessante
ne dura pas moins d'une nuit tout entière. »

Le Dr Gandilhon a également prouvé (2) qu'en Algérie
l'humidité, aidée par le vent et un froid modérés, suffit pour
congeler les orteils.

Ce que les vents offrent de plus important à considérer se
rapporte aux brises de mer et au sirocco. Les premières coïncident avec les instants de la journée où la température est la
plus élevée, et leur fréquence avec les mois les plus chauds.
Elles se font sentir jusque sur les hauts plateaux.—Le sirocco,
vent du S.-E. que les Arabes appellent *guebli* (sud), tire
ses qualités particulières de ce qu'il vient des plaines du Soudan, extrêmement éloignées de la mer et de tout cours d'eau,
privées, par conséquent, de toute cause de rafraîchissement
possible. Un brusque abaissement du baromètre trahit son
approche. Il dure depuis quelques heures jusqu'à 3 jours; il
est tellement anhydre que l'hygromètre a été vu descendre à

(1) T. XXXXIV des *Mém. de méd. milit.*
(2) T. LXII des *Mém. de méd. milit.*

20° au-dessous de zéro (Biskra). Il abaisse généralement cet instrument de 15 à 20° en un clin-d'œil. Quand cette haleine de feu souffle, l'air est embrasé, pulvérulent, desséchant, énervant : elle se fait généralement sentir pendant l'été, et durant presque tout mai et juin à Biskra et dans le Sahara. Ce vent, que l'on supporte plus facilement dans les plaines du Sud que sur les montagnes voisines parcequ'il est plus sec que dans ces dernières conditions où l'humidité l'accompagne, aggrave immédiatement les maladies et exerce une influence bien marquée sur les rechutes et la mortalité ; aussi les Arabes l'appellent-ils également *semoun*, de *semm* poison. La disposition du sol fait singulièrement varier les qualités du sirocco ; ainsi le même vent qui amènerait une chaleur étouffante en été, n'apporte en hiver qu'une brise fraîche quand il a dû passer sur des crêtes couvertes de neige. Lorsque le *semoun* se fait sentir, les Indigènes se couchent immédiatement sur place et se blotissent dans leurs bernouss pendant toute sa durée. Cette coutume n'en est pas moins dangereuse, car évidemment l'air qui est en contact immédiat avec le sol est beaucoup plus chaud qu'à une certaine hauteur. Ils feraient mieux de marcher ou de gagner les endroits proches plus élevés.

Les pluies sont peu fréquentes dans le Sud (à Biskra, quelquefois en février ou mars), mais cependant moins rares qu'on ne le croit, car, d'après M. Renou, il gèle et pleut dans le Sahara. Sur le littoral et les plateaux, elles ont le grave inconvénient, au point de vue hygiénique, de transformer les plaines en marécages. Généralement elles commencent en octobre, augmentent en novembre et décembre, se ralentissent un peu en janvier et février, deviennent plus fortes en mars et avril. Il arrive très souvent qu'on ne voit pas tomber une goutte d'eau de mai à octobre ; par contre, les pluies automnales sont souvent torrentielles. Ainsi, à Alger, à leur début en 1853, il en tomba 12 millimètres le premier jour. On a

observé qu'il pleut beaucoup plus dans la province de Constantine, et dans celle d'Alger plus que dans celle d'Oran.
Dans la province de Constantine, il pleut pendant l'été, ce
que l'on ne remarque que très rarement dans celle d'Alger.
Quand l'aloës fleurit de bonne heure, les Arabes disent qu'il
pleuvra beaucoup et qu'il y aura une grande quantité de
maladies.

L'air d'Afrique étant d'une sécheresse proportionnée à sa
température généralement élevée, renferme une assez grande
quantité d'humidité dont les vapeurs se condensent au sommet
plus froid des montagnes; c'est ce que les Indigènes appellent
une montagne qui *a mis son capuchon*, signe à peu près
certain pour eux qu'il existe de grandes chances pour que la
pluie arrive. Voici quelques minima et maxima observés dans
les différentes zônes algériennes :

A Tlemcen, minimum de l'hygromètre, 10° en juin 1849; maximum, 85° en 1849.

A Alger,   16° en juin 1839;   80°

A Constantine, il est tombé en 1838   1 m. 210 millim. d'eau.

A Biskra,   1845   0,   102

Id.,   1846   0,   150 (6 jours de pluie).

Id.,   1847   0,   125 (8 jours de pluie).

A Alger,   1839   0,   562

Id.,   1840   0,   490   La moyenne annuelle serait de 0,856

Id.,   1841   0,   714   millimètres 33, d'après M. Don,

Id.,   1842   0,   899   ingénieur en chef (1).

A Bône,   1841   1,   408

A Oran,   1841   0,   344

Id.,   1842   0,   585

A Cherchell,   1841   0,   669

A Mostaghanem, la moyenne serait de 0,   315,80

La moyenne de l'hygromètre pour toute l'Algérie serait de
45 à 50°.

Les brouillards, rares sur le littoral, sont très fréquents
dans les plaines, les vallées, le long des rivières, à tel point

(1) *Note climatologique sur l'Algérie*, par M. HARDY, p. 5.

qu'à une certaine distance ils simulent des lacs. Dissipés peu
à peu par l'action du soleil, ils s'élèvent sous forme de nuages
qui se résoudront le soir sous forme d'une rosée fine et pénétrante. Dans le Sahara, au contraire, la température n'est
généralement pas assez basse la nuit pour condenser la vapeur
d'eau déterminée par la forte chaleur du jour; aussi dans
l'expédition faite au printemps dernier près de *Tuggurt*,
n'avons-nous jamais observé de rosées. A Biskra, nous avons
remarqué, ainsi que M. le docteur Verdalle (1), que « le plu-
viomètre marquait quelques degrés, malgré qu'il n'eût pas
plu, ce qui s'explique facilement par les rosées très abondantes
quelquefois pendant les froides nuits d'été. » C'est au voisinage de hautes montagnes qui forment ceinture à Biskra que
nous rapportons cette humidité des nuits exceptionnelle pour
cette localité et les oasis voisines.

Les rosées, après le coucher du soleil, plus fréquentes sur
le littoral, ont l'avantage d'y rafraîchir l'air. Les Arabes possèdent une singulière théorie sur la formation des pluies, des
brouillards, etc. Dieu retient toutes les eaux au-delà de la terre
dans une enveloppe solide, que représente l'azur de la voûte
céleste, et qui est percée d'un certain nombre d'ouvertures
correspondant à tous les points cardinaux. Quand il veut que
la pluie tombe de tel côté, il ordonne à un *djinn* d'ouvrir tel
orifice. Mais comme cette enveloppe qui renferme les eaux est
extrêmement fine et surchargée du grand poids de toutes les
eaux du monde, elle en laisse toujours suinter une certaine
quantité, ce qui donne naissance à la rosée, à l'humidité
atmosphérique, aux nuages, aux brouillards, etc.

Le climat algérien n'offre, à proprement parler, que deux
saisons, caractérisées l'une par les pluies, l'autre par les chaleurs. Le printemps et l'automne n'existent pour ainsi dire

(1. *Thèse sur le climat des Zibans*, 1851, p. 18

pas, à titre de saisons nettement tranchées ; de là le petit nombre, sinon la rareté des affections catarrhales. Une autre division a été proposée, celle de l'année en :

1° Saison à température douce et tempérée (mars à juin);
2° Période des chaleurs (juin à novembre);
3° Epoque des froids et des pluies (décembre à mars).

Ces distinctions doivent évidemment varier selon les grandes zônes climatériques qui ont été reconnues plus haut : le littoral, les hauts plateaux, le Sud.

Au point de vue de la pathologie, une division qui appartient à M. le Dr Catteloup, comprendrait :

1° Juin, juillet, août, = summum de la saison endemo-épidémique;
2° Octobre à mars inclusivement, = affections consécutives ;
3° Avril et mai, = courte période à maladies franches sans influence endemo-épidémique.

Les Arabes reconnaissent non pas quatre saisons fixes comme les nôtres, mais quatre époques qui partagent inégalement l'année, savoir :

1° *Chetta* (les pluies), de mi-novembre à mars ;
2° *Rebid* (fleurs du printemps), de mars à mi-mai ;
3° *Ssif* (l'été), de mi-mai à septembre ;
4° *Kkarif* (fruits), de septembre à mi-novembre.

Cette division prend pour base l'état de la végétation.

Le sol de l'Algérie, très accidenté, très tourmenté, explique le peu de grands cours d'eau qu'on y rencontre ; on compte cependant 28 bassins dans les trois provinces. D'autre part, les rivières, réduites à de simples filets d'eau en été, grossissent énormément pendant la saison des pluies et répandent leurs eaux torrentielles dans les abords des plaines, ainsi transformées en marécages. Cet inconvénient acquiert des proportions d'autant plus funestes que les terrains ont un fond argileux ou marneux, et l'insalubrité des marais de Bône, de

la Metidjà, de l'embouchure des rivières n'a point d'autre origine principale. Voici les hauteurs de quelques cours d'eau :

L'Oued-bou-Sellam (près Sétif).	1,000 ".
L'Oued-el-Hammam (Constantine).	800
Le Rummel.	481
L'Oued-Saf-Saf (Tlemcen).	400
La Seybouse (confl. de l'O. Cheurf et de l'O. Zenati).	280
La Chiffa (sortie de la coupure).	150
Confluent de l'Isser et de la Tafna.	80
L'O. Khemis de la Mitidjà (au sortir des montagnes).	71

On évalue à 40,000 hectares, c'est à dire à un millième de
toute la superficie de l'Algérie, la quantité des terres submer-
gées et marécageuses.

Il existe un assez grand nombre de lacs salés (*sebkha*) ; il
en est d'intarissables (celui de Fezzara), d'autres qui dessèchent en été (grands chotts de la province d'Oran, ceux du
Hodna, les sebkha des plateaux de Constantine). On rencontre
des lacs d'eau douce près de La Calle.

Dans les oasis, on trouve de l'eau à quelques mètres au-
dessous de la croûte du sol. Dans le Sahara, il existe des cours
d'eau souterrains, *bahar thât el ard* (la mer sous terre), disent
les Arabes. Ces eaux sont saumâtres, salées. Ainsi, à Biskra,
où elles arrivent échauffées par un long trajet dans la plaine,
elles abondent en chlorure c, sodium et déterminent des salivations intestinales presque continuelles. Les bords de ces filets
d'eau sont tout blanchis par les dépôts salins à la suite de l'é-
vaporation. — On trouve cette mauvaise qualité d'eau sur plusieurs points ; ainsi à l'*O. bou Ketoun*, près des portes de
fer ; ainsi dans plusieurs ravins de Philippeville et de Constantine (l'*O. Melh'*) ; ainsi au Rio-Salado, campement habituel
des troupes qui vont d'Oran à Tlemcen, etc. Ces eaux sont
blanchâtres et occasionnent une soif dont on se fait peu d'idée.
« La mortalité et les fréquentes maladies qui désolent les

» douars sur l'*O. el Melh'* (province d'Oran), écrivait en mars
» 1848 M. Duponchelle, doivent être attribuées à l'usage
» habituel des eaux de cette rivière, qui contient beaucoup
» de sels purgatifs, et aux exhalaisons miasmatiques causées
» par la décomposition des détritus abandonnés par le courant
» des eaux. »

Les eaux des rivières se signalent, en effet, non seulement
par l'abondance des débris organiques et inorganiques qu'elles
charrient, mais encore par leur mauvaise odeur (l'*O. ma
Zafran*), par une quantité considérable d'alumine (l'*O. bou
Djemâ*); l'*O. Mekerra* accuse une température assez élevée
(16° en janvier 1846) (1); l'*O. Seybouse* n'est potable en
hiver qu'assez loin de son embouchure, et en été son état saumâtre la rend impropre à tout usage domestique; chez les
Beni-Thour, auprès de Dellys, nous avons souvent remarqué
les eaux fangeuses, saumâtres, troubles; l'*O. Saf-Saf* (2)
contient du sulfate d'alumine en quantité notable, des carbonates calcaires et une matière blanche pseudo-organique
analogue à de la barégine, etc. Nous insistons sur ces quelques
exemples, parce que, comme il sera dit plus loin, l'eau des
rivières constitue l'unique boisson de la plus grande partie des
Indigènes. Est-on plus heureux dans les villes? D'après
l'examen comparatif fait par M. le docteur Marseilhan (3),
1° les eaux de l'Algérie (Oran, Mostaghanem, Le Figuier,
Miserghin, Alger, Le Fondouck, Fort-Mouça, Bougie, Arzew)
contiennent toutes, surtout dans la province d'Oran, plus de
sels que l'eau de la Seine; 2° les sels de soude existent dans
toutes (Mostaghanem excepté) et dominent dans celles d'Oran;
3° toutes ont des sels magnésiens, en quantité supérieure dans
la province d'Oran; 4° la plupart des eaux d'Oran tiennent en

---

(1) *Topographie de Sidi-bel-Abbès*, par M. le Dʳ Rodes, dans les *Mém. de méd. milit.*

(2) *Mémoire* du Dʳ Gaudineau, dans le t. LII des *Mém. de méd. milit.*

(3) T. LII des *Mémoires de médecine militaire.*

solution du carbonate de soude, qui est remplacé dans les eaux potables et pures d'Alger par du sous-carbonate de chaux ; 5° les eaux d'Alger et de Bougie contiennent du nitre provenant de matériaux salpêtrés ; 6° l'eau du fondouk possède une matière organique très azotée. M. Marseilhan conclut à l'action purgative des eaux d'Oran, chez les nouveaux arrivants.

D'après les analyses de l'eau d'Alger, par M. Riffault (1), elle serait moins pure que celle de la Seine, presqu'autant que celle d'Arcueil, plus que celle de Belleville.

MM. De Mortain et Laprévotte, qui ont analysé les eaux de Bône (2), disent que l'eau du puits de la rue d'Alger est impropre aux usages domestiques, qu'on ne l'utilise que dans les bains maures et en été quand les sources sont taries ; plus chargée de matières salines que celle des puits de Paris, elle abonde en carbonates et sulfate calciques, azotate de chaux et matière organique. L'eau des fontaines de Bône serait pure, potable, mais une matière organique jaune y prédomine ; cette eau paraît aussi riche en matières salines que celle du canal de l'Ourcq. L'eau du lavoir, près du quartier de cavalerie, est limpide, fade au goût et contient beaucoup de sels de potasse.

Les eaux de Batna sont légèrement ferrugineuses, dit M. le docteur Quesnoy (3), ce qui expliquerait le peu d'affections intestinales propres à la localité.....

A Philippeville, l'eau des puits est bourbeuse ; celle de Stora renferme des traces de fer (4).

Les eaux de Mascara (5) contiennent beaucoup de sels de

(1) *Annuaire de l'État d'Alger*, 1832.
(2) T. LXV des *Mémoires de médecine militaire*.
(3) T. LXVII   id.
(4) T. LII   id.
(5) T. VIII, 2ᵉ série,   id.

chaux ; troublées facilement par les pluies, d'une saveur fade, elles forment quelques grumeaux avec le savon, et, pendant l'été, se putréfient par un repos de 24 heures.

Ce dernier et grave inconvénient est constant dans le Sahara. A *Biskra*, le repos de quinze heures suffisait pour rendre infecte l'eau placée dans nos bidons. Aussi, au cercle de MM. les Officiers, fut-on obligé de recourir au filtrage quotidien à travers des couches de charbon et de sable.

D'après les recherches de M. l'ingénieur Dubocq (1), les caux du Zâb sont lourdes, très chargées de sels surtout en été, d'une densité supérieure à celle de l'eau ordinaire, riches en chlorures de sodium et de magnésium, sulfate de soude et de chaux, carbonates de chaux, et principalement en matières organiques. A *Biskra* prédominerait le chlorure de sodium : à *Tolga* et *Sidi Salah*, le sulfate de soude ; à *Oumach*, le sulfate de magnésie ; à *Chetma*, les chlorures alcalins. L'analyse de l'eau des oasis de *Biskra* par M. Tripier (2), a prouvé qu'elle est très inférieure aux eaux potables, par la quantité plutôt que par la qualité des éléments salins.

D'après les recherches fort intéressantes (3) qu'il a faites dans le Sahara en 1846, M. l'ingénieur Fournel, se basant sur l'inclinaison des couches de terrains vers le sud, la pente générale du Sahara de l'ouest vers l'est, et la porosité des marnes intercalées dans les bancs supérieurs dont le calcaire est très compact, — pense qu'il serait très facile de percer des puits artésiens dans le désert. En attendant, les Indigènes se bornent à fouiller le terrain sablonneux : ainsi, dans l'expédition du printemps dernier, nous en avons vu creuser instan-

---

(1) *Mémoires sur la Constitution Géologique des Zibans et de l'Oued Rir*, 1853.

(2) T. II de la 2ᵉ série des *Mémoires de médecine militaire.*

(3) Confirmées par M. BERBRUGGER, lors de son excursion dans le Sahara ; voyez sa brochure sur les *puits artésiens du désert*, p. 25 et 27.

tanément des puits à un mètre environ de profondeur sur l'*Oued-Iet-Tel* et l'*Oued-Ouar*.

La constance de la température de certaines eaux explique comment elles paraissent chaudes ou froides suivant les saisons; ainsi à Milah, une fontaine dont l'eau est chaude en hiver, fraîche en été. J'ai de même trouvé chez les *Béni-Sliem* (cercle de Dellys) une source abondante, *Aïn el Arbâ*, très fraîche pendant les chaleurs, chaude en décembre; et chez les *Amraouas*, à *Aïn el Mizab*, une source entourée de quelques ruines, et dont la température très basse en juillet est assez élevée pendant la saison des pluies. M. Carette (1) rapporte un curieux renseignement sur les eaux qui se trouvent en Kabylie chez les *Béni-Sliman*, auprès des trois villages des *Ouled-Tizi* : « Il y a une source dont les eaux conservent en toute saison une fraîcheur remarquable; on l'appelle, pour cette raison, *Tala Somta* (la source froide). On fait quelquefois le pari d'enlever successivement et sans s'arrêter sept objets déposés au fond de la source; il est difficile, dit-on, d'y parvenir, à cause du froid; à la quatrième ou cinquième immersion, la main est glacée. »

L'examen de l'hydrographie algérienne amène tout naturellement l'étude de ses ressources en eaux minérales.

Quand les eaux sont chaudes, les Arabes les appellent *hammam*, de *hamm*, chauffer. Ignorant les effets des eaux minérales, en général, leurs propriétés, indications et contr'indications suivant les constitutions et les maladies, ils ne les prennent jamais à l'intérieur, et bornent leur emploi à l'usage externe. Les sources minérales qu'ils fréquentent sont rarement protégées par un abri, par une construction quelconque; ordinairement, des *koubba* (sépultures de marabouts) se trouvent tout à côté. Il est est cependant qui conservent encore des débris de ruines romaines, traces de l'antique réputation dont elles ont toujours joui.

C'est au saint, dont la source porte assez souvent le nom, ou bien à quelque *djinn* ou être mystérieux dont l'histoire révèle la légende proverbiale de la localité, que l'Indigène rapporte toute l'efficacité des eaux minérales ; leur variété de couleur, leur température, leur action thérapeutique lui paraissent incompréhensibles, ou du moins inexplicables. Y a-t-il des élévations rocheuses ou calcaires au milieu du bain ? ce sont, d'après la tradition, des tentes d'ancêtres qui ont été pétrifiées. Y a-t-il des figures irrégulières ? ce sont des transformations animales ou humaines. Les abords de la source résonnent-ils bruyamment, ou la chute des eaux produit-elle des murmures singuliers ? c'est la musique des *djenounes* (génies) qui les habitent, etc. A *Hammam-Meskoutine*, la superstition arabe raconte qu'un riche, voulant épouser sa propre sœur, convola à ses noces près de l'endroit même de ces bains, et qu'au milieu du festin, amis et autorités, tout le monde fut foudroyé par Dieu ; de là la naissance de blocs rocheux. Le peuple fuyant est figuré par un rocher qui serpente dans l'*O. Meskoutine;* le bouillonnement de l'eau représente la cuisson des aliments du repas sacrilège ; l'odeur sulfureuse indique la malédiction divine, etc.

Voici une indication très sommaire des principales eaux minérales signalées jusqu'à ce jour en Algérie, et fréquentées par les Indigènes :

A. *Eaux sulfureuses :*

1° Dans le cercle de Ghelma, chez les *Ouled-Messaoud ;*

2° Dans le cercle de La Calle, cinq ou six sources thermales sulfureuses ;

3° Dans le cercle de Biskra, deux sources : l'une à 6 kilomètres N.-O. de cette ville, se nomme *Hammam Sid el Hadj;*

en décembre 1852, je l'ai trouvée de 48° C. Ses propriétés et sa composition l'assimilent aux eaux de Barèges; les Arabes l'appellent aussi *Hammam Mkebrit* (le bain soufré). — L'autre source, à mi-chemin d'El-Kantra à El-Outaïa, sert aux habitants voisins du *Koudiat Kourbazet ;* également chaude (39° C.), d'une odeur sulfureuse et d'une saveur saline très prononcées, elle offre les vestiges d'une ancienne piscine romaine ;

4° Dans le cercle de Ghelma, *Hammam Meskoutine,* 95° C. Les Arabes y lavent le linge, y plongent les végétaux dont ils veulent n'obtenir que la fibre ligneuse pour en faire des cordes et des nattes, y font cuire des fèves, du blé, du gibier, des œufs, etc.;

5° *Aïn el Baroud* (fontaine de la poudre, à cause de son odeur sulfureuse); source froide sur le bord de l'*O. bou Roumi,* à 4 kilomètres de Mouzaïa-les-Mines; donne 1 litre 50 par 1'.

6° A 25 kilom. S. de Médeah, *Hammam Berrouaguia;* source chaude sulfureuse abondante, 45°; très usitée contre les affections du foie et la gale ;

7° Chez les *Beni-Mehessen,* près la frontière tunisienne, à côté d'un grand établissement romain, *Hammam Ouled Mdellem ;* thermale sulfureuse ; trois sources ;

8° A 90 kilom. S. de Bône, à 24 kilom. E. de *Souk Haras,* la source thermale (45°) sulfureuse et gazeuse, dite *Khang el Hammam ;*

9° A 45 kilom. E. S.-E. de Bône, *Hammam-Chafla;* 35°, sulfureuse et gazeuse ; établissement romain encore conservé.

10° Au sud des *bibans* (grande porte), source très sulfureuse ;

11° Entre Alger et le cap Caxine, une source sulfureuse ;

12° Près de Milianah, eaux très chaudes et sulfureuses ;

13° Plusieurs sources de 50 à 60°, sur le plateau qui

domine l'O. Sémor chez les *Haractas,* et surtout à la rencontre de l'O. Sémor et de l'O. Surff;

14° Eau thermale sulfureuse près de l'*Oued-Zaïan,* dans la vallée de l'O. Sahel (prov. d'Alger) ;

15° A l'entrée de la vallée de la Châfia, entre La Calle et Bône, source thermale, gazeuse et sulfureuse de 35°.

B. *Eaux ferrugineuses :*

1° Dans le cercle de La Calle ; à *Hammam Sidi-Labrak* (35 à 38°), à 12 kilom. S.-E. de La Calle ;

2° Près de *Dahla,* une source très renommée dans le traitement des fièvres intermittentes anciennes ;

3° Dans le cercle de *Bou-Çada,* plaine de *Dréat ;*

4° Près de *Téniet-el-Hâd,* une source abondante dont j'ai expérimenté les propriétés en 1848 (1) ;

5° Près d'*Hammam-Meskoutine,* source ferrugineuse de 75° ;

6° Près de *Stora,* au pied de la montagne des Kabyles, deux sources froides ;

7° Entre Alger et le cap Caxine, une source très fréquentée par les Indigènes ;

8° Plusieurs sources ferrugineuses et gazeuses, abondantes, à une lieue de *Bordj-Bouïra* (cercle d'Aumale), puis chez les *Ouled-Aziz,* à *Ben-Aroun* (Kabylie de la prov. d'Alger), puis au *Djebel Dirah,* etc.

C. *Eaux acidules :*

1° A l'est d'*Hammam-Righa,* chez les Beni-Menad, on trouve *Aïn Karsa* (fontaine acide), dont les eaux sont comme celles de seltz.

2° A 2 kilom. d'Arcole, prov. d'Oran, une autre source

---

(1) *De l'emploi thérapeutique des eaux ferrugineuses de Téniet-el-Hâd,* Paris, 1849, in-8°.

également acidulée, donnant 250 litres en 24 heures, et vendue à Oran comme de l'eau de seltz.

D. *Eaux thermales salines :*

1° Dans le cercle de Ghelma, *Hammam-Berda*, 29°5, légèrement gazeuse ;

2° Dans le cercle de Ghelma, *Hammam-Nbaïls ;*

3°　　　Id.,　　　*Hamman des B.-Foughal;* } (1)

4°　　　Id.,　　　*Hammam ntâ el Hachaïch;*

5° *Hammam-si-Yacoub*, sur le Rummel, 26° ;

6° Dans le cercle de Sidi-bel-Abbès, *Hammam bou Hadjar ;*

7°　　　　　Id.,　　　　*Hammam des O. Sidi-Abdelli ;* } (2)

8°　　　　　Id.,　　　　*Hammam si Ali ben Youb ;*

9° Plusieurs autres sources (58°) à l'O. el-Hammam, sur la route de Sidi-bel-Abbès à Mascara ;

10° Cercle de Lella-Maghnia, plusieurs sources, entr'autres celles de la *Mouïa,* celle de la *Tafna,* sur la route de Tlemcen à Lella-Maghnia ;

11° En Kabylie, chez les *Béni-Aïdel,* une source que les montagnards ont entouré de constructions ;

12° *Hammam-Melouane*, près d'Alger ;

13° *Hammam-Righa,* chez les Béni-Ménad, 45° ; fréquentée pour les dermatoses ;

14° *Hammam-Oued-Alala,* près du vieux Ténèz, 30° ; il y a un bain maure tout près ;

15° Au N.-E. du Djebel-Amour, *Hammam-el-Rorfa,* 40 à 45° ;

---

(1) Employées contre les douleurs rhumatismales syphilitiques, les affections cutanées.

(2) Vantées dans la syphilis invétérée.

16° A 3 kil. O. d'Oran, bains dits *de la Reine;* 17°; quatre sources donnent 250 litres à la minute. Les Arabes les préconisent dans les engorgements abdominaux et les affections rhumatismales anciennes ;

17° *Hammam bou-Hadjar*, à 50 kil. S. O. d'Oran; 50° C: Six sources donnant 12 à 15 litres chacune par minute. Un bain maure tout à côté;

18° A 6 lieues de Mascara, *Hammam Sidi ben en Nefia*, 63 à 65°; très renommé dans les affections cutanées, syphilitiques, les engorgements abdominaux;

19° Sur le bord du Chélif, à une lieue au-dessus de son affluent avec la Mina, *Hammam Sidi bou abd Allah;* considérable, bouillante, car les Arabes y font cuire des œufs, des poules, etc.;

20° Au confluent de la Mina et du Chélif, *Hammam Sidi bou Zid;* 50° : considérable ;

21° Au nord des précédentes, dans les ruines de Techa, *Hammam Sidi ben Chda*, 35 à 40°;

22° Près des ruines d'Aquœ Cœsaris, un *Hammam,* à 18 kil. de Tébessa ;

23° *Hammam Djebel Nadoun*, près Ghelma, 32°; près de ruines romaines;

24° *Séniour,* au S. S.-O. de Ghelma, plusieurs sources de 50 à 60°; vestiges romains ;

25° *Ghellaïa*, entre Philippeville et Bône, trois sources de 41 à 58°.

26° *Grouss*, au S.-O. de Constantine, sur la rive droite du Rummel; 35°.

27° *Sidi-Mimoun*, au pied de Constantine, sous une voûte, 31°.

28° Au N.-O. de Constantine, *El-Hamma*, 36°: très abondante ; près de la route de Philippeville à Constantine;

29° *Bou-Taleb*, à 60 kil. S. de Sétif; source très chaude et très abondante;

30° *Baraï*, au pied de l'Auress; 60 à 70°.

31° *Bou-Sellam*, 20 kil. S.-O. de Sétif; plusieurs sources; 41 à 49°.

32° *Hammam beni Kecha*, à mi-chemin de Constantine à Sétif; 45°; renommée dans les affections des os et de la peau;

33° *Gueurgour*, à 40 kil. N.-O. de Sétif, près la route de Bougie. Très chaude et très abondante;

34° *Beni-Sermen*, chez les Berbacha, près Bougie; très chaudes;

35° *Mansoura*, sur la route de la Medjana à Aumale, dans un ravin;

36° Une source très chaude sur la rive gauche de l'Isser, territoire de Tlemcen;

37° Une autre sur la rive gauche de la Tafna;

38° Près de Zaatcha, sources de 28°; très chargées en sels magnésiens;

39° Près de Salah-Bey, aux environs de Constantine, un grand bassin flanqué de cinq petites loges, couvert en. briques rouges; 27° c.

40° Entre El-Kanthara et El-Outaïa (cercle de Biskra), *Hammam-Salahin*, 44°.

41° Près d'Hammam-Merkoutine, plusieurs eaux thermales salines de 64° c.; l'arsenic a été démontré dans leur composition;

42° Enfin, dans le Djerid et le Sahara, il existe, dit-on, plusieurs eaux salines d'une température assez élevée;

43° En Kabylie, chez les Béni-Azzouz, chez les Béni-Abbès, les Béni-Ourtilane, les Béni-Khateb, les Béni-Smaïl, des eaux thermales tellement salées que l'on en extrait par évaporation de grandes quantités de sel blanc.

Il existe des eaux minérales fréquentées par les Indigènes,

dans le cercle de *Collo,* dans le cercle de *Batna,* etc.; mais les renseignements m'ont complètement manqué concernant leur emplacement, leurs propriétés, leurs qualités, etc. Toutefois, dans l'énumération qui vient d'être faite des richesses principales de l'Algérie en hydrologie minérale, des inexactitudes ont très bien pu se glisser, car les indications proviennent de renseignements pris soit directement auprès d'arabes de chaque province, soit dans les diverses publications de la colonie. On consultera du reste, avec intérêt, une notice publiée dans le journal l'*Akhbar* de juillet 1853, concernant les eaux thermales de l'Algérie.

§ 2. — DE L'ORGANISATION PHYSIQUE ET MORALE DES ARABES DE L'ALGÉRIE.

Les *Arabes* algériens appartiennent à la race sémitique ou syro-arabe. Pour quelques anthropologistes, ils descendent d'Abraham (comme les Juifs); pour d'autres, de la branche d'Ismaël. M. l'inspecteur médical Guyon, considérant la minceur des os de leur crâne, leur assigne une origine persane. Le docteur Bodichon (1) a établi un curieux rapprochement entre les caractères physiques et moraux des Arabes et des Bretons, et leur a donné une communauté d'origine, celle des Atlantes (tribus africaines), les premiers navigateurs connus. Toutefois, d'après l'opinion générale, les *Kabyles,* précédemment désignés sous le nom de Berbers, descendent des

(1) Etudes sur l'Afrique.

Phéniciens, et du pays de Chanaan. Le teint, les traits, les formes, etc., trahissent chez eux le type caucasien. D'autres naturalistes les veulent issus des Gétules et des Libyens. On retrouve dans leurs gourbis les *magalia* des Numides. Quelques-uns parlent encore le *chaouïa* que l'on regarde comme un dialecte de la langue lybienne. Il semble prouvé aujourd'hui que la race des *Touareug* (dans le désert) est la même que celle des Berbères. Quant aux *Maures*, habitants des villes, ils offrent une race mélangée de divers éléments conquérants, tels qu'anciens Mauritaniens, Numides, Phéniciens, Romains, Arabes, etc. M. le docteur Guyon (1) pense que cette population actuelle est un croisement des races Européennes avec les Berbères et les Arabes; il serait disposé à retrouver dans les Maures du bord du Sénégal et du Sahara, les anciens Maures du nord de l'Afrique qui auraient été refoulés dans les premières contrées par les nombreuses émigrations faites, dès les temps les plus reculés, du Nord et de l'Orient sur l'ancienne Mauritanie. De par le langage et les mœurs surtout, les *Saharis* sont des Arabes. Les habitants des oasis du sud ne paraissent pas être des Kabyles, comme on l'a prétendu; seulement la zone climatérique particulière dans laquelle ils vivent, et leur mélange avec les gens du désert, ont altéré le type originel (2).

---

(1) Académie des Sciences, 23 septembre 1844.

(2) Dans le cours de cet ouvrage, nous avons adopté le mot *arabe* comme indiquant en général la population Musulmane de l'Algérie : toutes les fois que des faits seront particuliers aux Kabyles, aux Saharis, l'indication spéciale s'en trouvera énoncée.

Il convient de placer ici un court parallèle entre les trois peuplades précitées, car elles constituent, pour l'hygiéniste principalement, trois sections bien distinctes. Ainsi :

L'ARABE	LE KABYLE	LE SAHARAOUÏ
Habite le Tell, les plaines marécageuses.	Habite les montagnes.	Habite les oasis, les terrains sablonneux du Sud.
Vit de céréales, pastèques, de couscouss; peu de viandes.	Beaucoup de mets à l'huile et de fruits.	Des dattes et du lait.
Porte à de nombreux marchés; possède des fondouks; cultive les céréales; a des marchandises variées, café, sucre, savons, etc.	Pas de fondouks; vient surtout aux marchés arabes faire des échanges, n'ayant que très peu de céréales; exploite les mines; fait du miel; commerce de fruits.	Toujours en course dans le Tell; pas de fondouks; vend des dattes; est généralement pauvre.
Vols nombreux.	Crimes nombreux.	Surtout pillard.
Occupe un pays peu boisé.	Contrées très boisées.	N'a de bois que dans les oasis.
Malpropre; manque souvent d'eau.	A toujours de l'eau.	Assez sale; manque souvent d'eau, même pour les ablutions légales.
A des chevaux, des troupeaux de bœufs, de vaches, moutons, chèvres, etc.	Possède surtout des mulets.	A des chameaux et des chevaux.
Habite la tente.	Le gourbi; des maisons en gâchis.	Tentes en poil de chameau; maisons en terre dans les oasis.
Bilioso-lymphatique; femmes à gros ventres.	Bilioso-sanguin; femmes grandes et bien faites.	Bilioso-nerveux; jolies femmes.
Agriculteur; travaille la terre l'hiver et l'été.	Arboriculteur; travaille à la récolte des fruits.	Horticulteur; récolte les dattes; passe sa vie en caravanes.
Intelligence fort ordinaire.	Intelligence appliquée aux arts, à l'industrie.	Grande facilité de conception; imagination très vive.

Quoiqu'il en soit de ces nuances différentielles, la race indigène est belle. L'illustre Larrey la regardait même comme le type parfait. Néanmoins, quand on considère la richesse physique, intellectuelle de l'Arabe et son état inférieur de civilisation, on ne trouve plus que les débris sauvages et esclaves de ces maîtres des sciences et des arts. Il est à remarquer que les *Kouloughlis*, produit d'unions entre femmes Indigènes et Turcs, sont plus forts, plus intelligents : question importante de la fusion, de laquelle dépend certainement l'implantation de la nation française en Algérie. On aura sans doute déjà remarqué que les Maures tiennent peu de place dans la description des coutumes et des faits dont nous nous occupons ; c'est que par un contact constant avec d'autres races, par la permanence de l'existence urbaine, ils se sont dépouillés en grande partie du cachet national arabe proprement dit, au point de vue surtout des conditions hygiéniques et des errements thérapeutiques.

Le docteur Broussais fils, dont la médecine militaire et la science pleurent encore la mort prématurée, avait proposé de distinguer les Arabes en deux catégories distinctes : d'une part les indigènes qui ne sont soumis qu'à la chaleur, à l'humidité et aux émanations marécageuses, c'est-à-dire les montagnards ; — d'un autre côté, ceux qui, soustraits à ces divers phénomènes, passent par des conditions de chaleur et de froid semblables à celles de l'Europe centrale, c'est-à-dire les habitants des villes et les nomades. Pour nous, qui avons observé l'Indigène dans les provinces de Constantine et d'Alger, du littoral aux limites sud de nos possessions, il a semblé préférable, au point de vue médical, de le considérer sous trois aspects plus nettement caractérisés par la situation géographique, par les conditions physiques et les mœurs, savoir le Tell, la Kabylie et le Sahara.

Le docteur Guyon croit avoir remarqué (1) que les accouchements monstrueux sont plus communs chez les européennes établies en Algérie qu'ils ne le sont dans nos pays, et
que ces cas sont aussi assez fréquents chez les femmes arabes.
Il rapporte le fait d'une Mahonnaise accouchée à Alger de
deux filles unies par le thorax, et celui d'un Kabyle des environs de Dellys qui avait une conformation particulière du
crâne et surtout un maxillaire supérieur prolongé en forme de
grouin au devant de l'implantation des dents. — Un fait toutefois irrécusable, c'est la transmission de certains vices physiques par hérédité ; par exemple, chez les multidigitaires, dans
le bec-de-lièvre, etc. J'ai vu un Indigène de la province de
Constantine qui avait, comme son père et son grand-père, les
cinq orteils disposés de telle façon que quatre seulement termi-
naient l'extrémité du pied, et que le cinquième se trouvait
placé au bord interne du métatarse, vers la région moyenne
du premier métatarsien. Mon frère, le Dr A. Bertherand,
a observé à Blidah (2) un sextidigitaire chez lequel la phalan-
gette du pouce était bifurquée et biungulaire. M. Jorret, médecin militaire, a adressé à la Société de médecine d'Alger (3)
l'observation et le dessin d'un enfant musulman ayant six
doigts à chaque main et six orteils à chaque pied. Il est certain,
cependant, que la vie au grand air, à la lumière, doit prévenir
les difformités, en tonifiant l'enveloppe cutanée et s'opposant
aux exagérations du lymphatisme ; M. de Humboldt (4) avait
déjà remarqué que les difformités sont rares chez les peuples
à peau colorée. Toutefois, il est à noter que les difformités con-
géniales (*guebeuh soura*, mauvais portrait) se rencontrent
assez fréquentes chez les Indigènes de l'Algérie, et leur nom-

(1) Académie des sciences, 17 décembre 1838 et 2 décembre 1844.
(2) Année 1842, des *Mémoires de médecine militaire*.
(3) Voyez mon compte-rendu des Travaux de cette Société; Alger, 1852, page 12.
(4) *Voyage aux régions équinoxiales*, Paris, 1814, p. 471.

bre en devrait paraître plus considérable, si l'on songe que la civilisation inférieure de ces pays chauds rend la mortalité plus forte, fait disparaître de bonne heure beaucoup de défauts natifs dans les proportions du corps, souvent inséparables d'une constitution chétive.

On ne trouve point chez les Arabes ces conditions altérantes de travail prématuré et exagéré, d'industrie manufacturière, qui violentent si profondément la taille humaine et la constitution dans nos grandes fabriques européennes. La croissance, pour ces divers motifs et grâce à l'influence climatérique, s'opère librement et promptement. On pourrait assigner aux divers âges les époques suivantes :

1° Enfance (les enfants marchent de 8 à 9 mois) : de la naissance à 10 ans.

2° Adolescence, puberté : de 10 ans à 16 pour les femmes, à 18 pour les hommes;

3° Jeunesse : de 16 à 25, pour les femmes, de 18 à 30 pour les hommes;

4° Virilité confirmée : 30 à 45 pour les hommes (25 à 40 pour les femmes).

5° Vieillesse : de 40 et 45 à 60, 70, etc.

La précocité de la taille, qui est le fait le plus saillant de cette échelle comparative, ne devient très probablement une cause de maladies et de mortalité, que parce qu'à l'époque de puberté naissante les mœurs arabes (polygamie) appellent les jeunes gens des deux sexes à des actes trop graves. — Y a-il peu de vieillards en Algérie, comme on l'a prétendu? Au Soudan (1), il n'est pas rare de rencontrer des individus plus

(1) *Voyage au Darfour*, traduit par le Dr PARROT, p. 296.

que centenaires, arrivés même jusqu'à 120 ans; les nonagé-
naires, les octogénaires et les septuagénaires s'y voient presqu'à chaque pas, tant ils sont nombreux, et cela malgré les
désordres, les querelles intestines et les guerres étrangères.
L'absence de tout état-civil chez les musulmans rend la question très difficile; toutefois, en recourant au témoignage de
personnes estimées, intelligentes, en rattachant la naissance
des individus à des faits historiques connus de part et d'autre,
on ne tarde pas à acquérir la conviction qu'il y a bon nombre
de vieillards des deux sexes parmi les Arabes, et que la limite
moyenne de la vie y est très probablement de 70 à 80 ans.
Dans les villes, les Maures semblent fournir une carrière moins
longue, les mauvaises conditions d'hygiène publique pourraient l'expliquer au besoin. C'est ainsi qu'à Blidah, mon
frère, le Dr A. Bertherand (1), remarquait dès 1840 que les
septuagénaires étaient rares, et les sexagénaires en petit nombre. Cependant, l'Afrique n'a jamais eu si mauvaise réputation
sous le rapport de la longévité de ses habitants. D'après M. le
Dr Guyon (2), on aurait trouvé, à Philippeville, une pierre
tumulaire disant qu'un de ses anciens habitants avait vécu
jusqu'à 105 ans. Rappelons-nous que *Rhazès* mourut à 120
ans. *Avenzoar* à 130, etc. Si l'on croit l'histoire d'Egypte et
de la Grèce, on y vit vieux. Les crécles de l'Amérique et les
naturels du Pérou meurent très âgés. « Au Sahara, dit *Abd-
el-Kader* (3), celui que le fer n'a point moissonné, voit des
jours sans limite; nos vieillards sont les aînés de tous les
hommes. » — « En Asie, les Indous, les Arabes, les Perses
et les Turcs, écrit M. l'inspecteur médical Lévy, paraissent
être ceux qui poussent le plus loin leur carrière. En Afrique,

---

(1) Année 1841 des *Mémoires de médecine militaire.*

(2) *Observations médic. sur l'expédit. aux Portes de fer,* 1839; t. XXXXVIII, des *Mémoires de
médecine militaire.*

(3) Dans son éloge du Sahara.

les Egyptiens, les Maures, les Marocains atteignent un âge plus avancé que les habitants de la Guinée, du Congo et du Mozambique (1). »

Comment donc le Dr Pritchard (2) peut-il admettre que « la durée de la vie humaine est à peu près la même chez les différentes races d'hommes ; qu'elle varie seulement, parce que les causes extérieures qui amènent des catastrophes accidentelles et prématurées, ou celles qui nuisent à la santé et altèrent l'organisation, sont plus communes et plus puissantes dans un climat que dans un autre ? » Nous ne saurions être non plus de son avis, lorsqu'il dit : « Toute l'argumentation à l'aide de laquelle on a cherché à excuser la morale dépravée des nations orientales, en s'appuyant sur l'époque prématurée du développement et de la vieillesse, s'écroule faute de fondement. » Et, plus bas : « La différence du climat n'a que peu ou point d'effet pour produire des diversités importantes dans les époques des changements physiques auxquels la constitution humaine est assujétie (3). » — Il semble bien prouvé, au contraire, que les conditions de localité et d'existences particulières amènent des modifications organiques dans le type de la race.

Le Kabyle, de taille moyenne, trapu, a des muscles bien nourris et saillants ; chez l'Arabe, on observe plutôt une disposition harmonieuse de toutes les parties intégrantes du corps. D'après M. le Dr Grellois (4), les Kabyles d'*Hammam-Meskoutine* sont, en général, moins beaux que les Arabes, leur physionomie moins noble, ils manquent de dignité dans le maintien. C'est à tort que l'on a prétendu que les hommes ont une plus haute stature dans les pays froids ; voyez le

---

(1) *Tr. d'hygiène publique et privée*, t. II, p. 504.
(2) *Hist. naturelle de l'Homme*, tome II, p. 247.
(3) T. II, page 252 et suivantes.
(4) T. LX, des *Mém. de Médecine militaire*.

Saharaoui, grand, élancé, vigoureux, agile, bien proportionné. « Le maître de la datte est toujours mince et fort, dit le proverbe arabe. »

La taille générale, chez les Indigènes, est un peu plus que moyenne (la moyenne étant de 1ᵐ62). Les femmes, les Mauresques surtout, sont proportionnellement plus petites; les fatigues de la vie domestique, la précocité du mariage et de la maternité en donnent une explication suffisante. Le Dʳ Finot a trouvé, chez les femmes du dispensaire de Blidah (1), une taille moyenne de 1ᵐ491ᵐ. — D'un autre côté cependant, les Indigènes paraissent très bien proportionnées, belles femmes, généralement grasses, ce qui prouverait une grande énergie de plasticité. La croissance, a-t-il été dit plus haut, est rapide en Algérie; on en trouve la preuve dans les signes *légalement* reconnus de la puberté, de la nubilité, de la menstruation, etc., ce qui confirme complètement, du reste, l'opinion de Haller sur l'influence des climats chauds.

On peut affirmer, d'une manière générale, que la population arabe est composée d'éléments robustes, malgré les grandes pertes qu'elle a éprouvées depuis vingt ans dans les luttes entre tribus et contre la domination française; c'est que, il faut bien le répéter, la misère, les privations de toute sorte, l'insuffisance des vêtements et des habitations peu convenables, etc., frappent dès les premières années de la vie tous les êtres qui ne peuvent résister, et dépouillent ainsi la population de tous les produits chétifs ou malingres. — La constitution de l'Arabe reste cependant plus ou moins modifiée par l'hérédité des affections; c'est ainsi que les affections dartreuses, la syphilis, entr'autres maladies, sont constamment léguées de génération en génération, sous l'influence

(1) T. LVI, des *Mém. de Médecine milit.*, p. 35.

surtout de la trop grande disproportion d'âge des parents dont l'un n'est souvent encore qu'une enfant, et l'autre approche des limites de l'âge mûr.

La peau n'est basanée que dans les tribus où l'Indigène ne se protège pas suffisamment contre l'action solaire, qui développe alors la sécrétion du pigmentum. Les individus, en effet, auxquels une aisance particulière, une éducation moins bornée permettent de se mieux vêtir et de se soustraire plus fréquemment à cette influence, conservent une enveloppe cutanée très blanche. Dans les villes, l'usage presque quotidien des bains et une protection constante (habitations, rues) contre l'action atmosphérique, assurent au derme des Mauresques un blanc satiné. Les femmes des *Touareug* passent aussi pour très blanches ; on sait que leurs vêtements se composent de pièces multipliées. Or, M. Flourens a démontré (1), dans ses recherches anatomiques sur les structures composées de la membrane cutanée et de la membrane muqueuse, que l'altération déterminée dans les peaux blanches par l'action des rayons solaires, siège dans la lame interne de l'épiderme. — Les Kabyles, généralement peu couverts, sont les plus basanés. La peau, qui joue en Afrique un rôle des plus importants, celui d'éliminer beaucoup de carbone au bénéfice des poumons moins actifs et moins amples, se trouve naturellement couverte d'un enduit visqueux qui a pour effet d'amortir la sensibilité cutanée. Les sueurs ne sont pas trop fortes chez les naturels, malgré leurs excès vénériens, et grâce sans doute à la simplicité de l'alimentation ; mais le défaut général de

(1) *Annales des Sciences naturelles*, 2e série, t. IX.

propreté, malgré les ablutions légales, se joint aux irrégularités menstruelles, aux négligences et aux suites de l'allaitement pour déterminer et entretenir de nombreuses dermatoses héréditaires à la longue, et des ulcères désespérants.

Le tissu cellulaire paraît généralement bien fourni, chez les habitants des villes surtout. La vie sédentaire, cette sorte de réclusion domestique permanente, l'équitation presque toujours au pas, le calme de l'esprit fataliste, un régime féculent, l'humidité d'habitations privées de lumière suffisante, etc., sont sans doute les principales causes de cet embonpoint, toujours plus prononcé chez les femmes; il contribue évidemment à engourdir l'intelligence, semble porter le stigmate d'une insuffisance d'hématose, et n'est certes pas sans influence sur les irrégularités menstruelles et les affections utérines.

Les cavaliers arabes chaussant beaucoup l'étrier, ont à supporter la constante pression de son anneau supérieur; aussi se reconnaissent-ils tous à une tumeur endermique située au-devant et un peu au-dessus de l'articulation tibio-tarsienne. La peau de la plante des pieds acquiert, chez les Saharis surtout, une dureté et une épaisseur extraordinaires, par l'habitude de marcher pieds nus sur un sol généralement inégal et sablonneux.

Les muqueuses extérieures sont d'ordinaire très colorées.

Système pileux peu fourni; chevelure seule épaisse (1). Les Arabes sont généralement bruns, les Saharis blonds ou mieux châtain-clair, les Kabyles châtain : quelques-unes de leurs tribus comptent des familles entièrement blondes. Serait-ce à la température plus froide et plus humide des montagnes, ou bien à des conditions organiques de race particulière que les tribus blondes et blanches de l'*Auress* devraient cette excep-

_____

(1) BLUMENBACH a émis l'opinion que la coutume de l'épilation pendant un certain nombre de générations, pourrait bien avoir altéré la quantité des produits du système pileux.

tion? On les regarde comme issues des Vandales qui dominè-
rent dans le nord de l'Afrique quelques siècles après l'Ère
chrétienne.

La grosseur des os mérite d'être signalée, surtout aux points
d'insertions musculaires, ce qui pourrait bien tenir non seulement au type constitutionnel de la race, à l'énergie des organes
actifs du mouvement, mais encore à l'usage ordinaire et presqu'exclusif des aliments farineux qui renferment, comme on
le sait, une notable quantité de phosphate calcaire. N'y a-t-il
pas lieu de faire une observation analogue à propos du volume
différentiel des diverses pièces osseuses des habitants de nos
campagnes et de nos villes? Toutefois, la densité osseuse chez
les Arabes est parfaitement combinée avec le peu d'épaisseur.

Chez les Arabes, on trouve dans la forme de la tête beaucoup d'analogie avec la deuxième variété admise par le D^r
Pritchard (1), propre aux races nomades, et caractérisée surtout
par une face large, un crâne pyramidal. Le crâne très ovoïde
d'avant en arrière, surtout chez les Arabes, plus ample chez le
Saharaoui, plus globuleux chez le Kabyle ; le front plus étroit,
et la voûte syncipitale très développée chez le Saharaoui ; le
front plus épais, moins bombé, moins étroit chez le Kabyle ;
l'arcade sourcilière très saillante et très arquée, en général,
chez les Indigènes ; l'occiput moins développé chez le Kabyle

(1) *Loco citato*, t. I, p. 145.

que chez l'Arabe et le Saharaoui. L'illustre baron Larrey (1)
a observé que chez les Arabes le trou auditif était parfaitement
parallèle avec la commissure externe ou temporale des paupières. L'examen d'un assez grand nombre d'Indigènes ne
nous a point paru permettre d'appliquer cette remarque aux
habitants de l'Algérie. Les Nègres du Sahara et du Soudan ont
la tête large et de belles dents horizontales, par opposition à
ceux du Burnou dont l'obliquité des dents et du front en
arrière est bien évidente.

La forme globuleuse du crâne arabe proviendrait-elle de
l'habitude générale, surtout dans les familles nobles, de com-
primer la tête du nouveau-né en pétrissant de bas en haut, à
plusieurs reprises, avec la paume de la main, les régions latérales correspondantes aux joues et aux tempes? Cette coutume,
également usitée dans l'Amérique méridionale, au Pérou, en
Asie, aux Antilles, dans la Polynésie, etc., procéderait-elle
d'un sentiment d'orgueil de race dont on voudrait sauvegarder
le type par fierté et indépendance nationale? ou bien tiendrait-
elle tout uniment au besoin de donner au crâne une conformation plus convenable pour l'assiette et le maintien des
diverses pièces de la coiffure? « Les Orientaux préfèrent la
forme que fait prendre une bandelette dont on entoure fortement la tête, parce qu'alors, disent-ils, le turban se place
mieux (2). » M. le Dr Foville (3) a signalé à l'opinion publique
la mode des habitants de Normandie qui déforment la boîte du
crâne et altèrent la position respective de chacun des os, en
soumettant la tête de leurs nouveaux-nés à une constriction
circulaire prolongée. Ce savant physiologiste attribue à cette
cause violente les trois quarts des aliénés qu'il examina dans
l'asile de Rouen. Cette singulière et, on peut le dire, barbare

(1) *Relat. méd. de campagnes et voyages de 1815 à 1840*, p. 273.
(2) *Dasch, lettre à Blumenbach*, 1788.
(3) *Déformation du crâne*, 1834.

coutume, a été observée dans d'autres départements français, à Toulouse, dans la Charente, en Vendée, etc. M. Lunier (1) l'a également trouvée dans les Deux-Sèvres, et il conclut de ses recherches que l'idiotie et l'épilepsie coïncident beaucoup plus fréquemment avec la déformation que la folie proprement dite, que l'allongement du crâne se remarque surtout chez les femmes érotomanes. Or, l'érotisme est déjà très commun chez les individus atteints d'idiotisme. En attendant la solution de cette intéressante question pour ce qui concerne les Indigènes de l'Algérie, il est convenable de rappeler que l'influence de la déformation du crâne sur les fonctions cérébrales a été l'objet de quelques doutes. Morton (2) a fait remarquer que les Espagnols arrivant au Pérou trouvèrent cependant un état de civilisation fort avancée, attestée par de beaux et nombreux monuments, etc.; et il a prouvé par des recherches curieuses que toutes ces manœuvres de déformation ne diminuent ni la capacité intérieure du crâne, ni le volume entier du cerveau, par suite d'une sorte d'accommodement de toutes les parties. Il aurait observé, du reste, que chez les peuples qui pratiquent ces coutumes, les têtes les plus déformées, les plus aplaties appartiennent aux individus les plus intelligents, aux chefs en particulier. Enfin, avant d'abandonner ce sujet, faisons remarquer que si l'hérédité ne transmet point la nouvelle configuration donnée au crâne, elle lègue souvent, au contraire, des qualités morales et intellectuelles dans certaines familles indigènes.

L'impassibilité est le type de la physionomie de nos Arabes. La figure de l'Arabe et du Saharaoui respire la douceur; celle du Kabyle, la force et la décision, la vivacité. Face ovale chez le Kabyle; plus large chez l'Arabe; plus elliptique et plus

(1) *Recherches sur quelq. déformat. du crâne obs. dans le département des Deux-Sèvres ; annales médico-psychologiques,* janvier 1852.

(2) *Crania americana ; Philadelphie,* 1839, page 216 et suiv.

déprimée latéralement, mais peu anguleuse chez l'homme du sud. Le Kabyle présente la face et le front plus ridés que le Saharaoui et le Tellien, parce que sa coiffure très peu complète ne le garantit guère contre le soleil et les intempéries atmosphériques. Nez long, aquilin, arqué chez l'Arabe; long et épais chez le Saharaoui. Généralement l'Indigène a l'odorat aussi subtil que l'ouïe.

Les Indigènes ont l'œil vif, bien fendu (les femmes surtout), peu saillant, généralement brun. Dans le Sahara et quelques montagnes de l'Auress, on rencontre beaucoup d'yeux bleus. Les Kabyles offrent la cornée petite et bombée : delà leur état presbytique habituel et leur grande portée de vision. La longueur de la paupière supérieure, chez les Arabes en général, est à noter ; elle explique la fréquence de l'entropion et du trichiasis. De plus, la sclérotique présente une teinte d'autant plus jaunâtre qu'on s'approche du littoral. Pupille plus rétrécie chez les Montagnards et les Arabes : uvée très noire chez les Kabyles. « Le cristallin chez les Arabes, d'après les belles études de M. Furnari (1), est en rapport avec la cornée, l'iris et la pupille; le plus souvent petit et très convexe. Ne pourrait-on pas attribuer au petit volume et à la forme de ces moyens de réfraction, de convergence et de transmission de rayons lumineux, une concentration plus forte de ces rayons et par conséquent le regard perçant des Arabes et la faculté qu'ils ont de distinguer les objets de très loin? » Il nous semble qu'il faudrait tenir compte ici de la vie au grand air, de l'absence de toute étude qui fatigue les yeux dès le jeune âge, etc; évidemment, le fait est fort complexe. Le pigmentum très épais et de couleur bien foncée, ménage aussi la sensibilité de la rétine sous l'influence d'une lumière constamment vive. — En

(1) Voy. médical dans l'Afrique septentrionale, 1845, p. 47.

général, les Arabes ont normalement les yeux peu humectés de larmes.

La saillie plus ou moins prononcée des mâchoires différencie l'Arabe glouton et l'homme sobre du sud. Les Indigènes salivent fort peu, quoique grands fumeurs. Lèvres grandes et épaisses, dents verticales, bien plantées, courtes, très blanches. La dentition est précoce; les deux premières incisives vers cinq mois, les quatre incisives supérieures du huitième au neuvième mois; les quatre premières molaires et deux incisives latérales inférieures de onze à quatorze mois; les quatres canines vers vingt mois; enfin les quatre dernières molaires vers vingt-deux ou vingt-cinq mois. — La deuxième dentition est déjà fort avancée à sept ans; aussi la loi ordonne-t-elle à l'enfant « qui est entré dans sa septième année, âge de la seconde dentition, de faire la prière (1). » — Cette précocité de l'odontogénie la rend généralement plus régulière. L'ivoire des dents arabes est serré, non pas d'un blanc de lait, mais d'un blanc mat et un peu jaunâtre. On sait que Berzélius a trouvé que les dents contiennent 64,3 de phosphate de chaux et 5,3 de carbonate de chaux : or, M. Lassaigne analysant les dents d'une momie d'Egypte, les a reconnues moins riches en phosphate de chaux (55,5), et bien plus fournies en carbonate de chaux (15,5). Est-ce à une composition chimique identique ou analogue qu'il faut rapporter la beauté, la blancheur, la densité des dents chez les Arabes ? Ne tiendraient-elles pas aussi à l'absence des alcooliques? L'alcool, en effet, en se combinant avec l'eau de la salive, détermine de la chaleur et favorise les incrustations de phosphate de chaux, tartre dentaire, d'après le Dr Dessaignes.

Notons l'angle facial, plus ouvert chez le Saharaoui. — Les os maxillaires se distinguent par leur étendue considérable,

(1) *Si Khelil*, t. I, chap. II, p. 93.

et la perpendicularité de leurs branches se conserve bien dans un âge très avancé, parce qu'il y a à cette époque généralement peu de dents gâtées (Dr Cuvellier) (1).

Cou long chez le Tellien et le Saharaoui ; court chez le Kabyle. — Thorax généralement assez développé, mais paraissant rétréci, quand on le compare à la cavité abdominale toujours amplifiée par le volume du foie et de la rate. — Du reste, voix généralement très forte. — On ne devra pas perdre de vue, dans les investigations pathologiques, que les viscères abdominaux sont normalement très développés, surtout dans le jeune âge et chez l'Arabe nomade.

Bassin naturellement très ouvert ; trois motifs : le premier, c'est que les nouveaux-nés sont portés à dos, par leurs mères, presque tout le temps de l'allaitement ; le deuxième, c'est que les Indigènes montent à cheval de très bonne heure ; le troisième tient à la manière particulière de s'asseoir des Arabes, et qui, exactement semblable à celle de nos tailleurs, a pour effet de tendre à écarter les plans coxaux l'un de l'autre, sous l'influence de tout le poids de la portion supérieure du tronc. Ce mode du siège sur le sol, nécessité par l'absence de meubles destinés à supporter le tronc à une certaine hauteur, a pour grand inconvénient de faciliter la compression des vésicules séminales, l'engorgement des artères perinéales, des vaisseaux poplités, et devient ainsi une cause prédisposante aux excès vénériens, aux hémorrhoïdes, aux tuméfactions des membres abdominaux (éléphantiasis, ulcères incurables des jambes, etc.). — D'autre part, s'il est vrai qu'il existe un rapport de

(1) Année 1842, des *Mémoires de médecine militaire.*

similitude constante entre les conformations du crâne et du bassin, certainement le bassin arabe est parfaitement constitué pour l'accouchement.

La question du développement prononcé de l'abdomen nous amène à expliquer pourquoi, contrairement à l'opinion générale actuelle qui réduit les tempéraments à trois, le sanguin, le lymphatique, le nerveux, nous avons dû admettre un tempérament bilieux chez les Indigènes de l'Algérie. Dans ce climat,˙ en effet, l'air étant plus rare, plus dilaté, l'organe respiratoire oxygène moins; le sang veineux est donc proportionnellement en plus grande quantité. Alors le système hépatique possède *normalement* une si souveraine influence sur l'économie, imprime à ses parties directes et à tous ses actes fonctionnels un cachet *physiologique* si particulier, qu'il n'est pas possible de ne lui attribuer que la valeur d'une simple réaction prédominante soit par fonction, soit par sympathie, consécutive dans l'état morbide. La disposition organique dont il s'agit n'est pas seulement individuelle, elle constitue une variété *généralisée* dans toute la race. En effet, dans les climats chauds, et particulièrement en Algérie dont l'atmosphère est chaude et humide, conditions peu favorables aux exhalations pulmonaires et cutanées, tout augmente énormément l'élimination sécrétoire du foie (matières hydrogénées, carbonées, grasses, colorantes) sans la moindre lésion; comme nous le remarquions tout-à-l'heure, le liquide veineux prédomine sur l'artériel; l'état congestionnel de la circulation abdominale devient habituel, tellement normal qu'il entraîne plus qu'une idiosyncrasie, plus qu'une surexcitation morbide. C'est réellement un type spécial d'organisation, une modalité congéniale organique. Ainsi, la pléthore bilieuse colore les tissus, les conjonctives, etc., et ses corrélations avec le caractère national sont évidentes. En un mot, ce véritable tempérament bilieux trahit une forme régulière de la santé chez l'Indigène algérien;

il se trouve seulement modifié par des influences climatériques locales, c'est-à-dire que l'Arabe tellien, nomade, habitant des plaines, est bilioso-lymphatique ; le Kabyle, montagnard, bilioso-sanguin; le Saharaoui, ce *marin du désert*, bilioso-nerveux.

———— ————

La croissance hâtive dans un climat aussi chaud fait paraître les membres grêles chez les enfants et les adultes. Les appendices inférieurs sont plus jetés en dehors, sans doute à cause de l'habitude signalée plus haut qu'ont toutes les femmes de porter à dos les nourrissons.

Les Kabyles paraissent les mieux musclés, et d'une agilité remarquable. Les Arabes, en général, supportent parfaitement la fatigue prolongée. On voit constamment des individus faire le commerce entre les tribus ou les oasis, parcourir une moyenne de 80 kilom. en dix à douze heures, et cela journellement. Ceci rappelle les Troglodytes des Anciens. « Dans le Sahara, il y a des marcheurs intrépides qui se sanglent bien la taille, se reposent rarement et parcourent des distances incroyables. Ils font en quatre jours la course que les coureurs ordinaires font en dix (1). »

Un contraste différencie les extrémités des membres; les mains sont généralement belles, bien effilées ; mais les pieds larges et un peu plats. — Le système musculaire est fort remarquable par ses apparences plus ou moins sculptées, et la densité de sa fibre. En résumé, tout chez les Arabes respire sinon la force, du moins l'énergie.

———— ————

(1) *Les chevaux du Sahara*, par le général D'AUMAS, p. 340.

Par suite de la précocité — dans la puberté hâtée par une vie sédentaire et le climat, — dans la dépravation des mœurs favorisée par la polygamie et les unions conjugales prématurées, les organes génitaux acquièrent un développement très-prononcé. Chez les femmes surtout, l'exubérance des grandes lèvres explique parfaitement la nécessité de leur excision dans les régions plus rapprochées des tropiques. Le clitoris est volumineux et très proéminent, le vagin très ample. Quand le prépuce est tellement peu marqué qu'il semble ne pas exister, les Arabes prétendent que Dieu a envoyé, pendant la conception, des *djenounes* circoncire le fœtus. — Le Dr Lallemand (1) pense que l'état de prédominance des parties sexuelles sur le cerveau est l'état qui dispose le moins aux excès vénériens. Si nous devions juger d'après l'observation directe de ce qui se passe chez les Arabes, nous serions tout disposé à croire le contraire.

La femme arabe est nubile de neuf à dix ans. Grâce à la précocité et à la multiplicité des unions sexuelles, grâce au métier d'esclave, partage continuel de son existence, elle arrive vieille à 25 ou 30 ans. La plus belle moitié du genre humain est, en effet, regardée comme une marchandise, ni plus ni moins. Ecoutez plutôt la loi à propos du paiement du don nuptial : « La femme *se vend,* et tout vendeur est en droit de ne livrer *la marchandise* que lorsqu'il en a touché le *prix* (2). »

La menstruation, précoce comme l'expansion organique dont elle est la plus haute expression, paraît abondante, souvent irrégulière, et suppléée par des hémorrhagies utérines, des dyssenteries, etc. La ménopause, que Foissac fixe à trente ans, serait en Algérie à peu près comme en Egypte, de 35 à

(1) *Des pertes séminales ;* Paris, 1841, t. I.

(2) *Si Khelil,* t. II, ch. V, p. 431.

40 ans. La polyménorrhée doit exercer une influence salutaire sur la santé en général, en particulier sur l'appareil respiratoire dont on a signalé la rareté (?) des maladies chez les Indigènes. Cette influence paraîtra plus acceptable, si l'on réfléchit que la menstruation a été considérée comme une sorte de respiration supplémentaire, chargée aussi de l'élimination d'un excès de carbone. Or, nous l'avons dit plus haut, les poumons arabes sont peu développés : le théâtre restreint de la respiration avait donc besoin d'un organe auxiliaire, et la matrice chez la femme, l'intestin chez l'homme (de là fréquence des hémorrhoïdes), ont été chargés de ce rôle.

On a prétendu que dans les pays chauds le pouls était plus accéléré; assertion erronée pour les Arabes. Le sang indigène a une couleur très foncée, ce qui s'explique par un excès de carbone et la surcharge qu'en éprouve l'appareil hépatique. C'est à cette coloration particulière du liquide circulatoire que les plaies doivent leur aspect brunâtre. Les rapports réciproques entre le sang et l'innervation, en d'autres termes, la réaction, sont faibles. Est-il permis d'en induire que le sang est peu riche en globules, de là l'insuffisance nerveuse, l'apathie du caractère, la dépression intellectuelle, le passage assez rapide de la maladie à la santé ? Les convalescences, en effet, existent à peine chez l'Arabe ; à défaut de soins entendus, d'un régime convenable et méthodique, il trouve dans sa constitution robuste, dans la placidité de son système nerveux, des éléments énergiques qui abrègent considérablement la durée de l'état transitoire du retour aux conditions normales. Le calme des sensations lui évite ces perpétuelles oscillations entre l'imminence morbide et l'état physiologique. Le grand air active les absorptions ; aussi voit-on moins souvent, à la suite des maladies graves, les œdèmes des membres inférieurs, les sueurs prolongées, etc. L'hypersécrétion bilieuse, ce cachet constant du tempérament arabe, facilite les digestions renaissantes ; le peu d'usage des saignées générales ne dépouille point la constitution d'une partie de forces générales qu'il faudrait ultérieurement réparer avec patience. Et puis, l'Indigène ne recourt à une diète plus ou moins absolue que dans les cas les plus graves ; son peu de réaction physiologique autorise et explique cette manière de faire. L'innocuité de ce système, dans une foule de cas où l'interprétation des enduits et de la coloration de la langue ferait prescrire à un médecin français la sévère défense de toute alimentation, frappera plus d'un *toubibe* appelé à traiter les Indigènes ; elle contribuera puissamment à décrier cette pernicieuse théorie de l'abstinence absolue qui n'a plus autant de raison d'être, comme principe général, pour quiconque tient compte des influences climatériques nouvelles.

D'après ce qui vient d'être expliqué, on comprend le peu d'irritabilité du système nerveux chez l'Arabe, ce qui tient aussi, — dans la jeunesse, à l'absence de toute excitabilité par application à l'étude, et de cette faiblesse constitutionnelle inhérente aux travaux des grandes industries, — enfin, pendant toute la vie, à cette placidité morale qu'imprime au caractère le dogme de la fatalité. Néanmoins, on croirait ressaisir dans l'intelligence assez vive de l'Arabe, dans sa facilité d'imitation, une trace d'influence de la civilisation ancienne. Il ne faut pas l'oublier, les passions, les systèmes religieux, etc., agissent profondément sur les races humaines, et impriment à chaque nation, à chaque individualité, un cachet spécial bien évident. — Toutefois, l'Indigène possède des sens très délicats, entr'autres une vue perçante. Une existence

presque constamment champêtre, au milieu de plantes odori-
férantes de toute espèce, contribue sans doute à lui conserver
un odorat subtil. Sa nourriture, très épicée, n'a certainement
point l'influence qu'on lui prête généralement d'affecter sa
sensibilité gustative.

Le cerveau semble plus pesant et d'une densité très notable;
les nerfs très fermes, et les circonvolutions encéphaliques plus
en relief que chez l'Européen. Nous avons déjà parlé des motifs
probables de l'engourdissement intellectuel général; il tient
beaucoup à l'influence du climat, à la faiblesse par transpiration, par atonie musculaire, à l'alimentation, etc.; cependant,
le sens génital paraît plus éveillé. Serait-ce à cause de corrélations sympathiques entre la peau et le système sexuel, ou
par suite du mode de civilisation? — Personne n'ignore qu'il
existe chez les Arabes une secte d'individus, les *Aïssaoua*
(du marabout *Aïssa*, chef de la secte dans le *gharb*) (l'est),
qui prétendent jouir de la faculté d'acquérir au système nerveux
une insensibilité complète. Ces espèces de convulsionnaires
cataleptiques, qui exploitent la crédulité publique sur les
marchés ou dans les réunions particulières, commencent par
danser, se balancer en tous sens, vociférant le nom d'*Allah*
(Dieu), puis se frappant différentes parties du corps à grands
coups; ils se balancent de nouveau avec une violence toujours
croissante qu'anime une musique assourdissante de tambou-
rins, entrent bientôt en convulsions, les uns riant, les autres
pleurant, ceux-ci pâles, ceux-là le visage animé, en proie au
plus cruel malaise; alors nouveau mouvement accéléré de la
musique; les convulsions épileptiques arrivent à leur summum
d'intensité; les hurleurs ne poussent plus que des gémisse-
ments sourds et plaintifs, se soutiennent à peine; c'est à ce
moment de paroxysme extatique, de délire maniaque où les
bouches se garnissent d'écume, que le chef de la corporation

leur applique impunément sur la langue des fers rougis à blanc, ou qu'eux-mêmes se percent les flancs avec des épées, sautent à pieds-joints sur des tranchants très bien effilés de sabre , se mettent dans la bouche des scorpions, des serpents, des charbons embrasés, mâchent des couleuvres, livrent leurs corps en toute liberté aux morsures et aux piqûres de ces animaux, etc.! comble de l'engourdissement magnétique, dont le chef de la bande les retire en leur comprimant de temps en temps les parois du thorax, etc. Ces *Aïssaoua*, que l'on nomme nomme aussi *Djeddebin* (de *djeddeb*, mal catalepti-que), rappellent les *Psylles* anciens ; ils se rendent dans les maisons où leur présence est jugée nécessaire pour obtenir de Dieu la guérison d'un mal invétéré, et c'est alors une occasion de grandes réjouissances pour toute la famille et les amis qu'elle a invités.

Les phrénologistes trouveront dans l'appareil nerveux de l'Arabe ample matière pour expliquer certaines facultés prédominantes par le développement des régions antérieures et supérieures de l'encéphale : ils démontreront de même, sans doute, comment les instincts semblent l'emporter sur l'intelligence chez les Indigènes. Tout ce qu'il convient de dire ici, c'est qu'une placidité nerveuse naturelle leur permet de supporter très bien la douleur dans les maladies, les blessures graves, les accouchements ; pendant les opérations, ils montrent une impassibilité surprenante, et se bornent à réciter des prières, à invoquer l'appui du Tout-Puissant.

Quelquefois le despotisme, une discipline autoritaire sévère, rendent l'Arabe nostalgique : son fanatisme, sa résignation ne sont qu'apparentes. Son esprit peu cultivé ne lui offre guère de sujets de réflexion, de résistance morale. Habitué à une vie libre, mais restreinte, simple et se prêtant à peine aux distractions, il songe à ses instincts qu'il ne peut plus satisfaire, à son foyer polygynique, à ses propriétés, à ses chevaux, etc. Nous en avons observé des exemples chez les chefs indigènes malades qui venaient passer quelques jours dans un bureau arabe pour s'y faire soigner.

« Inquiet et remuant, dit M. le Dr Furnari (1), l'Arabe porte néanmoins, plus loin que tout autre peuple, l'amour du sol natal ; et lorsque les suites de la guerre le forcent à s'expatrier, la nostalgie s'empare des fugitifs ou des exilés. Cette maladie est le plus souvent incurable et même mortelle, si on laisse l'Arabe dans les mêmes conditions d'existence ; nous pouvons citer pour exemple ce qui s'est passé cette année à l'île Ste-Marguerite, dans l'effectif du dépôt des prisonniers Arabes, la pluspart ex-réguliers de l'émir, et quelques notables de la tribu des *Hachem*. Plusieurs individus sont morts de nostalgie, d'autres ont dû être transférés à la Casbah d'Alger, dans l'espoir que le voyage, le changement d'air et la possibilité de communiquer avec leurs familles, les rendraient à la santé. »

Les rapports réciproques du moral et du physique sont trop importants à considérer, pour qu'un mot paraisse ici déplacé sur les passions générales de l'Arabe. Examinons donc rapidement ses principaux besoins animaux, intellectuels et sociaux. D'après le Koran, le cœur serait regardé chez les Musulmans comme le siège de la conviction religieuse, de la foi, des passions ; ainsi :

Ch. II, v. 6. « Dieu a apposé un sceau sur leurs cœurs (aux infidèles)......

(1) *Voyage médical dans l'Afrique septentrionale*, 1845, p. 5.

Ch. II, v. 9. « ..... une infirmité siége dans leurs cœurs et Dieu ne fera que l'accroître....., etc.

1° *Besoins animaux.* — Si l'on jugeait le peuple arabe d'après la plupart de ceux qui, depuis vingt ans, croient écrire son histoire réelle en se bornant à l'examen des Maures (les habitants des villes), l'Indigène serait digne, par sa sobriété, de prendre place parmi les stoïciens et les pythagoriens. C'est là une grande erreur qu'il importe de détruire. Un proverbe arabe dit bien que :

« L'homme a quatre grands ennemis : le diable (*el iblis*), le monde (*el denia*), l'amour (*el acheûq*) et l'appétit (*el qabelia*). »

Mais la manière de satisfaire ce dernier ne tient guère compte de cet aphorisme plein de sagesse. Il est, en effet, généralement admis qu'on mange peu dans les pays chauds. Montesquieu pensait que les solides s'y dissipant moins que les liquides, les fibres s'usaient moins et demandaient peu de réparation. Il faut bien aussi remarquer que si dans les climats chauds le poumon exhale moins d'acide carbonique, la suractivité physiologique du foie produit une sorte de pléthore de bile décarbonisante qu'il est naturellement indispensable d'utiliser avec une alimentation suffisante et convenable. N'oublions pas non plus l'activité fonctionnelle de l'enveloppe cutanée, les conditions atmosphériques assez mauvaises dans lesquelles se trouvent l'habitant des plaines et le montagnard. La sobriété dont on a fait une vertu arabe, n'existe réellement pas et ne saurait exister. « Dans le royaume de Tunis, le Musulman mange à gogo quand on lui donne (1). » C'est la même chose pour l'Arabe algérien. S'il mange peu d'ordinaire, c'est que sa paresse, l'état peu avancé de la culture, la vie nomade, etc., l'obligent à avoir peu pour se nourrir. Mais dès qu'il trouve le moyen de s'ingurgiter des masses de *couscouss* avec

(1) *Du Royaume de Tunis dans ses rapports avec l'Algérie,* par le Dᵣ BRANDIN ; 1850.

une goinfrerie dégoûtante , il se garde bien de laisser échapper l'occasion. Ceux qui ont vécu au milieu des Arabes, des Kabyles, des habitants du Sud, ont pu être témoins de ces accès de polyphagie. Il en est de même chez les Touareug : « Très sobres au besoin, ile resteront deux ou trois jours sans boire ni manger, plutôt que de manquer un coup de main ; mais, très gloutons à l'occasion, ils se dédommageront largement après la *razzia* (1). » Les médecins qui ont traité des Indigènes soit dans les tribus, soit dans les hôpitaux, savent bien avec quelle difficulté on les soumet à une alimentation restreinte, et combien il est impossible de leur faire endurer la diète : ils préfèrent se sauver de l'établissement ou se soustraire à la continuation du traitement chez eux ; et, comme l'a parfaitement observé aussi le Dr Deleau (2), « c'est une remarque que chacun a pu faire, l'Arabe pourra impunément manger dans des cas qui nécessiteraient la diète même pour nos soldats. »

On serait porté à penser que le Saharaoui mène une vie plus sobre; si la nécessité des circonstances le force à rester quelques jours sans nourriture et semble devoir l'habituer ainsi à une grande modération dans la quantité de ses aliments, il prend sa revanche pleinement à l'occasion. Il y a un fait certain, c'est que les indigestions, les affections gastro-hépatiques, les diarrhées, qui leur succèdent, sont très fréquentes dans la population musulmane de l'Algérie. Le Prophète cependant, avait dit :

Ch. VII, v. 29. « Mangez et buvez, mais sans excès, car Dieu n'aime point ceux qui commettent des excès. »

Nous le demandons maintenant, où donc est cette sobriété de l'Arabe? Il n'a jamais compris le besoin d'une modération

---

(1) *Mœurs et coutumes de l'Algérie*, par le général DAUMAS, p. 363.

(2) T. LII des *Mémoires de médecine militaire*, 1842.

volontaire dans la quantité des mets, au point de vue de l'hygiène ; il n'a jamais su résister aux aiguillons brutaux de la gourmandise. Où donc alors est sa sobriété? On avouera que si elle existe, ce n'est qu'à titre de vertu de nécessité. Quant à la sobriété des liquides, il en sera longuement question dans l'hygiène privée.

Le libertinage tire sa source du tempérament bilieux, de l'oisiveté, de la pluralité des femmes, de leur infériorité sociale, de la prompte efflorescence des organes génitaux, de l'abus des aphrodisiaques, etc. La précocité des unions sexuelles, dès que les sensations voluptueuses se font sentir, une vie toujours en commun qui permet aux jeunes enfants des deux sexes d'être complaisants entr'eux, éloignent beaucoup les tendances à l'onanisme ; ensuite, ils ne connaissent ni les occupations professionnelles ni la réclusion dans des écoles où, livrés à eux-mêmes et privés d'une suffisante surveillance, ils se sentiraient poussés de bonne heure à ces dispositions. On a pu le dire avec raison, la femme arabe fait volontiers commerce de son corps. Habituée dès un âge tendre à se voir abaissée au rôle d'esclave et de simple instrument de plaisirs, livrée prématurément à des hommes despotes qui la traitent comme une marchandise, n'ayant à son aide aucun principe d'éducation morale qui la soutienne dans cette série de pénibles épreuves et lui inculque l'aversion pour le vice, elle cède promptement et facilement à ses caprices, à ses instincts, à la possibilité de fuir une existence de mauvais traitement et d'avoir quelques distractions en dédommagement. Aussi la prostitution est-elle largement exercée chez les Arabes; elle se recrute généralement parmi les femmes répudiées. — Le grand nombre de filles publiques qui existaient à Alger (3,000, d'après le capitaine Rozet) lors de la conquête en 1830, l'habitude des janissaires de vivre avec des prostituées, celle du Dey et de ses principaux fonctionnaires d'avoir constamment à leur service de jeunes mignons, prouvent suffisamment à quel degré le libertinage est poussé en Algérie. Dans les villes, la fréquentation quotidienne des étuves publiques constitue un prétexte habituel pour les Mauresques, qui ne perdent aucune occasion de se venger de maris jaloux et tyranniques. La beauté des jeunes Musulmans, tandis que celle des jeunes filles et des femmes est masquée par le voile, constitue peut-être un des principaux motifs des goûts arabes pour la pédérastie. La dissolution des mœurs allait même, jusqu'en ces dernières années, à assister avec plaisir au spectacle de *Garagous*, représentation des plus ignobles et des plus dégoûtantes. Les Arabes se bornent aujourd'hui à la contemplation des danseuses mauresques, plus couvertes de parures que de vêtements, et qui exécutent, au son monotone du *derbouka* (tambourin), des poses et des mouvements lubriques, dont les principaux rappellent diverses phases du rapprochement sexuel.

Si l'on réfléchit que dans les tribus et chez les Kabyles la femme va toujours la figure découverte, la pédérastie paraîtra bien plutôt déterminée par la satiété des femmes à laquelle conduit trop facilement la polygynie. Ce serait un nouvel excitant pour des imaginations prématurément blasées et pour des êtres qui traitent déjà la femme avec tant de mépris. Le Prophète a dit, ch. XII, v. 28 : « Les hommes sont supérieurs aux femmes à cause des qualités par lesquelles Dieu a élevé ceux-là au-dessus de celles-ci..... Les femmes vertueuses sont obéissantes et soumises; elles conserveront soigneusement, pendant l'absence de leurs maris, ce que Dieu a ordonné de conserver intact. Vous réprimanderez celles dont vous aurez à craindre l'inobéissance; vous les reléguerez dans des lits *à part*, vous les battrez, etc. » Un commentateur a d'ailleurs dit à propos de la sodomie :

« Gardez-vous de forniquer, car la fornication a quatre résultats :

elle fait disparaître la beauté du visage, elle prive des moyens de
vivre, elle irrite le Très-Clément et entraîne au feu éternel. »

Mais c'est encore là une « *vox clamantis in deserto.* »

« Les Musulmans ne considèrent pas les filles publiques
comme des êtres dégradés, puisqu'elles fréquentent les meilleures maisons et vont aux bains publics avec leurs propres
femmes. Ils les croient folles ou frappées d'un mauvais
esprit (1). » Les habitants des villes les fournissent d'habitude
en majorité, les femmes mariées surtout. A Blidah, le docteur
Finot a trouvé, sur 37 prostituées, 32 femmes mariées et 5
filles ; 18 avaient été poussées par la misère, 12 par les mauvais traitements. Généralement, elles se prostituent à dater de
14 ans. Sur 4,300 filles publiques inscrites en moyenne
annuelle à Alger, de 1838 à 1852, nous comptons 2,519
Musulmanes, savoir : 2,331 Mauresques et femmes arabes,
51 Mulâtresses, 137 Négresses. — A l'exemple des Bédouines
de Djeddah, les filles des *Ouled-Naïls* (sud de Médéah) font
de bonne heure profession de prostituées. Beaucoup d'Indigènes préfèrent même pour épouses des femmes qui se sont
livrées à cette existence dépravée. A *Tuggurt*, les jeunes filles
des *Ouled-Naïls* ont un endroit particulier pour leur commerce, c'est le *Drad el Guemel* (mamelon des poux) (2). Aux
environs d'*Ouergla*, on trouve de nombreux lupanars dont le
recrutement se fait parmi les belles filles du Sud. Grand nombre de pédérastes y exercent également leur dégoûtant métier.
Les *Béni-Amer* (près Sétif), les *Ouled ou Rabah'* (près Bougie), les *Arazlia* (Sahara), etc., se distinguent encore par
leur grande dissolution de mœurs. « Dans certaines tribus,
notamment chez les *Ygnifsal*, les femmes et les filles livrées
à la prostitution payent chaque année, au jour de l'an, une
espèce de patente qui ne s'élève pas à moins de cinq *douros* ;

---

(1) T. LVI des *Mém. de méd. milit.*, p. 31, D' Finot.
(2) *Revue de l'Orient*, t. II, p. 139.

cet argent est versé au trésor public. Elles cessent de payer quand elles se marient; mais cet usage n'est pas général en Kabylie (1). » Dans le désert, des Arabes ne craignent point d'exploiter leurs propres femmes pour augmenter leur avoir et parer à des nécessités pécuniaires. L'aspect infundibuliforme de l'anus chez quelques prostituées Arabes, prouve suffisamment que la sodomie est également usitée chez les deux sexes. On trouve cependant dans quelques tribus des traces de moralité sévère. Ainsi à *Ghadamès* (Sahara), quand une femme a divorcé, elle ne peut se remarier, et toute femme prostituée est immédiatement chassée de la ville (2). Le proverbe arabe dit bien :

El kheïl, oulslah, oulneça ma ietselfouch'.
Les chevaux, les armes, les femmes ne se prêtent pas.

Mais si les Arabes ne prêtent point généralement leurs femmes, ce n'est pas qu'ils y tiennent beaucoup. Un motif qui a dû favoriser la prostitution chez les Musulmans, c'est le peu de sévérité de la loi au sujet des esclaves : « Ne forcez point, dit le Koran (3), vos servantes à se prostituer pour vous gagner les biens de ce monde, si *elles désirent* garder leur pudicité. Si quelqu'un les y forçait, Dieu *leur pardonnerait* à cause de la contrainte. » Il suffit donc que ces esclaves *ne désirent pas* garder leur pudicité, pour que la prostitution se trouve établie sur une vaste échelle : or, chaque Musulman peut avoir autant de concubines qu'il en peut nourrir !! — En résumé, c'est à la facilité du libertinage public et privé qu'il faut rapporter la fréquence de la stérilité, des affections utérines, de l'impuissance, des maladies des voies urinaires, la propagation et l'invétération de la syphilis, le grand nombre d'adultères,

(1) *La grande Kabylie*, par le général Daumas, p. 47.
(2) *Le Sahara algérien*, idem. 1845
(3) Chap. XXIV, verset 33.

d'avortements, etc., cette profonde indolence acquise à la constitution arabe par de trop fréquentes déperditions séminales
et nerveuses.

Que dire des besoins intellectuels de l'Arabe ? Il est Musulman, en d'autres termes résigné (de *islam*, résignation) : ce
mot résume parfaitement le fond du caractère national, une
facile et stérilisante soumission absolue aux faits que les
croyances de la prédestination lui imposent comme de constantes émanations des décrets du Tout-Puissant. Quelle serait
donc la nécessité de scruter la nature, d'étudier ses phénomènes, de tenter un développement quelconque de l'intelligence, puisque l'intervention de la volonté divine est permanente ? Quel faible humain aurait la témérité de songer seulement à lutter contre une telle influence céleste ? « On ne secoue
pas facilement la croyance qui nous a servi de lange au
berceau, surtout quand cette croyance vous suit dans la virilité
et préside à tous les développements de votre intelligence.....
Cette permanence de conviction chez l'Arabe est néanmoins la
conséquence des conditions dans lesquelles il vit. Chez lui, les
idées de l'enfance sont celles qu'il retrouve dans le monde, à
chaque âge de la vie ; et l'instruction qu'il acquiert dans l'âge
mûr ne fait que les fortifier. Aucune lumière oblique et
inattendue ne vient éclairer ses erreurs ; et il meurt vieillard
avec ses convictions de jeune homme (1). »

Ce fatalisme, sorte de monomanie superstitieuse, est
tellement enraciné dans le caractère musulman, qu'un Arabe
ne saurait se lever, se coucher, s'asseoir, manger, faire *n'importe quoi*, sans dire : « *Bism'illah* (au nom de Dieu). » En
est-il pour cela plus religieux (2) ? non ; il sait à peine quel-

(1) Le commandant A. Richard, *études sur l'insurrection du Dhara*, 1846.

(2) De toutes les sectes musulmanes, quatre seulement sont orthodoxes, d'accord avec la
Sonna et le *Koran*, et en dehors desquelles on est hérétique. Nous n'avons en Algérie que les
Malékites (de Malek, VIII° siècle); les Turcs sont *Hanéfites* ; il y a encore les *Chaféites* et les
Hanebalistes

ques prières, suit mal et ne comprend pas davantage sa religion. « On dit qu'il y a des tribus kabyles où les gens pauvres ne craignent point de manger du sanglier. Ils boivent presque tous de l'eau-de-vie de figue fabriquée par les juifs, qui sont en grand nombre dans le pays (1). »

Nous avons, au début de cet ouvrage, esquissé en peu de mots l'état de l'instruction publique musulmane : encore l'avons-nous présentée sous le jour le plus favorable. C'est ici le lieu d'avouer que l'éducation intellectuelle de l'Arabe est à peu près nulle. A Alger, sur beaucoup d'écoles indigènes, une seulement est destinée aux jeunes filles mauresques, encore est-elle d'institution française et dirigée par une Française. Que doit-ce être dans les autres villes, à plus forte raison dans les tribus, les campagnes ! La polygamie, la précocité des unions sexuelles, l'absence de toute éducation réduisent les femmes à l'état de brutes, d'esclaves qui font des enfants, mais ne savent pas les élever. Aucune d'elles ne connaît la lecture ni l'écriture. Les occupations domestiques, la cuisine, le tissage de la laine, la confection des vêtements, le soin des animaux, voilà toute leur existence !! Cette rouille générale de l'intelligence n'est-elle point la source de toutes les misères, de toutes les souffrances physiques, de tous les vices les plus dégradants ? Elle détruit les aiguillons de l'espérance, elle paralyse toute idée d'entreprises, d'harmonisation des devoirs avec les besoins ; elle tarit tout élan de conception. Alors l'esprit, forcé de s'exercer sans but utile et convenable, s'arrête aux choses les plus futiles, les premières venues : s'il n'en trouve pas à son gré, il les invente ; de là le fond rêveur, poétique, imaginatif, désordonné de l'esprit Arabe, dont la finesse ne peut être niée, mais auquel il manque de l'étoffe, en un mot, de la pénétration. Au début de cet ouvrage, nous avons rapporté les élo-

(1) La grande Kabylie, par le général Daumas, p 55

quentes paroles du Prophète, ses belles exhortations à ses
coréligionnaires pour les encourager au travail, à l'étude.
Parmi tous les savants qui ont réitéré les mêmes conseils, nous
citerons avec plaisir *El-Syouti* (1). « Rechercher la science,
dit-il, est une obligation imposée à tout Musulman.... Celui
qui, ayant pu se livrer à l'étude de la science, ne s'y sera point
livré, et celui qui aura enseigné une science dont ses auditeurs
auront profité *lui excepté*, gémiront au jour dernier.... Lorsque l'homme meurt, ce qui vient de lui périt avec lui, trois
choses exceptées : 1° l'aumône qu'il a faite ; 2° la science
dont on retire de l'utilité ; 3° un enfant vertueux pour lequel
on adresse des vœux à Dieu..... Lorsque les Arabes seront dans
l'abaissement, l'islamisme y sera également..... » — On ne
saurait en douter, c'est l'absence de toute force morale, infusée
par une éducation solide, qui donne de la pusillanimité au
caractère arabe : manquant de base, d'appui, il flotte constamment dans les incertitudes de l'ignorance, et se jette aveuglé-
ment dans les dédales de la superstition. Cette vacillation
permanente de la crainte des châtiments célestes détermine une
forte perturbation dans l'économie, elle débilite profondément
et aboutit à l'égoïsme, à un individualisme exagéré d'où naît le
despotisme. M. le Dr Baudens (2) a rapporté le fait d'un chef des
Hadjoutes qui, dans une dispute, avait menacé du bras un vieux
marabout de Koléah ; ce dernier lui dit qu'il allait prier Dieu de
lui faire perdre ce même membre. Quelques jours après, dans
une *fantazzia*, le chef arabe a la main abîmée par l'éclat de
son fusil trop chargé. Pendant son traitement, le marabout
meurt subitement. Changeant de figure à cette nouvelle, le
blessé s'écria devant son docteur : « Le ciel, en punissant
l'auteur d'un vœu cabalistique, t'a choisi pour en réparer le
mal. » — C'est toujours le *mektoub* (écrit) ! — On le comprend

(1) Commentateur du Koran, mort en Egypte en 1505.
(2) T. XXXIX des *Mémoires de médecine militaire*, 1836.

aisément, c'est à l'alliance de cette ignorance profonde avec
une superstition facile que le *toubibe* doit certainement la
haute vénération que lui prodigue l'Arabe en toutes circonstances, et le sentiment de reconnaissance dont il paie souvent
ses soins. Mais, ce qui flattera peut-être moins les médecins,
le profond respect du Musulman pour les imbéciles et les fous
n'a pas d'autre origine...... — D'autre part, à l'inaction intellectuelle répond l'inaction musculaire. L'Arabe est indolent,
paresseux : il trouve dans la mollesse d'un repos constant une
jouissance toute épicurienne, et dans la vie champêtre, au sein
d'une nature toujours riche, toutes les satisfactions faciles de
l'esprit. Le prophète *Mohammed*, comprenant tout le danger
de cette indolence accrue par l'influence du climat, avait
prescrit : « Dans les fortes chaleurs, rafraîchissez-vous par la
prière. » Les commentateurs répétèrent : « La prière est
meilleure que le sommeil.... Beaucoup de Musulmans perdent,
en se laissant dominer par le sommeil, le mérite et les bénéfices
de la prière du matin, faite au moment canonique. » (C'est-à-
dire depuis l'apparition réelle de l'aurore jusqu'au degré le
plus avancé du crépuscule matinal.) Et malgré ces prescriptions, marquées au coin d'une grande sagesse hygiénique,
les Arabes ont l'habitude de faire la sieste, de dormir quelques
heures de méridienne. Serait-ce le peu de moyens qu'ils ont
de résister convenablement à la chaleur, l'absence d'ombrages
suffisants chez les nomades, par exemple, qui leur auraient
fait prendre et continuer cette coutume? C'est peu probable,
car dans les villages voisins des forêts, des bois, ou pourvus
d'habitations suffisantes, dans les oasis parsemées de palmiers,
l'Indigène ne manque point de se livrer au sommeil dans le
milieu et à plusieurs instants du jour. *Mohammed* a dit en
parlant du jugement dernier (1) :

(1) Koran, ch. XXV, v. 26.

« Ce jour-là les hôtes du paradis auront un beau lieu de repos et un endroit délicieux pour prendre *la méridienne*..... Célébrez Dieu à l'entrée de la nuit, et quand vous vous reposez à midi.... (1). »

Ce qui semblerait indiquer que le besoin d'un repos plus ou moins prolongé pour réparer les forces, est nécessité par le climat lui-même. Cette indolence, pour ainsi dire nationale, se trouve encore entretenue par la défense des mouvements actifs de la danse. Outre que le Prophète défend aux femmes de montrer leurs jambes,

« Que les femmes n'agitent point les pieds de manière à faire voir leurs ornements cachés (2), »

outre que la réclusion ordinaire des femmes, par suite de la jalousie maritale, les éloigne de toute distraction prise en commun dans la société, le Koran ne parle ni des plaisirs de la musique ni de ceux de la danse. Ces pratiques étaient cependant mêlées par les Egyptiens et les Juifs aux cérémonies religieuses ; et l'art des accords et la chorégraphie eussent été d'excellents moyens pour entretenir la souplesse, l'énergie musculaire, réagir contre la paresse instinctive que donne le climat, et forcer l'Indigène à jouir, par l'action même, de ces plaisirs qu'il ne goûte rarement que par la vue et l'ouïe. Toute la musique arabe se résume dans le *derbouka* (tambourin) et le *kosba* (roseau à plusieurs trous); et l'art chorégraphique n'est traditionnellement conservé que par quelques bayadères prostituées dans les cafés publics ou dans des réunions toutes particulières. Aussi, dans les fêtes, dont l'institution générale a pour but de procurer au corps comme à l'esprit un repos nécessité par les fatigues et les occupations quotidiennes, les Arabes sont assez avares de divertissements. Le vendredi (*djemda*, c'est-à-dire assemblée) se trouve affecté aux prières,

(1) Koran, ch. XXX, v. 17.
(2) Id. ch XXIV, v. 31.

et, dans les villes, à de simples visites de politesse, soit dans les familles, soit dans les cimetières. Presque jamais de distractions publiques le samedi (*sebt*, c'est-à-dire septième, sabbat des Juifs), jour consacré au repos. Le mercredi, les écoles sont fermées l'après-midi. Les fêtes principales comprennent : 1° *l'Aïd el Kebir* (la fête grande), qui dure trois jours au douzième mois ; chaque famille immole ordinairement un mouton, un bœuf ou un chameau pour la rémission des péchés ; — 2° *l'Aïd el Seghir* (la fête petite) : trois jours pendant lesquels on consacre la rupture du jeûne par de grandes réjouissances publiques et privées, poussées souvent jusqu'aux excès les plus funestes. L'influence de ces deux fêtes sur la santé publique est on ne peut plus pernicieuse. C'est ainsi qu'en 1849 la coïncidence de la première avec le choléra a été marquée sur plusieurs points par une recrudescence dans la mortalité ; — 3° *l'Aïd el Mouloud*, anniversaire de la naissance du Prophète : ce jour-là on s'asperge dans les rues avec de l'eau de senteur ; les Arabes des campagnes font beaucoup parler la poudre, et les Nègres parcourent les localités avec une musique des plus assourdissantes de *derboukas* et de *khakheub* (énormes castagnettes), et en dansant comme des fous.

Parmi les fêtes traditionnelles, il faut compter : 1° le jour de l'an, *Aïd el Achour* (fête de la dîme, des aumônes); 2° *Aïd er Rébid* (fête du printemps), marquée jadis chez les Nègres d'Oran par la promenade d'un bœuf gras; 3° *l'Aïd el Foul* (fête des fèves, dont on consacre la récolte par des réjouissances publiques), au printemps; 4° *l'Aïd el Leben* (fête du lait aigre), également au printemps, pour célébrer l'abondance du laitage à cette époque, etc. — M. Bache (1) a signalé la coutume d'allumer de grands feux et de brûler des parfums sur les terrasses, les jours du commencement de l'été ; les processions

1) *Du calendrier arabe musulman,* p. 22

faites pour appeler la bénédiction de Dieu, et, dans les époques de sécheresse, les pélerinages dans chaque tribu aux *koubbas* (chapelles) qui renferment la dépouille d'un marabout, etc. — *Mohammed* a dit :

« Toute espèce d'amusement doit être interdite comme frivole, excepté l'exercice de l'arc, le maniement du cheval et les plaisirs pris en famille. Les enfants ont le droit de demander à leurs parents qu'on leur enseigne à lire, à nager et à tirer de l'arc.... O croyants, les jeux du hasard sont une abomination inventée par Satan ; abstenez-vous-en, et vous serez heureux (1). »

Le Prophète, en bornant aux assemblées religieuses les réunions plus ou moins nombreuses des fidèles, aurait-il voulu éviter les querelles, les dissensions et leurs conséquences auxquelles ne manqueraient pas de prédisposer l'influence climatérique, le tempérament bilieux, et l'absence de toute éducation morale ? Nous verrons plus loin comment l'exercice est actuellement compris chez les Arabes. Bornons-nous à dire ici que leurs goûts sont extrêmes ; ou le repos complet avec le sommeil, les enivrements du *hachich*, du tabac, le café, les parfums, l'opium, les contes, etc.; ou bien les courses agitées et fougueuses des *fantazzias*, des chasses, des simulations de la guerre. Pas de terme moyen, pas de promenades tranquilles. Les Indigènes algériens pratiquent cette devise des Indiens : « Le repos est le but de toutes choses, la félicité suprême ; l'inaction est l'état parfait à atteindre. » Ne nous étonnons pas alors que la terre soit peu cultivée, et que les derwiches, les moines, les marabouts pullulent dans de telles contrées, où l'orgueil devient le fils naturel de la paresse.

Somme toute, l'indolence nationale, poussée jusqu'à l'immutabilité en matière de coutumes, de mœurs, engendre un état stationnaire qui entretient l'oisiveté, n'aboutit qu'au

(1) Koran, chap. V.

règne des sens et des voluptés brutales. Ce n'est plus une vie comme les lois naturelles, morales, la permettent et la veulent : c'est une pure et simple végétation. « La mollesse et l'oisiveté blessent également les règles de la piété et les devoirs de la vie civile, et le citoyen inutile n'est pas moins proscrit par l'Evangile que par la Société (Massillon). » Les facultés, les sentiments, sans cesse étreints dans les lourdes chaînes des préjugés, ne sauraient être gouvernés par l'individu qui obéit à une direction despotique, car le cri de la raison est sans cesse étouffé par le cri de l'habitude et de la tradition. Chez tous les peuples, les mœurs, les usages, les coutumes précèdent les lois, et ces dernières ne sauraient être progressivement modifiées chez une nation tout entière au climat et aux passions. L'influence de cette indolence climatérique sur la mortalité ne saurait être récusée. « La mortalité parmi les zouaves, écrivait en 1834 leur chirurgien-major (1), est moindre proportionnellement que parmi les autres corps de l'armée, ce que j'attribue à la vie active que mènent ces hommes, ainsi qu'à l'usage du café. »

3° *Besoins sociaux.* — L'Arabe, a-t-il été dit plus haut, est égoïste, dès-lors rusé, circonspect, fourbe, hypocrite, menteur, hautain, vindicatif (2), méchant, flatteur, porté au vol et à la destruction. Comment serait-il susceptible d'amitié, d'amour ? Obligé de surveiller des femmes constamment en querelle, de faire régner la tranquillité dans ce troupeau polygynique qu'il commande d'autant plus en despote que la tente, le gourbi, la chétive baraque en terre sont insuffisants pour cloîtrer l'existence domestique, il est naturellement jaloux. Visitez les villes, vous n'y trouverez pas une seule Mauresque tenant boutique, fesant un commerce public. Dans les tribus, l'Indi-

---

(1) Dr GAILLARD, t. XXXVII des *Mém. de méd. milit.*

(2) Les Arabes disent que les habitants du Sahara doivent leur méchanceté et leur cruauté à l'usage de la chair de chameau, animal qui passe pour traître et très malin

gêne se rend-il au marché avec une de ses femmes, il choisit la plus vieille, la plus décrépie, de crainte qu'une autre n'inspire des désirs. Cette jalousie, cet orgueil despotique, qui ont créé les gynécées des Grecs, les harems et les sérails dans l'Orient, maintiennent la femme dans la condition la plus abjecte, et contrastent singulièrement avec la liberté modérée qu'elle obtient dans d'autres contrées, où elle se trouve par cela même plus respectée. Mal élevé, peu galant, puisqu'il ne voit que le côté physique de l'amour et qu'il donne tout à la sensation au détriment du sentiment, l'Arabe accorde à sa passion toute la brutalité et l'égoïsme de son caractère ; c'est de la fureur génitale proprement dite, aiguillonnée par un farouche amour-propre. Certainement il se montre plus fier de ses chevaux que de la jeune et la belle fille qu'il vient d'acheter. Il est permis de donner cours à toute admiration pour quelques vestiges de poésie très riche, très colorée, que l'on retrouve dans les chants arabes; mais, outre que de telles œuvres ne sortent guère plus du cerveau de nos Indigènes actuels, ils n'en sentent réellement point le même charme, ils ne leur accordent point la même valeur passionnée que nos mœurs, nos goûts nous y font trouver. Ne faisons pas, ne voyons pas les Indigènes plus poétiques qu'ils le sont, et ils le sont fort peu en réalité.

Est-ce à la vanité ou à la paresse qu'il faut rapporter le peu de soins de l'Arabe pour la propreté du corps, des vêtements, de l'habitation, etc.? A peine trouve-t-on des cuillères en bois pour manger le couscouss ; les Indigènes riches et les étrangers s'en servent seuls. La viande se déchire avec les doigts de chacun. La fourchette n'a pas encore reçu ses lettres de naturalisation chez les Arabes. L'eau à boire se sert dans un vase commun, etc.

CHAPITRE II.

HYGIÈNE PUBLIQUE.

Il semble bien difficile, bien délicat surtout, de juger impartialement les pratiques d'hygiène d'un autre peuple, car quelque soin, quelqu'attention soutenue qu'on y apporte, il n'est pas toujours aisé de se rendre un compte scrupuleusement exact des nécessités, des motifs de tel ou tel précepte, et l'on doit regarder comme presqu'impossible de se mettre complètement à la place d'une population dont la situation climatérique, les croyances religieuses, les habitudes offrent tant de contrastes avec celles dans lesquelles nous avons été élevés et dans lesquelles nous avons grandi. « Ce qui est hors des gonds de la coustume, a dit Montaigne, on le croit hors des gonds de la raison. » — « Tous les étrangers ne sont point barbares, observe Labruyère (1), et tous nos compatriotes ne sont pas civilisés..... Avec un langage si pur, une si grande recherche dans nos habits, des mœurs si cultivées, de si belles lois et un visage blanc, nous sommes barbares pour quelques peuples. Si nous entendions dire des Orientaux qu'ils boivent ordinairement d'une liqueur qui leur monte à la tête, leur

---

1 *Caractères et mœurs ce siècle*, ch. XII.

fait perdre la raison et les fait vomir, nous dirions : Cela est bien barbare, » C'est pénétré de telles grandes vérités que nous avons abordé l'examen des coutumes hygiéniques des Indigènes musulmans de l'Algérie.

Dès l'origine des nations, l'on a senti la nécessité de placer dans les attributions d'une autorité forte, pure, et, par conséquent, respectable aux yeux de tous, l'initiative et la surveillance des devoirs que les intérêts sanitaires publics et privés exigeaient impérieusement de chaque membre de la société. Tout naturellement, le pouvoir religieux se trouva chargé de ce soin, et ses premiers préceptes n'en furent que plus légitimes aux yeux des masses par le caractère sacré, divin, qu'ils empruntaient à cette origine (1). *Mohammed* le comprit parfaitement, et agit avec une profonde sagesse lorsqu'en donnant des conseils et des obligations à un peuple entraîné vers les excès par l'ignorance et sans doute aussi par un climat brûlant, il fusionna intimement la loi civile et religieuse dans un code unitaire, présenté comme une révélation céleste. A vrai dire, le Koran, c'est la matrice physique et morale du Musulman envisagé soit comme peuple, soit comme individu; de là, répétons-le, l'utilité de sa méditation. Seulement, on devra remarquer que le fond de toutes les mesures d'hygiène qu'il renferme sont moins le produit des nécessités climatériques réelles que celui de la position particulière sociale, commerciale, misérable, des habitants de l'Arabie. Comme l'a fait observer avec justesse M. Carette (2), la religion musulmane est l'ouvrage d'un chamelier.

Il ne suffit cependant pas à un peuple d'avoir des lois, de leur obéir : il faut encore qu'il comprenne l'importance, la

(1) Si Moïse et Numa invoquèrent l'influence divine, Lycurgue parle au nom de la patrie, Hippocrate au nom de la nature.

(2) *Commerce de l'Algérie méridionale*, p. 124

valeur, le but, la raison de ces lois, sans quoi il les exécutera en aveugle, par pure forme, et l'intention du législateur se trouvera manquée. C'est l'inconvénient des codes civil et religieux mélangés entr'eux : là où la *foi domine tout*, il n'y a plus de part pour la raison et l'intelligence des actes; on n'obéit plus qu'automatiquement à la tradition, qu'aux ordres de Dieu. La fatalité a tellement faussé le regard qu'on ne sent plus le côté rationnel ou opportun des choses. On a dit que les religions étaient faites pour les climats; c'est une question. La religion doit être adaptée aux mœurs, au progrès de la civilisation des peuples. Le Christianisme en effet, dont le berceau fut la Palestine, régna longtemps en Asie et règne aujourd'hui en Russie.

Nous examinerons aussi complètement que possible toutes les dispositions d'hygiène publique et privée que contient la loi musulmane. On remarquera le minutieux des détails dans lesquels elle est entrée, et nous ne pouvons en donner une meilleure preuve qu'en citant le passage relatif aux prières en commun :

« Pour la prière du midi, si les fidèles réunis attendent encore d'autres fidèles, ils feront mieux de retarder la prière jusqu'à ce que l'ombre des objets en ait égalé le quart de la longueur et même davantage, surtout quand on veut éviter la grande chaleur du jour..... Excepté les cas de chaleur ou de froid, ou de trop grandes inégalités du sol, la loi blâme de faire les prosternations sur un vêtement étalé pour cela par terre.... Il est blâmable encore en cas de froid, par exemple, de faire les prosternations en appuyant la tête sur les reliefs ou tours du turban, ou sur l'extrémité de la manche ou de toute autre partie du vêtement (1). »

De telles recommandations peuvent paraître puériles; mais

(1) *Si Khelil*, t. 1, chap. II, p. 35, p. 155, etc.

pour les esprits sérieux, qui tiendront compte de l'ignorance
générale du peuple musulman et des influences climatériques
variées dans lesquelles il vit, certainement les circonstances
détaillées prévues par l'autorité religieuse méritent des éloges.
Un fait irrécusable, c'est que l'hygiène publique révèle, dans
tout l'éclat de la vérité, le degré de civilisation d'un peuple.
Vue dans le Koran et les commentateurs, c'est-à-dire dans ses
détails officiels, celle de la nation arabe est admirable ; mais,
vue en pratique, dans l'application, quel contraste ! Ce que les
coutumes indigènes offrent aujourd'hui à notre examen ne
répond guère aux institutions d'un passé peu éloigné. Ainsi,
pour ne citer qu'un fait, il n'y a pas deux siècles on comptait
à Alger 62 bains, dont les deux plus beaux avaient des chambres garnies pavées de marbre, avec des tuyaux par où l'on
fesait couler de l'eau chaude et de l'eau froide (1). On trouverait à peine aujourd'hui, dans cette capitale, quelques échan-
tillons convenables de ces utiles établissements, et encore dans
quel état !!! — Il ne faut donc point s'attendre à rencontrer
chez les Arabes cette organisation tutélaire et toute naturelle
d'une autorité qui s'occupe de pensée ou de fait, de la qualité
des denrées alimentaires, des conditions de salubrité de la
voierie et des édifices publics, de la disparition des foyers
d'émanations dangereuses, de l'atténuation des ravages annuels
des épidémies, de la variole, par des moyens prophylactiques,
de l'emplacement convenable des tribus, des villages, de l'administration des premiers secours destinés à arrêter les progrès
d'affections désastreuses et à calmer en même temps le moral
de populations facilement effrayées (2), etc. Quelques-unes de
ces graves questions, indiquées et résolues dans la loi musul-

(1) *Relation universelle de l'Afrique anc. et mod.*, par De La Croix, 1688, t. II, p. 50.

(2) Aussi l'Afrique septentrionale a-t-elle toujours eu sa large part dans la pathogénie des
épidémies. Voyez, à ce sujet, Dr Gevax, *Histoire chronologique des épidémies du nord de
l'Afrique, depuis les temps les plus reculés jusqu'à nos jours*, Alger, 1852.

mane, n'ont actuellement aucune ressource d'application précise, de solution réalisable.

Quand on examine les idées qui ont dominé les civilisations antique et moderne, on découvre aisément deux principes bien tranchés. Le Paganisme, prenant pour point de départ le perfectionnement physique, s'imprégnait d'un cachet matérialiste qui se reflétait dans l'éducation presque spéciale du corps. Le Christianisme, au contraire, cherchant à subordonner d'une manière assez exclusive la matière à l'esprit, a imposé comme devoir la lutte constante contre le corps au moyen des jeûnes, des mortifications variées, de la vie monastique, etc. Et, cependant, la santé morale et la santé physique combinées, peuvent seules engendrer cette harmonie fonctionnelle, base du bonheur réel et de la vertu. Entre les deux systèmes précités, et dont l'exagération des tendances serait tout-à-fait contraire aux vœux de la création, la vérité et la raison ne feraient-elles pas un devoir de placer le Mahométisme, qui a cherché *de son mieux* à concilier les droits et les devoirs du corps avec les droits et les devoirs de l'esprit ? Les pages qui vont suivre prouveront peut-être que le Prophète *Mohammed* sut, avec une merveilleuse sagesse, imposer à son peuple un système d'éducation dans lequel les appétits matériels et intellectuels *devaient* trouver une égale satisfaction, telles que l'organisation complète de l'homme l'exige, telle surtout que les temps, les lieux, les hommes le comportaient et l'exigeaient *à l'époque de l'hégyre*. La glorieuse page, que conquit bientôt la nation arabe dans l'histoire du monde, en serait la preuve la plus éclatante. On ne devra donc pas attribuer à l'influence du dogme religieux le triste état actuel de l'hygiène chez les Arabes. Le Musulman, abandonné par des princes ambitieux et inhabiles, a dû oublier que si Dieu a créé des lois qui président en particulier aux diverses fonctions de l'économie humaine, il a donné en même temps à l'homme une intelli-

gence pour les modifier, les diriger convenablement selon les
intérêts de la race, de la nation et de l'individu.

Toutes les questions de chiffres, de statistiques, si intéressantes et si utiles pour le législateur qui leur demande le
criterium des institutions sociales, ont été jusqu'ici complètement insolubles chez les populations musulmanes. Le
fervent disciple du Koran est trop jaloux du profond mystère
dans lequel il enfouit les secrets de son existence et de sa vie
domestique, pour permettre la moindre investigation domici-
lière, le moindre renseignement, même oral, sur sa famille.
C'est un moyen pour lui d'échapper à l'autorité despotique
qui a toujours pesé si lourdement sur ses intérêts, et si souvent
au simple titre de caprice et de vexation. Aussi veut-il que l'on
respecte son foyer, qu'aucun regard étranger ne parvienne
jusqu'à ses femmes, que son intérieur soit comme un abri
sacré dans lequel il puisse méditer et braver en sûreté la
vengeance d'un chef abhorré, ou aiguiser de nouveaux traits
contre ses injustices. Tout dénombrement lui répugne, en un
mot. L'état-civil est donc tout à importer dans les mœurs
musulmanes. L'Arabe ne sait même pas le temps écoulé depuis
sa naissance. Il y a peut-être une autre raison qui fait que les
recherches statistiques ont toujours répugné aux Mahométans;
c'est un préjugé qui aura bien pu leur être transmis par
les Hébreux. Ce dernier peuple ne fût-il pas, d'après l'histoire,
frappé d'une peste des plus meurtrières parce que David avait
fait son dénombrement? Le Judaïsme a très souvent inspiré
Mahomet, il ne faut pas l'oublier. On lit dans une relation
sur les établissements hollandais en Asie (1), par le capitaine

----

(1) *Annales maritimes*, août 1851.

de corvette Dubouzet : « On n'a pas osé jusqu'ici, dans la crainte de trop froisser les préjugés du peuple, établir un état-civil pour les Indigènes. Les Javanais, comme tous les Mahométans, ignorent donc leur âge, et le gouvernement se trouve ainsi privé du meilleur moyen qu'il aurait pour établir un recensement exact de la population. » Les Arabes et les Kabyles, comme l'a fort bien dit M. Carette (1), naissent et meurent sans que la société à laquelle ils appartiennent éprouve, en aucune façon, le besoin d'ouvrir un compte des profits et pertes.

La naissance d'un enfant mâle est un jour de fête pour la famille chez les Arabes, et pour toute la tribu chez les Kabyles. La venue d'une fille semble à peine remarquée. Cette coutume existait aussi chez les Hébreux, qui prétendaient que la femme qui met au monde un garçon reste impure trente-trois jours, et soixante-six jours si elle fait une fille. Du reste, *Mohammed*, qui abolit l'usage de sacrifier les enfants aux idoles, défendit aussi l'ancienne habitude d'enterrer vivantes les jeunes filles, coutume amenée par la crainte de la misère, du déréglement moral ou de la captivité. « Nous vous avons délivrés, dit le Koran (2), de la famille de Pharaon, qui vous infligeait de cruels supplices ; on immolait vos enfants et l'on n'épargnait que vos filles.... » Si l'on se rappelle, ajoute M. Kasimirski dans la traduction du Koran, que les Arabes idolâtres regardaient comme une calamité la naissance d'une fille, on avouera qu'on ne pouvait jeter plus de défaveur sur un prince idolâtre et impie (dont Pharaon est le type), qu'en insistant sur cette espèce de préférence donnée aux filles sur les garçons.

La diminution de la population musulmane, en Algérie, paraît un fait certain. Ainsi, Alger avait 75,000 habitants au

(1) *Études sur la Kabylie*, t. I, p. 486.
(2) Ch. II, v. 46.

commencement du XVIII° siècle, et 35,000 seulement en 1830. En 1838, des investigations, forcément incomplètes il est vrai, en évaluaient le chiffre à 12,300; au 31 décembre 1852, il se réduit à 10,675. — La seule ville de Blidah, d'après Schaw, avait, en 1710, 20,000 habitans ! — La ville de Tlemcen a eu, dit-on, 200,000 habitants; on y a même compté au X° siècle 160,000 maisons habitées, et il y existait un grand marché pour la poudre d'or. D'après le docteur Cambay (1), cette ville aurait aujourd'hui de 7 à 8,000 Indigènes. — Mascara et ses faubourgs renfermaient autrefois, disent les Arabes, autant de familles qu'on compte de grains de raisin dans les vignes qui l'environnent. Le docteur Haspel (2) ajoute que sa population actuelle est de 2,682 Indigènes. — On trouve à peine 800 Musulmans à Milianah ! etc. Ainsi donc, la population indigène est loin d'être condensée en Algérie. D'après M. Renou, en y comprenant les villages d'*El Goléa*, d'*Oualdn* et la tribu des *Chamba*, elle aurait une superficie de 4,700 myriamètres carrés, et serait moindre d'un dixième seulement que la France. La population indigène de l'Algérie, au 1er janvier 1852, était de 2,450,000 âmes. Le Sahara comprendrait, d'après M. O. Maccarthy, 500,000 habitants environ, et le Tell 2,000,000, ce qui donnerait un peu plus de 14 individus par kilomètre carré. Or, le département de France le moins peuplé en a 24 ! (3) L'Algérie serait donc huit fois moins peuplée que la France ! En Turquie, la proportion est de 324 individus par lieue carrée de 25 au degré; dans l'Amérique méridionale, de 24 seulement; en Chine, de 1,172; dans l'Egypte cultivée, de 1,767.

Dans l'impossibilité d'un calcul complet concernant les

(1) T. XXXXII des *Mém. de méd. milit.*

(2) T. VIII de la 2° série des *Mém. de méd. milit.*

(3) *Annuaire de l'Algérie pour* 1854, p. 72.

rapports des naissances aux mariages, des décès à la population, etc., puisque d'autre part nulle trace d'état-civil n'existe
encore dans les tribus et villages, nous allons tenter un aperçu
restreint du même travail pour ce qui concerne seulement les
Arabes habitant les territoires occupés par les Européens.
Ainsi, au 31 décembre 1852, le nombre des Musulmans
(citadins et population flottante) existant dans les cercles et
districts français de l'Algérie, comprenait 100,344 individus,
savoir :

$$
\begin{array}{lr}
\text{Province d'Oran} \dots\dots\dots & \text{21,585.} \\
\text{Id.} \quad \text{d'Alger} \dots\dots\dots & \text{35,133.} \\
\text{Id.} \quad \text{de Constantine} \dots & \text{43,626.}
\end{array}
$$

Ces 100,344 Arabes, décomposés par sexe, donnent :

$$
\left.
\begin{array}{l}
\text{Hommes.} \left\{ \begin{array}{lr} \textit{Beldi} \ (1) \dots & \text{25,077.} \\ \textit{Berrani} \ (2). & \text{6,311.} \end{array} \right\} \text{31,388.} \\[1.5em]
\text{Garçons.} \left\{ \begin{array}{lr} \textit{Beldi} \dots\dots & \text{20,298.} \\ \textit{Berrani} \dots & \text{2,770.} \end{array} \right\} \text{23,068.}
\end{array}
\right\} \text{54,456.}
$$

$$
\left.
\begin{array}{l}
\text{Femmes.} \left\{ \begin{array}{lr} \textit{Beldi} \dots\dots & \text{27,593.} \\ \textit{Berrani} \dots & \text{1,580.} \end{array} \right\} \text{29,173.} \\[1.5em]
\text{Filles} \dots \left\{ \begin{array}{lr} \textit{Beldi} \dots\dots & \text{15,801.} \\ \textit{Berrani} \dots & \text{914.} \end{array} \right\} \text{16,715.}
\end{array}
\right\} \text{45,888.}
$$

D'où l'on conclurait qu'en général il y a plus d'individus
du sexe masculin que du sexe féminin dans la population
arabe. En séparant les *Berrani* des *Beldi,* et ne calculant que
d'après ces derniers dont la position *fixe* rend les chiffres plus
positifs, on arrive à un résultat identique. Ainsi :

(1) *Beldi,* c'est-à-dire de la ville, citadins.

(2) *Berrani,* c'est-à-dire du dehors, population flottante.

	Hommes..	25,077.			
Beldi.	Garçons...	20,298.	Total..	45,375	du sexe masc.
	Femmes..	27,593.			
	Filles....	15,801.	Total..	43,394	du sexe fém.

Comparant enfin les chiffres des garçons et des filles dans les deux statistiques précédentes, soit les *Beldi* isolés, soit les *Beldi* et *Berrani* mis en parallèle, on obtiendrait encore un chiffre supérieur pour les garçons. Ainsi :

Beldi.........	Garçons.......	20,298.
	Filles.........	15,801.
Berrani.....	Garçons.......	2,770.
	Filles.........	914.

Garçons	Beldi...	20,298.	Filles	Beldi...	15,801.
	Berrani.	2,770.		Berrani.	914.
	Total..	23,068.		Total..	16,715.

La différence pourrait être évaluée à un dixième environ en faveur du sexe masculin ; or, en France, elle est d'un seizième, d'après l'Annuaire du bureau des longitudes.

Interrogeons d'autres sources plus restreintes encore, il est vrai, mais aussi plus irréprochables. Depuis le commencement de 1844 (1) au 1er janvier 1854, il est né à Alger, sur 2,828 enfants, 1,449 garçons et 1,379 filles, c'est-à-dire que le chiffre du sexe mâle est toujours supérieur.

Par identité de conditions climatériques, examinons l'état-civil des Israélites de la même ville (2). Ils ont eu depuis 1836 au 1er janvier 1854, sur 3,069 naissances, 1,583 garçons et 1,486 filles. Même résultat que ci-dessus. — En définitive, il naîtrait donc plus de garçons que de filles dans la population musulmane de l'Algérie, soit chez les citadins, soit chez les

(1) Époque à laquelle l'état-civil a été établi chez les musulmans d'Alger.
(2) Établi depuis 1836

gens du dehors. — D'un autre côté, M. Thévenot (1) est arrivé à des résultats contraires pour la population indigène du Sénégal, et MM. Martin et Foley (2) ont conclu de leurs recherches sur la population européenne d'Alger : « Alger plus que la France est favorable à la procréation des enfants du sexe féminin. » — Ces désaccords ne pourront trouver d'explication et de solution définitive que dans une statistique plus étendue, plus exacte dans ses éléments. Toutefois, d'après les chiffres ci-dessus, on peut, ce nous semble, penser avec M. le docteur Lévy (3) : « C'est à tort que l'on a considéré la polygamie des Orientaux comme une cause d'accroissement des naissances féminines. »

Il serait sans doute bien intéressant de rechercher quelle a pu être ici l'influence de l'âge des parents, du nombre de leurs mariages, sur le sexe de l'enfant, — d'examiner quel sexe domine dans les plaines, dans les pays montagneux, dans les régions du littoral ou du Sahara, quelle est la proportion des naissances et des sexes dans les diverses phases de l'âge de la fécondité, etc. Mais les éléments d'un tel travail manquent complètement et manqueront probablement d'ici longtemps encore, malgré tout le soin et l'intelligence qu'apportent dans les détails de l'état-civil musulman les diverses autorités chargées de l'administration des Indigènes. Nous pouvons toutefois reconnaître que la proportion, indiquée plus haut dans les deux sexes, se retrouve formulée dans le même sens quand on les examine dans chacune des trois provinces. Ainsi :

Pr. d'Alger....	Hommes..	8,440.	}	18,701.
	Garçons...	10,261.		
	Femmes..	9,815.	}	16,432.
	Filles....	6,647.		

(1) *Traité des maladies européennes dans les pays chauds.*
(2) *Histoire statistique de la colonisation algérienne,* p. 64.
(3) *Traité d'hygiène publique et privée,* t. II, p. 517.

Pr. de Constantine.
{
Hommes.. 16,473.
Garçons... 8,077. } 24,550.
Femmes... 12,834.
Filles.... 6,245. } 19,076.
}

Pr. d'Oran......
{
Hommes.. 6,475.
Garçons... 4,730. } 11,205.
Femmes... 6,527.
Filles.... 3,853. } 10,380.
}

Quelle est la part des saisons dans les naissances arabes ? L'examen des 1,199 naissances signalées dans la population musulmane d'Alger, pendant les quatre années 1850, 1851, 1852, 1853, fait tout d'abord constater que l'année se trouvait nettement tranchée en deux saisons au point de vue des conceptions. Ainsi, d'octobre à mai, les naissances seraient bien plus fréquentes. On obtient, en effet, en :

Octobre,	—	novembre,	— décembre,	— janvier,	— février,	— mars,	— avril.
113 naiss.		107.	102.	137.	123.	113.	109.

Total, 804 naissances sur 1,199, c'est-à-dire les 2/3, tandis que les autres mois ne présentent que 395 naissances, savoir :

Mai,	—	juin,	— juillet,	— août,	— septembre.
82.		68.	92.	73.	80.

Ce qui revient à dire que le maximum des conceptions aurait lieu depuis février jusqu'à la fin d'août. Ces faits semblent concorder avec les observations de MM. Martin et Foley (loc. cit. p. 68), et d'après lesquelles, à Alger, le maximum des naissances aurait lieu en hiver et janvier (d'où le maximum des conceptions au printemps et au mois de mai), et le minimum des naissances en été, au mois d'août, d'où le minimum des conceptions en hiver. D'autre part, des différences assez curieuses résultent de la comparaison de ces 1,199 naissances au point de vue du sexe. De mai à octobre, les naissances que nous venons de signaler comme moins fréquentes comprennent

un nombre à peu près égal d'individus des deux sexes......
202 naissances mâles contre 193 du sexe féminin ; tandis que
l'autre époque, d'octobre à fin avril, se remarque par de
grandes inégalités dans les naissances de tel ou tel sexe. Ainsi,
les enfants mâles naîtraient de préférence en janvier (81) et
février (76); ceux du sexe féminin, en mars (63), avril (59) et
novembre (61). En d'autres termes, les mois les plus favorables à la conception des individus mâles seraient mai et juin ;
et, pour le sexe féminin, ceux de juillet, août et mars.....

La question des mariages dans leurs rapports avec les naissances, les décès et les divorces, ne saurait être encore susceptible d'un examen sérieux. Il est certain que la mortalité
extrême qui sévit sur la population arabe nomade et celle
qui habite les montagnes, notamment par suite d'épidémies
désastreuses et d'absence complète de traitements convenables, doit pousser les Indigènes à augmenter le nombre des
unions conjugales, et, par suite, celui des naissances. Ce sera
une étude bien intéressante que l'examen de l'influence progressive de la civilisation sur les mariages musulmans, et, par
conséquent, sur la population. On ne peut douter, en effet,
que le bien-être, soit privé, soit public, moral et matériel,
que le contact français prolongé infiltrera dans les coutumes,
habitudes, éducation, idées, en un mot dans l'existence des
Arabes, réformera peu à peu les usages polygyniques. Il est
permis de le prévoir, si l'on en juge d'après des résultats de
ce genre signalés dans la classe israélite d'Alger. Depuis 1844
jusqu'à ces derniers temps, les naissances ont toujours diminué
chez les Juifs, et MM. Martin et Foley (loc. cit. p. 76) n'hési-
tent pas à en rapporter la cause à l'extinction lente, puis
complète, du divorce. Voici, toutefois, ce que les chiffres officiels nous apprennent concernant les mariages et les divorces,
de 1847 à 1852, pour la population musulmane des trois
provinces de l'Algérie :

Années.	Province d'Alger.		Prov. de Constantine.		Province d'Oran.	
	Mariages	Divorces.	Mariages	Divorces.	Mariages	Divorces.
1847	443	471	442	375	115	69
1848	424	409	533	247	97	40
1849	320	349	834	275	502	244
1850	462	360	968	411	400	252
1851	409	339	858	523	295	229
Totaux.	2,058	1,928	3,605	1,831	1,409	834

D'autre part, si nous consultons les chiffres offerts par les Musulmans d'Alger en particulier, nous ne voyons guère que dans ces quatre dernières années il y ait eu tendance à diminution. Les divorces et mariages en 1850, 1851, 1852 et 1853, donnent, en effet, les résultats suivants :

	Janvier.	Février.	Mars.	Avril.	Mai.	Juin.	Juillet.	Août.	Sept.	Octobre.	Nov.	Déc.
Mariages.....	88	95	115	99	103	68	57	94	94	84	94	73
Divorces......	79	64	59	88	68	49	64	85	73	70	97	49

Ce rapprochement statistique semblerait prouver :

1° Que les mariages sont plus fréquents au printemps, précisément à l'époque à laquelle a été rapporté plus haut le maximum des conceptions ;

2° Que la période de l'été, qui donne le moins de divorces, donne aussi le moins de mariages ;

3° Que plus on se rapproche de l'hiver, plus les divorces et les mariages s'opèrent dans des proportions égales.

Nous manquons de bases convenables pour établir le rapport des décès à la population ; nous savons seulement qu'en 1844 il était, pour les Musulmans de toute l'Algérie, de 3,24, et, pour les Européens, de 4,29 ; en 1845, id., 4,08, id., 4,55.

Il convient de faire remarquer que dans la première de ces années (1844), la mortalité a frappé de préférence les jeunes sujets. Ainsi, à Constantine, les enfants musulmans figuraient pour les deux tiers des décès de la ville. MM. Martin et Foley (loco cit., p. 170) ont prouvé, du reste, que chez les enfants mahométans d'Alger, les six premiers mois de la vie absorbent plus du septième des décès ; l'âge de six mois à deux ans et demi en absorbe très près de la moitié ; de deux ans et demi à huit ans, la mortalité décroît sensiblement, et cette décroissance s'observe jusqu'à la vingtième année.

Voici un petit tableau qui, bien incomplet sans doute, mais comprenant à peu près tous les documents officiellement publiés (1) sur la mortalité de la population musulmane des trois provinces, démontrera suffisamment combien le chiffre des enfants des deux sexes est élevé comparativement aux décès des âges plus avancés :

(1) *Tableau des établissements français en Algérie*, publié par le ministère de la guerre.

LOCALITÉ ou PROVINCE.	ANNÉES.	MORTALITÉ DES		
		HOMMES.	FEMMES.	ENFANTS des 2 sexes.
Ville d'Oran.	1838	13	22	37
	1839	13	9	31
	1840	17	16	34
	1841	20	17	47
	1842	39	13	72
	1843	70	15	33
	1844	19	12	33
	1845	18	10	44
Ville de Mostaghanem. . .	1838	21	17	23
	1839	28	13	13
	1840	14	5	9
	1841	16	12	39
	1844	9	2	9
	1845	9	8	22
Province d'Oran.	1847	122	112	247
	1848	106	96	141
	1849	889	831	1031
	1850	433	323	520
	1851	992	687	1577
Ville de Bône.	1839	48	31	79
	1840	71	27	49
	1841	75	22	47
	1842	84	37	125
	1843	48	26	69
	1844	73	22	88
Ville d'Alger.	1838	221	152	198
	1839	296	193	349
	1840	265	203	389
	1841	266	227	438
	1843	250	162	335
	1844	201	158	299
	1845	213	248	349
Province d'Alger.	1847	354	239	600
	1848	229	168	492
	1849	471	368	667
	1850	584	400	546
	1851	322	267	514
	Totaux....	6,669	5,065	9,463

Si nous étudions maintenant le nécrologe des Musulmans
d'Alger pendant les quatre dernières années (1850, 1851,
1852, 1853) au point de vue des saisons et du sexe, nous
observons que : 1° les chiffres de mortalité étant, pour ces
années réunies, de :

Janvier.	Février.	Mars.	Avril.	Mai.	Juin.	Juillet.	Août.	Sept.	Octobre.	Nov.	Déc.
201	196	238	217	160	183	189	202	183	243	327	254

les décès sont plus nombreux en octobre, novembre et décembre, époque correspondante à la saison des pluies ; puis,
qu'ils diminuent en janvier et février, reprennent de la fréquence en mars et avril, et diminuent de nouveau en mai,
juin, juillet et août ;

2° Que ces mêmes chiffres, comparés à ceux des naissances,
sembleraient établir que la même époque hibernale se remarque
par une plus grande fréquence dans les naissances et la mortalité, et que la période de mai à octobre comporte moins de
naissances et moins de décès ;

3° Que, pour ce qui concerne le sexe, les 2,593 décès constatés pendant ces quatre dernières années atteignent 1,396
individus du sexe masculin, et 1,197 du sexe féminin, savoir :
624 garçons, 508 filles, 772 hommes et 689 femmes.

Les mauvais traitements que subit la femme arabe sous la
férule conjugale, les avortements si fréquemment déterminés
par la jalousie, les maladies aggravées par les privations de
toute espèce, doivent rendre assez élevé le chiffre des
morts-nés.

La question de la mortalité amène naturellement celle des
épidémies, à la présence desquelles la nécrologie doit des nom-

bres accidentellement considérables. Si l'Arabe n'a point la pellagre des Italiens, le dragonneau du littoral de la Mer-Rouge, il se voit plus mal partagé par des affections endémiques, souvent très léthifères : les affections intestinales et hépatiques, la dyssenterie, les rhumatismes, la grippe, la coqueluche, l'éléphantiasis, la variole, les fièvres typhoïdes, les maladies syphilitiques et cutanées, les fièvres intermittentes, le chancre de *Biskra*, etc. Peut-on oublier que la peste, et très probablement sous ce nom le choléra, a sévi sur le nord de l'Afrique dans les années 151 avant J.-C., 161 après l'Ère chrétienne, 269, 542, 1348, 1550, 1560, 1678, 1705, 1752, 1784, 1785, 1799, et le choléra-morbus en 1835, 1849, 1850, 1851 (1) ? Ne faut-il pas mentionner aussi les affections ophthalmiques si nombreuses, dégénérant avec tant de facilité, par défaut de soins surtout, en maladies incurables, en infirmités aussi graves que dégoûtantes, et devant avoir également une influence marquée sur la mortalité de tous les âges ?

Les causes principales de tous ces accidents endémo-épidémiques seront indiquées, autant que possible, aux divers paragraphes consacrés plus loin à l'étude nosologique des organes qu'elles atteignent le plus particulièrement. Toutefois, nous pourrions les examiner ici sous des points de vue très généraux. Ainsi : Les Indigènes de l'Algérie sont-ils dans des conditions favorables au développement des maladies épidémiques ? Certainement *oui*, si l'on remarque que leur hygiène générale est presque nulle ; ils ne font rien pour éviter et éloigner les amas de matières végétales et animales ; leur alimentation est insuffisante ; leurs habitations mauvaises, humides ; la précocité des mariages et les excès vénériens débilitent profondément, etc. — Certainement *non*, si l'on observe qu'ils

(1) Voyez l'*Histoire chronologique des épidémies du N. de l'Afrique depuis les temps les plus reculés jusqu'à nos jours*, par le Dr Guyon (*Moniteur algérien*). — Voyez aussi mon *Rapport sur le choléra en Algérie en 1849, 1850 et 1851*, Alger, 1851.

n'ont pas d'industries manufacturières ; que leur régime est
simple, leur vie généralement peu active ; que l'existence au
grand air et par petites agglomérations dispense les masses
des inconvénients et dangers des grandes et populeuses cités ;
que le triste état de l'éducation publique et privée n'énerve
point de bonne heure les jeunes intelligences, et ne gêne en
rien la libre évolution des divers organes; enfin, que les
dogmes religieux du Mahométisme imposent au système nerveux une placidité dont l'heureuse influence sur l'étiologie, la
marche et l'issue des maladies, ne saurait être contestée, etc.
Enfin, pour terminer cette rapide esquisse des conditions
générales favorables ou défavorables aux épidémies, et, par
conséquent, à un surcroît momentané de mortalité, il convient
de tenir compte de ce fait essentiel : que tous les êtres faibles,
chétifs, peu robustes, ou violemment attaqués par des accidents graves, succombent dans le premier âge, soit par défaut
de soins convenables, soit par la permanence des causes
pathogéniques elles-mêmes; et que, par conséquent, les épidémies qui sévissent ultérieurement sur une population dont
tous les éléments robustes ont été conservés, trouvent évidemment une résistance plus énergique à leurs ravages, et
donnent, en d'autres termes, une mortalité en apparence bien
moindre qu'elle ne le serait chez un peuple plus avancé en
civilisation.

Au point de vue des soins de propreté générale, le Mahométisme a eu l'avantage sur d'autres religions, celui de ne point
prêcher le mépris de la matière, et ainsi de ne pas faire abandonner les précautions de bonne hygiène du corps nécessitées

par l'entretien de la santé. Le Prophète, à ce sujet, s'est résumé dans les prescriptions suivantes (1) :

« O croyants ! quand vous vous disposez à faire la prière, lavez-vous le visage et les mains jusqu'au coude ; essuyez-vous la tête et les pieds jusqu'aux talons : purifiez-vous après la cohabitation avec vos épouses ; mais lorsque vous êtes malades ou en voyage, lorsque vous aurez satisfait vos besoins naturels, et lorsque vous aurez eu commerce avec une femme, si vous ne trouvez pas d'eau, frottez-vous le visage et les mains avec du sable fin et pur. Dieu ne veut vous imposer aucune charge ; mais il veut vous rendre plus purs et mettre le comble à ses bienfaits, afin que vous lui soyez reconnaissants. »

« Dieu hait la malpropreté et le désordre, » a dit le savant commentateur *El Syouti*.

On trouve dans presque tous les auteurs arabes des préceptes hygiéniques. Ainsi, le *Ketab el Adker* (livre de souvenirs) d'*El Merïouini* conseille de s'abstenir : 1° de brûler des pelures d'ognon ou d'ail ; 2° de dormir sur la face ; 3° de laisser dans l'habitation les ordures qu'on a balayées ; 4° de s'asseoir sous l'arcade d'une porte, soit de chambre, soit de maison ; 5° de s'essuyer la figure avec ses vêtements ; 6° d'uriner étant nu ; 7° de laisser la vaisselle sale ; 8° de se déshabiller au soleil ou à la lune. Il termine ainsi : « Celui qui contreviendra à ce qui précède héritera le malheur. »

La loi musulmane, dit un de nos plus spirituels feuilletonistes de l'époque, élève la propreté à la hauteur d'une vertu..., et longtemps, en Espagne, les gens qui usaient fréquemment du bain furent soupçonnés d'hérésie et regardés plutôt comme des Maures que comme des Chrétiens (2).

(1) Koran, ch. V, v. 8 et 9.
(2) *Constantinople*, dans la *Presse* du 22 décembre 1852.

D'après la loi musulmane, celui qui nie et rejette la nécessité et la règle des ablutions et d'autres pratiques purificatoires, etc., est coupable du crime d'infidélité... Est inacceptable même le témoignage judiciaire de celui qui met peu d'attention, ou d'importance ou de soin, à ses ablutions ou à ses lotions générales ou locales en cas d'impureté, etc.... (1). — Ainsi donc, le principe de la propreté a acquis un haut degré de valeur dans les mœurs musulmanes : une preuve convaincante du scrupuleux intérêt que le peuple y apportait, c'est que l'histoire nous montre les Mahométans refusant de prendre Venise parce qu'ils n'y auraient pas trouvé l'eau nécessaire à leurs purifications. Malheureusement, le peu de soins que donne aujourd'hui l'Arabe algérien à la propreté du corps autorise bien de dire avec le poète : « Quantùm mutatus ab illo! » Abd-el-Kader, qui avait rêvé la régénération physique et morale de ses coréligionnaires, comprit parfaitement l'impérieuse nécessité de les ramener à l'exécution de la loi, et, dans le réglement d'organisation de ses réguliers, il avait formulé cet ordre : « Le *Khoudja el Kebir* (secrétaire en chef, sorte de sergent-major) fera battre aux fourriers pour les rassembler autour de lui, pour leur enseigner à faire l'ablution et la prière. »

L'Arabe est sale, non seulement parce qu'il néglige les soins de propreté, mais encore parce qu'après avoir exécuté les prescriptions ablutionnelles, il continue à se couvrir de vêtements dégoûtants, imprégnés de mauvaise odeur et d'impuretés, fréquemment garnis de vermine, etc. C'est tout le contraire chez d'autres peuples civilisés, dont toute la propreté consiste dans une mise plus ou moins soignée qui cache un corps peu habitué au contact de l'eau.

De toutes les prescriptions si sagement formulées par la législation, nous ne croyons devoir nous arrêter ici qu'à celles

(1) *Si Khelil*, t. V, ch. XXXIX, p. 229, et 1re partie, ch. II, section 1re.

de la propreté en général; les autres trouveront leur examen à propos des organes particuliers qu'elles concernent.

Les Musulmans étant, par les habitudes religieuses, appelés à des réunions publiques fréquentes, à une existence en commun, il importait de prévenir tous les incidents qui auraient pu les rendre désagréables ou en troubler le silence imposant. On ne s'étonnera donc pas de lire dans la loi quelques dispositions formelles à ce sujet. Ainsi, la loi ordonne, à titre d'obligation imitative, une lotion générale (un bain) comme préparation spéciale, peu de temps avant d'aller à la prière (1). —Il est de convenance méritoire de vivifier la nuit qui précède chacune des deux grandes fêtes (celle de la rupture du jeûne, celle des sacrifices) par des pratiques pieuses, de faire une lotion générale ou prendre un bain, de se parfumer, de se vêtir d'habits neufs et très propres. On recommande encore d'autres soins corporels, l'arrangement de la barbe, des moustaches, la taille des ongles, l'épilation des aisselles (2). La prière d'obligation divine peut se faire dans une étable, même dans un lieu de sépulture, dans un lieu où l'on jette et amasse le fumier et les balayures, dans un lieu où l'on égorge les animaux, ou encore sur un chemin, *pourvu que* dans tous ces lieux on soit assuré de ne rien toucher d'impur, et que pour prier on puisse s'y placer sur quelque élévation, sur une grande pierre, un banc de pierre, etc., sur lesquelles les matières impures n'arrivent pas. Si l'on n'est pas absolument sûr d'avoir évité tout contact d'impuretés, on ne recommence la prière, disent certains juristes, que lorsque l'on a parfaitement reconnu et vérifié que l'on a été atteint de quelque souillure (3).

Si un saignement de nez survient au fidèle avant sa prière et que le sang continue à couler, le fidèle devra la différer jus-

(1) *Si Khelil*, t. I, ch. II, sect. 15, § 4.
(2) Id., sect. 17, p. 274.
(3) Id., sect. 1re, p. 95.

que vers la fin du temps canonique, puis il priera. Si le saignement de nez survient pendant la prière et que le fidèle pense qu'il continuera jusqu'à la fin ou au-delà de la prière, ce fidèle terminera sa prière, mais à la condition expresse qu'il n'y ait pas à craindre que le sang coule en assez grande abondance pour salir la natte ou le tapis ou l'aire de la mosquée; et, en cet état, le priant indique seulement par des mouvements ou signes les inclinations et les prosternations, de peur que ces salutations et prosternations ne lui nuisent, ne lui causent quelque mal ou ne lui fassent salir ou souiller ses vêtements, mais non de peur de se salir quelque partie du corps; car les vêtements salis par le sang pourraient se dégrader ensuite au nettoyage..... Si le fidèle ne pense pas que le saignement de nez continue jusque vers la fin du temps canonique, et si le sang ne coule qu'en suintant, il l'essuie avec la main gauche en le roulant entre les doigts. Pour cela faire, on introduit un des doigts, excepté le pouce, dans la narine, on le tourne et retourne, on le retire, et, à l'aide du pouce, on roule et sèche le sang amené ainsi du nez. On continue de la même manière successivement avec chacun des trois derniers doigts. Si le sang recueilli alors par les doigts vient à dépasser le poids d'une drachme, le fidèle interrompt sa prière qui est alors invalidée, de même que dans le cas où une quantité de plus d'une drachme de sang a souillé les vêtemens ou le corps, ou quand il y a à craindre qu'il ne salisse le sol ou la natte de la mosquée..... La vomiturition légère (c.-à-d. un renvoi nauséeux qui survient malgré le fidèle), et aussi la pituite en petite quantité et dont l'individu ne ravale rien exprès, n'invalident pas la prière (1).

Il est répréhensible dans une mosquée de tuer, par exemple, une puce ou une punaise, ou un pou, ou une mouche, ou un

____

(1) *Sidi Khelil*, t. I, chap. II, sect. 3, p. 102.

moucheron, de jeter un pou vivant, non une puce. D'après le *Moudaouénch'*, il est permis d'aller jeter le pou vivant hors de la mosquée; toutefois, à cet égard, il y a discussions et conflits : les uns veulent qu'il soit mieux de le tuer, car étant jeté vivant, il ira s'attacher à un autre fidèle et le tourmenter. Selon d'autres, il se transformera en scorpion s'il est jeté sur terre friable et salée..... D'autres prétendent qu'il vaut mieux tuer le pou dans la mosquée, mais le fidèle doit sortir aussitôt, jeter les restes de l'insecte et se purifier convenablement (1).

Plusieurs excuses ou motifs de dispense permettent de ne pas assister à la solennité du vendredi, et aux cinq prières habituelles en assemblée; ce sont : l'abondance d'une boue presque liquide et rendant impraticables les chemins et les voies publiques; — l'abondance de la pluie; — la lèpre parvenue à un degré de développement avancé, et surtout si elle a pour les yeux et l'odorat des autres quelque chose de repoussant; — toute maladie qui oblige au repos; — l'état de faiblesse ou de langueur; — un état de maladie voisin de la mort et autres cas graves; — un repas dans lequel on a mangé de l'ail ou toute autre nourriture qui laisse à l'individu une odeur désagréable, comme l'oignon et le poireau crus; — un vent d'orage et pluvieux ou humide (2).

Quiconque fait sa prière dans la dernière limite du temps forcé (moment jusqu'auquel on peut à la rigueur retarder de faire la prière qui n'a pas été faite pendant la durée rigoureusement canonique qui lui a été assignée), est répréhensible aux yeux de la loi, à moins qu'il n'ait des motifs graves; tels sont : une syncope prolongée; — une folie qui ne s'est pas interrompue que fort tard; — la suspension retardée des menstrues ou des lochies; — excepté l'ivresse (3). — Il est d'obligation

---

(1) *Sidi Khelil*, t. I, chap. II, sect. 12°, p. 207.
(2)   Idem.   sect. 15°, p. 265.
(3)   Idem.   sect. 1°, p. 91.

canonique d'être debout pour différentes pratiques dans la
prière de précepte divin, à moins que l'on ait à craindre quelques inconvénients comme un étourdissement, un évanouisse-
ment, l'augmentation d'une maladie, de souffrances, etc.; de
même si le fidèle a à craindre qu'étant debout, il ne lui échappe,
par exemple, un vent (1). Le commentateur *Sidi Syouti* a
dit : « Lorsqu'un de vous éternue, qu'il pose les deux mains
sur son visage, et qu'il étouffe sa voix. »

Il est recommandé de cracher sous les nattes, dans la mosquée comme dans les habitations : si la matière expectorée
doit rester visible, parce que le sol est dépourvu de natte, tapis,
etc., ou de sable, de poussière, le Musulman doit la cacher aux
regards en la couvrant du pied.

Quant aux ablutions, si nécessaires pour combattre avantageusement l'engourdissement général facilement déterminé
par la haute température du climat, pour dégager aussi la
surface cutanée de toutes les impuretés qu'occasionnent les
fonctions actives de la peau, les vents chargés de poussière, etc.,
voici comment elles sont recommandées par la législation
musulmane (2) :

Les souillures matérielles et impuretés s'enlèvent au moyen
de l'eau non adultérée, eau pure ordinaire (soit de mer, soit
provenant de la rosée, glace, grêle, neige, etc., soit minérale
etc.). — Suivent des détails sur les substances qui peuvent
altérer la pureté de l'eau et la rendre impropre aux ablutions ;
puis de nombreuses considérations sur la propreté pour toutes
les espèces de souillures du corps et des vêtements, dans toutes
les positions de la vie, en état de maladie, etc. On s'étonne
réellement qu'avec tant d'éléments de propreté officielle, les
Indigènes soient si sales ! — A défaut d'eau, la madéfaction et

---

(1) *Sidi Khelil*, t. I, ch. II, sect. 7, p. 137.

(2)   Idem,   chap. I du premier tome.

la purification pulvérale sont admises. La section quatrième
de ce chapitre concerne la pratique des ablutions. Les détails
rigoureusement obligatoires et de précepte divin, y est-il dit,
sont les suivants : 1° Se laver la face depuis une oreille à
l'autre jusqu'à l'origine des cheveux; puis le menton, la surface de la barbe et ses poils jusqu'à l'épiderme; ensuite la
cloison du nez, les plis du front, l'extérieur des lèvres. Il n'est
point obligatoire de faire arriver l'eau au fond d'un creux
résultant de la guérison d'une plaie profonde, ou aux cavités
naturelles de la face (fosses nasales, conduits auriculaires) ;
— Pourquoi donc? — 2° se laver les mains (ou les moignons)
jusqu'au coude; se frotter entr'eux les doigts préalablement
débarassés de tout objet; 3° passer les mains mouillées (madéfaction) depuis le haut du crâne, sur les tempes, sans qu'il
soit besoin de défaire les nattes des cheveux, sous lesquelles on
passe seulement la main humectée. — Pourquoi encore cette
demi propreté? — 4° se laver les deux pieds jusqu'aux chevilles
et se frotter les doigts et leurs intervalles avec les mains. On
n'est pas d'accord s'il faut recommencer l'ablution de la face
quand on s'est rasé le crâne ou la figure; 5° passer les mains
en frottant sur les parties ablutionnées; 6° pour quelques
juristes, la succession non interrompue de ces opérations
lustrales est d'obligation canonique; pour d'autres, d'obligation simplement imitative. Elles doivent toujours être faites
assez vîte pour que le dernier organe lavé ne se sèche pas.

Les circonstances d'obligation imitative, pour une ablution
entière et parfaite, sont : 1° se laver les mains jusqu'à
trois reprises consécutives ; 2° se rincer la bouche et se gargariser le plus loin possible, et trois fois de suite ; 3° aspirer de
l'eau dans le nez par trois fois consécutives et le plus profondément possible ; 4° expulser du nez, par une forte expiration
et en pinçant le nez avec le pouce et l'index droit, tout ce qui
a été aspiré de liquide; 5° passer la main mouillée sur la face

de chaque oreille, en changeant d'eau pour chaque oreille ; 6° répéter la madéfaction de la tête, surtout si les cheveux ne sont point rasés.

Il est bon et méritoire 1° d'employer le moins d'eau possible, afin d'éviter les éclaboussures ; 2° de se nettoyer les dents et la bouche avec le *miçouaq* (cure-dent) avant de se gargariser ; à défaut de *miçouaq*, de se servir d'un doigt. Il n'est point d'obligation de passer avec la main de l'eau sur le cou ; d'essuyer avec un linge, pour les sécher, les organes que l'on vient d'abluer (la rareté du linge peut expliquer cette dernière faculté, mais la première ne se comprend guère). — Il est de convenance et selon l'esprit de la religion que le Musulman, pour satisfaire à ses besoins naturels, se tienne accroupi, ne fût-ce que pour uriner : le Prophète n'urina debout qu'une fois dans sa vie. On doit se laver les pudenda, la verge et l'anus avec la main gauche préalablement remplie d'eau, puis ensuite essuyée contre quelque substance sèche (terre, sable). L'eau est spécialement indiquée et indispensable pour se purifier des restes de sperme, de menstrues, de lochies, des restes de l'urine chez la femme, des matières urinales ou fécales qui se sont répandues en plus grande abondance que d'habitude, pour se purifier de la liqueur limpide qui s'échappe de la verge dans les moments de préoccupation ou d'obsessions ou d'excitation érotique sans éjaculation.

Il est de convenance religieuse, avant la prière, de se laver et rincer la bouche lorsqu'on a mangé de la viande ou bu du lait, afin d'enlever les restes de graisse ou de viande ou de lait qui demeurent attachés à l'intérieur des joues, sur les gencives, aux dents, etc. Il est d'obligation canonique de laver l'extérieur du corps en entier après une effusion voluptueuse de sperme, et pour l'individu pubère qui a eu des rapports charnels avec une femme. La lotion ou l'ablution n'est pas nécessaire pour la femme, lorsque dans la cohabitation le liquide séminal a entièrement pénétré dans l'utérus. Il faut, pour qu'elle soit obligée à la lotion, que le liquide viril s'echappe des parties sexuelles de la femme. La lotion est d'obligation après la cessation des menstrues, des lochies sanguinolentes qui précèdent et suivent l'accouchement.

Les choses d'obligation imitative dans la lotion, sont : 1° Se laver les mains avant toute chose; 2° se laver avec le doigt les conduits auditifs ; 3° se rincer la bouche; 4° aspirer de l'eau dans le nez. Ensuite, il est de convenance religieuse : 1° de faire disparaître les souillures des parties génitales ; 2° de laver une fois toutes les parties du corps que la loi ordonne d'ablutionner; 3° de laver les premières les parties antérieures et supérieures des membres et du corps, en commençant par le côté droit ; 4° de laver trois fois la tête; 5° de laver les parties génitales pour l'homme et la femme atteints de souillures spermatiques, lorsqu'ils veulent de nouveau copuler ; 6° de s'abluer avant de se livrer au sommeil, soit pendant le jour, soit durant la nuit.

Le fidèle ne doit mettre les chaussures, sur lesquelles il se propose de faire plus tard la madéfaction, qu'après une purification au moyen de l'eau. La madéfaction (*mesha*) est une concession de bienveillance de la part de la loi pour les circonstances gênantes. La loi désapprouve celui qui, dans la madéfaction, suivrait et humecterait tous les plis de la chaussure, car il amènerait promptement la dégradation de cette chaussure.

La lustration pulvérale (*teïemmoum*) concerne le malade, lorsqu'on craint que l'usage de l'eau pour la purification ne cause quelque mal, n'aggrave une maladie ou n'en retarde la guérison ; lorsqu'on a à craindre la soif pour soi-même, pour les compagnons de voyage ou pour les animaux d'usage permis. On doit se servir, pour pratiquer cette lustration, de matière terreuse prise à la surface du sol, sans impureté ni souillure.

S'il y a danger ou imprudence à laver une blessure, toute partie malade ou souffrante, on pratique la madéfaction en passant la main humectée d'eau sur l'endroit malade. Si cette madéfaction immédiate peut avoir des inconvénients, on la fait sur des attelles que l'on place sur l'endroit malade ; et si encore on a à se mettre en garde contre l'humidité que déposera la main, on pratique la madéfaction par-dessus des bandes de linge recouvrant les attelles. On opère aussi la madéfaction sur l'endroit où á été faite une saignée, sur le morceau de vésicule biliaire que l'on applique sur un ongle blessé, sur le fragment de papier que l'on se pose aux tempes en cas de migraine ou d'application de ventouses scarifiées, sur des attelles à l'état impur qui se sont déplacées, et sur les bandes qui se sont détachées et éloignées les unes des autres. Le fidèle n'est obligé qu'à la lustration pulvérale lorsqu'il n'a qu'une très minime partie du corps exempte de douleurs ou de plaies. S'il est impossible de toucher les plaies ou blessures ou parties souffrantes, et qu'elles occupent les organes sur lesquels s'accomplit la lustration pulvérale, on laisse ces organes sans y faire ni madéfaction ni lavage. On fait la lustration pulvérale lorsque les blessures ou plaies occupent la plus grande partie des organes que l'on doit purifier ; ou bien on fait le lavage à l'eau sur les parties saines et la lustration pulvérale sur les parties malades.

Après le coït, l'ablution obligatoire s'appelle *djenaba*; celle après les menstrues, *haïda*. A *Aïn-Madhi*, « les femmes ne font pas l'ablution appelée *djenaba*, ni celle connue sous le nom d'*haïda*, non plus que l'ablution qui est de rigueur après l'enfantement. Comme je les en réprimandais, ils (les habitants) s'excusèrent en disant que ces ablutions *donnaient des coliques* à leurs femmes (1). »

L'ablution des parties génitales après avoir uriné est *istibra;* celle de l'anus se dit *istedjemer.*

« La purification du corps des Maures nomades de l'Afrique transatlantique, écrit Raffenel, a lieu au moyen du frottement de quelques poignées de sable (à défaut d'eau) ou plutôt d'un simulacre de frottement. Or, l'on conçoit, quand on n'est point *marabout* du désert toutefois, que si la lettre du Koran est satisfaite, la pensée déterminante du Prophète ne l'est pas du tout, et que le corps du croyant est parfaitement impur lorsqu'il adresse sa prière au Dieu clément et miséricordieux. J'ai vu des Maures âgés *qui ne s'étaient jamais lavés*, et la force de l'habitude et la servile obéissance à une routine sont chez eux tellement puissantes qu'ils continuent, *jusque sur les bords du fleuve*, à donner cette bizarre interprétation à l'une des pratiques les plus utiles de leur religion. Ils sont constamment couverts de vermine, et ils s'y sont tellement accoutumés qu'ils ne paraissent pas s'en apercevoir (2). »

Pratiquées en général dans l'Orient et dans quelques pays du Nord, prescrites par Moïse aux Hébreux, consacrées par Jésus-Christ dans le Baptême comme signe de purification corporelle et spirituelle, exécutées généralement au moyen de l'eau (les Indiens emploient, dit-on, l'urine de vache), les ablutions, scrupuleusement mises en usage, ont le précieux avantage de diminuer le nombre des maladies cutanées si fréquentes dans les pays chauds. L'on sait aussi que les Croisés, ayant négligé les soins de propreté en Palestine, ramenèrent en Europe les germes d'une affection épidémique que l'on dit être la peste.

---

(1) *Voyage d'El-Aiachi*, trad. par M. Berbrugger, p. 204.
(2) *Voyage dans l'Afrique occidentale en 1843 et 1844*, par Raffenel.

L'imprudente insouciance des Indigènes et quelquefois les nécessités et commodités de la vie, se révèlent dans le mauvais emplacement qu'ils choisissent pour l'assiette des habitations. Le Nomade, le Tellien établissent leurs tentes dans les plaines humides, ordinairement à proximité d'un cours d'eau, parfois à peu de distance de la mer. Les pâturages, les récoltes décident surtout de cet emplacement, quel qu'en puisse être l'insalubrité. — Les gourbis kabyles apparaissent comme pendus aux flancs des montagnes, au voisinage de quelque source ; mais il importe peu aux habitants qu'ils soient placés dans le bas-fond d'une gorge, dans le courant de vents humides ou au sommet des monticules élevés. — La demeure en terre du Saharaoui souffre moins de tous ces inconvénients, parce que le terrain sur lequel on l'a construite est plus sec et sablonneux.

En général, aucune précaution pour l'orientation : la tente seule a l'avantage de s'ouvrir dans la journée du côté où le soleil en visite les diverses faces. La disposition des demeures accuse toujours peu de régularité : les *douairs* arabes se composent d'un certain nombre de tentes disposées d'habitude en cercle. Quelques *decheras* kabyles offrent une ou deux artères principales et droites de circulation. Quant aux *oasis*, les murs en terre qui séparent les vergers et jardins de chaque propriétaire donnent naissance obligée à des rues plus ou moins tortueuses, mais dont l'influence sur la propreté générale et la salubrité est incontestablement avantageuse. Le Tellien apprécie peu l'avantage des plantations publiques au sein ou aux environs des habitations; la mobilité de son existence en est probablement le principal motif. Dans les villages arabes et les oasis, la *casbah* (forteresse), la *zaouïa* (mosquée) dominent seules les autres habitations; de là une grande facilité du renouvellement de l'air. Parlerons-nous des rues, des villes mauresques? Transformées, par la crainte des tremblements de terre et par le besoin de la fraîcheur, en passages étroits, humides, infects, irréguliers, rendus obscurs par suite de l'avancement de l'étage supérieur des maisons ainsi presque contiguës de face et soutenues en vis-à-vis par des bâtons multipliés, elles offrent les plus grandes conditions d'insalubrité. On sait qu'à l'occupation de Médéah, les soldats ignorant l'usage de ces traverses, les coupèrent pour les utiliser au chauffage : peu à peu un grand nombre de maisons, privées de leurs appuis, se lézardèrent.

« La zône brûlante sous laquelle *R'damès* est située, la nécessité de se garantir et des vents du désert et des rayons incandescents du soleil, expliquent le caractère particulier des constructions qui distingue cette ville. Les maisons, couvertes en terrasses, sont toutes réunies à leur sommet, et forment ainsi une voûte continue à travers laquelle, de distance en distance, sont ménagées des ouvertures pour donner de l'air et de la lumière aux rues intérieures; ces rues ne sont que de véritables corridors où ne pénètre jamais le soleil (1).»

Nos Indigènes devraient savoir qu'à Tripoli de Barbarie, les Musulmans ont des rues moins sombres et plus larges, et pour la plupart ornées d'arcades qui, tout en préservant des intempéries atmosphériques, permettent aux rayons solaires d'approcher des rez-de-chaussées.

Le peu de régularité dans la disposition des maisons indigènes ne nécessite guère la réserve d'un emplacement commun, désigné sous le nom de place publique ; on n'en trouve que dans les oasis et dans les localités où la présence d'une mosquée exige plus de liberté pour la circulation et la réunion des fidèles.

La propreté des voies publiques de relations est une chose

(1) *Le Sahara algérien*, par le géuéral DAUMAS, p. 169.

inconnue chez les Arabes. Ici, cloaques infects ; là, énormes amas de boues ; plus loin, contre ces maisons, tas de fumiers, eaux croupissantes, dépôts d'immondices ; par là, sol défoncé, inégal, chemins vicinaux (les seuls qui existent) abandonnés aux pluies, aux débordements de rivières, etc ; absence de ruisseaux, de ponts, de rigoles destinées à l'écoulement d'eaux inutiles et souvent insalubres, telles sont les conditions constantes des voies publiques. Inutile d'en apprécier les funestes conséquences, en n'omettant cependant point de tenir compte de la vie en plein air qui caractérise la population dont nous jugeons ici les coutumes.

Pourquoi l'autorité n'obligerait-elle point les chefs indigènes à veiller sur la salubrité et la propreté des artères de circulation, et n'apprendrait-elle pas aux Arabes à utiliser les boues à titre d'engrais, comme l'a proposé dès 1832 M. Chevallier ?

La législation musulmane est, du reste, entrée dans certains détails de salubrité publique dont l'autorité pourrait s'étayer avantageusement, quoiqu'ils ne soient pas habituellement observés par les Arabes. Ainsi, à propos des servitudes publiques et particulières, le commentateur *Si Khelil* indique les dispositions légales suivantes : On contraindra (par voie judiciaire) le propriétaire du bas de tenir libres les fosses et voies par où le propriétaire du haut jette ses ordures et eaux ménagères. — L'autorité ordonnera de détruire toutes constructions qui seraient élevées sur une voie publique, quand même elles ne nuiraient à personne, car il s'agit alors d'ordre public et d'intérêt général. — La loi prescrit à celui qui établit une maison de bains, par exemple, ou un four, etc., de disposer les constructions de manière à détourner et diriger convenablement la fumée, afin qu'elle ne cause ni dommage ni gêne à personne ; à celui qui établit un tannerie (ou une corroirie) de combiner ses dispositions de façon à détourner les mauvaises odeurs ; de même pour l'établissement des tueries, abattoirs, triperies, fromageries, etc. ; car les émanations putrides irritent les organes respiratoires, pénétrent jusqu'aux entrailles, et causent des maladies. Les fumées proprement dites répugnent à l'odorat, gênent la respiration, etc. — Il est interdit à tout individu de secouer les nattes ou tapis à la porte de sa propre maison, car la poussière vient s'attacher et nuire aux passants; de disposer une écurie nouvelle ou une étable devant ou contre la porte d'un autre individu ; l'urine des animaux, leur fumier, leurs mouvements, sont des causes permanentes de mauvaises odeurs, etc. On peut légalement arrêter ou faire abattre une construction, un mur qui s'élève assez haut pour intercepter à la demeure du voisin la lumière, le soleil et le vent. — Une voie est considérée comme rue lorsqu'elle a sept coudées de large. Si la voie n'est pas livrée à la circulation publique, une nouvelle porte ne peut s'y ouvrir que du consentement de tous les voisins, sans exception. — On peut légalement empêcher un individu de construire une *raûchen*, sorte de saillie en forme de cage à grillage serré, fesant office de fenêtre avancée en guise de petit balcon sur la rue. La *raûchen* doit être placée assez haut pour ne pas gêner la circulation sur la voie publique, ni le passage des individus à monture ; etc., etc. (1).

***

Les édifices ou habitations publiques ne comprennent guère, chez les Arabes, que les mosquées, les bains, les cafés, les caravansérails, les bazars. — Les mosquées sont généralement trop petites, à part celles de quelques villes mauresques et les constructions faites par l'autorité française. L'église arabe,

(1) T. IV, chap. XXI, p. 194 et suiv.

dans les campagnes, participe à tous les inconvénients de la demeure indigène. Bâtie en terre, peu élevée, humide et infecte à cause de l'étroitesse des ouvertures qui laissent passer trop peu d'air et de rayons solaires, elle n'est jamais assez isolée des habitations environnantes; et, autre danger, elle sert de lieu de sépulture pour les grands *marabouts* (analogues à nos saints, à nos évêques). L'éclairage, à l'aide d'une huile d'olives mal épurée ou souvent mal exprimée des fruits du pistachier lentisque (*darou*), toujours contenue dans des lampes en terre grossières et malpropres, y répand une odeur des plus infectes.

Les Arabes, ignorant en général la natation, usent peu des bains de rivières, d'eau courante, si ce n'est pour se nettoyer les extrémités seulement : ils se plongent volontiers dans les eaux minérales. Leur prédilection est très prononcée pour le bain de vapeur. Les établissements publics destinés à cet usage sont fort nombreux. Rarement des particuliers en possèdent chez eux. Ce système d'étuves,—importées de l'Orient chez nous à la suite des croisades, et tellement multipliées jusqu'au XVIᵉ siècle qu'elles existaient dans tous les couvents à l'usage des habitants, — constitue les bains maures. Composés en général de deux pièces, l'étuve et l'endroit de repos, ils exhalent d'ordinaire une affreuse odeur, à cause du peu d'écoulement donné aux eaux de lavages qui stagnent et croupissent. La masse d'air gazeux, altérée déjà par les produits de la respiration et de la transpiration des baigneurs souvent nombreux, n'est pas renouvelée, faute d'un mécanisme convenable de soupapes ; la nuit, les émanations fétides des lampes, chargées d'une huile très impure, y ajoutent leur contingent de puanteur.

Il serait bien à désirer que l'autorité exigeât la construction de piscines, pour les ablutions religieuses, dans tous les établissements et lieux publics, marchés, cafés, fondouks, mosquées, écoles, etc. Outre que la distribution régulière des eaux assainirait ces divers points de réunion, cette création deviendrait un moyen d'influence morale incontestable aux yeux des Indigènes, qui y trouveraient la preuve de notre tolérance religieuse la plus complète.

Dans les cafés constamment obscurcis par la fumée de tabac, l'air est d'autant plus altéré par la présence prolongée des amateurs, que le foyer de confection de la boisson occupe le fond de la salle généralement dépourvue de tout moyen de ventilation et de cheminée. De là son peu de clarté intérieure et sa permanente malpropreté. Et que dire des fondouks, des caravansérails arabes, où hébergent hommes et bêtes! vastes écuries, mal tenues, jamais balayées, jamais débarassées des matières animales, etc.!

L'indifférence générale des Musulmans de l'Algérie pour tout ce qui tient aux intérêts généraux et particuliers de la salubrité, peut paraître bien étrange à celui qui, en parcourant le pays arabe du nord au sud et de l'est à l'ouest, retrouve à chaque pas des ruines antiques, des débris de constructions, d'aqueducs, de thermes, etc., qui accusent tout le soin que prirent jadis les dominateurs du sol pour multiplier le plus possible les quantités d'eau d'approvisionnement à divers usages. L'eau, en effet, est un liquide de première importance dans un climat chaud, surtout pour un peuple auquel la religion défend le vin et les boissons fermentées, et ordonne de fréquentes ablutions. Probablement, les Arabes auraient mis en pratique l'enseignement que leur donnaient tout ces vestiges grandioses, toutes ces ruines respectées par tant de siècles, si

le despotisme capricieux de l'autorité gouvernementale ne les
avait, jusqu'en 1830, éloignés de toute culture des arts les
plus utiles. Est-ce à dire cependant que, si la distribution régulière et suffisante des eaux se trouve très négligée chez les
Indigènes, ces derniers ne s'occupent en aucune façon de leur
quantité dont ils ont besoin ? Non, certes : dans ces plaines
verdoyantes et malheureusement trop fréquemment marécageuses, vous trouverez un arbre, d'habitude un olivier ou un
tremble, abritant une eau de source. C'est l'enseigne publique
qui appelle le voyageur à venir se désaltérer au passage. Malheureusement ces sources, d'un liquide si limpide, ne sont pas
soumises à une surveillance qui en protège les abords; et les
cavaliers, les bergers en altèrent constamment la propreté, la
salubrité, en y laissant les animaux boire en troupeaux, y
mêler leurs déjections, et transformer le terrain d'approche
en cloaques infects. Ensuite, beaucoup de ces sources vont se
perdre dans des bas-fonds, et laissent à nu, par l'évaporation,
beaucoup de détritus végétaux et animaux.

D'autres villages, mieux partagés, ont quelquefois des puits
creusés par les anciens dominateurs du pays. Les *bordj* (forts)
en sont presque toujours pourvus. Mais, comme dans les
sources dont nous venons de parler, l'eau est sale, saumâtre,
rendue insalubre par la présence d'une masse de détritus organiques. « Je n'ai connaissance, dit M. Renou, que d'un très
petit nombre d'essais qui aient été faits pour avoir de l'eau
par les puits, mais je suis convaincu qu'on en trouverait sans
difficulté, à de faibles profondeurs, dans toutes les parties de
l'Algérie. Quand on considère la situation de toutes ces
plaines qui, malgré leur hauteur au-dessus de la mer, ne sont
que des bassins entourés de montagnes, et qu'on voit la quantité de ruisseaux qui s'y perdent, on demeure convaincu qu'il
serait impossible d'y creuser un puits sans trouver de l'eau. »
Les Indigènes ne s'en doutent probablement pas, ou bien leur

coupable paresse éclate encore ici dans tout son jour. A Constantine, « la ville est entièrement dépourvue d'eau, et l'eau des citernes est tellement mauvaise, et par sa saveur et par sa composition chimique, qu'elle ne peut être employée sans inconvénient (1). » Les fontaines et les puits paraissent cependant nombreux à Tlemcen, etc.

Le paresseux nomade utilise de préférence la distribution naturelle des eaux courantes à la surface du sol; mais, comme je l'ai dit ailleurs (2) : « Le lit des rivières un peu considéra-
» bles, tourmenté par l'afflux incessant et l'impétuosité des
» torrents fournis par les montagnes voisines, ne tardant pas
» à perdre sa configuration habituelle, variant annuellement,
» s'étendant ici, se resserrant là, plus loin s'élargissant au
» point de laisser à nu, à la fin de la saison des pluies, de
» nombreuses nappes d'eau chargées de détritus organiques
» souvent en contact prolongé avec des matières salines,
» devient un vaste foyer d'insalubrité permanente, soit à titre
» de voisinage, soit à titre d'eau de boisson, etc. » Ajoutons
que l'action pernicieuse de ces mauvaises et sales boissons,
faute de puits, est augmentée par la chaleur qui diminue leur
volume et fait prédominer les éléments salins et les principes
végéto-animaux des matières décomposées. Et quand l'Arabe
ne peut utiliser que l'eau stagnante des plaines marécageuses,
que doit-ce être ?

Les rivières sont toujours peu encaissées par des rampes ;
aussi, en 1672, la *Chiffa* débordait après quelques jours de
pluie et inondait toute la plaine de la *Métidjà*.

L'habitant du *Zab*, auquel la température constamment
élevée de son ciel fait plus vivement sentir la valeur d'une
eau abondante et convenable, oblige, par le moyen de *souagui*

---

(1) MM. Daleau et Ferrus, t. LII, des *Mémoires de médecine militaire.*
(2) *Mémoire sur le traitement des fièvres intermittentes en Algérie* ; Alger, 1850, page 17.

(pluriel de *saguia*, fossé peu profond) infiniment nombreux et intelligemment distribués, la rivière voisine à fournir dans les champs, dans les rues des oasis, dans les cours même des habitations, mille artères déliées qui, assurant tout à la fois les besoins domestiques et l'irrigation des palmiers, des céréales, etc., portent à chacun un liquide d'autant plus frais et moins trouble qu'il a parcouru un assez long chemin à l'ombre et dans un terrain sablonneux. Un individu est spécialement chargé d'assurer, un sablier en main, une répartition égale, proportionnée, de l'eau d'irrigation, à chaque propriétaire.

Nous avons vu plus haut de quelle façon les voyageurs du Sahara se procurent de l'eau dans des puits *temporaires*.

Les Arabes nomades mettent également en pratique cet intelligent système d'irrigation, à l'aide de barrages grossiers, mais seulement pour l'humectation des terres cultivées. Quelques piquets, branchages en travers, moëllons et cailloux jetés par-dessus, constituent ces barrages qui ont souvent de grands et funestes inconvénients pour la santé, quand les terrains sont argileux.

A *Ouargla*, à *Ngouça*, dit M. Berbrugger (1), « les eaux artésiennes ne jaillissent pas, elles s'épanchent; si on laissait sur le sol le sable que les vents y amènent, les puits seraient bientôt comblés : on l'amoncèle donc sur les sentiers et les routes, ce qui les exhausse continuellement et rend très difficiles le passage d'un jardin dans un autre et l'écoulement des eaux. Il résulte de ceci que l'eau des irrigations séjourne en grande partie à la surface du sol où elle reçoit une foule de détritus qui la corrompent. De là l'extrême insalubrité d'*Ouargla* et de *Ngouça*. » — Dans le territoire de Tlemcen et aux environs surtout de cette ville, il y a des bassins échelonnés les uns au-dessus des autres, et les Arabes les utilisaient jadis

(1) Journal l'*Akhbar*, janvier 1854.

pour leurs irrigations. Lorsqu'en 1840 on arriva à Blidah, on trouva les aqueducs dans un état déplorable, la plupart rompus, brisés, obstrués; de là une infection indiscible. A Koléah, les eaux des sources ont toujours paru assez bien aménagées du temps des Arabes. A Médéah, il existait un aqueduc pour l'entraînement des immondices et des produits de latrines. Des conduits en poterie se déversaient çà et là dans des réservoirs, et ceux-ci, suivant une pente, allaient tous se rejoindre au dehors de la ville ; ils servaient aussi à dégorger les maisons pendant les pluies torrentielles. Chez les Kabyles qui placent d'ordinaire leurs villages à proximité de quelque source, vous voyez de belles eaux se perdre à profusion, sur les flancs des montagnes. Dans les villes mauresques, les mauvais matériaux qui servent à faire les citernes, altèrent la qualité de l'eau qu'y conduit en abondance la forme plate et légèrement inclinée des terrasses.

Ainsi donc, la science hydraulique se trouve aujourd'hui à peu près nulle chez les Indigènes, si l'on considère le peu d'application qu'ils en savent faire au choix et à la conduite des eaux dans des vues sanitaires. Il faut toutefois remarquer :

1° Que les eaux généralement troubles, chargées de particules terreuses ou de matières étrangères, reprennent quelque peu de limpidité lors de l'usage, parce que les Arabes ont soin de les laisser reposer dans les *guerba* (peaux de bouc). Malheureusement, ils n'ont pas assez soin de nettoyer tous les jours ces réservoirs portatifs, pour les débarrasser des substances qui s'y sont rassemblées ;

2° Que la conservation presque générale de l'eau dans ces outres lui enlève toujours une grande partie de sa fraîcheur, inconvénient grave en été, où l'on éprouve d'autant plus le besoin de boire que le liquide ingéré ne désaltère plus, faute d'une basse température. D'un autre côté, les eaux reçoivent

souvent leur mauvais goût et leur mauvaise odeur des *guerba*
même, dont l'intérieur est enduit d'un mélange de tan (*deba-
gha*) et de goudron *(kitrane)*. Or, les caravanes du désert s'ap-
provisionnent ainsi quelquefois pour dix jours; et, sous l'influence de la chaleur, cette eau doit acquérir une odeur et
un goût peu agréables. Les voyageurs préfèrent en général
une peau de chevreau bien goudronnée à l'intérieur, et prétendent que le liquide s'y conserve longtemps sans altération
aucune;

3° Que dans les villes, dans les localités fixes, on est obligé
de recourir aux gargoulettes (sorte d'alcarazas) placées dans
un courant d'air, à l'ombre, pour obtenir un liquide aussi
frais que possible.

4° Que l'absence d'abri pour les sources et les puits favorise le contact prolongé de matières organiques et inorganiques
avec les sulfates qui abondent généralement dans les eaux de
l'Algérie : de là une cause permanente d'insalubrité qui ne
saurait être sans influence puissante sur le grand nombre d'affections gastro-intestinales;

5° Que dans les oasis, l'habitude de garnir les parois des
puits avec des morceaux de palmiers, a l'inconvénient de provoquer le mauvais goût et une détestable odeur de l'eau dont
les qualités salubres deviennent promptement altérées;

6° Enfin, que l'approvisionnement constant des eaux domestiques, n'importe le temps, la saison, les distances des eaux,
et plusieurs fois par jour, ne manque pas de faire peser sur
les femmes et les jeunes filles qui en sont toujours chargées,
un surcroît de fatigues, de maladies, d'accidents et une grande
perte de temps.

La pureté des eaux n'est pas seulement altérée chez l'insouciant Arabe par leur mélange avec des herbages, des détritus
animaux, des particules terreuses ou sablonneuses, etc., par

leur défaut d'écoulement, leur stagnation, le mode vicieux de
conservation, etc. ; elles acquièrent encore des propriétés insalubres par leur rencontre avec les produits d'excrétions animales, d'autant plus que les Indigènes ruraux n'ont point de
latrines, et ne prennent aucune précaution de destiner des
endroits éloignés au dépôt des résidus de toute sorte. Ainsi,
toutes les eaux pluviales qui détrempent toutes les matières de
l'emplacement d'un douair placé sur une pente, conduisent
au ravin inférieur où l'Arabe puise souvent sa boisson, un
mélange de matières impures dont une grande partie est
fournie par les animaux attachés au pied des tentes ou des
gourbis, faute d'écuries. C'est indiquer l'absence complète
d'égoûts, de ruisseaux, de fosses à immondices, etc. Toutefois,
lors du débarquement des Français en 1830, il existait dans
quelques villes mauresques, à Alger entr'autres, des latrines
publiques balayées sans cesse par des filets d'eau. L'autorité
devrait bien engager et obliger même les chefs indigènes à
faire disséminer, ou réunir dans un endroit désigné, les
matières infectes. Pourquoi n'apprendrait-on pas aux Arabes
à les utiliser au profit de l'agriculture, puisque, d'après les
calculs de M. Chevallier, le million d'habitants de Paris four-
nirait annuellement près de 274 millions de kilogrammes de
matières excrémentitielles solides et liquides, offrant de quoi
fumer 17 millions d'hectares de terre ? Certainement ces
désiderata de l'hygiène publique sont moins regrettables en
ce que, dans la vie au grand air, dans des réunions d'habitations sans encombrement, la dissémination des matières
délétères ou infectes empêche leur action par trop pernicieuse ;
mais cette moindre innocuité sera-t-elle applicable également
aux émanations que des coutumes publiques obligent à garder
dans le voisinage des demeures? Je veux parler des cimetières
et des abattoirs. « Il est répréhensible, dit la loi, de laisser
tuer les animaux dans les marchés ou sur les places publiques

ou dans les maisons particulières : l'autorité doit disposer ou faire disposer des tueries dans des endroits séparés. » Précepte important, s'il en fût, mais complétement inusité, en pratique chez nos Arabes.

Il en est de même de la pernicieuse habitude d'abandonner aux alentours des demeures, des centres de population, les cadavres des animaux. Viendrait-elle d'une ancienne coutume des Vandales et des Maures qui, pour réduire les villes assiégées, exposaient sous leurs murs les corps de leurs prisonniers égorgés, afin que l'infection générale forçât l'ennemi à demander capitulation ? ou aurait-elle pour but, chez les Arabes, de tenir les bêtes et animaux féroces éloignés de leurs habitations pendant la nuit ? Quoiqu'il en soit, c'est un foyer d'infection permanente auprès des villages, et qui surtout ne devrait point rester impuni. De même pour les sauterelles qu'ils laissent, pendant les invasions épidémiques, se putréfier en tas au lieu de les enfouir profondément. Ainsi, en 1845, sur plusieurs points du littoral, à Bougie notamment, la mer rejeta sur la côte des quantités considérables de ces acridiens qui répandaient au loin une odeur des plus insupportables. Que de choses il y aurait à dire sur les marchés, à propos des matières animales et végétales abondonnées à toute l'ardeur du soleil et aux pluies ! Les Arabes agissent plus sagement lorsqu'ils brûlent, après chaque récolte, les herbes et tiges qui fatiguent inutilement la fécondité du sol. Ces incendies ont un grand avantage, celui de faire disparaître une myriade d'insectes et une foule de petits végétaux, que l'époque des grandes chaleurs n'aurait pas manqué de sécher et de réduire en putréfaction. C'est là un fait dont la critique souvent irréfléchie des coutumes Arabes n'a pas jusqu'ici tenu un juste compte. Malgré l'opinion généralement inculquée aux populations musulmanes que le cadavre est impur, afin de l'engager à l'éloigner le plus possible des lieux habités, les Arabes, imi-

tent généralement la coutume suivie dans nos campagnes,
celle d'inhumer auprès de leurs mosquées, au milieu de la
localité même. Les *marabouts* sont enterrés dans l'intérieur
même de l'église. Dans les villages un peu étendus, les oasis
par exemple, chaque quartier a son cimetière. Les Indigènes
respectent beaucoup les demeures mortuaires. La conviction
que chaque défunt doit, au jour du jugement dernier, revenir
à la vie, est sans doute le motif de cette vénération. « Malheur
dans ce jour aux incrédules! ce sera le jour où nous vous
rassemblerons, vous et vos devanciers.... un jour on sonnera
la trompette et vous viendrez en foule (1). »

Aucune règle ne dirige dans l'exposition des cimetières
arabes. Quand un champ funéraire est comblé, c'est-à-dire
qu'il n'y a plus de places pour de nouvelles inhumations, on
choisit un autre emplacement, jusqu'à ce que le temps, les
intempéries atmosphériques aient complètement détruit le petit
tertre qui indique chaque ensevelissement. On ne s'inquiète
pas, comme dans d'autres pays, si le sol est assez saturé de
matières animales pour empêcher la décomposition putride.

Nous avons exposé dans un des paragraphes consacrés à la
médecine légale, le nombre et la valeur des preuves de la mort
généralemént admises. L'enterrement a toujours lieu peu de
temps après le dernier soupir : « Il est de convenance religieuse de se hâter de tout disposer pour l'inhumation (2). »
Les Musulmans croient en effet que sitôt la cessation de la vie,
le corps souffre d'autant plus qu'il tarde à être déposé dans la
tombe où l'attendent les deux anges de la mort pour l'interroger sur ses actions dans ce monde! Pendant les maladies épidémiques, c'est à peine si les Arabes donnent au cadavre le
temps de tiédir. Ainsi, en 1837, époque à laquelle le choléra

(1) *Koran*, ch. LXXVII, v 38; ch. LXXVIII, v. 18.
(2) *Si Khelil*, tome 1, ch. µ, sect, 20, p. 286.

fit de grands ravages en Algérie, des médecins français chargés de constater la réalité des décès furent contraints de recourir à l'autorité indigène locale pour visiter des cadavres
que les Maures avaient confiés à la terre *quelques heures à
peine* après la mort. Dieu a dit :

« Hâtez-vous d'inhumer vos morts, afin qu'ils jouissent promptement de la félicité éternelle, s'ils sont morts vertueux, et afin d'é-
loigner de vous des créatures condamnées au feu, si leur vie a fini
dans le mal et dans le péché. » ....

« Inhumez les martyrs, comme ils sont morts, avec leur vêtement,
leurs blessures et leur sang : ne les lavez pas, car leurs blessures,
au jour du jugement dernier, auront l'odeur du musc. »

C'est vraisemblablement à la température propre au climat
et à l'ignorance des moyens propres à prévenir ou à dissiper
les miasmes putrides si facilement et promptement produits,
qu'il faut rapporter l'habitude des inhumations précipitées.
On peut toutefois s'étonner avec quelque raison que l'inciné-
ration ne soit point venue à l'idée du peuple arabe, car les
Juifs, auxquels ils ont emprunté tant de coutumes, la met-
taient en pratique.

Chaque cadavre, à moins de circonstances majeures, possède
sa fosse isolée. Dans les villes, presque tous les tombeaux sont
recouverts par une plaque de marbre et souvent entourés de
fleurs, d'arbustes. Chez les Arabes, un simple tertre s'élève à
quarante centimètres environ du sol ; sa longueur représente
exactement celle de la fosse, et une ou deux petites éminences
couronnent la partie la plus élevée du tumulus, selon que
l'inhumé appartient au sexe mâle ou au féminin. Les marabouts ont le privilège d'une maçonnerie extérieure assez vaste,
comprenant une sorte de chambre surmontée d'une *koubba*
(coupole). — Toujours, la fosse a juste les dimensions du corps
qu'elle recevra : à la tête existe généralement une ouverture
assez large, destinée à permettre au mort d'entendre les san-

glots de ceux qui viendront lui donner quelques larmes de regret. Ce trou, dont le grave inconvénient est de laisser les gaz de la putréfaction se répandre au dehors, se trouve presque continuellement exploité la nuit par les chacals et autres animaux qui usent largement de la faculté depénétrer. On a vu, du reste, dans un des paragraphes de la médecine légale, le peu de profondeur donnée aux fosses : nous n'avons pas besoin d'insister sur les dangers de cette dernière réglementation. Il suffit de demander ce que doivent devenir tous ces corps enterrés à la surface du sol, lorsque les pluies torrentielles de l'hiver ont détrempé ce dernier et bouleversé sa configuration, et que les chaleurs l'auront crevassé aussitôt après? C'est ainsi qu'à Constantine, MM. Deleau et Ferrus (1) ont signalé les graves inconvénients de cette pratique, lorsque vient à souffler le vent brûlant du désert; les cadavres mis facilement à découvert par les hyènes, empoisonnaient l'atmosphère par les émanations les plus fétides. Tous ceux, du reste, qui ont habité une localité française séparée de villages Arabes voisins par leurs terrains funéraires, ont pu constater que sous l'influence de vents quelque peu violents, ces derniers cédaient alors des miasmes infects. Si vous demandez à un Arabe pourquoi il n'inhume pas plus profondément ses morts, il vous expliquera qu'il a un avantage à suivre sa coutume; car, si au bout de quelque temps, le linceuil paraît à la surface du sol, c'est un signe que Dieu indique le défunt comme un homme bien accueilli par lui, et digne de l'estime et du respect de tous ceux qu'il a laissés sur terre !... — Voici les pratiques funéraires recommandées par la législation :

Beaucoup de légistes des plus distingués établissent l'obligation, les uns comme canonique, les autres comme imitative:
1° De laver le corps du Musulman mort avec une eau sans

(1) T. LII des *Mémoires de médecine militaire*.

impureté ; 2° de l'enterrer et aussi de l'ensevelir. — Pour la lotion, on commence par laver les mains du mort, puis on enlève les souillures excrémentitielles, s'il y en a, puis on opère l'ablution ; ensuite on lave la tête ; après cela, on verse à grands flots de l'eau sur le côté droit du corps qu'on a tourné sur le côté gauche ; ensuite, de la même manière sur le côté gauche après l'avoir retourné sur le côté droit. On pratiquerait la lustration pulvérale si l'on n'avait pas d'eau, si l'on craignait qu'en versant l'eau ou en lavant il ne se détachât quelque lambeau de chair ou de peau (cadavre déjà déchiré ou en partie écrasé, etc.). On verse l'eau doucement et avec précaution, sans frotter, sur un cadavre qui présente des plaies, des blessures, quand on peut verser ainsi l'eau sans crainte de détacher des chairs ou de la peau, mais non lorsque l'on a à craindre ces inconvénients, comme dans le cas de mort par la variole, par écrasement, par la chute d'un mur sur l'individu, etc.; on remplace alors l'affusion par la lustration pulvérale. — Le fidèle sera enseveli dans des vêtements tels que ceux dont il s'habillait ordinairement pour la prière solennelle du vendredi. Pour le malheureux dénué de toute ressource, les dépenses de ses funérailles (lotion, transport, etc.) seront aux frais du trésor public. — Il est de convenance religieuse de fermer les yeux au fidèle qui expire, de lui soutenir le menton par un bandeau, un mouchoir que l'on noue sur la tête ; de lui assouplir, par des flexions et extensions modérées, les articulations des membres, afin qu'il soit plus facile de procéder à la lotion ; d'éloigner du sol le corps en le plaçant sur quelque chose d'élevé, afin que les insectes n'aillent pas le trouver ; de lui poser sur le ventre quelque chose de pesant, afin de prévenir le gonflement. — Pour pratiquer la lotion d'un mort, il est dans les convenances religieuses d'employer la décoction de feuilles de *sedra* (zizyphus), lorsqu'on peut se procurer de ces feuilles ; on se sert aussi, pour la lotion, d'une décoction de feuilles de zizyphus *nabeca*, et, le plus ordinairement, d'eau pure, d'eau savonneuse, d'eau mêlée de *natron*, d'une décoction de roses trémières. Le nombre préféré, pour les lotions, est de trois à cinq ; on ne pratique jamais au-delà de sept. — On a soin, mais seulement en opérant la lotion, de presser doucement sur le ventre, afin de provoquer la sortie des matières, des souillures qui, peut-être, ne s'échapperaient qu'au moment de l'ensevelissement. — Il est licite de débarrasser et nettoyer les dents et le nez du mort avec un linge mouillé ; de pencher la tête de côté et de la secouer par légères secousses, afin de rincer la bouche et de faciliter la sortie de l'eau et des souillures ; — d'aromatiser le corps avec du camphre, afin de retarder la décomposition et de prévenir ainsi les émanations désagréables pour ceux qui vont accompagner les funérailles. Enfin, le laveur doit prendre un bain général, avec la simple intention de se nettoyer, immédiatement après qu'il a terminé les lotions du mort. — Il est dans l'esprit de la religion de brûler des parfums ou aromates (bois d'aloès, ambre, myrrhe), d'en parfumer les linceuls. Il faut : 1° mettre au mort une chemise ; 2° envelopper la tête de quelques tours d'un turban ; 3° placer autour des reins du mort un *izra* ou *meïzar,* pièce de toile qui couvre depuis les flancs jusqu'à mi-jambes ; 4° l'envelopper dans deux *lefafeh'* (suaires), des pieds à la tête, et nouer les deux bouts. On répand des aromates ou substances d'odeur forte et agréable (musc, ambre, plantes odorantes, etc.) entre les *lefafeh'* et sur le coton que l'on applique sur les ouvertures naturelles (génitale, anale, buccale, nasale) du corps. Aux aromates cités, il convient d'ajouter du camphre, *le meilleur des aromates conservateurs.* On met aussi des aromates sur les autres organes des sens, aux aisselles, aux plis des coudes, aux jarrets, aux côtés du ventre, aux plis des aînes, etc. — Par convenance religieuse, on doit ne pas conduire le convoi à pas trop ralentis, et couvrir la bière d'un couvercle bombé, afin de mieux cacher le cadavre. — On établit une construction murée pour y déposer le corps du défunt, ce qui est préférable à la simple fosse. On ferme l'ouverture du tombeau avec des briques crues ou avec des planches, ou avec des tuiles à forme mi-cylindrique, ou à défaut avec des briques cuites, ou enfin avec des pierres, des tiges de plantes arundinées ; enfin, en l'absence de tout cela, on comble la fosse, ou bien on ferme l'ouverture du tombeau en y jetant ou amassant de la terre. Ces manières de procéder sont préférables à l'emploi du cercueil. — Il est permis de se dispenser de frotter les corps lorsqu'il y a un grand nombre de morts; c'est-à-dire que l'on se borne, dans les grandes mortalités, dans une épidémie, à onder les cadavres, et, dès lors, on les enterre immédiatement. Il est permis d'ensevelir les morts dans une étoffe teinte avec le safran ou avec le *ouars* (orobancha tinctoria), parce que ces substances colorantes sont aussi dans la catégorie des aromates. — Il est blâmable aux yeux de la loi de raser au mort les cheveux et les poils (ce sont autant de parties du mort), de lui tailler les ongles, d'enlever les escarres, ou de presser les bords des plaies ou des blessures (1).

Lorsque les Arabes n'ont à leur disposition ni parfums ni aromates, ils pilent des feuilles de *sedra* (jujubier sauvage) avec du *henna* (lausonia inermis) et répandent cette poudre composée sur la surface du corps. — Généralement, une fois que l'individu a rendu le dernier soupir, ils le lavent à l'eau tiède, lui mettent dans toutes les ouvertures naturelles du coton et du camphre et l'enferment dans une pièce de coton, un haïk ou des morceaux de bernouss. On a pu remarquer ci-dessus que les Arabes ne se servent point de cercueils; de même chez les Kabyles, qui se bornent à laver les morts, les

(1) *Si Khelil*, t. I, ch. II, sect. 20, p. 285 et suiv.

enveloppent dans un haïk en laine et les confient ensuite à la terre, placés sur le côté droit. Des bières de diverses natures ont cependant été en usage dans l'Afrique septentrionale. Ainsi, à Djidjelli, à Ténez, à Tiaret, on trouve des cercueils taillés dans le roc. Les anciens occupateurs de ce pays cherchaient-ils, par ce moyen, à se conserver une plus grande étendue de terrains cultivables, déjà restreints naturellement par l'abondance d'un sol très calcaire? ou bien était-ce là une mesure hygiénique, en cas d'épidémie ? Le docteur Guyon a également vu à Stora (prov. de Constantine) un cimetière où les cadavres étaient disposés dans de grandes jarres toutes juxtà-placées. A Philippeville, des poteries semblables ont été découvertes renfermant des ossemens. L'étroitesse de leurs ouvertures a fait penser qu'on les cimentait ultérieurement par la portion ventrale.—La pratique de l'embaumement n'est pas usitée chez les Arabes. Au Dar-Four, les Indigènes enlèvent les intestins et les remplacent par des paquets d'aloës.

Au Sénégal, les Nègres musulmans entourent les cimetières d'épines mortes, y entretiennent beaucoup d'arbres à feuillages épais, en interdisent l'entrée aux Européens, n'indiquent la place des morts que par un tracé rectangulaire sur le sable ou la terre, allument des feux sur chaque tombe les premiers jours de la sépulture, et placent ensuite sur le lieu de l'inhumation des morceaux d'étoffe pour éloigner les oiseaux de proie. « La profonde vénération des Nègres musulmans pour leurs champs de repos, ajoute Raffenel (1), et les soins excessifs qu'ils prennent des restes humains tant pour les parer avant l'inhumation que pour les conserver après, prouvent que le respect des tombeaux et des dépouilles des morts n'est pas toujours en raison directe du développement de la civilisation. N'y a-t-il pas là un sujet de bien sérieuses méditations ? Du reste, dans toutes

(1) *Voyage dans l'Afrique occidentale*, p. 234.

leś contrées de l'Inde ou du Sind où il se trouve des Musulmans, ceux-ci ensevelissent leurs morts secrètement, de nuit et dans leurs maisons; mais ils ne se livrent pas à de longues lamentations (1).

Ayant exposé les pratiques de l'inhumation chez les Arabes avec tout le détail possible, il nous semble convenable de n'y ajouter aucun commentaire, nous bornant à dire que cette partie de l'hygiène publique est peut-être la plus digne de la sollicitude de l'autorité, à cause de ses rapports intimes avec la salubrité du pays en général, et de la colonie française en particulier.

Chez une nation dont l'industrie et l'agriculture laissent tant à désirer, il est naturel que la condition presque générale de peuple pasteur influe considérablement sur la qualité des matières premières destinées aux vêtements. L'élève de nombreux bestiaux fournit le poil et la laine dont les tentes et les costumes tirent leur tissu. Ces divers produits animaux, dont la qualité est fort belle et la quantité abondante, ont l'avantage sanitaire de garantir parfaitement en vertu d'un faible pouvoir conducteur et d'un grand pouvoir émissif, et d'être peu pénétrables à l'air à cause de leur richesse; on ne saurait leur reprocher qu'une chose, c'est d'être idio-électriques, de prédisposer par leurs stimulations constantes aux affections cutanées, d'éveiller sympathiquement des instincts brutaux (2), enfin de

(1) Géographie d'*Edrisi*, t. I, p. 178.

(2) Quelques auteurs, M. Discuart entr'autres, ont prétendu que la laine grossière, constamment portée, émousse les passions en surexcitant la peau. Ce fait nous semble controuvé par ce que l'on observe chez les Arabes.

mal absorber les matières de la transpiration et de retenir trop
facilement les émanations. N'oublions pas que l'influence
pernicieuse des vêtements de laine sur la propagation de la
lèpre, fut incontestable à l'époque des croisades. La plupart
de ces inconvénients disparaissent, il est vrai, lorsque la laine
n'est pas directement appliquée sur la peau. Malheureusement,
le linge de coton se trouve très peu répandu chez les Arabes.
La culture du cotonnier sur une vaste échelle en Algérie
intéresse au plus haut degré l'hygiène publique des Indigènes ;
ce tissu, mauvais conducteur du calorique, conserve mieux au
corps sa température propre. L'immutabilité arabe se retrouve
jusque dans son costume. Le *bernouss* national, très léger
malgré son ampleur, a presque partout la même couleur,
toujours la même forme. La chaussure partout large, découverte, sans talon, se confectionne avec des peaux dont le
tannage laisse beaucoup à désirer.

Les moyens de couchage sont on ne peut plus vicieux ; il en
sera question, ainsi que des diverses pièces de l'habillement
dans l'hygiène privée. Contentons-nous de remarquer que ce
qui frappe le plus dans le costume arabe, c'est son ampleur
générale et la liberté complète de certaines régions que dans
nos climats septentrionaux on ne se contente pas de couvrir
soigneusement, mais que l'on soumet à des constructions plus
ou moins dangereuses. Ainsi, chez l'Indigène, cou libre de
toute cravate, poitrine libre de tout corset, de tout vêtement
serré, abdomen libre de ceintures comprimant et dessinant la
taille, articulations du bras, du genou, du coude-pied, libres
de toute constriction par emmanchures, jarretières, bottes,
bottines, etc.

Les diverses pièces du costume arabe sont généralement
longues et peu multipliées, c'est pourquoi elles garantissent
mieux contre les variations brusques de température et dans
les circonstances diverses de la vie nomade. Chez la femme,

appelée par la condition sociale au rôle viager de domestique, le *bernouss* qui gênerait trop les mouvements est remplacé par un assemblage de pièces d'étoffes agencées, qui laissent trop à nu les parties latérales de la poitrine et des membres inférieurs : de là une influence évidente sur la production des douleurs rhumatismales et des affections cutanées. En général, le sexe féminin paraît moins bien vêtu que le sexe masculin. Il faut tenir compte de tous ces détails dans les rapports du vêtement avec la pathologie et la mortalité. Quant à l'enfance, la coutume de laisser aller les petits Arabes dans un état de nudité presque complète, n'est pas sans inconvénients pour un jeune âge qui résiste si difficilement aux extrêmes de température.

L'Indigène, guidé par sa malpropreté habituelle, porte généralement le même vêtement jusqu'à ce que l'usage permanent mette ce dernier hors d'état : de là une condition avantageuse pour l'aggravation des affections cutanées et un obstacle aux bonnes fonctions de la peau. Il ne prend jamais la précaution de laver ou de purifier le *bernouss* qu'il possède par héritage ou qu'il achète à une vente ; cette pratique, que l'autorité devrait bien surveiller, n'est certainement pas étrangère à la transmission et à l'incurabilité par invétération, de certaines affections contagieuses du derme. Sans doute, la pénurie générale du linge empêche la distribution de certains effets dans les mosquées à titre de bienfaisance et de charité publiques. Nous avons vu qu'*Abd-el-Kader* tente d'importer, dans les habillements arabes, un changement d'étoffe.

Dans le costume des Indigènes, nos Zouaves ont utilisé la calotte, le pantalon à nombreux plis, le capuchon du collet, l'absence de col et de cravatte. Le Dr Cuvellier voudrait que le capuchon en drap de soldat trop léger, fût en poil de chameau. N'y aurait-il pas à craindre qu'il ne devint trop lourd ? mieux vaudrait peut-être le confectionner tout simplement en laine blanche, absolument comme le tissu du *bernouss* arabe.

Les habitudes alimentaires d'un peuple ne tiennent pas seulement à la nature végétale ou animale des produits bromatologiques que lui offre naturellement son climat; il faut tenir compte aussi des influences que la civilisation fait intervenir sur son régime des choses essentielles à la nutrition, soit en forçant le sol à produire de nouvelles espèces, à nourrir de nouvelles variétés végétales et animales apportées d'une autre zône. Cette vérité d'économie politique, en même temps d'hygiène publique, ne nous permet donc pas d'être de l'avis de ceux qui prétendent que la surabondance des produits végétaux comparés aux espèces animales, dicte naturellement la nature de l'alimentation qui convient aux pays chauds. Certes, une nourriture toute composée de céréales et de fruits a l'avantage, dans ces contrées, de ne point déranger le calme des passions et de l'intelligence, d'abaisser la température du corps, de moins tourmenter le foie normalement suractivé, de moins globuliser le sang et de prévenir les inflammations, etc. Il est encore vrai que l'alimentation végétale a été et est presqu'exclusive chez les peuples peu civilisés et dans les climats chauds : ainsi Moïse défendant un certain nombre de viandes, obligeait au régime végétal; ainsi Pythagore vantait ce dernier en Grèce; ainsi les Indiens vivent exclusivement de fruits, de légumes, de lait et de riz ; etc. — Mais, d'un autre côté, nous n'en sommes plus à discuter avec Plutarque, si l'homme a violé la nature en se nourrissant de la chair des animaux, avec Helvétius s'il ne doit être que carnivore : les progrès de la science sont fort heureusement venus prouver que ce n'est pas ce qu'on mange, mais bien ce qu'on digère, qui seul nourrit l'homme. Mais, en Algérie, au milieu d'une température généralement mobile, et souvent extrême entre le jour et la nuit, sur un sol presque constamment humide (Tell et montagnes), avec de si tristes et imparfaites ressources de protection contre les intempéries, au sein de toutes ces causes d'atteintes maladives que donnent la vie nomade et l'incurie de tout ce qui concerne la salubrité publique et privée, quelle force salutaire de réaction l'alimentation végétale peut-elle offrir ? D'ailleurs, quelle grave influence cette nourriture particulière n'a-t-elle pas sur le moral, en l'entraînant dans les fatales délices de la paresse et de l'ignorance, dans les stériles spéculations du mysticisme, dans l'énervation de toutes ces facultés données à l'homme pour augmenter constamment la sphère de son bien-être ? Et les industries, les arts, les sciences, florissent-ils dans ces contrées chaudes où règnent, grâce certainement à cette alimentation débilitante, le despotisme le plus absolu et la torpeur sociale la plus dégradante ? D'autre part, au point de vue physiologique, si le foie est moins activé par la nourriture végétale et le sang moins enrichi de globules, les intestins ne manifestent-ils point par la constipation habituelle ou de périodiques débâcles, la fatigue que causent des substances généralement pauvres d'éléments azotés ? Dans les convalescences, dans le cours des maladies, quand il s'agit de rendre à la constitution des forces suffisantes, de réveiller les puissances vitales pour lutter avantageusement contre les causes pathogéniques asthénisantes ou autres, que trouver d'efficace, de convenable, dans une nourriture peu réparatrice, inapte à rappeler l'énergie dans les voies digestives ? Dans les épidémies causées par maladies des végétaux (les Arabes n'en font aucune étude particulière), dans leur destruction par des insectes (sauterelles) et les incendies, dans les tristes époques

des disettes et de cherté des grains, quelle affreuse condition
pour les imprudentes populations qui n'ont point su, par une
égale sollicitude donnée aux troupeaux, se créer des ressources
complémentaires suffisantes d'alimentation en cas de nécessité ?
Les matériaux accessoires que l'habitant méridional va demander aux végétaux acidules, sucrés, aromatiques, à des
degrés divers, pour stimuler les organes digestifs, sont-ils
sans inconvénients par leur dose et la fréquence de leur usage ;
pourraient-ils être mis en comparaison avec les avantages de
l'adjonction de quelques substances animales au régime féculent habituel ? N'y aurait-il pas un avantage multiple au point
de vue et du goût et du volume des matières à digérer ? Les
intestins ne seraient-ils point déchargés d'une partie de ce
poids de matières inertes dont, pendant toute l'existence, ils
sont lestés sans profit ? Si vous voulez introduire le goût du
travail chez les populations d'un pays chaud, et les faire béné-
ficier du bien-être qu'amènent toujours les progrès de l'industrie et de l'agriculture, une nourriture végétale suffira-t-elle
pour entretenir les forces de tous les bras producteurs ? Croit-
on que si le commerce est peu étendu, peu actif dans l'Orient,
le défaut d'activité générale ne reconnaît pas parmi ses causes
l'influence de la nourriture ?

Ce n'est point par instinct et par rareté des espèces animales
que les Indigènes mangent peu ou point de viandes : l'histoire
nous apprend qu'à *Timbecktou* on se nourrit beaucoup de
chair d'animaux, que les Abyssiniens utilisent quotidienne-
ment dans leur nourriture le sanglier, les bestiaux ordinaires,
le rhinocéros, le lion, les oiseaux, etc. Et pour ce qui concerne
l'Algérie, la zoologie y est largement représentée. La chair des
animaux, des oiseaux y serait-elle naturellement moins savoureuse, comme on l'a prétendu ? Des expériences pourront
seules lever les doutes à ce sujet, tout en tenant compte des
mauvaises conditions hygiéniques dans lesquelles s'y trouve

généralement le bétail sous le rapport de l'abri et des aliments. Epizooties, malheureuses conséquences de la guerre, privations de pâturages et de protection en été comme en hiver, surtout dans les nuits froides et humides d'automne, tout a contribué à diminuer les troupeaux arabes; aussi l'Indigène mange-t-il à peine de la viande le vendredi de chaque semaine! Ainsi donc, sans parler des caractères d'organisation (nombre et forme des dents, forme des mâchoires) communs aux races du Nord et des pays chauds, l'examen comparatif des inconvénients et des avantages de la nourriture végétale exclusive suffit pour démontrer la nécessité de leur alliance dans l'alimentation générale. C'est de cette façon, du reste, que le Prophète musulman l'avait compris :

« O croyants, il vous est permis de vous nourrir de la chair des bestiaux qui composent vos troupeaux..... C'est Dieu qui a créé les jardins de vignes, qui a créé les palmiers et les blés de tant d'espèces, les olives et les grenades; il a dit : nourrissez-vous de leurs fruits... Je ne trouve dans ce qui m'a été révélé d'autre défense, pour celui qui veut se nourrir, que les animaux morts, le sang qui a coulé et la chair de porc.... (1). »

Ces préceptes ne sont pas également mis en pratique par nos Indigènes : soit misère, soit paresse, soit ignorance des moyens convenables pour assurer et favoriser l'élève des bestiaux, la généralité de la population mange très rarement de leur chair, et se contente de quelques préparations farineuses, de quelques fruits. Cependant la boucherie est libre et le droit des marchés minime. L'état général de l'agriculture prouve que l'étendue des terrains utilisés par les Arabes est moindre qu'on ne serait porté à le croire : beaucoup de plaines restent incultes. Chez les Kabyles, l'aridité des montagnes les forcent à ne récolter que quelques légumes et des fruits. Quant au Sud, le palmier y fait presque tous les frais de la végétation.

(1) *Koran,* chap. V, v. 1er; ch. VI, v. 142 et 146.

Ce que produit le territoire indigène peut être évalué d'après l'*achour* (dixième des récoltes) ; or, si on admet une moyenne de quatre millions payés par cet impôt annuel, ce serait environ cinq millions d'hectares seulement ensemencés pour les céréales !

La nécessité d'une nourriture, dans laquelle les viandes et les farineux auraient une part convenable, avait été appréciée par *Abd-el-Kader ;* il réglait ainsi la nourriture de ses réguliers : Chaque askar prendra un pain par jour, pesant encore en pâte vingt onces et dix-huit onces après la cuisson ; plus, trois quarts de livre de blé moulu (*chicha*). Il aura du biscuit si le pain manque, de la farine seulement si le pain et le biscuit font défaut. Chaque tente prendra tous les soirs vingt-cinq livres de farine, une livre de beurre (l'été) ou d'huile (l'hiver), si le beurre manque. La compagnie (*meïat,* du nombre *mia,* cent) recevra *tous les jours* cinq moutons, qu'on partagera entre les trois tentes. Si la compagnie n'était pas au complet, on retrancherait de la nourriture suivant le nombre d'hommes manquant, *excepté la viande.* Des dispositions analogues étaient prises pour la cavalerie.

La question des viandes nous amène à l'examen du procédé de la tuerie, et de la nature des animaux qui sont regardés comme permis ou défendus. L'opération de la tuerie, dit la loi, est une opération qui doit être faite par une personne jouissant de toute sa raison, et pouvant contracter une union conjugale selon la loi musulmane,—qui consiste à couper complètement, et sur le devant du cou, la trachée-artère de l'animal et les deux veines jugulaires, sans enlever le couteau avant l'entière section de ces parties,—ou qui consiste à plonger l'instrument à la partie inférieure et moyenne du cou, sans qu'il soit nécessaire de diviser la trachée-artère et les jugulaires. Il est de règle canonique de tuer le chameau, le dromadaire, l'éléphant, la girafe, etc., en plongeant l'instrument à l'endroit d'élection et le faisant pénétrer dans le cœur; de tuer les autres animaux (menu bétail, volatiles, autruche) par entaille transversale du cou. Pour le bœuf ou la vache ou le buffle, il est également conforme à l'esprit de la loi de tuer par entaille transverse ; mais il est permis de tuer ces animaux en plongeant le couteau au-dessous du cou jusqu'au cœur et aux gros vaisseaux qui y aboutissent ou en partent. La règle ordonne de tuer les animaux avec un instrument en fer très tranchant, afin de diminuer la souffrance et de hâter la mort de l'animal ; de couper les deux veines jugulaires d'une pièce de gibier blessé à mort et encore vivant, afin d'abréger les souffrances. Il est blâmable de décapiter exprès l'animal, après lui avoir coupé la trachée-artère et les jugulaires : c'est une torture gratuite. Lorsque moins de la moitié d'une pièce de gibier aura été arrachée et séparée, et que l'animal qui n'était pas d'abord blessé à mort aura expiré avant d'être saigné par le chasseur, la partie arrachée et séparée sera considérée comme chair morte d'elle-même et ne sera pas mangée; il n'en sera point ainsi de la tête. Il est permis de manger l'animal qui a été tué selon la loi, eût-il été tué parce qu'il paraissait être ou était réellement en danger de perdre la vie, mais à la condition :

1° Que cet animal, quel qu'ait été son état (sain, malade ou blessé), ait fait, au moment où le couteau allait le pénétrer, des mouvemens évidents et assez forts des membres, de la queue ou des yeux ;

2° Mais on ne soumettra pas au couteau, et ensuite on ne mangera pas l'animal qui a été blessé à mort par un coup violent (de pierre, de corne) et de tout autre façon (chute, étranglement, lacération par bêtes féroces), ou par la rupture de la moëlle épinière ou par la sortie du cerveau chassé du crâne, ou par un déplacement herniaire des entrailles ; ou par la déchirure ou la section d'une des veines jugulaires, ou par la perforation mécanique ou la rupture de quelqu'intestin.

Le fœtus a reçu la mort par le fait même qui a tué la mère; il est donc permis de le manger pourvu qu'il soit développé au point que le tronc commence à être velu et laineux. Si le fœtus sort ou est extrait (vivant et déjà velu) de la mère égorgée, il doit être tué, à moins que sa mort ne prévienne l'empressement de celui qui va lui enfoncer le couteau. En mourant promptement, il est considéré comme étant mort du même coup qui a ôté la vie à la mère. Le fœtus abortif sera tué s'il est à un développement tel qu'un fœtus semblable à lui puisse vivre : il pourra alors être mangé. — Il est nécessaire, d'après la loi, de faire subir aux sauterelles et autres insectes analogues (privés de circulation sanguine) quelque pratique ou traitement qui leur ôte la vie : les parties enlevées avant la mort ne doivent pas être mangées. — Il est de nécessité que l'animal sauvage (vivant par nature en liberté) soit frappé et blessé par un instrument tranchant ou soit pris et arrêté par un animal dressé à la chasse ; le gibier qui a été pris ne doit pas être mangé si l'animal atteint tombe dans l'eau et meurt sans qu'on sache s'il est mort de la blessure ou noyé, si le gibier est mort de coups ou de contusions même avec meurtrissures et enhymoses, mais sans blessure réelle qui ait divisé la peau et les chairs et fait couler le sang.

Les aliments permis sont : 1° Tous les animaux aquatiques ; tous les oiseaux ou volatiles, même ceux qui se nourrissent de matières impures, même les oiseaux de proie armés de serres ou d'ongles crochus et forts (faucon, vautour, aigle, épervier) ; tous les animaux de bétail (chameau, bœuf, buffle, menu bétail), les animaux sauvages non carnassiers (gerboise, taupe, lièvre, lapin, hérisson, porc-épic, ophidiens dont on a rejeté les parties qui portent le venin), les insectes rampants et ne volant pas (scorpions, chenilles, fourmis, vers, sauriens) ; 2° en cas de nécessité pressante (danger de faim trop prolongée), on peut user des choses défendues, mais seulement autant qu'il

en faut pour conserver assez de forces et s'empêcher de mourir.
Toutefois, il n'est jamais permis de manger de la chair humaine,
à moins, par exemple, de souffrances suffocantes et lorsque
l'on n'a rien autre chose qui puisse soulager.—La loi condamne
l'usage des animaux à un seul ongle, les solipèdes, l'autruche.
Il est répréhensible de manger les portions uniquement grais-
seuses des animaux (tels qu'épiplom du bœuf ou du mouton,
ou de la chèvre). — Sont encore défendus : tous les aliments
impurs ou souillés; la loi prohibe le porc et le sanglier (la
chair du porc est impure de sa nature), le mulet, le cheval,
l'âne domestique; il est blâmable de manger la chair du lion,
de l'hyène, du renard, du loup, du chat, de l'éléphant, du
chien-marin, du porc-marin, du guépard, du léopard, du
tigre, de l'ours, de la mangouste, du *chien* (1).

Les diverses recommandations précédentes ne sauraient être
dépourvues d'utilité réelle. L'effusion plus ou moins complète
du sang de l'animal, avant qu'il ne rende le dernier soupir, a
certainement pour avantage de dégorger plus profondément
les chairs d'une grande quantité de liquide, dont la présence
combinée avec une haute température climatérique favoriserait
naturellement la prompte putréfaction. Moins garnies d'humeurs sanguines, les viandes se sèchent plus facilement et se
conservent mieux. Le législateur a donc été sage de prévenir
les circonstances qui pouvaient activer l'altération de leur
qualité. Quant aux aliments permis et défendus, pour que des
viandes prohibées ne fussent point involontairement, par ignorance, choisies pour nourriture, le Prophète a eu soin de placer
la surveillance de la prescription sous les auspices du pouvoir
religieux : « Il vous est interdit de manger tout animal sur
lequel on aura invoqué un autre nom que celui de Dieu (2). »
Il est vrai que, de tout temps, les interdictions officielles n'ont

(1) *Si Khelil*, t. II, chap. I, p. 143 et 161.
(2) *Koran*, chap. II, v. 168.

pas toujours été rationnelles. « *Porrum et cepè ne fas violare et frangere morsu*, » disait Juvénal ; or, en quoi cette prohibition de l'ognon et du poireau pouvait-elle être reconnue avantageuse, surtout à l'hygiène alimentaire (1)? *Mohammed* insiste avec raison sur certaines conditions dans lesquelles on pouvait user de la viande du chameau, par exemple, à cause de la race qu'il fallait protéger et des profits que les Arabes en tiraient pour leurs exploitations et relations commerciales (2). De même, pour la plupart des espèces animales défendues dans le but de garantir les ressources multiples qu'elles offrent et empêcher l'abâtardissement, la disparition d'espèces si utiles; mais l'interdiction qui pèse spécialement sur la viande de porc (3) et qui, du reste, était déjà en vigueur en Arabie avant *Mohammed*, tient-elle :

1° A un préjugé? Dans la dix-huitième lettre persane de Montesquieu, il est dit que la tradition musulmane accuse l'éléphant d'avoir commis sur l'arche sainte du déluge tant d'ordures qu'il en naquit un cochon : ce dernier animal, en les remuant continuellement, détermina une telle puanteur qu'il finit par éternuer et laisser en même temps sortir de ses cavités nasales un gros rat ! Est-ce dans cette allégorie qu'il faut chercher le motif de l'antipathie pour un animal aussi bien réputé et représenté immonde? Le Prophète ne le traitait guère mieux : « Vous annoncerai-je quelque rétribution plus terrible que celle que Dieu réserve aux impies? Ceux que Dieu a maudits, ceux contre lesquels il est courroucé, qu'il a transformés en singes et *en porcs*, auront une détestable place et seront bien loin du droit chemin (4). » Un chroniqueur du

---

(1) Voyez *Revue Britannique* de mars 1852 : *Du luxe de la table dans ses rapports avec la civilisation.*

(2) *Koran*, chap. V.

(3) Id. chap. II, v. 168; chap. V, v. 4 et 5; chap. VI, v. 146; chap. XVI, v. 116, etc.

(4) Id. chap. V, v. 65.

XIIe siècle, Guibert de Nogent, rapporte que « *Mohammed* était sujet à des attaques d'épilepsie : un jour qu'il se promenait seul, il tomba frappé de l'une de ces convulsions, et, tandis qu'il en était tourmenté, des pourceaux qui survinrent le dévorèrent si complètement qu'on ne trouva plus que ses talons pour débris de tout son corps. » Les Arabes croient aussi que parmi les transfigurations que subiront les hommes au rassemblement du jour dernier, les Marabouts feront paraître sous la forme de porcs tout ceux qui auront commis des gains illicites et des concussions sur le peuple. Tout ceci n'est encore qu'image, allusion ; mais quel en serait le véritable motif ? car la malpropreté habituelle du cochon se trouve bien partagée par d'autres animaux dont la chair n'encoure cependant pas la même proscription.

2° A la rareté de cet animal ? De Boulainvillers (vie de *Mohammed*) prétend que le cochon doit être très rare en Arabie, « où il n'y a presque point de bois et presque rien de propre à la nourriture de ces animaux. » On peut objecter à cela que les porcs abondent en Chine, dans l'Amérique méridionale, et font les délices de leurs habitants ; le porc est encore très commun aujourd'hui en Egypte, dans les écuries des Turcs et des naturels du pays, qui le considèrent comme doué de la propriété de préserver du farcin ; mais la viande ne s'en débite qu'aux Chrétiens (1).

3° A une raison générale d'hygiène ? *Mohammed*, guidé par l'intention de faire prédominer dans un climat chaud la nourriture végétale comme tempérant davantage les appétits charnels et brutaux, aurait-il compris de préférence la chair de porc au nombre des viandes ou produits d'animaux défendus ? Cela est peu probable, puisque ce Réformateur permit

---

(1) *L'Egypte sous Méhémet-Ali,* par le Dr Hamont, 1843.

complètement l'usage des viandes, ainsi qu'on l'a pu voir plus haut.

4° A des propriétés particulières d'insalubrité ? Telle semble, très probablement, la véritable cause de la proscription. Les Hébreux, en effet, lui reprochaient d'occasionner la lèpre. Un savant arabe du X° siècle, *Ishah ben Soleïman*, a bien vanté la chair de porc, comme un aliment très sain ; mais sans refuser à cette viande de très réelles qualités nutritives (1), l'opinion générale l'accuse, et avec raison, d'être difficile à digérer dans les pays chauds, et d'y faire naître aisément des affections cutanées. Sanctorius (2) a prouvé que cette chair se *transpire* peu, et diminue même d'un tiers la transpiration des autres aliments. Les anciens athlètes, qui se nourrissaient surtout de chair de porc pour développer leurs forces, étaient usés avant l'âge (3). Pendant l'expédition d'Egypte, les soldats qui mangèrent quelque temps du poisson salé et de la viande de porc furent incommodés, et un grand nombre atteints d'éruptions lépreuses qui se manifestaient à la face d'abord, puis aux extrémités (4). Ainsi que je l'ai dernièrement soutenu (5), la fréquence de la ladrerie dans les pays chauds (6) chez les porcs, les indispositions fréquentes dues à l'usage de leur viande durant les chaleurs, la prédisposition si grande des voies gastriques à l'irritation pendant l'été, l'opinion générale qui, de tout temps, a proclamé cette chair lourde, indigeste, etc., expliquent parfaitement l'antipathie des Indigènes de l'Algérie pour cet

---

(1) D'après les dernières recherches faites à ce sujet par M. Marchal de Calvi, le porc tiendrait, au point de vue du degré de nutritivité, le milieu entre le bœuf et le poulet, le mouton et le veau.

(2) *Médecine statistique*, sect. 3°.

(3) *Essai d'hygiène générale*, par le Dʳ Morand, t. I, p. 364.

(4) Baron Larrey, *Mémoires et campagnes*.

(5) Voyez dans le journal l'*Akhbar* des 22 juillet, 8 et 31 août, 9 sept. 1852.

(6) La chimie démontrera sans doute si la ladrerie influe sur la quantité et la qualité des principes nutritifs de la chair de cochon. On sait que le tissu cellulaire de cet animal renferme souvent des cysticerques.

aliment. C'est sans doute l'abondance des matières grasses et la dureté fibrillaire qui les en a éloignés.

La crainte de faire dégénérer les races et la nécessité d'employer les bestiaux aux travaux des champs, aux transports, ne permettent pas de destiner les plus jeunes aux besoins de l'alimentation. D'ailleurs, le mauvais état des voies publiques, l'absence presque complète d'abris convenables, font peser sur les troupeaux une mortalité annuelle effrayante. Il en résulte aussi que les marchés sont généralement approvisionnés de bestiaux vieux, maladifs et fatigués. — Nous n'avons jamais entendu dire que les Arabes usent de viandes fumées, salées : quelques citadins en conservent cependant en couvrant les chairs avec un mélange de *felfel* (poivre), de *mehl'* (sel) et de *tabel* (coriandrum sativum). — Quant aux produits de la pêche, les Indigènes du littoral en mangent peu : les Maures les utilisent peut-être davantage.

Les magasins pour les céréales consistent en excavations rondes, de différentes grandeurs, pratiquées dans la terre et s'ouvrant à sa surface; c'est ce qu'on appelle des *silos*. Ces sortes de greniers souterrains, qui ont la forme d'une vaste carafe, n'ont qu'une petite ouverture que l'on recouvre d'abord d'une grosse pierre, puis de terre et de broussailles. La capacité des plus petits est de 3 à 400 boisseaux. Quand ils sont creusés dans le roc, les céréales se conservent bien. Cette habitude d'ensilotement paraît fort ancienne : «C'est une coutume dans presque toutes les fermes d'Afrique, écrivait César, d'avoir dans les champs des cachettes souterraines pour mettre le blé, surtout en raison des guerres et des incursions subites de l'ennemi. »

Presque toujours humides dans le Tell et les régions montagneuses, ces magasins altèrent facilement les grains, sous l'influence combinée du manque d'air et de l'entassement. Dans les localités trop marécageuses, les Indigènes conservent les grains dans des sortes de meules rondes dont les parois sont en paille et entourées de bois épineux. Ces moyens imparfaits n'empêchent pas les céréales de s'altérer et d'être envahies par les insectes, d'autant plus que le chaulage, le vannage et le criblage sont inconnus. Les légumes, les fruits, généralement abandonnés dans le coin des habitations, ont également beaucoup de peine à se conserver quelque temps. Ignorant les moyens de préserver les œufs, les Arabes se contentent de les mettre quelquefois dans de l'orge ou de les faire cuire jusqu'à dureté.

L'eau, qui fournit la boisson générale, est approvisionnée dans des cruches malpropres ou dans les *gueurba* (peaux de bouc), qui communiquent une odeur fort désagréable et ont l'inconvénient de s'échauffer pendant les marches. De là le proverbe :

« *Cherob men foum el lefaâ, ou la tcherob men foum el gueurba.*»
C'est-à-dire : « Bois à la bouche de la vipère, et ne bois pas à la bouche de l'outre. »

De là aussi la recommandation de faire toujours prendre l'air quelques instants au liquide longtemps renfermé, avant de s'en servir.

Quoique très paresseux et insouciants alors qu'il s'agirait de maintenir l'eau dans un état de propreté et de salubrité constantes, les Indigènes ne sont pas toujours indifférents à sa bonne qualité. Ainsi, dans chaque localité, il en est qui connaissent parfaitement les sources meilleures les unes que les autres, et ne manquent jamais de les indiquer de préférence à celui qui voyage avec eux. On en trouve même qui, à la présence de certaines espèces d'herbages, reconnaissent l'endroit où il faut creuser pour trouver de l'eau. On raconte que le Pacha *Hussein-Dey,* désirant faire bâtir une fontaine, appela de Constantinople un homme qui avait la réputation d'être très expérimenté dans la recherche des eaux de bonne qualité. Il conduisit cet expert près de quatre sources, parmi lesquelles il voulait porter un choix. Le Turc prit un mouton, le coupa en quatre portions, s'assura de leurs différents poids, et en déposa une dans chaque réservoir. Le lendemain, il pesa de nouveau les quatre morceaux ; un seul n'avait pas changé de poids : l'eau dans laquelle il avait séjourné fut désignée au Pacha comme la meilleure des quatre sources. Plein de confiance dans les lumières d'un tel savant, *Hussein-Dey* fit de suite construire sa fontaine à la tête même de cette eau. — Moins adroits que ce coréligionnaire, nos Arabes n'entendent rien aux moyens de constater la qualité des eaux.

Les Arabes accordent au laitage, dont ils font un grand usage, de grandes propriétés avantageuses à la santé, entr'autres celle de conserver au corps ses forces, sans trop le nourrir et augmenter son volume.

Au nombre des boissons permises par la religion, la loi comprend : 1° Le jus de raisin fraîchement extrait et ne pouvant encore enivrer ; 2° le *fouqqa*, macération aqueuse de blé ou d'orge, ou de dattes sèches, ou de raisin sec, jusqu'à saveur piquante ; 3° le *soubich'*, digestion aqueuse d'orge concassée avec du levain ou pâte de dattes, jusqu'à acidité ; 4° le jus de raisin cuit et devenu plus que sirupeux, *er rob essamit,* c'est-à-dire le sirop tranquille. En cas de nécessité pressante, danger de soif trop prolongée, on peut user des choses défendues, seulement autant qu'il en faut pour conserver assez de forces et s'empêcher de mourir. Toutefois, il n'est jamais permis de boire de vin ou de liqueurs spiritueuses, à moins, par exemple, de souffrances suffocantes et lorsqu'on n'a rien autre chose qui puisse soulager. — Il est blâmable de faire usage de boissons composées, c'est-à-dire préparées au moyen de plusieurs ingrédients fermentescibles, raisin sec,

blé, orge, miel, dattes ; mais il n'y a pas de blâme à mettre
du miel dans une boisson de dattes, ou des dattes dans du lait,
car alors il n'y a pas de cause de vinification. Il est blâmable
de conserver les boissons (de dattes ou autres) dans des citrouil-
les allongées ; par exemple, dans des jarres vernissées, où
elles pourraient devenir enivrantes. — Le Musulman pubère,
sain de raison, qui, volontairement, sans nécessité forcée, a bu
une substance enivrante et qu'il savait être telle, lors même
qn'étant attaché au rite *hanéfite* il a bu du *nebid* ou vin
faible obtenu de raisins secs, lequel est considéré dans ce rite
comme d'usage toléré, ce Musulman doit, après qu'il est
revenu à la raison, être condamné à la fustigation et puni de
quatre-vingts coups de courroie..... L'ivresse est plus dangereuse, plus nuisible, dans ses conséquences sociales, que
l'adultère même et la fornication. L'ivresse est la mère de tous
les vices (*oumm el khabaïs*); elle conduit trop souvent à
l'adultère, au vol, au meurtre, et elle est si commune dans le
monde !.... Il est permis de boire une liqueur enivrante lorsqu'on est obligé de déterminer la déglutition de nourritures
arrêtées dans le gosier et menaçant de suffoquer, et que l'on
n'a sous la main aucun autre liquide..... La fermentation
acide ou acétique détruit la nature première de la substance,
etc. (1). — Cette proscription bien précise des liqueurs fermentées et enivrantes nous conduit à examiner trois questions :
Le Prophète a-t-il défendu le vin ? Ses successeurs l'ont-ils
prohibé ? Y a-t-il convenance à le proscrire dans les pays
chauds ? — Le Prophète a dit dans le Koran (2) :

« Le vin est une abomination inventée par Satan ; abstenez-
vous-en.... Satan désire exciter la haine et l'inimitié entre vous
par le vin, et vous éloigner du souvenir de Dieu et de la prière ;
ne vous en abstiendrez-vous donc pas ? »

(1) *Si Khelil*, t. VI, ch. XXXXVII; et t. III, ch. XIII.
(2) Ch. V. v. 92

Cependant, cette recommandation, dictée sans aucun doute par une haute sagesse, a été diversement interprêtée par quelques commentateurs. Il est certain, pour celui qui médite attentivement le Koran dans tous les passages relatifs au vin, que *Mohammed* n'a pas voulu le proscrire d'une manière absolue, mais qu'il a seulement blâmé, avec toute la sévérité possible, les excès déplorables et dégoûtants auxquels son abus conduit inévitablement chez tous les peuples. Ainsi, il a dit (1) :

« Parmi les fruits, vous avez le palmier et la vigne, d'où vous retirez une boisson enivrante et une nourriture agréable. Il y a dans ceci des signes pour ceux qui entendent... Ils t'interrogeront sur le vin et le jeu; dis-leur : Dans l'un comme dans l'autre, il y a du mal *et des avantages* pour les hommes; mais leur mal l'emporte sur les avantages qu'ils procurent. »

Ce n'est donc que contre les conséquences funestes pour la santé, honteuses pour la morale, que *Mohammed* songeait à s'élever. En signalant à ses fidèles croyants les divers végétaux que Dieu avait créés pour l'alimentation et la boisson des hommes, il n'oubliait pas de faire remarquer que leurs produits ne devaient être employés qu'à la condition d'apporter dans leur usage toute la prudence, toute la sobriété convenables pour éviter les funestes conséquences de l'abus.

« Mangez et *buvez*, mais sans *excès*, car Dieu n'aime point ceux qui commettent des excès (2). »

C'est de cette seule manière qu'il nous semble rationnel d'interprêter ces mots du verset 216 du chap. II : « Dans l'un comme dans l'autre, il y a du mal et des *avantages*, etc. »

Le Prophète avait besoin d'un peuple guerrier; il était tout naturel qu'il lui défendît tout ce qui pouvait le ramollir par la

(1) *Koran*, chap. II, v. 216; chap. XVI, v. 69.
(2) Id. chap. VII, v. 29.

débauche; mais, entre l'abus et l'usage modéré, il y a une différence tellement grande qu'un esprit aussi juste, aussi éclairé que celui de *Mohammed,* ne pouvait la négliger, la réduire à néant. Soutenir l'enthousiasme belliqueux par le fanatisme, les forces physiques des combattants par une liqueur aussi tonique, devaient être la pensée de ce législateur; et peut-être, comme on l'a déjà fait remarquer, sans une ridicule abstinence complète du vin, les Mahométans seraient aujourd'hui les maîtres de l'univers. Et d'ailleurs, à preuve que le but du Prophète n'était guère de proscrire le vin d'une manière absolue, c'est qu'il le range au nombre des jouissances promises aux croyants vertueux dans le paradis.

« Autour d'eux circuleront des enfants éternellement jeunes, avec des gobelets, des aiguières et des coupes remplies d'un vin exquis dont ils n'éprouveront ni maux de tête ni étourdissements...... Annonce à ceux qui croient et qui pratiquent les bonnes œuvres qu'ils auront pour demeure des jardins arrosés de courants d'eau. Toutes les fois qu'ils recevront des fruits de ces jardins, ils s'écrieront : Voilà les fruits dont nous nous nourrissions autrefois ! mais ils n'en auront que l'apparence (1). »

C'est-à-dire, ajoute le traducteur, M. Kasimirski, que ces fruits seront d'un goût bien plus exquis que ceux de la terre, quoique semblables en apparence à ces derniers, et ce pour causer aux bienheureux une surprise agréable.

Ce fameux vin du paradis s'appelle *rhiq el mekhtoume.* Comment un liquide réputé abominable sur terre serait-il devenu un objet de convoitise près de l'éternel? On sait, du reste, que les Arabes buvaient beaucoup de vin avant *Mohammed,* et que le Prophète ne pensa à leur en défendre l'abus qu'après sa victoire sur les Juifs madhirites qui l'avaient invité

(1) *Koran,* chap. 7, v. 23; chap. LVI, v. 17.

à un dîner somptueux pour l'assassiner plus aisément. Les tolbas prétendent que du temps de *Mohammed*, un Arabe venant de faire sa prière rencontra en chemin une femme de connaissance, qui l'engagea à entrer chez elle. A peine eût-il pénétré dans la demeure, celle-ci lui dit de choisir entre elle, un enfant et du vin. Après avoir bien réfléchi sur les inconvénients et les avantages de ces trois objets, il se décida pour le vin; mais dès qu'il en eut goûté, il se livra à toutes sortes d'excès sur la femme, et ne tarda pas à tuer l'enfant. Dès lors, le Prophète aurait défendu le vin, comme une liqueur qui engendrait à la fois la luxure et le crime. Ce n'est là probablement qu'une ingénieuse parabole, correspondant à cette maxime bien connue : « La vigne porte trois fruits : le plaisir, l'ivresse et le repentir (Anacharsis). » — Le vin a-t-il toujours été défendu chez les Musulmans? Les Arabes du temps du Prophète s'étaient bien difficilement amendés dans l'usage de ce liquide. Les Persans le continuèrent et le transmirent même en Espagne, où l'abondance et l'excellente qualité des vins d'Andalousie excita bientôt à très médiocrement obéir aux prescriptions du Koran. Plusieurs Émirs favorisèrent même de leur exemple l'usage général du vin : « Au commencement du règne d'*El Hakem*, rapporte M. Viardot (1), tous les Musulmans de l'Espagne jusqu'aux desservants des mosquées, buvaient non seulement le *sahbah* ou vin clair et doux, mais aussi le *ghamar* ou vin rouge et fermenté, et même des eaux-de-vie faites avec les dattes, les figues ou les raisins. L'ivresse était devenue fréquente et commune parmi les croyants de l'*Islam*. En rigide observateur de la loi, *El Hakem* réunit en un concile les principaux *imams* et *fakyrs* de l'empire, et leur demanda d'où pouvait venir un si général abus. Ils répondirent que depuis le règne du Khalife Mohammed (852),

---

(1) *Histoire des Arabes et des Maures d'Espagne*, t. 1, p. 172.

l'opinion s'était introduite que les Musulmans d'Espagne étant toujours en guerre avec les ennemis de la foi, il était bon qu'ils fissent usage du vin comme leurs ennemis, parce que cette boisson augmente la force des hommes et le courage des guerriers. El Hakem, d'accord avec l'assemblée religieuse, fit arracher dans toute l'Espagne les 2/3 des vignes, et ordonna que de celles qui restaient les croyants mangeassent le fruit frais ou sec, ou qu'on en fît seulement du miel, des sirops et des conserves. » Et, cependant, à ce règne d'*El Hakem II* correspond *le plus haut* degré de civilisation arabe en tous genres! — Un des plus célèbres *toubibes* arabes, Avicenne, a exprimé l'opinion suivante sur le vin : « C'est une liqueur aussi âpre, mais non moins salutaire que les conseils d'un père à son fils. L'homme de bon sens ne se fait pas un scrupule d'en boire, l'hypocrite seul la proscrit. La raison en autorise l'usage, la loi ne la défend qu'aux sots. » D'autre part, un commentateur arabe du Koran, *Sidi Djelaleddine*, pense que le Prophète a tout uniment voulu défendre l'excès du vin, et qu'il est permis d'en boire, pourvu qu'on ne s'enivre pas. Les poètes musulmans, et ils ont été nombreux, chantent en parts égales le vin et l'amour, preuve qu'il a été de tout temps fréquemment et abondamment dégusté, malgré la sévérité religieuse. Voici ce que l'on raconte d'un des plus anciens d'entr'eux, *Aâscha Maïmoune* : « Quand on lui eut appris que le nouveau Prophète avait proscrit le vin, il répondit : Il ne m'en reste plus que quelques cruches de ma provision de cette année, que j'irai vider avant de me ranger sous les bannières de la sainte croyance (1). »

On a vu, dans les paragraphes de médecine légale et de pharmacie, les dispositions judiciaires et autres prises à l'égard de

---

(1) *Parnasse oriental*, par M. le baron ROUSSEAU. Cet intéressant ouvrage contient beau-coup de fragments de poètes turcs, persans, arabes, qui célèbrent avec chaleur les libations du vin.

l'usage des boissons enivrantes et alcooliques, et les tolérances
autorisées en faveur des malades. Cette sévérité pouvait avoir
pour but d'enlever même jusqu'au prétexte de leur emploi. Elle
a été poussée assez loin pour que *Sidi Khelil* (1) ait dit : « Il
est défendu de vendre du raisin, si l'on sait que l'infidèle en
extraira du vin !» Singulière manière de moraliser en frappant
le commerce ! Mais ce rigorisme ridicule, que certains théologiens ont attaché aux paroles du *Prophète* concernant les inconvénients du vin, a été tel que beaucoup de Musulmans
revenant du pélerinage de la Mecque pensent que non seulement
il est défendu de goûter du vin, de cueillir ou de presser les
raisins pour en tirer un liquide fermentescible, d'acheter ou
de vendre de ces raisins, mais encore de *s'entretenir avec
l'argent qui proviendrait de ce commerce*. On comprend
qu'avec des commentateurs aussi intelligents, la lettre du
Koran soit facilement dénaturée au point d'en faire un code
absurde. Tristes disciples, dangereux prosélytes que ceux qui
renchérissent de cette façon sur la parole du maître, surtout
en matière de religion ! En résumé, qu'est-il résulté, que pou-
vait-il résulter de toutes ces défenses d'une sévérité outrée et
contre nature? L'excès en sens opposé à celui qu'on voulait
atteindre. On désirait empêcher l'abus, et on prohibait l'usage
d'une manière absolue ; c'était provoquer la débauche et forcer
à éluder hypocritement le texte rigoureux de la loi. Les contradictions sont innées dans l'esprit humain. Ainsi, les Turcs
boivent tous du vin, sans le moindre scrupule. Les théologiens,
disent-ils, entendent par vin une liqueur enivrante et rouge,
mais ils ne désignent pas sous cette dénomination les vins
blancs, les composés divers d'eau-de-vie, le champagne, etc.
— Dans le pays de *Souss*, les habitants font usage d'une
boisson agréable au goût et plus enivrante que le vin, les

(1) T. III, ch XIII, p. 173.

substances intégrantes étant plus concentrées : c'est une décoction, réduite jusqu'au tiers, de moût de raisin doux (1). — Les Musulmans de Tunis qui, pour la plupart, boivent du vin et de l'eau-de-vie, s'excusent de cette façon : « Ce n'est pas ce qui entre dans la bouche qui fait du mal à autrui, mais ce qui en sort ; donc le péché peut être dans le second cas et non dans le premier. » Et tous les Maures de la régence, même les plus scrupuleux en fait de religion, boivent du vin avec beaucoup de plaisir, mais seulement quand ils sont seuls (2). — Les Nègres de la côte d'Afrique sont très portés sur les alcooliques. Au *Dar-Four*, l'ivrognerie est devenu un besoin ; à la Mecque même (3), beaucoup de Mahométans se livrent en secret à l'abus du vin et commettent sous son influence de complètes orgies. Pour ce qui concerne l'Algérie, beaucoup d'Indigènes recherchent avidement le vin et les liqueurs alcooliques, et en abusent même de la façon la plus déplorable. L'influence pernicieuse en a été surtout palpable sur plusieurs *biskris* (portefaix indigènes), à Alger, pendant l'épidémie dernière de choléra. Les sectateurs de Mahomet qui suivent le rite hanéfite boivent une espèce de vin fabriqué avec des raisins secs, etc. Voilà où conduit l'interprétation absurde et tyrannique des préceptes les plus sages, quand il s'agit de la santé des masses et des individus. C'est toujours une excitation aux réactions dans les idées, réactions pires que les maux qu'une compression maladroite et exagérée croyait prévenir. Et, chose singulière, le peuple chez lequel les liqueurs enivrantes (alcool, vin) ont été le plus sévèrement proscrites, se trouve celui-là même qui découvrit le moyen de séparer l'alcool des matières fermentées ! Nous l'avons déjà dit, l'alcool (*el kohol*) est en effet dû à des alchimistes arabes. *Rhazès* en parle le premier en 940.

(1) Voyez *Géographie d'El Edrisi*, t. I, p. 209.
(2) *Revue d'Orient*, 1844 ; *Voyage dans le Sahara tunisien*, par LOIR-MONTGAZON.
(3) *Revue d'Orient*, 1848 ; *Voyage à la Mecque*, par DECOURET.

Examinons maintenant ce point important de salubrité
publique : le vin convient-il aux Indigènes de l'Afrique? Sans
doute, les liquides alcooliques excitent beaucoup, dans les pays
chauds, l'énergie fonctionnelle du foie, ce grand éliminateur
du carbone, déjà si actif par le fait même de la température
élevée ; mais, en opposition aux excès dégradants pour l'humanité et la race, l'usage modéré d'une liqueur tonifiante dans
cette zone ne serait-il pas avantageux? Il y a beaucoup de
vignes en Algérie ; du temps de l'occupation romaine, les vins
d'Afrique étaient fort renommés, et le D⁰ Schaw pensait que si
la vigne y devenait sérieusement cultivée, elle produirait des
vins susceptibles de rivaliser avec les meilleurs produits de
l'Espagne. M. le D⁰ Foucqueron (1) prétend que le vin d'Alger,
avant les ravages que firent les sauterelles en 1723 et 1794,
passait pour aussi bon que le meilleur Hermitage. D'après
M. l'inspecteur médical Baudens (2), on fait d'excellent vin de
raisin avec le produit des vignes de *El Aghouat*. En 1842, le D⁰
Cambay a obtenu à Tlemcen du vin blanc sec se rapprochant
de celui de Grave, et du bon vin rouge foncé en couleur et
suffisamment fort. Qui n'a bu en Algérie du vin de Médéah ?
Sans imiter les sociétés anglaises et américaines de tempérance,
qui ont le grand tort de proscrire, au lieu de *réglementer*,
l'usage d'un liquide aussi éminemment utile aux ouvriers et
aux constitutions souffreteuses, il sera toujours facile de surveiller en Algérie les débits et cafés dans lesquels les Indigènes
pourraient abuser des vins et liqueurs alcooliques.

Le triste état des sources, des puits non maçonnés, a été
exposé plus haut; il n'y a donc pas lieu de revenir sur la
qualité généralement mauvaise des eaux qu'ils fournissent à
la boisson. Les toits en poil de chameau chez les Nomades, en

(1) T XXXIV *des Mémoires de médecine militaire.*
(2) *Voyage à El Aghouat,* en novembre 1853.

chaume ou en branchages chez les Arabes fixes, ne permettent point de récolter des eaux de pluie. Les Kabyles n'utilisent nullement à ce point de vue leurs toits en tuile. Dans les villes seules, la terrasse plane conduit les eaux dans des citernes ou des puisards. La coutume de blanchir ces plates-formes plusieurs fois par an à la chaux, leur exposition à tous vents, leur fréquentation quotidienne par les femmes et les filles de chaque demeure, ne laissent pas que d'influer défavorablement sur la nature et la propreté des eaux récoltées. — Les fontaines publiques n'existent guère que dans les villes mauresques : la distribution des eaux, qu'elles devraient assurer sur divers points de la cité, laisse beaucoup à désirer.

Tout ce qui a été dit jusqu'ici en divers endroits de notre travail, relativement à l'alimentation, prouve suffisamment qu'envisagée à un point de vue général, elle est évidemment insuffisante sous le double rapport de la quantité et de la qualité. Wolney dit que les Bédouins n'ingèrent par jour que 480 grammes de substance alimentaire ! Ne taxera-t-on pas alors de bien ridicule l'existence actuelle d'un carême chez un peuple que la misère et la paresse forcent à jeûner presque toute l'année? Que l'impuissance industrielle, une coupable indolence nécessitent aux Arabes une existence frugale, sobre, cela se comprend à la rigueur; mais ajouter au dénûment général et aux privations qui pèsent lourdement sur tout ce peuple d'autres privations officielles, prolongées, contraires aux lois naturelles, c'est de la pure et simple cruauté, c'est vouloir violenter le corps sans motif excusable, alors surtout qu'il a bien plutôt besoin d'être tonifié. Les Abyssins, dit Montesquieu (1), ont un carême de cinquante jours, très rude, et qui les affaiblit tellement que de longtemps ils ne peuvent agir; les Turcs ne manquent pas de les attaquer après leur

(1) *Esprit des lois*, liv. XXVI, ch. VII.

carême. — Certes, le principe de l'abstinence peut avoir des bases très naturelles, éminemment nécessaires, mais il faut que l'application en soit réglementée dans des limites proportionnées au climat et aux besoins de chaque population. Si la religion doit s'adresser au cœur par des conseils et des recommandations, les lois ne doivent parler à la raison que par des préceptes, des obligations que celle-ci ne réprouve pas. Un fait certain, irréfutable, c'est que dans les oasis, dans le Sahara, où règne une température moyenne de 40°, le carême arabe devient un véritable supplice. Une aussi singulière institution, originaire des pays chauds, a inspiré à un poète musulman le quatrain suivant :

« Le jeune sacré a commencé, et me voilà sans clairet !
» La faim a fait perdre à mon visage ses couleurs ;
» Puisqu'il n'y a plus dans ma maison de quoi manger et boire,
» Hâte-toi, ô triste *ramadhan* ! d'en déguerpir, car je pourrais t'avaler toi-même ! »

Avant *Mohammed*, les Arabes, comptant par années solaires, avaient constamment leur carême au mois le plus chaud de l'année ; de là son nom de *ramadhan* (de *ramad* brûlant) (1). Cette époque, peu hygiénique sans doute, a cessé, puisqu'avec le calendrier actuel, basé sur l'année lunaire, le mois de l'abstinence avance chaque année et se trouve avoir passé par toutes les saisons après une révolution de trente-deux années. Le *ramadhan* n'a donc pas la même valeur que le nôtre, qui est printannier. Quand il coïncide avec l'époque des fortes chaleurs, il devient tellement difficile à supporter, funeste pour la santé, que le délire s'empare des uns, que les autres se voient obligés d'y renoncer. — Ce carême, que le Prophète appelle « *la porte de la religion,* » et dont il exaltait toute l'importance en disant que « *l'haleine*

_____

(1) D'autres prétendent qu'avant le Prophète, le mois de *ramadhan*, qui correspondait au huitième et neuvième mois, était consacré à la débauche.

*de celui qui jeûne est plus agréable à Dieu que l'odeur du
musc,* » commence avec la nouvelle lune ; il comprend quo-
tidiennement depuis le *fedjer*, moment où l'on peut distinguer
un fil blanc d'un fil noir, jusqu'au coucher du soleil (*mogheb*).
Pendant tout ce temps diurne, défense expresse de rien avaler,
même la salive, de priser, de fumer, d'introduire la moindre
substance dans la bouche, de respirer l'odeur des fleurs pour
quelques rigoristes. La moindre chose, dit la loi, qu'un Musulman sent arriver à ses lèvres, il doit la cracher de suite. Il est
blâmable de mâcher quoi que ce soit ; de prendre, pendant la
journée, des médicaments contre la stomacace, le scorbut, à
moins qu'on ne craigne l'aggravation du mal ; de se livrer à
toute pensée, parole ou action voluptueuses ; d'appliquer des
ventouses ou de pratiquer une saignée à un malade pendant
la journée, à moins de nécessité absolue et prouvée. On doit
même éloigner toute provocation au vomissement, aux renvois
et régurgitations, et ne laisser arriver aucune substance soluble ou absorbable dans l'intérieur du corps par le moyen du
lavement ou de l'injection dans les parties génitales, ou voies
auriculaires, nasales ou oculaires. La loi n'inflige pas de
jeûne satisfactoire à celui qui est soumis à l'introduction d'un
liquide ou d'un corps solide dans le méat urinaire (l'injection
vulvaire oblige au jeûne satisfactoire), ni à celui auquel on
pratique des onctions médicamenteuses sur une plaie profonde
occupant un point du ventre ou du dos, car l'onguent ou la
matière de l'onction ne peut alors pénétrer dans les organes
digestifs (1), ni à celui qui est atteint d'une maladie occasionnant un écoulement continuel de liquide spermatiforme, ou
un flux transparent ou opaque ; ce dernier cas s'applique
aussi à la femme et paraît indiquer l'état leucorrhéique (2). —

(1) L'ignorance complète des Arabes en physiologie excuse toutes ces erreurs.
(2) *Si Khelil*, t. I, ch. II, v. 183.

Dès le coucher du soleil, on rompt le jeûne. Les dattes, au nombre de *trois*, observe la jurisprudence musulmane, sont préférables à toute autre nourriture pour rompre le jeûne, car elles font cesser plus facilement les *éblouissements* et les *étourdissements* causés par le jeûne. D'ailleurs, ces nourritures légères, des amandes, du raisin sec, etc., ne sont qu'une préparation au repas qui se prend peu après. D'ordinaire, si la soif est vive, il faut boire peu et doucement, par gorgées moyennes, et avaler, entre ces gorgées, quelque peu de nourriture. *Mohammed* avait dit :

« Il est permis de vous approcher de vos femmes dans la nuit du jeûne.... Il vous est permis de boire et de manger jusqu'à ce que vous pourrez distinguer un fil blanc d'un fil noir (1). »

Les Arabes mettent peu à profit les précédentes recommandations du Commentateur, et usent au contraire, le plus largement possible, des autorisations données par le Prophète. Aussi, dès que le soleil a disparu de l'horizon, la débauche commence ; à une nuit d'abstinence complète en toutes choses succède une nuit de plaisirs et d'orgies en toutes choses. Excès dans le manger et dans le rapprochement des sexes, voilà ce qui se répète pendant trente nuits consécutives ! La santé ne peut que subir de funestes atteintes d'un tel régime. L'expérience prouve que le ramadhan est toujours suivi de rixes plus ou moins sanglantes, de querelles, d'affections cérébrales, gastriques, hépatiques, intestinales nombreuses et graves, et marqué par une mortalité plus considérable. Voilà donc un mois employé à une espèce de carnaval nocturne, perdu pour les affaires, le travail, le commerce, et, qui pis est, forcément préjudiciable au corps et au moral ; voilà ce ramadhan que les Musulmans considèrent comme une des cinq colonnes de l'édifice musulman ! Certains savants vont jusqu'à prétendre

(1) Koran, ch. II, v. 183.

qu'à la fête de la rupture définitive du carême (*Aïd el Fitr'*), il convient de manger de préférence, ce jour-là, du foie, comme aliment plus facile à cuire que toute autre partie de l'animal !!

Le régime d'abstinence mensuelle, assez sévère pour que le proverbe arabe dise : « *Etre à jeûn comme une lune de ramadhan,* » ne pouvait être impunément imposé dans des pays chauds à toutes les constitutions, à toutes les conditions sanitaires ; aussi la loi a-t-elle prévu des cas de dispenses. Le fidèle malade a le droit de ne pas jeûner lorsqu'il y a à craindre que par le jeûne il n'augmente ou ne prolonge la maladie ; mais, dans toute autre circonstance de maladie, on doit se conduire en cela d'après l'avis d'un médecin consciencieux ou de gens prudents et éclairés ; de même, si la femme enceinte ou qui allaite redoute quelque maladie pour elle ou son nourrisson, elle doit rompre le jeûne ou ne pas jeûner. Si le fidèle a été obligé, pour cause de maladie, de se dispenser de jeûner pendant tout le ramadhan, il jeûnera un autre mois tout entier. Les vieillards, les fous, sont également exemptés. Les personnes en voyage jeûneront dans la suite un nombre égal de jours. La loi a prévu également l'influence pernicieuse de l'abus de l'abstinence : « *Le jeûne au-delà d'un jour, sans boire ni manger pendant la nuit, est blâmable pour tout Musulman.* »

Par analogie avec nos jeûnes disséminés dans l'année, correspondants en général au renouvellement des saisons, les Musulmans ont aussi des jours d'abstinence religieuse. Il est méritoire de jeûner depuis le premier jour inclusivement du mois de *zilheddjeha* jusqu'au dixième exclusivement; le jour de l'*achoura* (dixième jour de *Moharrem*, premier mois de l'an), le *taçoua* (ou neuvième jour de *Moharrem*). La loi considère les jeûnes comme une sorte de punition, car il est

ajouté : « Tout Musulman peut jeûner, à la suite les uns des
autres et sans interruption, les jeûnes pour lesquels la loi
n'impose pas l'obligation de les jeûner à la suite les uns des
autres, tels que trois jours de jeûne expiatoire pour un serment non accompli, les jours manqués involontairement dans
le ramadhan, etc.; il est méritoire de jeûner trois jours, au
choix, dans chaque mois de l'année. » La loi admet également
des jeunes votifs, dont l'accomplissement est d'obligation
canonique. Toutes ces abstinences plus ou moins prolongées,
dont l'influence est si grave sur des individus soumis toute
l'année à des privations de toute nature, ont-elles été insti-
tuées dans un but vraiment hygiénique? Cela paraît peu
admissible. Si l'on consulte l'histoire, elle nous apprend que
dans l'antiquité, certains peuples jeûnaient à la suite des
grandes calamités publiques, des épidémies, etc.; et la transmission de cette superstition, qui croyait fléchir le courroux
céleste, auteur de tous les maux terrestres, aura très probablement fait adopter chez toutes les nations une institution
religieuse *régulière*, basée sur la macération expiatoire du
corps. Remarquons-le en passant, les Indous ont un carême
bien moins ridicule que nos Musulmans ; ils emploient la
journée à lire, à méditer, à s'ablutionner, et ne mangent
qu'après le coucher du soleil des aliments légers, riz, fruits,
herbages, légumes, légèrement assaisonnés au beurre ou à
l'huile. Ce régime mensuel, qui a lieu en décembre (1), a au
moins une portée hygiénique, l'exclusion des viandes, ce que
l'on ne retrouve pas chez nos Arabes, si sobres dans les récits
des voyageurs, et si polyphages quand l'occasion s'en présente.

En résumé, diminuer la force de réaction au milieu de tant
de causes d'insalubrité générale, telle est la plus funeste
influence du ramadhan chez les Indigènes algériens ; de là la

---

(1) *Mythologie indienne*, par JOURDAIN, *Revue de l'Orient*, 1846, t. VIII, p. 184.

grave prédisposition aux maladies qu'il exerce sur la santé publique et individuelle.

On ne doit guère s'étonner de trouver, soit dans la législation, soit dans les coutumes du peuple arabe, fort peu de documents concernant l'altération et la falsification des substances alimentaires, des médicaments et des denrées commerciales. La simplicité et le peu de variété de l'alimentation, la difficulté d'avoir des approvisionnements un peu considérables dans les tribus à cause de la vie nomade, dans les villes par suite du peu d'aisance des commerçants en général, l'absence de toute industrie alimentaire ou médicamenteuse sur une échelle importante, enfin la facilité avec laquelle les substances agglomérées s'altèrent dans un climat aussi chaud et l'ignorance des maladies des céréales, des moyens propres à les garantir, à les conserver, telles sont très probablement les principaux motifs du silence des lois et réglements sur les falsifications en général. Et, pour le dire en passant, si l'Arabe est obligé, par son état inférieur de la civilisation, de se borner à la culture et à la récolte pure et simple pour ses besoins personnels, ou à l'emploi des matières nutritives et médicamenteuses qu'il trouve sous la main partout où il va, campe ou voyage, c'est là sans contredit un avantage incontestable sous le rapport de leur qualité, puisque cet usage des choses *au naturel* l'exempte de tous les graves et funestes inconvénients inhérents chez les nations plus civilisées, aux erreurs volontaires des fabricants, aux falsifications, aux fraudes de toute nature de la part des vendeurs. La santé des Indigènes et les intérêts de leurs commerçants ne courent au moins aucun de ces dangers qui, au contraire, semblent se multiplier ailleurs en proportion même du progrès des sciences et de l'inefficacité des dispositions législatives.

Outre les effets toxiques des ustensiles en cuivre employés dans la conservation des mets, il est d'autres inconvénients qu'il conviendrait de faire connaître aux Arabes, à cause surtout de la fréquence des altérations : ainsi la datte, base d'un commerce si répandu en Algérie, se pique, se creuse, en se desséchant par l'ancienneté de séjour dans les sacs en peau indigènes. La farine, quoique moulue en général, jour par jour, selon les besoins domestiques, n'est pas assez garantie par les Arabes contre l'humidité qui, en altérant le gluten et facilitant l'apparition des sporules, expose à une mauvaise qualité de pain. J'ai vu, sur les marchés arabes, des figues trop vieilles et véreuses offertes à la vente. Les *caïds* chargés de la police de ces marchés devraient empêcher le commerce des fruits non mûrs, gâtés ou altérés dans leur poids (tabac, par exemple) par l'humidité. Mal conservées et à l'abri du contact de l'air, les huiles, qui remplacent si souvent la graisse et le beurre, rancissent et acquièrent une saveur désagréable. La haute température fait promptement acidifier le lait; les Arabes ignorent les moyens de s'opposer à ce résultat. Le miel, imparfaitement dégagé de sa cire et de parcelles d'insectes, aigrit et fermente facilement. Les Arabes ne garantissent pas assez contre l'humidité le safran, dont ils font un usage journalier. Leur sel n'est jamais débarassé des matières étrangères (argile, sable) ou salines (sels magnésiens surtout) qu'il contient en assez forte quantité. Les farines obtenues par les femmes, dans chaque famille, à l'aide du petit moulin à bras, renferment toujours une proportion assez notable de poussière de grès, qui croque sous la dent quand on mange le couscouss ou le pain. Les Juifs de *Sidi-bel-Abbès* ont falsifié les pommes de terre avec des tubercules d'asphodèle rameuse (D\u1d63 Rodes).

Il y aurait à examiner maintenant l'influence de l'éducation morale et intellectuelle, des institutions politiques et religieuses sur la mortalité, la durée moyenne de la vie, les unions sexuelles, la population, etc. Les matériaux manquent encore à la solution de tous ces importants problèmes ; un contact plus intime avec les Indigènes pourra seul les glaner avec la patience et la maturité que méritent de telles questions. Il nous paraît possible, toutefois, de résumer ce que la fréquentation du peuple arabe nous a fait entrevoir sur quelques-uns de ces sujets. Ainsi, la statistique confirmera certainement les graves atteintes portées à la fécondité par la précocité des mariages, la fréquence des avortements par la misère générale, par les passions purement brutales, par les vices contre nature, par la syphilis héréditaire, par le divorce si facile, par les mœurs si relâchées, les mauvais traitements ; en un mot, par cette triste moralité des populations indigènes, si bien caractérisée dans les phrases suivantes d'un des officiers les plus distingués des Affaires arabes :

« Le peuple arabe est un peuple dans un état de dégradation morale et physique qui dépasse toutes nos idées de civilisés. Le vol et le meurtre dans l'ordre moral, la syphilis et la teigne dans l'ordre matériel, sont les larges plaies qui le rongent jusqu'à le rendre méconnaissable dans la grande famille humaine. Il est impossible que ses Chefs et ses Grands ne participent pas un peu de cette dégradation, quelle que soit la richesse des vêtements qui les recouvrent et la beauté des chevaux qui les portent...... La polygamie, en couvrant du manteau de la légalité l'immoralité la plus honteuse et donnant un aliment constant à la jalousie et aux haines rongeuses, fait de la tente un enfer. La jalousie et les haines produisent des disputes intestines, et, quand le maître rentre, le bâton est le seul moyen qu'il emploie pour les calmer. Il serait affreux de raconter tout ce que la brutalité arabe fait supporter au sexe qui a produit Aspasie et Jeanne d'Arc, les deux faces de la beauté dont il rayonne...... Le contre-coup de ces atrocités, qui rappellent les jours des premières calamités humaines, c'est un dévergondage de mœurs, une débauche dont nulle orgie ne peut donner la mesure. La pudeur, qui est le parfum de la femme civilisée, est inconnue à la femme arabe, et elle se livre, sans honte comme sans remords, au premier qui la veut, etc. (1). » Cette triste situation, dont la multiplication de l'espèce reçoit certainement un terrible contre-coup, se trouve cependant atténuée par des conditions favorables et spéciales à la femme arabe, telles que la simplicité de l'alimentation, la bonne constitution du bassin, l'ampleur des vêtements, etc.

La mortalité est évidemment accrue par le défaut de prévoyance, d'industries suffisantes, la paresse, le manque d'éducation et d'instruction, la vie nomade et au jour le jour, le peu d'extension du commerce et des échanges, les privations nombreuses et le manque du nécessaire sous tous les rapports, l'ignorance des mesures hygiéniques générales et particulières, l'absence de toute surveillance de l'autorité arabe pour tout ce qui concerne la santé, et surtout par la prostitution et le déréglement général des mœurs, par la pénurie de dispensaires et d'hôpitaux, d'institutions convenables de bienfaisance, etc. Avouons, d'autre part, que le calme fataliste imprimé au caractère national par le dogme religieux contrebalance singulièrement toutes ces mauvaises chances.

Le mariage prolonge la vie, s'il faut en croire l'irréfutable résultat des statistiques générales; mais chez les Indigènes algériens, si l'on rencontre fort peu de célibataires des deux sexes, si c'est là une prédisposition de moins à certains crimes,

---

(1) Voy. *Etudes sur l'insurrection du Dhara*, et *De l'esprit de la législation musulmane*, par le commandant C. RICHARD.

à certains genres de foie, que doit-on penser de ces unions sexuelles presqu'enfantines, si l'on peut s'exprimer ainsi? C'est vouer de jeunes constitutions à un rapide épuisement, à l'abâtardissement de la race ; c'est dégoûter prématurément de jeunes caractères des relations conjugales ; c'est créer forcément de tristes ménages et provoquer de trop faciles divorces, surtout quand les engagements conjugaux ont été décidés par simple procuration, sans que les contractants intéressés se soient appréciés même au physique !

La prostitution, si intimement répandue chez les Arabes qu'elle y constitue en quelque sorte l'hérédité du libertinage, pratiquée avec l'impudeur la plus inouïe, favorisée par la paresse, le défaut d'éducation, la vie sédentaire et recluse des femmes, qui ne peuvent participer publiquement à aucune industrie, à aucun commerce, sévit avec d'autant plus d'audace et de terrible gravité qu'elle ne rencontre aucun obstacle dans les mesures autoritaires et aucun moyen d'atténuation pathogénique dans des établissements médicaux (dispensaires) ; de là ces nombreuses affections des voies génito-urinaires, la stérilité, la syphilis sous ses formes les plus hideuses et les plus invétérées, l'impuissance, les infanticides, les avortements, l'adultère, etc.

Pourquoi *Mohammed* rendit-il le divorce si facile? Etait-ce pour donner plus de force, plus d'union aux liens du mariage? Mais l'infériorité, dans laquelle il maintenait légalement la femme, n'était-elle pas un obstacle immense à la dignité réciproque des relations conjugales? La loi religieuse ne disait-elle pas à l'époux de ne voir dans la femme qu'une esclave, qu'un être dégradé? Il n'avait donc aucun ménagement à garder, du moment où, trouvant la moindre difficulté à vivre avec elle, il pouvait la répudier ou divorcer avec une facilité toute despotique. Montesquieu regarde le divorce comme conforme à la

nature, et d'une grande utilité politique; il serait plus vrai de
dire que la polygamie et le divorce ont leur nécessité à un
certain degré de civilisation des peuples, mais qu'ils doivent
tendre à disparaître de leurs coutumes à mesure qu'ils avancent
dans la voie réelle du progrès moral. Du reste, on compte déjà
quelques indigènes qui ont marié leurs enfants sous les conditions civiles de la loi française.

La paresse physique entraîne forcément la paresse intellectuelle; au peu d'exercice corporel répond le peu d'exercice des
facultés physchologiques. Education morale nulle, voilà la
triste conséquence : dès lors, absence complète de principes
moralisateurs suffisamment inculqués et gravés dans le cœur
et l'esprit, pour lutter avantageusement contre la prédominance
des instincts matériels. On y trouve peut-être un avantage,
c'est une prédisposition de moins aux altérations de l'encéphale,
à la folie, par exemple. Ainsi, la statistique donne à Londres
1 aliéné sur 200 habitants, et au Caire 1 sur 23,570 seulement!
Mais cette immunité morbide à l'occasion des excès intellectuels, du fâcheux résultat des contentions d'esprit, des maladies
nerveuses en général, se trouve douloureusement payée par
l'impuissance et la stérilité auxquelles sont vouées les facultés
les plus nobles et les plus utiles au bien-être de l'homme. Le
peu de développement intellectuel, l'absence de besoins nombreux et des jouissances de luxe à satisfaire, l'inconstance,
rendent les passions moins énergiques, moins multipliées :
l'Arabe vit plus, mais se sent moins vivre. Point de discussions
sur les intérêts généraux, point de luttes de l'esprit, point de
concurrence industrielle, point de professions libérales, point
d'études laborieuses, point de conséquences funestes du jeu,
peu de chagrins domestiques profonds, point d'ambitions
déçues, point de motifs de désespoir par atteinte publique à la
considération (faillites); en un mot, existence monotone et
toute végétative. Quoiqu'on en aie dit, les instincts les plus

nobles restent engourdis, faute d'excitant convenable. Pas
même un rayon d'amour dans ces cœurs apathiques, car la
poésie du sentiment ne saurait croître là où règne constamment
l'idée charnelle. Triomphe du calme fataliste qui éteint de son
souffle glacial les impressions les plus tendres, les plus naturelles !

Il convient, dit la loi musulmane, que le fidèle se marie,
lorsqu'il en éprouve le besoin, soit pour les jouissances de la
chair, soit dans le désir d'avoir des enfants. Le mieux est de
préférer la fille vierge. On doit marier l'orpheline, s'il y a à
craindre quelqu'inconvénient pour elle (misère ou débauche);
encore faut-il que cette fille ait atteint l'âge de 10 ans accomplis
au moins. Le mariage est un devoir religieux *(Si Khelil)*. —
Mohammed disait que Dieu avait créé deux choses pour le
bonheur des hommes : les femmes et les parfums. Peut-être
ce réformateur donna-t-il lui-même le mauvais exemple de
l'abus de l'un de ces dons célestes, puisque tout en recommandant à ses fidèles de limiter le plus possible le nombre de leurs
femmes, il en épousa *douze*. Peut-être aussi agissait-il de la
sorte pour prêter, par l'exception divine dont il se disait alors
l'objet, plus de véracité à sa mission et à ses relations directes
avec l'Être-Suprême.

Dès les temps les plus antiques, le célibat était regardé
comme une offense à la Société. L'histoire nous montre les
célibataires de Sparte voués à l'infamie et abandonnés à la
vengeance des femmes, ceux de Rome privés du droit de déposer en témoignage. Le célibat imposé aux prêtres et ma-
gistrats juifs, aux ministres du culte d'Isis chez les Egyptiens,
aux filles du soleil chez les Perses, aux vestales chez les Romains, etc., prouve qu'en le restreignant aux fonctionnaires du
sacerdoce, les législateurs n'en voulaient faire qu'un signe de
pureté et de chasteté exemplaires chez ceux qui parlaient

constamment au nom des Dieux. Il serait hors de propos d'examiner ici si le célibat, si le vœu de continence ne sont pas
contraires aux vues de la nature, aux décrets de la providence,
puisqu'ils imposent une lutte constante avec les besoins du
cœur et les instincts générateurs, et qu'ils ne sont que trop
souvent la cause de troubles domestiques, de vices cachés et de
crimes épouvantables. Remarquons seulement que la Religion
musulmane est plus conforme avec le vœu du Créateur, en
n'admettant que des continences temporaires, sacrifice qu'elle
croit plus méritoire par le silence momentanément imposé aux
sens que le silence complet trop péniblement acheté de sens
irritables et la plupart du temps au détriment de la santé
générale et de la morale. Entre ces écarts extrêmes d'abstinence conjugale, — cette vertu dont il ne résulte rien (1), et
les lois lacédémoniennes qui permettaient d'intenter des accu-
sations contre tout célibataire, et à toute femme sans enfans
de cohabiter avec un autre homme, — *Mohammed* prit le
parti le plus sage, le plus modéré, en recommandant simplement à son peuple l'union conjugale comme une œuvre méritoire aux yeux de Dieu. Les adeptes de son dogme, entraînés
par le climat sans doute, ont peut-être été au-delà des intentions formelles du Koran, car chez les Musulmans, l'union
légale des sexes semble moins un mariage qu'une sorte de con-
cubinage autorisé par la jurisprudence. Il est certain que le
Prophète, conséquent avec lui-même et préconisant le mariage
comme une chose sainte, ne pouvait présenter le célibat sous
le même titre. Toutefois, en reconnaissant avec lui que l'abus
des plaisirs vénériens dans les pays chauds énerve de bonne
heure l'individu et la race au physique comme au moral, les
législateurs musulmans ont cherché un frein aux passions
sexuelles en établissant une sorte de serment de continence.

(1) Montesquieu, *Lettres persanes* CXVIII.

Ainsi, tout fidèle doué de raison et d'intelligence, jugé capable d'arriver à accomplir la copulation, peut s'engager, même quand il deviendrait malade, à ne pas cohabiter avec sa femme (*Si Khelil*).

Les mœurs publiques et privées, les conditions sanitaires des époux et de la famille, en un mot, les lois de la nature ne sont-elles pas plus sagement sauvegardées par ces institutions laissées à l'opportunité et à la libre volonté de l'individu?

L'influence de la polygamie est telle que les pays musulmans se trouvent les moins peuplés. « D'ordinaire, les familles sont moins nombreuses en Perse qu'en France (1). » En Asie-Mineure, la population qui excédait 30 millions d'habitants lors de la conquête par les Mahométans, en compte aujourd'hui dix à peine. Les femmes musulmanes n'enfantent guère plus vers 35 ans en général. Peut-être ce triste résultat tient-il moins à l'institution polygynique en elle-même qu'aux mauvaises conditions dans lesquelles elle est organisée. En effet, la fécondité doit être gravement compromise par la précocité de l'union légale : les fatigues si nombreuses de la maternité à un âge trop tendre dans lequel les couches se multiplient encore trop facilement, ont aussi une double influence pernicieuse sur la mère et le produit. Les résultats des conceptions ultérieures ne peuvent devenir que chétifs et sont à peine doués de l'énergie suffisante pour réagir contre toutes les causes de destruction dans lesquelles vit l'Arabe. On ne saurait plus arguer en faveur de la pluralité des femmes que leur nombre soit supérieur à celui des hommes dans les pays orientaux. Et d'ailleurs, le fait existerait-il, que la proportion ne serait pas assez forte pour légitimer une telle institution. « J'avance, dit Montesquieu, que si à Bantam (Indes) il y a 10 femmes pour un homme, ce serait un cas bien particulier pour la poly-

1 CHARDIN. *Voyage en Perse*, chap. XII

gamie. » Le dernier recensement de la population arabe vivant dans les territoires européens en Algérie (31 décembre 1852) a donné les chiffres suivants :

Hommes, 31,388 ; garçons, 23,068 ; total pour le sexe masculin, 54,456. } Total : 100,344.
Femmes, 29,173 ; filles, 16,715 ;　　id.　　féminin, 45,888.

La polygynie n'a pu avoir, dans certains pays chauds, qu'une seule valeur tout à la fois politique et amélioratrice de la race, c'était de favoriser la fusion des éléments noir, blanc et cuivré. Il est à remarquer que la monogynie fut toujours en honneur chez les nations plus septentrionales, Grecs, Gaulois, Romains, Bretons, Espagnols, Germains; et qu'au contraire les habitants des climats chauds parurent spécialement portés vers la multiplicité des femmes, témoin les Assyriens, Persans, Tartares, Egyptiens, Juifs, Turcs, etc. Les défenseurs de la polygynie lui accordent l'avantage de prévenir hygiéniquement les fureurs de l'amour dans un climat où les désirs vont jusqu'à la passion, de mettre par conséquent un frein aux ardeurs génitales, et de préserver l'homme des conséquences funestes de l'empire tyrannique de la femme. Il y a beaucoup d'exagération dans cette opinion : l'influence de ce même climat excite autant les passions haineuses que les fureurs sexuelles, et le meilleur moyen d'apaiser ces dernières n'est point de les fomenter, en multipliant les motifs des premières. Il en paraît bien autrement de la modération qu'apporte dans le caractère des époux la vie régulière et plus complète en relations affectives des peuples monogames. Et d'ailleurs, la précocité sexuelle marche-elle constamment dans les climats chauds avec la maturité de l'esprit? certainement non. La polygamie n'y est que l'infériorité comparative de la femme dans sa condition sociale et sa faiblesse physique; c'est là l'unique raison de cet *abus officiel* de l'union conjugale, qui n'est autre chose pour le Musulman qu'un commerce, un achat d'une marchandise particulière qu'il repousse dès qu'il s'en est suffisamment servi, et que le caprice de ses sens s'en est repu. Or, toutes ses lois qui régissent les rapports conjugaux sont à l'avantage du mari, c'est-à-dire de la force. Faut-il s'étonner dès lors qu'un Arabe dise : « *Hachak* (sauf ton respect), » en commençant sa réponse à toute demande de renseignements sur sa femme ?—Avec la polygamie, on prévient et on détruit l'amour...

On accuse constamment la Religion musulmane d'être très sensuelle; mais on oublie que David avait, dit-on, 18 femmes, Salomon 700 et 300 concubines, et que ces rois buvaient du vin avec leurs compagnes. Or, *Mohammed* était bien loin de ces excès israélites, quand il entreprit de réformer l'Arabie en proie au sabisme, au judaïsme et à de mauvaises sectes chrétiennes. Il est bon de rappeler les paroles de Salluste : « Les Numides et les Maures prennent plusieurs épouses, chacun selon ses facultés, les uns dix, les autres davantage, les rois encore plus... Le cœur de l'époux, ainsi partagé entre un grand nombre de femmes, fait qu'il ne traite aucune d'elles comme sa compagne : toutes lui sont également indifférentes. » On s'évertue cependant à ne pas tenir compte du langage du Prophète contre les excès des plaisirs des sens :

« Vous agissez comme ceux qui vous ont précédés : ils étaient plus forts que vous et plus riches, et avaient plus d'enfants que vous; ils se contentaient d'en jouir. Vous aussi, vous vous contentez de jouir de ce qui vous est échu en partage, comme le faisaient vos devanciers; vous tenez des discours pareils à ceux qu'ils tenaient. Leurs actions ont été vaines dans ce monde et dans l'autre; ils sont perdus..... Les richesses et les enfants sont les ornemens de la vie mondaine, mais les bonnes œuvres qui restent obtiennent auprès de ton seigneur une meilleure récompense et donnent de plus belles espérances (1). »

Était-ce là une exhortation aux déréglements sexuels?

(1) *Koran*, ch. IX, v. 70, ch. XVIII, v. 41.

« N'épousez qu'une femme ou une esclave, si vous craignez d'être
injustes envers les orphelins : cette conduite vous aidera plus facilement à être justes. Vous ne pourrez jamais traiter également
toutes vos femmes, quand même vous le désireriez ardemment·
Gardez-vous donc de suivre entièrement la pente, et d'en laisser
une comme en suspens, etc. (1).

La polygamie n'est donc point une *prescription* du Koran.
Le Prophète qui cherchait à réformer les mœurs dissolues d'un
peuple habitué à compter huit à dix femmes pour chaque
famille, tentait une innovation déjà bien hardie en réduisant
considérablement ce nombre, sans toutefois le fixer. Il dit du
reste à ses prosélytes : « En toute chose nous avons créé un
couple, afin que vous réfléchissiez (2). » — Les Kabyles
n'épousent généralement qu'une femme.

L'influence hygiénique du système politique suivi par les
Arabes dans leurs relations amène des questions bien multiples.
Guerres fréquentes entre tribus, exploitations et productions
presque nulles ; salubrité publique et police médicale nulles ;
absence complète de la surveillance des chefs indigènes et par
ignorance des *toubibes* ; éducation nationale existant à peine
de nom ; point de journaux, point de livres pour propager la
vérité, combattre l'erreur et les préjugés ; bienfaisance publique bornée à quelques aumônes dans les *Zaouïas*, voilà en
peu de mots les tristes conditions politiques de nos Arabes. Ne
sont-elles pas évidemment du nombre de celles qui, suivant les
éloquentes paroles d'un de nos inspecteurs médicaux (3),
« tuent l'émulation, refoulent l'intelligence, compriment les
passions les plus nobles et réduisent toute une population aux
langueurs de la vie végétative.... Elles ralentissent le jeu des
organes et dépriment leur vitalité.... La torpeur de la société

(1) *Koran*, ch. IV, v. 3, et v. 128.
(2) Id. ch. LI, v. 49.
(3) *Traité d'hygiène publiq. et priv.*, par M. le docteur M. Lévy, t. II, p. 751.

et l'absence de stimulation politique contribuent à priver l'O-
riental, même au sein des richesses, du ressort que possède
l'Européen industrieux et libre. » Infirmité de l'état social
arabe! tâche immense, mais glorieuse, de civilisation pour le
peuple dominateur !

L'examen de la politique arabe, au point de vue de la santé
publique, ne saurait nous occuper plus longtemps ici. Bornons-nous à répéter avec M. Perrier (1) : « Les formes du
pouvoir sont principalement démocratiques au nord, aristo-
cratiques au sud, plutôt politiques à l'est, plutôt théocratiques
à l'ouest. »

Enfin, que pouvons-nous dire de la Religion musulmane
dans ses rapports avec la santé publique ? Chaque citation de
notre travail accuse la sage prévoyance du législateur sur bien
des points importants. Ce génie, qu'un médecin (2) n'a pas
craint de considérer comme aliéné, avait parfaitement compris, pour son époque, l'hygiène des pays chauds et la
conservation de la race. La part qu'il fit à la vie matérielle et
la vie psychique est marquée au coin d'un sage éclectisme qui
satisfaisait très bien la dualité humaine, ses devoirs, ses
besoins. Si la polygamie et le divorce nous apparaissent comme
entachés de graves conséquences pour la race et la moralité,
le Prophète eut au moins raison de présenter le mariage
comme un devoir religieux, car les statistiques démontrent
que la fréquentation des sexes est favorable à la longévité.
Nous ne retrouvons point, en général, chez nos Indigènes, ce
célibat religieux, ces existences monacales, cloîtrées, qui
semblent si peu harmonisés avec les vœux de la nature. On
doit regretter que des prosélytes d'un zèle imprudent, renché-
rissant sur la parole du maître, aient excité et encouragé le
développement des théories fatalistes, qui paralysent toutes

(1) Hygiène en Algérie, t. I, p. 6.
(2) Voir le travail du Dr Bral présenté à l'Acad. de méd. en 1842

les améliorations sociales, nuisent au bien-être public et privé, et conduisent, d'illusions en illusions, au scepticisme le plus coupable et le plus contraire aux lois de la création, puisqu'elles aboutissent à la négation du seul principe qui nous fait mauvais ou vertueux : la liberté de conscience. — Il existe cependant, chez les Kabyles, une cinquantaine de couvents monastiques, dit-on, dans lesquels le régime le plus sévère est imposé. Chez les *Béni-Raten*, le marabout *El Cheikh el Madhy* renferme ses disciples dans des cellules très étroites et isolées. La nourriture est graduellement diminuée, pendant quarante jours, jusqu'au volume d'une figue. Dès que la vue mystique succède à ces privations, l'investiture du *bernouss* est accordée et le nouveau disciple peut voyager pour faire des prosélytes. La solitude cellulaire, la défense permanente des mouvements, l'abstinence prolongée, enfin l'extase mystique, voilà les bases principales de cette institution (1). — De telles pratiques, heureusement peu communes en Algérie, y seraient contre nature. Que l'homme amortisse ses passions et croie trouver, dans certaines privations et la souffrance morale qui en est la suite, un châtiment tout à la fois physico-psychique mérité par des infractions commises aux lois naturelles, cela paraîtrait encore acceptable, pourvu qu'il agît avec toute la modération et la raison possibles ; mais penser se sanctifier, se rendre plus digne aux yeux de Dieu en torturant des organes dont les fonctions parfaitement définies répugnent à un tel régime de supplice dans les pays chauds, voilà où seraient l'extravagance, la violation des lois divines, alors qu'on s'imagine faire de la vertu. Terminons ce paragraphe sur la Religion au point de vue sanitaire, en disant que l'influence du fatalisme sur la production et la fâcheuse terminaison des maladies sporadiques, surtout épidémiques, est un

(1. Voyez *La grande Kabylie*, par M. Daumas, p. 69)

fait irrécusable. Il pose les bornes les plus étroites à toute
activité de l'esprit ; il paralyse d'une manière déplorable toutes
les forces vives que celui-ci déploierait pour repousser et
prévenir bien des dangers physiques et moraux ; et, d'un autre
côté, il livre les facultés les plus nobles au triomphe constant
de la matière et de la sensualité.

C'est ici le lieu de parler de la circoncision, pratique dont
le Koran ne dit pas un mot, mais dont le Musulmanisme a fait
une obligation tellement inévitable, qu' « est inacceptable le
témoignage judiciaire de celui qui n'est pas circoncis, bien
qu'aucune raison n'ait empêché qu'il le fût (*Si-Khelil*). »

Pour mettre d'accord leur obéissance actuelle à cette coutume avec le silence du Prophète à son sujet, les Arabes disent
que *Mohammed* naquit tout circoncis ; quelques-uns prétendent qu'il n'avait pas même de traces de prépuce! Obligatoire
pour l'homme, la circoncision se dit *khettana;* facultative
pour la femme, elle s'appelle *khifad.* « On ne doit pas laisser
passer l'âge de dix ans (1) sans circoncire le garçon et sans
exciser la jeune fille. Quant à la circoncision ou à l'excision
de l'hermaphrodite incertain, le mieux est d'attendre que les
organes de l'un ou de l'autre sexe prennent leur prédominance, afin de pratiquer l'opération sur ceux qui auront acquis
le plus de développement (2). »

Les Indigènes de l'Algérie pratiquent la circoncision avant
l'âge de sept ans; vers la cinquième année en général, et de
six à huit ans chez les Kabyles. Cet âge est sans doute préféré,
parce que le prépuce se trouve alors plus long, et que l'opération

(1) Les Ismaélites circoncisaient de douze à treize ans. Moïse a fixé l'opération du septième
au huitième jour, parce qu'à un âge plus avancé les souffrances de l'opération augmentent
considérablement et que celle-ci paraît plus souvent suivie d'accidents. Des Indigènes m'ont
affirmé, en effet, que la posthetomie est fort douloureuse, et qu'après la première nuit,
l'émission de l'urine cause des souffrances extrêmes.

(2) *Si Khelil*, t. II, p. 179.

faite peu après la naissance exposerait le gland à être plus recouvert à l'époque adulte. Les Arabes n'ont point l'habitude d'exciser les femmes.

Pour circoncire, l'opérateur (*thahar*), après avoir préparé une grande gamelle en bois (*djefna*) remplie de sable pour recevoir le sang, se place sous un *haïk* (grande pièce de toile) avec un ou deux assistants dont l'un tient l'enfant les cuisses bien écartées. Le *thahar* ramène le prépuce en avant le plus possible et le lie fortement avec un fil ordinaire contre le gland. Il prend aussitôt un disque de bois (*oueurgha*) un peu plus fort et plus large qu'une pièce cinq francs et au centre duquel existe un trou circulaire assez grand pour admettre à peine le bout du doigt auriculaire. C'est à travers cette ouverture que le *thahar* passe d'abord le fil, puis tout le prépuce fortement lié : en un clin d'œil, il presse fortement le disque contre le gland, tire légèrement sur le fil pour tendre le prépuce, et détournant habilement l'attention de l'enfant en lui faisant regarder le plafond, un objet quelconque, il profite de ce moment pour couper le *djelda* (prépuce) à l'aide de forts ciseaux, quelquefois avec un rasoir, le plus souvent avec le couteau arabe courbe et si bien effilé. Un des assistants présente alors un œuf bien frais, ouvert avant l'opération et dans lequel est entièrement plongée la verge de l'opéré. Au bout de deux ou trois minutes, le *thahar* couvre la plaie avec de la fine poudre de feuilles d'*aghar* (thuya articulé) à titre d'hémostatique, et entoure la verge d'une petite bande ou d'un morceau de chiffon. Le jeune enfant est couché sur le dos et doit rester plusieurs jours dans cette position autant que possible. L'opérateur le visite pendant sept jours : la première fois, il enduit la plaie avec un mélange de beurre chaud et de graine pilée de *seroual* (cyprès) ; les jours suivants, il fait un pansement consistant en cataplasmes d'ognons, de *chiah'* (absinthium judaïcum) et de beurre pilés ensemble, dans le but de prévenir et de diminuer

la suppuration. Si à la septième visite, la plaie n'est pas entièrement guérie, l'opéré doit prendre un bain de verge dans du
sable bien chaud. Les hémorrhagies sont très rares, et d'habitude le patient se trouve guéri au septième jour. Des accidents
consécutifs peuvent cependant survenir : c'est ainsi qu'en
octobre 1847, à Batna, un jeune Arabe, mal circoncis sans
doute, présenta un méat urinaire oblitéré : une simple incision
suffit pour rétablir l'orifice normal.

Quand le *djelda* a été séparé par le *thahar*, un des assistants
l'enveloppe aussitôt dans un chiffon. Après l'opération, ce
morceau de prépuce est déposé et abandonné sur un objet
quelconque, soit un arbre, un palmier ; dans un endroit quelconque, un jardin, soit par exemple sur un animal, un bœuf,
etc., et le père du circoncis lui fait cadeau de l'objet, ou de la
propriété ou de l'animal, sur lequel le *djelda* a été placé. —
Telle est, en peu de mots, cette opération que j'ai surtout
décrite d'après la manière dont je l'ai vu pratiquer dans le
Sud. Inutile de parler des cris, du bruit que fait la foule des
assistants pour couvrir les pleurs de l'enfant pendant la section, etc.

Le Dr Noguès (1) a décrit le procédé suivant, de l'application duquel il a été témoin chez les Arabes : « L'appareil
consiste en deux bouts de ficelle ordinaire et un couteau commun, mais bien effilé..... L'opérateur saisit, avec le pouce et
l'index de chaque main, le limbe du prépuce, qu'il attire
fortement à lui en s'assurant que la muqueuse ne reste point
en arrière de la peau. Un aide fait alors, avec l'un des morceaux de ficelle, un nœud qui rase le sommet du gland. Un
second nœud est fait de la même manière un peu en avant du
premier, et l'opérateur coupe d'un seul coup de couteau entre
les deux. Le premier nœud engourdit la sensibilité au point

(1) *Thèse inaugurale*, Paris, 1851, p. 57.

de rendre l'opération presqu'indolore ; tous deux s'opposent au glissement de la muqueuse, qui est divisée d'une manière très nette et au même niveau que la peau. L'opérateur a, dans une coquille d'œuf, un mélange fait avec de le cendre de laurier-rose, des feuilles de lentisque pilées et du miel. Il en recouvre la plaie, après avoir renversé la portion de muqueuse restante, et il abandonne à la nature le soin de la réunion. »

Quel peut donc avoir été le but de cette circoncision ? 1° S'agissait-il d'une marque particulière de race, de nationalité ? On comprend mieux, à ce point de vue, l'utilité des tatouages, de la déformation du crâne ou de certains organes, les taillades sur divers points de la face et des membres ; les Nubiens de l'île de Tangos ont, par principe religieux, l'habitude de s'arracher deux incisives à la mâchoire supérieure ; dans la mer du Sud, des insulaires respectent traditionnellement la coutume de s'amputer une phalange ; chez les Hottentôts, les Cafres, usages analogues. Mais la circoncision atteignait un organe trop peu visible pour tous, trop habituellement caché, pour que les peuples en aient adopté l'usage par pur et simple besoin d'isolement national ou de cachet généalogique. Cependant, saint Jérôme et saint Chrysostôme ont cru y voir un moyen de distinguer les Hébreux des nations non alliées au Christ.

2° Etait-ce une mesure d'hygiène locale qui fit instituer la circoncision ? On remarque, en effet, que cette pratique n'a existé que chez les peuples habitant des climats analogues et souvent inconnus les uns aux autres. Etait-ce pour obliger à la propreté préputiale dans les pays chauds ? Hérodote (1) nous montre les Egyptiens, dans l'antiquité, obligés de se laver deux fois par jour et par nuit, et de se faire circoncire dans un but unique de propreté. — Voula-t-on aussi prévenir les conséquences funestes de certaines affections nombreuses des organes génitaux, telles que les chancres, les posthites, la blennorrhagie, les maladies du gland, etc., et s'opposer à l'aggravation et à la propagation d'autant plus faciles de ces accidents, que les moyens curatifs et l'hygiène publique laissaient alors beaucoup à désirer?

2° La circoncision était-elle motivée par des considérations intéressant les fonctions génitales, et, par suite, la propagation de l'espèce? Philon prétend, par exemple, que cette opération favorise la génération ; que les nations, chez lesquelles elle est en usage, sont plus fécondes et plus populeuses. Les Anciens regardaient la longueur du prépuce comme une des causes prédisposantes de la stérilité. « D'après nos connaissances physiologiques actuelles, dit le Dr Cohen (1), nous sommes porté, avec plusieurs auteurs recommandables,. à l'attribuer (la fécondité des Juifs) à l'ablation du prépuce, qui rend l'acte du coït plus susceptible de fécondité en permettant librement la sortie de la liqueur séminale, qu'un trop long prépuce pourrait arrêter. » — En tout cas, cet avantage ne saurait être réel et opportun que pour le phimosis congénial.

4° La posthotomie aurait-elle été instituée comme moyen de moralisation? Saint Jérôme, par exemple, avance que la diminution du prépuce émousse les sensations voluptueuses du coït. Moïse avait recommandé de faire cette opération au huitième jour de la naissance, afin de prévenir les habitudes funestes de la manustupration chez les jeunes enfants, et les écarts d'une imagination ardente chez les adultes.

5° Une idée exclusivement religieuse aurait-elle présidée à cette coutume? Les apôtres chrétiens y ont vu une sorte de baptême rédempteur. D'après saint Augustin et saint Grégoire-le-Grand, entr'autres, la circoncision remet le péché originel.

(1) Thèse sur la circoncision

Cette manière de voir aurait pu avoir quelque vraisemblance, si les femmes n'avaient pas été exclues de la circoncision, ou mieux de l'excision des parties exubérantes dans leurs organes génitaux.

6° S'est-il agi, dans l'origine de cette opération, d'une question de caste? Les prêtres voulaient-ils, en s'attribuant le privilège de la circoncision, consolider la prépondérance de leur ordre, de leur haute condition sociale? Trouvaient-ils là, ainsi que dans la castration que quelques-uns y adjoignaient, un moyen de paraître plus purs aux yeux de la multitude, en sacrifiant la portion du corps la plus impure dans ces temps d'ignorance profonde en moyens thérapeutiques? Cette coutume se serait-elle ensuite peu à peu introduite, par imitation, dans le peuple? Ce qui tiendrait à le faire croire, c'est que les Ethiopiens et les anciens Arabes avaient pour habitude d'exciser les jeunes filles et d'offrir aux dieux les portions détachées comme un emblème de la pureté, de la virginité. Les prêtres égyptiens qui, primitivement, étaient seuls circoncis, transmirent cette opération aux Israélites. Le célibat des prêtres d'aujourd'hui n'offre-t-il pas une analogie frappante, du moins quant au but, avec la circoncision et la castration pratiquées par les anciens ministres de la religion? Ne s'agit-il pas dans les deux coutumes, d'une sorte de symbole, de consécration de la purification, de la renonciation aux plaisirs des sens, pour se rendre plus agréable à la divinité?

Les défenseurs de la circoncision ont singulièrement exagéré les inconvénients inhérents aux dimensions ordinaires du prépuce et à sa disposition normale. L'un d'eux (1) s'exprime ainsi : « La pellicule *légère* (à *sept ans !*) sacrifiée dans l'opération est une cause *permanente* de malpropreté : elle donne lieu à des *dépôts* de matière sébacée qui occasionnent

_____

(1) *Revue orientale*, 1852, III° livre, p. 342. *De la circoncision*, par M. Bousseau.

de *fréquentes inflammations* et favorisent le développement d'autres maladies. Des *vers* même (!) s'y engendrent *comme sous l'écorce des arbres*, et le *gonflement des chairs* rend difficile et quelquefois *impossible* tout moyen curatif. Sa longueur, *souvent* démesurée, ajoute encore aux *dangers* dont nous n'avons énuméré *qu'un petit nombre*. La circoncision, qui met l'homme *à l'abri de tant* de maladies, est donc, dans les pays chauds, une institution *éminemment* utile.... les dimensions *extraordinaires* du tégument præputial produisent un autre inconvénient qui, chez les peuples anciens, était regardé non seulement comme une grande calamité, mais aussi comme une honte : elles peuvent priver de postérité..... Est-ce payer trop cher le remède que de sacrifier, par mesure préventive, un *accessoire si dangereux ?* » Nous avons souligné et marqué entre parenthèses toutes les exagérations que présente un tel plaidoyer en faveur de la posthotomie religieuse. Nous n'avons rien à ajouter, si ce n'est ceci : *De pelle humâna agitur.* Les moralistes ne pourraient-ils en tenir compte ?

En résumé, 1° la circoncision religieuse est une opération contre nature, parce qu'elle altère la sensibilité et diminue l'enduit sébacé, nécessaires au gland pour l'excitation à l'appétit vénérien et pour la fonction du coït. D'ailleurs, tout organe a sa raison d'être, toute fonction a une activité en rapport avec l'organe auquel elle correspond. Une partie *sans utilité* ne peut avoir été créée par Celui dont les grandioses et harmonieuses combinaisons, la sublime organisation du corps humain en particulier, ne sauraient tarir l'admiration de tout l'univers ;

2° C'est une opération contre la pudeur et contre la chasteté, dont elle enlève tout le mérite, toute la vertu ;

3° Elle est inutile d'une part, parce que dans les pays chauds on a les ablutions, qui, en effet, ont précédé la circoncision, laquelle ne date que des Egyptiens, des Arabes, des Juifs ; d'un autre côté, parce que les procédés opératoires suivis dans ces mêmes contrées sacrifient beaucoup plus de peau et ménagent une grande partie de la muqueuse préputiale, justement le théâtre ordinaire des lésions que l'on cherche à prévenir ;

4° Le Prophète l'a en quelque sorte condamnée, puisqu'il n'en parle point, et qu'il dit qu'au jugement dernier les hommes ressusciteront nuds et *incirconcis ;*

5° Enfin, elle a été singulièrement interprêtée par certaines autorités musulmanes. Lors de l'expédition d'Egypte, les *Cheikhs* de la grande Mosquée proposèrent à Napoléon de faire musulmaniser toute son armée : « Il leur objecta la circoncision et la prohibition de boire du vin, boisson nécessaire au soldat français ; les disputes furent vives, elles durèrent trois semaines. Quand les *Ulémas* furent d'accord, les quatre *Muphtis* rendirent un fetam par lequel ils déclarèrent que la circoncision n'étant qu'une perfection, *n'était pas indispensable pour être Musulman*......; qu'on pouvait être Musulman et boire du vin, pourvu que l'on employât le 1/5e de son revenu, au lieu du 10e, en œuvres de bienfaisance (Mémoires de Napoléon, *notes et mélanges*). »

Du reste, la circoncision comme moyen moralisateur n'a pu être inventée que par des hommes qui ignoraient les sympathies intimes qui existent entre le système nerveux et les organes génitaux (1). Celui qui est très nerveux, qui a des sens très exaltables, se livrera-t-il moins au coït parce qu'il sera circoncis? Sera-ce l'excision d'un petit lambeau de peau

_____

(1) Il s'est formé depuis quelques années en Allemagne, parmi les Juifs, une secte qui a renoncé à la pratique de la circoncision. — En 1843, le consistoire de Paris a supprimé la succion de la plaie par le *mohhel* (circonciseur); on a demandé aussi la suppression de la dilacération par les ongles (1844).

qui déshéritera la pensée et ses mille aiguillons du pouvoir de stimuler les parties sexuelles, de les influencer? On l'oublie trop, le véritable remède des maux qui affligent l'humanité, c'est la sagesse, la modération, la moralité, la tempérance en toutes choses. Au lieu de pratiquer gravement la section d'un bout de prépuce, comme une panacée contre les écarts génésiques, apprenez plutôt aux hommes à se rendre maîtres des passions, et non à éviter, par un procédé qui oserait refaire l'œuvre de la nature, la peine de devenir vertueux. La médecine doit éclairer la Religion et la législation sur les institutions sociales : elle seule connaît l'organisation physiologique de l'homme. C'est à elle à dissiper les préjugés, à détruire les pratiques ridicules. Prévenez les écarts de l'imagination, occupez les masses indolentes et paresseuses à l'aide du travail, de l'amour des arts; développez les intérêts de l'industrie, car l'abus du coït tient surtout aux dispositions du système nerveux, à sa prédominance sur le système musculaire, et non à une action localisée dans un centimètre de prépuce. Cultivez les facultés morales, modifiez l'alimentation par les progrès de l'agriculture; vous rendrez alors l'homme moins vicieux. Mais ne comptez pas y parvenir en le martyrisant mal à propos. Vouloir retoucher, perfectionner l'œuvre de la création, c'est la plus grande impiété possible; et, ce qu'il y a de plus curieux, c'est de voir une Religion couvrir cette profanation de son appui et de ses textes obligatoires. Concluons donc avec le fabuliste :

« .... *Que la Providence*
Suit mieux ce qu'il nous faut que nous. » (Jupiter et le métayer).
« *Dieu fait bien ce qu'il fait.* » (Le gland et la citrouille).
« *Dieu ne l'a pas voulu, sans doute il eut raison.* » (Id.)

A peine est-il besoin de citer le mot profession, après avoir répété plusieurs fois que l'industrie et le commerce, en général, bornés à des échanges de tribu à tribu et aux besoins journaliers des familles, sont fort peu développés. Cependant, par cela même que les arts se trouvent peu exercés par les spécialités, chacun se voit obligé d'y suppléer pour ses propres nécessités. On peut donc dire qu'en Algérie chaque classe participe plus ou moins aux professions, sans en avoir les graves inconvénients. L'absence de culture intellectuelle, pour l'apprentissage et l'exercice des métiers, devient une immunité contre les névroses, les affections de poitrine, les maladies scrofuleuses, les infirmités, les faiblesses constitutionnelles, qui résulteraient de la réclusion prolongée, à un âge précoce, dans les manufactures, les fabriques ; d'autre part, le triste état de l'industrie exempte les Arabes de la débauche morale, des mauvais exemples inhérents aux grandes agglomérations d'ouvriers. Les femmes, avons-nous vu, sont épuisées par des occupations constantes, les pénibles corvées, des travaux domestiques (aller au bois, à l'eau, moudre les grains, traire les vaches, battre le beurre, nourrir et soigner les chevaux, préparer le *couscouss* et les aliments, etc.), par les exigences de la culture (moissons), par la fabrication des vêtements (tissage des laines, des *bernouss, haïks* ; confection des *gandoura* ; teintures), etc. Il en est de même des jeunes filles qui, de bonne heure, aident leurs mères, et que l'on voit, par exemple, revenir des fontaines, fléchissant de maigres jambes sous le poids de la lourde cruche d'eau maintenue sur la tête. La fécondité surtout doit évidemment subir de fortes atteintes d'un tel métier, qui dure la vie presqu'entière.

Dans les villes, les demeures des artisans (teinturiers, selliers) sont toujours petites, sales, humides, infectes, obscures; l'air s'y renouvelle difficilement ; de là les engorgements et ulcères chroniques des jambes, les éléphantiasis, les douleurs rhumatismales, etc. La profession militaire est exercée par tout individu en état de porter les armes : point d'âge (si ce n'est chez les Kabyles, quinze ans d'après le général Daumas), point de taille exigés. La nature du pays et la fortune font seules un piéton ou un cavalier. Généralement, l'Indigène guerroie dans son district, dans sa plaine, sa montagne ou son oasis : la nostalgie a donc moins de chances pour se développer chez lui. Le laboureur, qui travaille beaucoup des bras, mais peu de la tête, se trouve exposé à la chaleur, à l'humidité, aux émanations palustres. Il ne les quitte guère que pour respirer l'air de ses étables, partie intégrante de son habitation. Son métier entraîne des fatigues et des attitudes vicieuses, mais aussi il vit en plein air, au milieu des émanations florales ; il connaît donc peu les affections nerveuses, les maladies par encombrement, les lésions pulmonaires. En revanche, fréquents érysipèles, congestions cérébrales, méningites, dyssenteries, fièvres intermittentes, etc. La longévité semble récompenser une vie frugale et moins inquiétée, parce que le champ occupe chaque semestre et fournit à peu près le nécessaire ; mais, au moral, égoïsme, méfiance, jalousie, fainéantise outrée en dehors des travaux rustiques. Quelle triste part pour l'Arabe, en comparaison du Kabyle industrieux et du Saharaoui, toujours en course pour les échanges commerciaux !

Dans les tribus, les bouchers, les tanneurs, les corroyeurs travaillent en plein air, ce qui annihile presque complètement les inconvénients inhérents à leur profession. Dans les villes, les Nègres sont employés au curage des égoûts, des latrines, au blanchiment des maisons, aux corvées domestiques, au transport des fardeaux, etc. En général, la profession n'a guère d'influence sur le vêtement. Le Kabyle use peu du *bernouss*, qui gênerait trop les mouvements ; dans les villes, les ouvriers le remplacent par le gilet et la veste.

Les Indigènes qui font métier de porte-faix (*biskris*, Nègres principalement), se remarquent à de nombreux durillons épidermiques, à des callosités scapulaires et sus-acromiales, à une déformation de la portion supérieure du tronc, consistant en une voussure antérieure de la colonne cervicale et l'élargissement des épaules; l'œdême chronique des jambes tourmente surtout les cordonniers maures.

Nous ne pouvions nous étendre davantage sur les rapports des professions avec la santé individuelle, sans répéter des faits communs à toutes les spécialités industrielles ; il ne reste plus qu'à énoncer un fait caractéristique pour toutes, c'est l'ignorance profonde qui favorise la précocité du libertinage et l'exploitation des masses, toujours trop crédules, par la superstition et le fanatisme. -

CHAPITRE II.

HYGIÈNE PRIVÉE.

Les prescriptions religieuses, concernant l'hygiène du corps, sont au nombre de dix : 1° Subir la circoncision ; 2° et 3° faire la grande ablution pour l'homme et la femme ; 4° usage du *koheul* (pour les yeux); 5° du *henna* (pour la peau); 6° du *souaq* (pour la bouche); 7° se couper les ongles; 8° se raser les parties que la nature a voilées; 9° s'arracher les poils des aisselles; 10° se couper les moustaches à la hauteur de la lèvre supérieure.

« Il faut que chaque vendredi l'homme accomplisse les dix choses révélées à notre seigneur *Ibrahim* et recommandées par *El Syouti* le savant, ou quelques-unes, du moins, s'il ne peut les accomplir toutes (*Si Khelil*, chap. du *Djemda*). »

De toutes ces prescriptions, les deux premières ont été examinées dans l'hygiène publique; les autres vont trouver place dans les paragraphes suivants, consacrés à l'hygiène de la peau et des organes qu'elles concernent.

On serait tenté de se demander si la loi a réellement bien compris toute la portée des prescriptions de la propreté indivi- duelle, puisqu'elle en fruste la femme veuve. Les soins cosmé- tiques lui sont défendus; elle doit s'habiller tout en noir, s'abstenir d'ornements et de parures, de tout parfum, de pré- parations aromatiques, du *henné* et du *katam*; elle ne peut prendre de bain, user du *kokeul* que la nuit, encore dans le cas d'*absolue* nécessité; elle peut se servir d'huiles simples, se raser le pubis, se tailler les ongles et s'épiler les aisselles (4). — C'est dire, en d'autres termes, que la femme veuve doit rester sale; et tout cela, sans doute, pour éviter de trop *parler* aux regards des hommes et d'exciter leurs désirs, pendant tout le temps légal que sa retraite viduaire exige qu'elle s'abstienne de tout rapprochement sexuel. Pour obtenir un tel résultat, il n'est certainement pas nécessaire de mettre la santé de la femme en danger, ou tout du moins de lui imposer la priva-

(1) *Si Khelil*, II° partie, chap. IX.

tion de coutumes hygiéniques qui ont leur grande importance dans les pays chauds.

Nous avons dit qu'en outre des ablutions, les Arabes se montrent très amateurs de bains complets. Les bains froids sont peu usités, par cette raison sans doute que la réaction consécutive s'ajouterait à l'action du climat sur la peau, et déterminerait des accidents, soit dans le tissu, soit dans les fonctions de l'enveloppe cutanée. Toutes les pratiques des pays chauds consistent, au contraire, à mitiger, à combattre l'énergie des réactions si fréquemment violentes vers la peau, et à la maintenir dans des limites compatibles avec la santé. Le bain maure a pour principale condition de présenter le corps à une chaleur de 40 à 50° cent., dans une vaste salle dont l'air est convenablement entretenu à cette température à l'aide d'un tambour en pierre, central, correspondant à un foyer souterrain (1). On est ensuite étendu sur des linges mouillés qui recouvrent les dalles, puis abandonné au *dellaq* (masseur), qui pétrit et repétrit avec soin toute la surface du corps, fait craquer à diverses reprises *toutes* les articulations des membres et du tronc, puis frictionne toute la périphérie cutanée avec un gant en poil de chameau. Une fois de nombreux copeaux de crasse facilement obtenus par ce moyen énergique, tout le corps est savonné et lavé à grande eau ; on termine par une douche froide générale, afin de neutraliser la débilitation produite par l'afflux du sang dans l'enveloppe cutanée. Le *dellaq* essuie alors le baigneur, le recouvre d'une masse de grands *haïks* secs et chauds, et le reconduit dans une autre pièce où il trouve un lit de repos et du *chorbet* (limonade), ou

(1) J'ai toujours observé, après un séjour prolongé dans ces étuves, une augmentation notable de température animale ; une fois entr'autres, à Biskra, après être resté près d'une heure et demie dans un bain maure aussi fortement chauffé que je pus le supporter, le thermomètre placé sous la langue marquait 3 degrés 25 cent. au-dessus de la température qu'il m'avait offerte avant de pénétrer dans le bain ; et j'avais 132 pulsations par minute.

du *qahoua* (café), à son choix, sans oublier le *sibsi* (pipe). Au bout d'une demi-heure, d'une heure au plus, on est complètement séché, et l'on éprouve un bien-être général vraiment indicible, dont l'élément principal consiste en une souplesse inusitée dans tous les mouvements, un profond sentiment de légèreté, de débarras. — Tout ce système de frictions, d'attouchements, de malaxations hygiéniques, curatives et surtout préventives, qui suppléent au défaut d'exercice chez un peuple si sédentaire, ne rappelle-t-il pas le *sudatorium* et le *frigidarium* des Romains, leurs frictions avec les *strigilles* (sorte de spatule)? les bains russes? les étuves de Pergame où l'on frottait avec le *xystre?* les bains de vapeur usités chez les Indiens? etc. — Au printemps, les Mauresques ont l'habitude de se frotter, après le bain, avec de la racine de *bou-nefa* (lacerpitium), à titre de révulsif, de dépuratif cutané. — Dans le désert, du côté d'*Ouchdah*, « les femmes du khalifa prenaient des bains maures de la façon suivante : En arrivant au campement, nos deux soldats creusaient un trou dans le sable ; ils dressaient la tente sur ce trou, dans lequel ils allumaient un grand feu qu'il fallait entretenir pendant deux heures. On fermait la tente hermétiquement, on chassait la fumée, et les femmes se précipitaient dans cette brûlante étuve (1). »

Le bain maure a tant d'importance dans la vie arabe, que l'autorité française devrait multiplier les étuves, aux frais des Indigènes de chaque localité bien entendu. Un très bon exemple a été donné à ce sujet par le bureau arabe d'Orléansville, qui a fait construire un bel établissement dans le style mauresque. « Les bains, rapporte le Tableau de l'Algérie (2), sont fournis indistinctement à tous les Indigènes, par suite d'un abonnement pris en commun et par tribus : il en résulte qu'ils

(1) *Captivité du trompette Escoffier*, t. I, p. 127.
(2) *Annuaire pour* 1854, par M. J. Duval, p. 37.

sont à peu près gratuits. Ils le sont tout-à-fait pour les pauvres qui, un jour de la semaine, peuvent y aller, et même se faire servir une tasse de café, dont la dépense est supportée par la caisse de l'établissement. Excellente manière de donner des habitudes de propreté aux plus infimes du peuple, dont pourraient profiter les villes les plus civilisées d'Europe! Cet établissement a encore un caractère plus élevé, en ce sens qu'il résout le premier problème d'association des capitaux indigènes qui ait été tenté. »

Tendre à augmenter la beauté et à assurer la santé, tel est le double but des cosmétiques chez les Arabes. Presque toutes les femmes (chez les Kabyles surtout), et grand nombre d'Indigènes des deux sexes appartenant aux grandes familles ou à la caste des Savants, se teignent les mains, les pieds, avec le *henna*. Cette substance, qui n'est que la feuille bien pulvérisée du lawsonia inermis (troëne) et délayée dans un peu d'eau, s'étend avant le coucher sur les extrémités des membres; puis un linge entoure les parties enduites. Le lendemain, on trouve ces dernières teintes en jaune-brunâtre, et cette coloration dure assez longtemps (une vingtaine de jours) pour qu'on ne soit pas obligé de la renouveler souvent, malgré les lavages répétés. Le *henna*, en resserrant la peau par une sorte de tannage, la tonifie, diminue de beaucoup la transpiration et préserve sa sensibilité exquise contre les brusques variations atmosphériques. Ces avantages sont tellement réels, que les Arabes enduisent de *henna* toutes leurs blessures, même les plaies des animaux. Le lawsonia inermis passera certainement, avec de grands succès, dans notre matière médicale française. J'en ai maintes fois constaté les excellents effets en Algérie, notamment dans des cas de sueur fétide des pieds, que cette application hebdomadaire a seule pu modifier avantageusement. Les cosmétiques ont, du reste, une importance telle chez les Musulmans, que la loi s'explique ainsi : « Par

devoir obligatoire, le mari fournit à la femme les cosmétiques
dont l'utilité est reconnue et acceptée dans la coutume, tels
le *koheul* pour les yeux ; la pommade ou l'huile pour les
cheveux ; le *henna* pour la tête, les mains, les pieds, etc.; les
objets nécessaires pour oindre la chevelure, etc. (1). » Le *henna*
possède encore une précieuse destination : ses fleurs servent à
parfumer les vêtements et les habitations, et les uns comme les
autres en ont toujours grand besoin.

Dans les villes, les femmes se fardent avec le carthame
(*added*) ou avec un composé (*rusma*) dont la base arsenicale
fait tout le danger. Elles teignent aussi et réunissent les sourcils à la base du front à l'aide d'un enduit qui n'est autre
chose qu'une forte décoction d'*afsa* (noix de galle) pulvérisée,
puis desséchée. Il suffit de l'étendre dans un peu d'eau avant
de l'appliquer. La coloration obtenue est d'un châtain foncé.
— D'autres fois, cette teinture se compose de mine de plomb ;
d'autres fois, d'un mélange d'huile et de cendres de carthamus
tinctorius (*added*). Des feuilles de cette dernière plante, cultivée
d'abord pour ses propriétés tinctoriales, on retire deux principes colorants, l'un jaune et soluble dans l'eau, l'autre résineux,
rouge et soluble dans les alcalis, et utilisée particulièrement
dans les arts et la cosmétique. Les filles publiques se barbouil-
lent les joues avec du carmin.

Il est fort remarquable que la plupart des peuplades des
pays chauds se couvrent la peau d'une couche grasse. Les
Caffres se peignent tout le corps avec de l'ocre rouge et l'enduisent ensuite de moelle ou de graisse d'animaux. Les Chingulais
(île de Ceylan) se frottent avec de l'huile de coco. Nos Kabyles,
que le peu de troupeaux prive de laines suffisantes, ont
l'habitude d'étendre de l'huile à la surface du corps : cette
couche additionnelle devient une espèce de vêtement et rend

(1) *Si Khehl*, t. III, chap. XI, p. 131. *De l'entretien de la femme dans le mariage.*

la peau moins sensible au froid. C'est ainsi que dans la grande expédition d'Annibal (plus de 200 ans avant J.-C.), les Carthaginois, surpris tout à la fois et par la faim et par les rigueurs d'une basse température, s'enduisaient d'huile l'enveloppe cutanée. Outre une protection contre le froid, les variations atmosphériques, contre les insectes et l'action des vapeurs miasmatiques, ces onctions ont le précieux avantage de tempérer les transpirations et entretiennent convenablement l'épiderme, à l'instar des qualités particulières de la peau du Nègre. On ne saurait leur trouver qu'un double inconvénient, c'est la rancidité de l'huile qui s'altère promptement par la chaleur et le mélange des sécrétions, puis la malpropreté générale inévitable.

Le tatouage est en honneur surtout chez les Kabyles. Leurs femmes portent généralement une petite croix bleuâtre, faite avec de la poudre à canon ou avec de l'oxyde d'antimoine, soit à la base du front entre les sourcils, soit sur une narine, soit sur une des joues. Quand la jeune fille vient à se marier, le *taleb* fait ordinairement disparaître ce signe par l'application d'un mélange de *djir* (chaux vive) et de *saboun akhal* (savon noir). Presque toutes les prostituées arabes portent aussi des croix ou des fleurs bleues sur les joues, sur les bras. D'ordinaire, les filles publiques mauresques offrent sur les seins des points rouges ou des plaques de carmin. — Les Nègres ont, en général, des tatouages profonds, ordinairement des incisions dans les joues. Ces scarifications, faites avec un couteau rougi dès le bas-âge, seraient-elles une sorte de prévention hygiénique ? Le général Daumas ajoute (1) : « Les Lybiens, repoussés du côté de la mer par les conquérants, et qui sont les pères des *Touareug,* selon Heeren, auraient-ils transmis cette méthode hygiénique aux Nègres ? » On lit dans *Héro-*

(1) *Itinéraire du Sahara au pays des Nègres,* p. 263.

dote (1) : « Quand les enfants des Lybiens nomades ont atteint l'âge de quatre ans, ils leurs brûlent les veines du haut de la tête et celles des tempes. Ils prétendent que cet usage les empêche, par la suite, d'être incommodés de la pituite qui coule du cerveau, et leur procure une santé parfaite. » Le but de ces incisions hygiéniques serait-il analogue au feu *de précaution* que les Arabes mettent de bonne heure aux jambes de leurs jeunes chevaux ? Le tatouage est, du reste, défendu par la Religion, qui traite ces marques particulières de *ketibet ech chitan* (signes du diable). Mais les Indigènes se tirent d'affaire en prétendant qu'avant d'entrer au paradis, chacun doit subir une purification de feu qui enlèvera toutes les impuretés terrestres !!

Les femmes ont les oreilles percées de plusieurs trous pour recevoir de grands anneaux très minces ; elles portent, aux poignets et au bas de la jambe, des cercles plus ou moins épais en corne, en argent ou en cuivre, comme les précédents, et que leur bruit particulier, lors du moindre mouvement, fait appeler *khalkhal*. Serait-ce là une coutume destinée seulement à rappeler sans cesse à ce sexe son infériorité sociale et son permanent esclavage ?

Une pratique hygiénique aussi répandue que le *henna*, c'est le *koheul*. Plusieurs personnes affirment que cette expression et l'usage particulier de cette substance se retrouvent dans le langage comme dans les mœurs de tous les peuples orientaux. Le fait est que Musulmans de diverses nationalités, Indiens, Persans, Nègres, Turcs, etc., se servent beaucoup de ce cosmétique. — L'usage de s'enduire les paupières d'une substance anti-ophthalmique remonte à la plus haute antiquité. Jérémie, Esaïe, Ezéchiel, saint Jérome, Clément d'Alexandrie en parlent ; les Grecs et les Romains en faisaient usage. Pline s'exprime ainsi : « *Vis stibii principalis circà oculos, nam quæ ideo etiam plérique platyophthalmon id appellavère quoniam in calliblepharis mulierum dilatet oculus;* » c'est-à-dire, le principal effet de l'antimoine se concentre autour des yeux, car la plupart l'ont appelé platyophthalmos, parce que, parmi les onguents ophthalmiques des femmes, c'est celui qui dilate les yeux. —Chez les Arabes, on trouve le *koheul* usité parmi les femmes et les hommes appartenant à la classe instruite ou autoritaire. Le *koheul* (dont le nom signifie sulfure d'antimoine, partie principale de sa composition ordinaire), ordonné par le Prophète, a été recommandé par tous les *toubibes* arabes, et jouit d'une réputation populaire justement méritée. Cette préparation a la merveilleuse propriété de prévenir les affections oculaires en absorbant, par sa couleur noirâtre, une grande portion des rayons lumineux, en donnant aux paupières des conditions toniques qui les empêche de se gonfler et de se relâcher trop facilement, et en prévenant l'excrétion surabondante de larmes, ce qui procure ainsi à la vue plus de limpidité et d'assurance. Sa composition est variable ; d'ordinaire, le *koheul* se trouve uniquement formé de fine poudre de sulfure d'antimoine, que l'on mêle à un peu d'eau ou à un corps gras. On met le tout dans une fiole très étroite (*mkhalèl*) en métal plus ou moins précieux. Quand on veut s'en servir, on plonge dans cette petite bouteille un stylet très effilé et bien poli (*miroued*), puis on le presse, ainsi chargé de *koheul*, entre les paupières préalablement rapprochées. Le bord de ces dernières prend une teinte très foncée, bleuâtre si le sulfure est seul, et noirâtre si on lui a adjoint du noir de fumée. La première de ces colorations se rencontre surtout chez les Nègres, qui n'ajoutent jamais ce dernier ingrédient. Dans les tribus où le sulfure d'antimoine est parfois difficile à se procurer, le *koheul* se compose de charbon de *defla* (laurier-rose) et de *felfel akhal* (poivre noir) très finement pulvérisés ensemble. D'autres fois, pour donner plus de force tonifiante à la préparation, on pile dans un mortier, en proportions égales, du sulfure d'antimoine, du *toutia* (sulfate de cuivre), du *chebb* (alun calciné), du *zendjar* (carbonate de cuivre), quelques *qrounefel* (clous de girofle), un peu de noir de fumée; on passe dès que le mélange est entièrement fait. Les prostituées font leur *koheul* avec une poudre de feuilles desséchées de *henna*, que l'on mêle avec du suc de *limm* (limon). Cette préparation, qu'il faut laisser appliquer plusieurs heures, dure beaucoup plus longtemps.

Souvent on adjoint au *koheul* ordinaire, du *zafrane* (safran), du *cembel* (jonc odorant, andropogon nardus), du *djaouï* (benjoin), pour activer l'énergie de la vue. L'emploi du *koheul*, dans toute espèce d'ophthalmie, m'a toujours rendu les plus grands services.

Au premier abord, les pratiques hygiéniques, en usage chez certains peuples pour conserver aux différentes parties de la bouche leur intégrité matérielle et fonctionnelle, peuvent paraître le pur effet du hasard ou du caprice. Ainsi, tous les Barmans des deux sexes se teignent les dents en noir (1); à Madagascar, les femmes se servent d'une plante colorante pour arriver au même but; les Sénégambiennes, qui ont de fort belles dents, remarquables surtout par leur blancheur, se piquent continuellement les gencives pour les entretenir

(1) *Empire des Barmans*, par Lacroix. *Revue d'Orient*, t. VIII p. 5

saignantes et bleuâtres. Les femmes arabes se colorent la bouche en rouge avec du *souaq* (écorce de la racine du noyer) ;
elles ont aussi la constante habitude des mastications,
soit avec l'oliban, soit la myrrhe, la résine d'*el arz* (cedrus
atlanticus) dans l'aurès, soit avec le suc liquide qui s'écoule
des incisions du *darou* (pistachier lentisque). Toutes ces
substances auraient en outre le privilège de fortifier les gencives,
de parfumer l'haleine, et de conserver aux dents une éclatante
blancheur. Toute femme, dit le proverbe arabe, qui enduit ses
paupières de *koheul*, ses mains et ses pieds de *henna*, se
parfume l'haleine, est plus agréable à Dieu et à son mari.
N'est-ce point là de l'hygiène bien entendue ? Il n'en est peut-
être pas tout-à-fait de même de la prescription suivante, qui
sent un peu trop le despotisme conjugal : « Le mari a le droit
d'empêcher sa femme de manger de l'ail, par exemple, de
manger ou boire toute chose ayant ou laissant une odeur forte
et désagréable (1). »

On dit communément que les acides altèrent rapidement la
structure des dents. Que penser de cette opinion, quand on
voit les Arabes ne vivre la moitié de l'année qu'avec des fruits,
la plupart du temps fort peu mûrs, et conserver cependant de
belles dentures? Y a-t-il donc une qualité particulière d'organisation de ces ostéïdes chez l'Arabe?—Les Indigènes ont l'excellente coutume, après les repas, de se rincer la bouche et de
se frotter les arcades dentaires avec l'index de chaque main,
ordinairement chargé d'une légère couche de savon noir. On
use ensuite du cure-dent (*miçouaq*), qui est d'ordinaire
une tige d'*arak* (bois odorant) ; cette tige est grosse comme
le petit doigt, longue de quelques pouces, et tailladée à une
extrémité de manière à présenter une sorte de brosse ou de
pinceau, que l'on promène horizontalement sur les dents, les

1. *Si Khelil*, t. III, ch. XI, p. 143.

gencives, dans la bouche. Il est bon d'avaler sa salive lorsqu'on commence la manœuvre du *miçouaq* ; cela est utile contre la lèpre, le leucé, contre toute maladie : c'est l'avis des Savants de l'*Islàm*. Le bois de grenadier ou de basilic provoque la lèpre ; la tige de blé, ou d'orge ou d'*alfa*, occasionne des démangeaisons ou prurits, le leucé (ou lèpre blanche). Le bois d'*arak*, dit *Ibn-Abbas*, a encore la vertu de guérir de la stomatite scorbutique, d'éclaircir la vue, de raffermir les gencives, de faciliter l'expulsion de la pituite, d'assainir le corps, etc.; il fait même pousser les cheveux et éclaircit le teint (1).» Quelles vertus dans un simple cure-dent ! Le savant *El Syouti* a dit :

« Lorsque vous vous nettoyez les dents avec un *miçouaq*, nettoyez-les en large. Le diable se le frotte en long. »

Dans le Sud, les pèlerins, les voyageurs ramassent de grandes provisions de *guetaf* (atriplex halimus, pourpier de mer) ; filandreuse de sa nature, la racine prend facilement la tournure d'une petite brosse ; de plus, elle possède, comme toutes les parties de la plante, un goût très salé. Ces sortes de cure-dents sont un objet d'importation considérable pour Alexandrie. Le cure-dent le plus commun chez les Arabes est le pédoncule desséché du daucus (*zroudia*). Son principe aromatique passe pour très favorable aux gencives. Outre le cure-dent considéré comme un moyen religieux de propreté, les Arabes ont l'habitude de mâcher, comme dans tout l'Orient, des feuilles de *taneboul* (espèce de betel), afin de resserrer les gencives, embaumer l'haleine, amener l'appétit, exciter l'amour, rendre gai, et fortifier l'esprit et le corps. Les dents en prennent une teinte légèrement rosée.

---

(1) *Sidi Khelil*, Notes 11° du livre L, trad. par le D' Perron.

Le Français se découvre toujours la tête, et l'Arabe les pieds. Cette différence tient à ce que ce dernier se rase toute la tête, sauf une touffe syncipitale appelée *hattaïa*, et qu'il conserve plus ou moins longue : c'est par là que l'ange de la mort doit saisir les Musulmans pour les traîner devant Dieu au jugement dernier.

« O mon Dieu ! que ta miséricorde soit pour ceux qui se rasent la tête et pour ceux aussi qui se taillent les cheveux..... J'ai mis ma confiance en Dieu ; il n'est pas une seule créature qu'il ne tienne par le bout de la chevelure (1). »

Dans la Sénégambie occidentale, les Maures ont la tête nue, les cheveux épais et flottants. Les Persans conservent une partie de leurs cheveux pour couvrir les tempes et les bouclent devant et derrière les oreilles. Les *Touareug*, habitants de la partie moyenne du Sahara, portent les cheveux tellement longs qu'ils sont quelquefois obligés de les tresser. Les habitants du *Touat* se rasent un seul côté de la tête chaque mois (2). C'est sans aucun doute la difficulté de tenir dans un état convenable de propreté et de préserver de la vermine une chevelure longue et toujours humectée par les produits de la sueur, qui a engagé les Arabes à se raser constamment la tête. Cette coutume a le grave inconvénient de développer dans les tégumens épicrâniens une sensibilité qui rend plus impressionnable aux variations atmosphériques (ainsi que le prouve la fréquence des otites, des coryzas, des ophthalmies, des odontalgies), et qui expose à des arrêts de transpiration plus faciles. Les Kabyles qui vont généralement tête nue ou couverte d'un simple calot en feutre, portent les cheveux courts.

« La parole et les cheveux font le charme et la grâce de la femme, dit *Si Khelil* (3), et sont des sources de jouissances

---

(1) *Koran*, ch. XI, v. 59.
(2) *Itinéraire du Sahara au pays des Nègres*, par MM. DAUMAS et DE CHANCEL, p. 62 et 166.
(3) T. II, ch. V, p. 575.

toujours présentes. » Aussi les femmes conservent-elles toute leur chevelure ; même en revenant du pèlerinage (alors que l'homme est obligé de se raser la tête), elles ne doivent couper qu'un petit bout de leurs cheveux. Dans les tribus, elles ajoutent des paquets de tresses en laine : malheureusement, leur propreté laisse beaucoup à désirer. — Les Mauresques s'enduisent les cheveux avec de l'huile dans laquelle on a fait bouillir des fleurs de *cembel* (jonc odorant). Dans le Sahara, on parfume cette huile avec du *djaoui* (benjoin) et du *safrane* (safran). La loi permet de teindre la chevelure ; le *henna*, ajoute le commentateur (1), teint en rouge-vitulin assez foncé. Le *Katam* est une sorte de composition, ainsi nommée d'une plante qui en forme la base avec une préparation de cuivre. Le *Katam* fait disparaître la couleur rousse des cheveux sans les faire virer au noir. Sans doute faut-il ici tenir compte également d'une action médicamenteuse locale, modératrice de la transpiration. Les vieilles gens se teignent les cheveux ou la barbe avec le *henna*.

Les femmes étendent sur leurs sourcils, de manière à les confondre dans une seule ligne, une sorte d'enduit brunâtre composé d'huile et de cendres de coques de noix, ou bien de fumée de charbon. C'est, avec le *koheul*, un double moyen de relever l'éclat des yeux.

Les Arabes laissent croître leur barbe, et ne la coupent que dans toute la région sous maxillaire. Le Kabyle ne se rase que jusqu'à 25 ans. Il est d'usage général, une fois la barbe poussée, de ne plus la retrancher en totalité. Toutes ces coutumes sont avantageuses en ce sens qu'elles assurent aux organes intrà-buccaux une protection contre les vicissitudes atmosphériques.

(1) IIe partie, p. 78.

Les deux sexes se rasent le pubis, regardant comme une honte et laideur d'avoir cette région villeuse. Le vrai motif est sans doute le besoin d'une propreté constante et l'idée d'éviter les parasites. Aucun poil ne doit également rester dans l'aisselle. Les femmes s'épilent à l'aide d'un composé *(noura)* de chaux blanche, de savon et de sulfure d'arsenic *(dahab makessoura)*. Il suffit d'étendre quelques minutes sur la peau, principalement sur les régions chargées de duvet; un coup sec ramène et la composition et les filamens pileux. Les Mauresques passent une partie de la journée à cette occupation. Quand on veut enlever le poil et sa racine, on enduit la région d'un mélange fondant de résine jaune et de cire, préalablement bien malaxées et passées au feu à diverses reprises. Dès qu'il s'est refroidi sur la peau, on l'enlève brusquement, et les poils restent attachés à cet emplâtre.

Chez les Arabes, les exercices militaires, les fantazzias, l'art équestre étaient plus en honneur avant *Mohammed*, à cause de l'indépendance des tribus toujours en guerre. « Leur jeunesse se plaisait à nourrir et à élever des chevaux, à tirer de l'arc avec dextérité, à manier avec aisance la lance et l'épée; ils aimaient à faire tourner leurs chevaux avec adresse et agilité, et cherchaient à se surpasser à l'envi les uns des autres dans ce genre d'exercice (1). » Toutefois, ces divertissements, ces jeux ayant amené des combats, des rixes, furent défendus. Des commentateurs ridicules poussèrent ces prohibitions jusqu'au tir à la flèche, puis jusqu'aux jeux de hasard, de cartes, de trictrac. Les échecs ont pu seuls échapper à cette excommuni-

(1) *Histoire d'Espagne*, par Romey, 1839, III° vol., p. 8.

cation, parce qu'aux yeux de quelques théologiens plus modérés, plus sages, ils constituent une distraction dans laquelle l'attention, la réflexion, l'habileté font tous les frais. Toutefois, il est bien recommandé de ne pas y jouer d'argent.

« La meilleure place dans ce monde, est la selle d'un coursier rapide, » dit encore le proverbe arabe. L'indolent Indigène a donc aussi de temps en temps ses combats du cirque, ses jeux olympiques, ses tournois; ce sont les *fantazzias* dans lesquelles on entretient l'adresse et la vigueur. La loi permet « à la condition d'une récompense pour le concurrent vainqueur, les courses de chevaux entr'eux, des chameaux entr'eux, et de chameaux contre des chevaux. Les exercices et jeux de rivalité (joûtes sur mer, course à pied, jet des pierres, lutte corps à corps) pratiqués dans l'unique intention d'en retirer avantage pour la guerre, sont permis, mais gratuitement et sans prix ou récompense pour les vainqueurs (1). » — C'est dans ces fêtes que les femmes se mettent en cercle (*máfel*) autour des cavaliers, les animant par leurs cris (*you you you*) continuels.

Nous avons dit que l'Indigène marche généralement très vite; il saute rarement, et ne danse jamais. Le cheval, dont l'Arabe use beaucoup pour la chasse, va rarement au trot, presque toujours au pas, ce qui fatigue peu et dérange moins le centre de gravité. Il porte les étriers courts, delà son maintien solide. Quand il chante, le rythme est toujours lent et assez monotone. La voiture lui est inconnue, remplacée par le mulet de bât : quelquefois la femme s'assoit avec ses enfants au milieu de grands tapis roulés en boudins; d'autrefois la jalousie ou les circonstances (noces) veulent qu'elle soit renfermée dans un palanquin, sorte de cage recouverte d'un haïk blanc ou rouge, et posée sur le dos d'un cheval ou d'un chameau.

(1) *Si Khelil*, t. II. p. 306.

C'est très probablement à une alimentation trop peu réparatrice que l'Arabe doit le défaut d'exercice. Il lui faudrait une
nourriture plus substantielle pour refaire les pertes causées
par des efforts prolongés et par l'augmentation consécutive de
la transpiration. Cependant le repos exagéré doit user considérablement l'influx nerveux, rendre languissantes les sécrétions ; en assurant la prééminence des matériaux nutritifs au
détriment du système musculaire, il donne une suractivité
constante aux organes de la génération.

« Dieu vous a créé des hardes et des ustensiles, pour un usage
temporaire, de la laine, du poil et du crin de votre bétail..... Il vous
a procuré, dans les objets de sa création, des ombrages, il vous a
donné des montagnes pour retraites, des vêtements qui vous abri-
tent contre les chaleurs, et des vêtements qui vous garantissent
contre la violence des coups que vous vous portez les uns les
autres (1). »

Dans un pays où les vicissitudes atmosphériques et les extrêmes de température se succèdent avec tant de rapidité en
une même journée et en des espaces de temps assez courts, le
problème important à résoudre dans la forme des vêtements ne
pouvait être mieux résolu que par le *bernouss* arabe, sorte de
manteau assez long, à capuchon, et pièce fondamentale du
costume national. Il réunit, en effet, les trois conditions principales pour ce climat chaud et capricieux, en protégeant par sa
forme supérieure toute la boete crânienne, le cou et la face ; par
son étroitesse moyenne la surface thoracique ; par son ampleur
inférieure, la région abdominale au devant de laquelle ses
nombreux plis permettent d'établir un rempart suffisant contre

(1) Koran, v. 82 et 83 du ch. XVI.

toutes les violences extérieures, de quelque nature qu'elles soient. Enfin, son extrême dimension facilite la libre circulation de l'air, en même temps que sa qualité laineuse et sa couleur d'un blanc jaunâtre (1), s'oppose aux refroidissemens comme à l'échauffement trop brusque de la surface cutanée. — Les Arabes portent un ou plusieurs *bernouss*, selon les saisons, soit en voyage, soit pendant la nuit où ce vêtement sert de couverture et de lit. Il est même à remarquer que plus la chaleur se fait fortement sentir, plus l'Indigène multiplie ces écrans isolateurs. Dans le Sahara, les *touareug* portent trois blouses du même tissu et de même forme, serrées au corps par une ceinture, un pantalon à larges plis, descendant jusqu'au coude-pied, un énorme turban en coton bleu dont les extrémités se roulent autour du cou, des souliers-brodequins ; quand ils sont en marche, ils se garantissent contre le sable et la chaleur en s'enveloppant la tête et le corps d'une longue pièce d'étoffe gommée. Les Arabes qui ont quelqu'aisance joignent au *bernouss* une *gandoura* (longue chemise en coton) à manches courtes, sans col, et un *haïk*, grande pièce rectangulaire en coton, laine ou soie, dont on s'entoure la tête, le bas de la figure, le cou et le tronc. Cette précaution de cacher une partie de la face est excellente, à cause de la grande réverbération du soleil, principalement dans les contrées sablonneuses. Peut-être a-t-elle son origine dans la nécessité où les populations orientales étaient de dérober aux regards certaines parties du visage affectées surtout de l'infirmité dégoûtante de la lèpre.

Les femmes des tribus Kabyles et des Oasis ne se voilent jamais. L'habillement ordinaire des mauresques et des filles publiques consiste en une chemise transparente jusqu'au milieu de l'abdomen, très ouverte du devant, maintenue contre

---

(1) Les couleurs usitées chez les Arabes sont le blanc et le rouge, en général les nuances les plus éclatantes qu'ils regardent comme heureuses. La plus respectée est le vert, celle du Prophète.

les reins avec des étoffes de soie ; joignez-y un foulard à la tête, des pantouffles brodées en or pour l'intérieur, ou des petits souliers très décolletés pour les sorties, des fleurs dans les cheveux, et pour aller au dehors, des bas blancs, un vaste pantalon en coton blanc, un voile blanc sur la figure, et tout le tronc enveloppé d'un grand drap encore blanc en laine ou en cotonnade.

Le *seroual* (pantalon en coton, à plis nombreux) n'est en usage que chez les Maures, les gens aisés et les cavaliers. Maintenu par une coulisse supérieure et par une longue ceinture rouge *(hhezame)* en laine, coton ou soie (1), il ne descend pas plus bas que le genou. Si ce vêtement, introduit dans l'armée française (zouaves, tirailleurs indigènes), a l'avantage de bien garantir la surface abdominale, il accumule inutilement une grande quantité de chaleur dans les régions postérieures toujours abondamment fournies de tissu graisseux, et surtout il rend la marche bien moins libre, par conséquent fatiguante. Dans le Sud, chez les *Toudt*, les hommes ont des pantalons longs, sans chemises ni ceintures. Les *Touareug*, voyageurs du Sahara, préviennent les nausées que produisent les mouvements du dromadaire, en serrant la poitrine et le ventre par les spirales d'une longue étoffe bleu-foncé. Les Maures ajoutent au *seroual*, un *ssedri* (gilet boutonné droit), et une *djebdeli* (veste ronde à manches).

La grande fréquence des hernies tiendrait-elle à ce que le pantalon arabe étant trop large, et alors ne soutenant plus le bas-ventre, ne prévient pas la tendance des intestins à s'échapper?

Les femmes arabes ne portant point de chemises ne s'entou-

---

(1) Le maréchal BUGEAUD, qui à une haute intelligence joignait un grand bon sens pratique, avait ordonnée par arrêté du 8 août 1841, de remplacer dans l'armée la petite et étroite ceinture de flanelle blanche par la longue et large ceinture rouge arabe. Il est bien à regretter que cette heureuse modification dans le costume de la troupe n'ait pas été conservée.

rent que d'une sorte de drap carré (*sarma*) en laine ou en toile dont elles agraffent les extrémités au devant des épaules.

Les enfans vont généralement nus ou à peine couverts d'un chiffon jusqu'à l'âge de 5 ou 6 ans.

L'habillement des Kabyles consiste simplement en une large chemise en laine (*chloukha*) serrée aux reins par une ceinture de cuir, et une paire de guêtres (*bougherous*) sans pieds, en peau de bête ou en chiffons de tente. La tête est toujours découverte ou simplement munie d'une *chachïa* (calotte) fort sale. On remarquera avec curiosité que les parties nues (jambes) et couvertes (la tête) chez l'Arabe, sont au contraire protégées ou libres chez le Kabyle. Les habitans du *Touat* (dans le Sahara) se couvrent avec une robe en laine (*habaïa*) ; un haïk sert de *par-dessus* (1).

Mohammed recommande partout la décence : les Arabes, avant lui, se dépouillaient de tous leurs vêtemens pour faire le tour de la *Kdaba* (édifice sacré à la Mecque). Il ordonna que les pèlerins n'accompliraient cette cérémonie qu'étant vêtus, et même il institua un costume (deux pièces de laine sans couture, l'une couvrant les épaules et le tronc, l'autre ceignant les reins et tombant sur les jambes) pour toute la durée de la cérémonie religieuse. Ces précautions étaient bonnes non seulement au point de vue de la décence, mais encore pour empêcher la propagation des maladies cutanées contagieuses. De plus, le pèlerin doit laisser pousser la barbe, les cheveux et les ongles; puis il va boire de l'eau du puits de *zemzem*, et termine son œuvre pieuse en lançant des pierres au diable. Il serait curieux d'observer les modifications que toutes ces pratiques importent dans la santé de l'Arabe.

Tout Musulman qui habillera un Musulman dépourvu de vêtemens, a dit *Sidi Syouti*, sera vêtu par Dieu, en l'autre monde, des habits verts du paradis.

(1) *Itinéraire du Sahara au pays des Nègres*, p. 62

L'Arabe a toujours la tête couverte d'une calotte (*chachia*) rouge ou blanche, solide *(araguïa)* ou molle avec gland, sur laquelle le *haïk* est maintenu par les nombreux tours d'une corde *(brima)* en poils de chameaux (1), quelquefois par un riche cachemire. L'absence complète et permanente des cheveux oblige à les suppléer par cet ensemble de pièces plus ou moins dures, plus ou moins compliquées, par conséquent très échauffantes, et dont le moindre désagrément est d'appeler le sang vers la tête, d'accumuler une grande quantité de chaleur à la surface du crâne. De là les nombreuses variétés de dartres, les migraines, la prédisposition aux affections des yeux. Remarquons cependant que malgré tous ces inconvéniens, la calotte turbanée protège beaucoup mieux que nos coiffures françaises, la nuque et les régions latérales de la tête, contre le froid humide et les chaleurs extrêmes. L'illustre Larrey (2) a prétendu que le turban détermine une élévation de la voûte crânienne. Jamais, en Algérie, les Indigènes n'exercent avec le lien du haïk une construction assez forte pour gêner la circulation épicrânienne, à plus forte raison pour déformer la ceinture osseuse de l'encéphale. Il faut aussi remarquer que le calot arabe ne pose pas horizontalement comme nos coiffures, mais qu'il emboîte le crâne par son extrémité ovoïde dont le synciput est le sommet.

En été, un chapeau, étroit, haut, à bords larges, confectionné avec de l'*alfa* (sparte) ou des feuilles *(saaf)* de palmier, couronné souvent de plumes d'autruche, est assez usité parmi les voyageurs, les cavaliers, et les gens qui travaillent aux champs.

Nous avons vu qu'il existe une singulière manie chez la femme Arabe, c'est d'accroître le volume des cheveux par la

(1) On prétend que cette corde sert aussi dans les combats à entraîner les cadavres que les Arabes ne veulent pas laisser à la discrétion de l'ennemi.

(2) *Relation médicale de Campagnes et Voyages* de 1815 à 1840.

superposition de plusieurs rangées de tresses de laine, sur les parties latérales, et rehaussées de plusieurs pièces d'étoffe, ce qui donne à cet échafaudage la forme d'un chapeau à cornes. Les Négresses ont l'habitude de s'envelopper la tête avec un mouchoir en coton ployé en triangle, appelé *azba* ou *chembir*.

Les jambes de l'Arabe n'étant point couvertes comme chez le Maure, par exemple, par l'usage des bas, sont constamment exposées à l'air, à toutes les causes de malpropreté ; de là sans aucun doute le grand nombre d'ulcérations, d'affections dartreuses dont elles sont le siège. La chaussette en laine n'est usitée que chez les gens qui ont quelqu'aisance. Les cavaliers ont des espèces de bottes hautes (*temaq*) en marocain rouge, et qui, s'imprégnant facilement de la transpiration, à cause de la minceur du cuir, entretiennent la mauvaise odeur et la malpropreté des pieds. Les Arabes, surtout les femmes et les Nomades, marchent généralement pieds nus. La chaussure la plus ordinairement en usage est le *sabbat*, sorte de soulier très découvert, masquant à peine l'extrémité digitale, à bords peu élevés, à semelle plane et large. Sur la limite du Sahara, les Indigènes emploient de préférence la *babouche*, petite bottine en marocain jaune. — Dans les pays montagneux, en Kabylie surtout, on se sert, pendant la saison des pluies, d'une chaussure en bois appelée *qâbqâb*, et qui a tout à fait la forme d'un petit banc assez élevé et sur lequel le pied est maintenu par une bride en cuir ou en corde de palmier-nain. — Il est certainement curieux que la forme de l'étrier arabe si bien courbé pour s'adapter exactement à la voûte tarsienne, n'ait pas été imitée dans la semelle de la chaussure ordinaire, laquelle est toute plate et même relevée à ses deux extrémités dans un sens tout inverse. — Les peaux qui servent à la confection des souliers sont d'abord traitées par la chaux, puis enfermées dans des terrines en poterie avec de l'écorce de chêne bien pilée. Néanmoins, le tannage en est très imparfait. Les

Kabyles ne se servent que de peaux sèches de mouton, de bœuf, — les Sahari, de peaux de chameau, — d'une largeur un peu plus grande que la surface plantaire et dont les bords sont ramenés autour du pied à l'aide de cordes en palmier. En hiver, les Nomades du désert s'entourent les pieds et les jambes jusqu'au genou avec des morceaux de *bernouss* maintenus avec des ficelles. L'absence de chaussures est d'autant plus pénible que les voyageurs arabes parcourent des terrains rocailleux, cailloutés, des sables souvent assez chauds pour brûler la plante des pieds, parfois des portions de pays où les *lefda* (vipères), les *aqrab* (scorpions) se montrent fort dangereux. C'est pourquoi le proverbe dit avec raison :

El haffa   ikhelleul el bçeur, el djehoud, ou el neffes.
La marche pieds nus affaiblit la vue, les forces et la respiration.

Dans le désert, cette *mer sans eau*, selon l'expression du pays, Malte-Brun dit que la plante des pieds européens s'enfle horriblement par la chaleur des sables brûlants que l'Arabe peut traverser sans inconvénient.

Abd-el-Kader avait assuré à ses troupes un costume assez complet; en 1839, il habillait son infanterie avec une veste en serge grise, un capuchon par dessus, un gilet également en serge, mais bleu, un pantalon de serge bleue, une calotte rouge; tous les trois mois, chaque soldat recevait une chemise en toile et une paire de souliers en cuir jaune. Chacun y ajoutait de ses deniers un *bernouss* et un *haïk*.

Les gants sont inconnus chez les Arabes. Je me rappelle avoir lu, mais je ne sais dans quel journal, qu'à l'époque de nos hostilités avec *Abd-El-Kader* aux environs de Tlemcen, la mère de l'Emir, souffrant beaucoup d'engelures ulcérées aux mains et aux pieds, se décida à faire demander un remède au Médecin français du poste voisin. Celui-ci lui ayant répondu par l'envoi d'une paire de gants et d'une paire de bas, avec la recommandation de les porter constamment jusqu'à complète guérison, la mère de l'Emir n'aurait, dit-on, fait aucune difficulté de suivre ce conseil, et de tenter ainsi une innovation dans les mœurs musulmanes. Je ne crois pas, toutefois, qu'elle ait eu beaucoup d'imitateurs, pour ce qui concerne les gants, bien entendu.

Une bonne coutume usitée dans certaines Oasis, empêche la propagation des maladies de la peau qui pourraient être contagieuses : à *Ouargla*, par exemple, il est habituel de jeter à un endroit fixé en dehors de la ville, les vêtemens dans lesquels tout individu a décédé, et personne n'y touche (1).

En résumé, le costume indigène a de grands avantages, au point de vue surtout de la liberté des mouvemens : de là, sans doute, la beauté des formes et du corps arabe. Napoléon l'avoue dans ses mémoires sur l'expédition d'Egypte : « Nos chapeaux, nos culottes étroites, nos habits pincés, nos cols qui nous étranglent, étaient pour eux un objet de risée et d'aversion. » Et les Egyptiens n'avaient par tort. — Toutefois, le vêtement arabe pêche par l'insuffisance pour le temps rigoureux de l'hiver et les nuits toujours fraîches de la belle saison, surtout chez les femmes généralement couvertes de haillons. *Abd-El-Kader* avait adopté la laine blanche pour ses fantassins, le drap cramoisi pour les cavaliers, et le drap noir pour les artilleurs. — Les vêtemens de soie ne sont point usités chez les Mahométans : dans la Jurisprudence musulmane, ils se trouvent taxés d'objets de vanité. « Il est contraire au vœu de la loi d'ensevelir un mort avec des étoffes de soie, c'est la vanité jusque dans la mort (2). »

---

(1) *Voyage d'El Aiachi*, p. 55.
(2) *Si Khelil*, t. I, ch. II, p. 314.

L'Indigène est d'une malpropreté extrême dans ses vêtemens, dont la vermine et les poux composent les parasites habituels.

Si son grand respect pour les prescriptions hygiéniques du Koran lui fait exécuter ces dernières avec quelque précision, sa vénération non moins extrême pour les coutumes de ses ancêtres est aussi scrupuleuse. Il reste sale, parce que son père, son grand-père étaient sales, voilà son unique raison, et il croirait cesser d'être bon musulman, s'il n'imitait pas exactement l'exemple traditionnel. Qu'on ne s'étonne plus alors si les maladies cutanées se montrent non seulement si fréquentes, mais encore si tenaces, si sujettes à récidive; avec une cause permanente comme la malpropreté habituelle des vêtemens, il n'en saurait être autrement, d'autant plus que si par leur forme qui laisse à découvert les extrémités supérieures et inférieures, la liberté des mouvemens y trouve son avantage, les fonctions de la peau constamment garnie d'impuretés, de poussière, ou soumise à l'action du froid, de l'humidité, de la chaleur, n'en retirent que de graves inconvéniens.

La Jurisprudence musulmane consacre un long chapitre à la manière dont doivent être vêtus les Mahométans des deux sexes qui veulent se livrer à la prière. Par convenance religieuse, dit-elle, le fidèle se préparera à la prière solennelle du vendredi par les soins et l'arrangement de sa personne; il doit se tailler les moustaches, la barbe, les ongles, s'épiler les aisselles, le pubis, se vêtir de ses habits les plus propres et les meilleurs, se parfumer, s'il le peut, de quelqu'aromate, tel que l'eau de rose. — « Deux vêtemens par an seront donnés à la femme, un vêtement d'hiver et un vêtement d'été, pourvu cependant que ceux qui ont déjà été accordés ne puissent plus convenablement servir (1). » — Enfin, la superstition qui déteint si facilement sur chaque phrase et sur chaque acte du

(1) *Si Khelil*, t. III°, ch. XI, p. 136.

peuple arabe, ne pouvait manquer de figurer aussi à propos
de l'habillement. Elle va jusqu'à prétendre que le vêtement
qu'on met pour la première fois le samedi, rend le propriétaire
malade tant qu'il le porte, le vêtement fût-il vieux ou neuf. Serait-ce plutôt pour empêcher les Musulmans de faire le samedi
(dimanche des Juifs qu'ils poursuivent d'un profond mépris)
la moindre démonstration de fête ?

Le lit des Arabes et des Kabyles est le plus souvent la terre
nue. « C'est Dieu qui vous a donné la terre pour lit..... (1) »
Quelquefois une mince natte en palmier. Les riches ajoutent
un tapis en laine assez bien fourni, analogue à nos descentes
de lit, et remplacent le sol par un système de planches montées
sur des tréteaux fort élevés. Les Maures couchent sur un ex-
haussement du sol ménagé exprès à l'extrémité de leurs longues chambres. En résumé, l'Indigène couche fort à la dure.
Dans les Oasis, les habitants confectionnent des lits fort écono-
miques en branches de palmier; très élevés et fort larges, ils
ressemblent à des berceaux dont toutes les parties intégrantes
se trouvent assez éloignées entr'elles, ce qui donne de l'élas-
ticité à l'ensemble ; d'autre part, ils ont l'avantage de ne point
donner asile aux insectes qui pullulent dans une zône aussi
chaude.

Les enfants n'ont point de berceaux analogues aux nôtres.
Chez les Nomades, on les couche tout simplement dans un
haïk dont les extrémités sont attachées aux bâtons de la tente;
c'est une espèce de hamac. Dans les maisons kabyles et ziba-
niennes, une sorte de boëte en branches d'arbre ou de palmier
est suspendue au plafond par des cordes végétales. — Les
femmes arabes bercent très peu leurs nourrissons, elles n'impriment que de légers mouvements à leurs petits lits mobiles; et
généralement pendant tout le jour, les petits enfants sont

(1) *Koran*, ch. XI, v. 30.

portés au dos de leurs mères, enveloppés dans de grandes pièces d'étoffes.

Si les Arabes se livrent au sommeil en plein air, ils ont soin de tourner le dos aux astres du jour et de la nuit, afin d'éviter, ce qu'ils appellent, les coups de soleil *(boqlat ech chems)*, les coups de lune *(boqlat el quemar)* qu'ils accusent de déterminer des céphalalgies intenses et des rhumes opiniâtres.

Les Indigènes couchent tout habillés, tout vêtus; ils n'ôtent que les chaussures et se couvrent de *haïk*, de *bernouss*.

Nous venons de voir le costume indigène approprié aux trois existences bien nettement tranchées de l'Arabe pasteur, de l'industrieux et commerçant Kabyle, du Saharaoui voyageur; les mêmes causes permanentes différencieront l'habitation de chacun d'eux. Un seul point de vue leur est commun, c'est l'insalubrité, car le choix du terrain et de la position fixe ou mobile n'est jamais guidé que par les intérêts, les besoins, les nécessités de la vie; aucune raison hygiénique ne dirige l'installation. L'Arabe se rapproche de ses cultures, des pâturages les plus avantageux à ses troupeaux; le Kabyle se fixe près d'une source ou au sommet du monticule dont il a péniblement sillonné çà et là les flancs, ou au milieu de ses vergers, de ses jardins; l'habitant de l'oasis, lui, n'a pas le choix de son emplacement, le palmier lui donne son ombre et sa nourriture, en même temps qu'il protège le modeste abri du Nègre, vaste cône en feuillages, en branches, percé d'un trou à son sommet pour le passage de la fumée.

« Dieu vous procure vos tentes pour demeures; il vous donne des peaux de bestiaux pour des tentes que vous pouvez porter facilement quand vous vous mettez en marche ou quand vous vous arrêtez (1). »

La tente en poil de chameau (*bit ech châr*, chambre de poil) a tous les inconvénients possibles. L'Arabe y étouffe en été, y grelotte en hiver. C'est un mauvais abri. Toute la famille et les jeunes animaux y vivent pêle-mêle, en font un foyer de miasmes infects de toute nature ; le moindre feu qu'on y allume la remplit d'une fumée insupportable. — Les tentes sont généralement soutenues par des perches de différentes grandeurs (les plus longues à peine de la hauteur de l'homme), après lesquelles l'Arabe accroche ses effets, ses armes, et dont il abaisse les plus extérieures à la nuit tombante, pour empêcher le libre accès des gens mal intentionnés, des animaux et des courants atmosphériques ; mais il a soin de ne pas laisser arriver le bord de la tente jusqu'à terre , afin que le renouvellement de l'air puisse s'opérer.

La nécessité de camper ainsi près des pâturages, des récoltes ou des rivières pour les besoins domestiques, expose l'habitant de ces tentes à toutes les conditions d'humidité possibles ; de là la coloration jaune-paille habituelle de l'Arabe, les physionomies étiolées et la proéminence de l'abdomen chez tous les jeunes enfants ; de là, enfin, ces fièvres intermittentes endémiques dans le Tell et les plaines. On pourrait même se demander si ces changements continuels d'installation, dans la vie nomade, n'ont pas de graves conséquences pour la santé, en soumettant fréquemment des constitutions déjà chétives à tous les inconvénients d'acclimatations réitérées et successives, dans des conditions toujours assez mauvaises.

Ce n'est point sans surprise que nous lisons, dans un traité d'hygiène publique assez récent (2), la phrase suivante :

(1) Koran, ch. XVI, v. 8*.
(2) Par M. le Dr A. Chapelly, 1850.

« Instruits par l'expérience, les Arabes *ne bâtissent de villes,* ne plantent leurs douars que sur les hauteurs ou derrière une arête de montagne qui les protège contre les sources d'infection palustre. » Il suffit d'avoir visité quelques tribus pour se convaincre de tout le contraire, et reconnaître toute la dangereuse insouciance des Arabes au sujet de l'assiette de leurs campements.

Le gourbi (*dechera*), système de longs bâtons recouverts de broussaille, de chaume, de *diss* (arundo festucoides) et de terre glaise, est préférable à la tente, parce qu'on peut y ménager quelques petits espaces pour la fumée et le renouvellement de l'air; mais il lui devient inférieur, en ce que la pluie le pénètre plus facilement. D'un autre côté, la pénurie de matériaux de construction et de ressources de consolidation convenables empêche de donner aux gourbis la grandeur en tous sens nécessaire au nombre de ses habitants. Cette demeure est particulière au Kabyle; quelque peu riche, il préfère la maison. — Cette dernière rappelle assez bien, quant à l'aspect du moins, l'habitation de nos paysans; mais la composition, l'arrangement intérieur en sont bien différents. Les murs se font tout uniment avec une carcasse de roseaux ou de menues branches, enduits d'un mélange de boue et d'excrémens de vache, rarement recouverts d'une couche de plâtre. Quelquefois les pierres sèches (chez les *Béni-Mansour*, par ex.), des briques non cuites, entrent dans la composition de ces parois. Toits généralement en tuiles superposées ou en terre. Nous avons vu à *Boghni*, au pied du Jurjura, des tuiles en liège. Tout près de ce dernier point, chez les *Gueuchtoulas*, les maisons, extrêmement basses, sont constituées par quelques solives d'olivier sur lesquelles on appuie simplement des couches épaisses de terre; ce mode de construction est nécessitée par la proximité de hautes montagnes presque toujours couvertes de monceaux de neiges, de l'envahissement subit desquelles il devient souvent nécessaire de débarrasser promptement ces sortes de terrasses.

Dans le Sahara, on établit les constructions à l'aide d'un calcaire propre à ces régions méridionales, nommé *timchemt*, surtout dans l'*Oued-Mzab*. Ce calcaire, qui diffère du plâtre et de la chaux, est assez tendre et jouit de la précieuse propriété de beaucoup durcir en séchant.

La porte, unique ouverture des maisons en terre, est excessivement petite en général. Chez les *Touareug*, on en trouve toujours quatre, regardant les points cardinaux : la direction mobile des vents violents et chargés de poussière qui règnent dans cette contrée saharienne, nécessite cette disposition.

Les rares fenêtres des maisons urbaines et de quelques habitations rurales sont fort étroites et sans vitres ; elles ont juste la dimension voulue pour laisser passer l'air et ne point permettre à la chaleur solaire de pénétrer. Ce sont plutôt des fentes murales que des fenêtres proprement dites. Du reste, le mystère qui doit régner dans l'intérieur arabe a dû exiger qu'elles ne soient pas plus grandes. Il résulte de cette étroitesse des ouvertures l'inutilité des draperies, des rideaux; aussi les appartemens indigènes sont-ils entièrement nus, au grand avantage de la circulation de l'air.

Les maisons kabyles sont généralement basses, parce que les habitants, occupés aux travaux des récoltes de fruits, restent peu chez eux dans le jour, et préfèrent même se réunir sur la place pour causer de leurs affaires. Ensuite, il se pourrait que les rigueurs atmosphériques qui règnent pendant les mauvaises saisons dans ce pays montagneux, aient engagé à construire des habitations peu spacieuses.

L'Arabe ne vit pas comme le Kabyle dans des endroits boisés, et ses ressources de chauffage n'en sont que plus minimes ; les femmes glanent à grand'peine quelques débris de végétaux, quelques racines, pour suffire à la cuisson des alimens. Il est même permis de penser qu'en conservant nuit et jour de jeunes animaux sous la tente et le gourbi, le malheureux Indigène spécule sur la chaleur que dégagent ces hôtes infects, pour élever la température de sa chétive habitation.

En général, l'habitation arabe n'a que le rez-de-chaussée. Nous avons cependant aperçu, en traversant les *Maatkas*, en 1851, des maisons kabyles à un étage avec galerie. La demeure du montagnard offre presque toujours deux compartiments, celui de droite destiné à la famille, celui de gauche affecté aux écuries.

Les Indigènes ne prennent aucun souci des matériaux particuliers qu'il convient de placer, à titre de fondations, dans le sol qui sert d'assiette aux habitations. Dans un pays généralement humide comme l'Algérie, cette bonne précaution ne serait cependant pas à dédaigner.

Dans les Oasis, les maisons faites de pâtés de terre séchés au soleil, se construisent plus grandes, plus aérées. Les terrasses sont faites avec des poutrelles de palmier recouvertes de palmes, puis d'une couche de terre. Les Indigènes ont la mauvaise habitude de coucher sur ces terrasses pendant les nuits fraîches de l'été ; de là des ophthalmies et des fièvres sans nombre. Sur certaines parties du Sahara, dans l'*Oued-Souf*, par exemple, où le palmier est rare, on remplace les terrasses par des coupoles. A *Bou-Çada*, pour la même raison, on construit exclusivement avec de l'*aghar* (thuya articulata).

A *El Aghouat*, on trouve des maisons blanchies à l'intérieur mais rarement à l'extérieur. C'est du reste avec exagération que l'on a accusé la forte reverbération de la couleur blanche des maisons mauresques d'occasionner les ophthalmies si nombreuses dans ce pays, car cette affection et toutes ses variétés se retrouvent aussi bien sous la tente arabe que dans la demeure kabyle, que dans les oasis; et cependant, dans toutes ces positions diverses, la cause précitée est généralement absente. En juillet 1835, d'après un rapport des officiers de santé en chef de l'armée d'Afrique sur les inconvénients du blanchîment extérieur des maisons, l'intendant civil d'Alger prescrivit de les enduire en septembre et en avril d'un mélange de chaux (quarante parties) et de noir de fumée (une partie), la couleur blanche habituellement employée réfléchissant trop la lumière et la chaleur. Cette mesure pouvait avoir son bon côté ; malheureusement, on ne la mit pas à exécution.

Dans les villes, l'architecture est plus avancée. Un porche avec des bancs, une grande cour à ciel ouvert, pavée, entourée d'un cloître avec galerie supérieure qui conduit à des chambres séparées, oblongues, ornées de tapis ou de nattes couvrant un sol en briques; une estrade circulaire en maçonnerie servant de lit et de siéges ; une terrasse utilisée pour la récolte des eaux et pour le linge et autres objets à sécher, voilà en peu de mots l'habitation du Maure. Cependant, toutes les maisons des villes n'ont point des terrasses ; à Milianah, nous n'avons vu que des toits en tuile ; à Médéah de même, les toits ont beaucoup de pente.

La question de l'habitation, peut-être une des plus importantes pour la population indigène, est réellement digne de toute la sollicitude de l'autorité qui s'en occupe beaucoup. Toutefois, il faudrait non seulement améliorer le mode de construction indigène, mais encore forcer les tribus à changer de campements quand il est reconnu que leur installation comporte de mauvaises conditions hygiéniques. Ce n'est point par pauvreté, par ignorance, mais bien par paresse simplement, que l'Arabe ne construit pas dans la plupart des cas. Il suffira de rappeler que dans les villes, le biskri, le nègre, le portefaix se contentent d'un pan de muraille, d'un seuil de porte, d'un flanc d'arcades, pour s'abriter la nuit. L'hygiène individuelle et la sécurité publique devraient faire défendre de tels usages.

Il y aurait beaucoup à dire sur l'éclairage et le chauffage. L'impureté des huiles employées dans le premier donne beaucoup de fumée, de matières grasses, d'acide carbonique, de charbon et d'hydrogène carboné. L'air est promptement devenu infect, et tous ces produits désagréables tiennent la place d'éléments plus propres à la respiration. Evidemment, ils ont aussi une grande influence sur la muqueuse oculaire et sur l'hématose qui, moins complète, doit déterminer de l'affaiblissement général.—Même observation pour le chauffage, car il y a absence complète de cheminées. Dans les villes, on brûle du charbon dans des petits fourneaux en poterie. Sous la tente, dans le gourbi, dans la maison en terre, un trou au milieu de l'espace habité reçoit les matières combustibles ; une épaisse fumée envahit promptement la demeure où l'air a déjà tant de peine à se renouveler. Généralement, dans les tribus et les villages, les branches, péniblement ramassées çà et là pour les besoins quotidiens, sont presque toujours humides et fournissent peu de chaleur, mais beaucoup de vapeurs. On peut penser quelle doit être, sur les poumons en particulier, l'influence combinée d'un tel éclairage et d'un tel chauffage !

La quantité d'animaux venimeux, d'insectes incommodes ou dangereux dont les demeures anciennes et malpropres sont infestées, a obligé les Arabes à s'ingénier pour trouver les moyens efficaces de les détruire ou de prévenir leur apparition. Parmi les pratiques les plus accréditées à ce sujet, nous mentionnerons les suivantes :

En brûlant dans une chambre hermétiquement fermée de la racine et de la feuille de grenadier (*roummanc*), on fait immédiatement sortir de leur cachette toutes sortes de bêtes et insectes malfaisants.

Mettez dans le trou des rats et souris un mélange de miel, de farine d'orge ou de blé et de *ghebarell hhadid* (limaille de fer); tous ces animaux mourront peu de temps après.

Jetez dans le feu du *kebda* (foie) de *firane* (souris); la fumée suffira pour faire sauver toutes les souris.

Quand des nuées de *djerada* (sauterelles) viennent dévaster les champs, on n'a qu'à arroser les cultures et les arbres avec une décoction de *el henda* (l'éphédra ordinaire); l'odeur de cette plante chasse les acridiens.

Pour se débarrasser des puces (*braghit*), il faut prendre une branche de palmier (*djerid*), la frotter avec de la graisse de chèvre (*mdza*) sans sel (*messous*), et la piquer dans le mur; on répète ensuite trois fois ou sept fois une prière, et, pendant ce temps, les puces s'assemblent sur le bâton. Il ne reste plus qu'à brûler ce dernier, dès qu'il en est suffisamment garni.

Un jeudi, avant que le soleil ne paraisse à l'horizon, placez dans l'endroit où sont les punaises (*beqq*), trois feuilles d'olivier (*zitoune*) sur lesquelles vous aurez écrit : « Dieu n'écoute personne; il n'y a que ce qu'il a dit; et celui qui le reconnaît en lisant le *fatha* (premier verset du Koran), chasse, par son pouvoir, les punaises. » Effectivement, disent les Arabes avec leur impassibilité ordinaire, les insectes disparaissent de suite et ne se montrent jamais plus.....

L'humidité habituelle aux habitations arabes, peu éclairées et peu ventilées, surtout la malpropreté générale, y font pulluler les souris. Pour les chasser, il faut répandre dans l'appartement de la cendre de bois de chêne à glands (*ballouth*); l'odeur suffit pour les éloigner.

La piqûre des fourmis (*nemel*) est souvent fort désagréable, surtout pour des individus obligés de coucher sur le sol, sous les tentes, etc. On conseille, pour s'en débarrasser, de jeter dans les trous qu'elles habitent un mélange d'eau, d'huile et de sel, et d'arroser avec ce liquide un assez grand espace du terrain sur lequel on doit reposer.

Celui qui veut éloigner les punaises, se frottera le corps avec un mélange d'écorce finement pulvérisée de *ceqqal* (scille), de chair centrale (*djouf*) de melon (*betikh*), de poudre de *hantit* (assa-fœtida), après que ce composé aura été quelque temps exposé au soleil.

L'alimentation de l'Indigène se compose généralement des matières végétales ou animales qu'il a sous la main, qu'il trouve dans le pays qu'il occupe ou traverse. Nous avons déjà vu que le triste état du commerce, des arts, de l'agriculture avaient la plus grande influence sur la quantité et la qualité des aliments que l'Arabe ne peut guère choisir et approprier à certaines conditions de santé ou de maladie. Nous avons d'abord à examiner les substances nutritives qu'il emprunte au règne animal. Les poissons *(hhout)* comprendraient particulièrement l'anguille (*bou mekhiot*), le barbeau que l'on trouve dans presque tous les cours d'eau, le mugil capito, etc. Les Indigènes des tribus en mangent très rarement, sans doute à cause des difficultés de la préparation et de la conservation à l'état frais, surtout à de grandes distances de la mer.

Les ophidiens, les sauriens, les chéloniens (tortues d'eau douce, *fekhoun*) sont assez utilisés comme aliments. Les sauterelles (*djerada*) dont saint Jean-Baptiste se nourrissait dans

le désert, forment une partie des mets du Saharaoui : il les fait
sécher d'abord au soleil, les réduit en poudre très fine, et les
mêle au couscouss. Ces acridiens, dans le Sud, ont, dit-on, une
chair très grasse. On les mange également bouillis, ou
arrangés soit à la graisse, soit au beurre et avec du sel.
D'après Schaw (1), salées et frites, les sauterelles ont un goût
qui approche des écrevisses d'eau douce.

Parmi les oiseaux, la poule (*djadja*), le coq (*serdouq*), les
cailles (*ssemmana*), perdrix (*hhadjela*), bécasses (*ahhmar
el hhadjela*), etc., produisent une nourriture assez habituelle, à l'état cuit ou grillé. Quant aux viandes, celle de l'autruche (*name*), très employée dans le Sud, est froide et sèche.
Le bœuf (*feurd, begguer*) se mange bouilli; le mouton
(*khouf*), rôti en plein air au-dessus d'un feu très flamboyant
et arrosé fréquemment avec de l'huile, est promptement rous-
solé à la surface, et sa chair conserve ainsi tout son jus et un
parfum exquis. La chair du chameau (*djemel*) est fort estimée
dans le *Sahara,* où avec le lait, les dattes, elle constitue presque toute la nourriture habituelle. Sa chair semble savoureuse,
surtout celle de la bosse (*deroua*) qui passe pour un morceau
exquis. Nous l'avons déjà dit, les Arabes prétendent que le
chameau est un animal excessivement malin, rusé, méchant,
et que l'usage de sa viande donne aux habitants du désert un
caractère aussi vindicatif, aussi cruel.— Les Arabes mangent
aussi de la hyène (*dhebad*) et du lion (*sbd*); leur chair passe
pour très mauvaise. Le porc-épic (*dorbane*) et le hérisson
(*ganfout*) se mangent en ragoût ou cuits sous la cendre. Outre
le lapin (*guenine*), le lièvre (*erneb*), la gazelle (*ghesala*), dont
la chair est délicieuse, les Arabes utilisent la viande de chien
(*kelb*). Cette nourriture, fort répandue dans le sud de nos possessions, a été l'objet d'un doute qui me paraît complètement

(1) *Voyage en Afrique,* t. I, p. 133.

levé, d'après les renseignements que j'ai pris à Biskra. On sait, du reste, que les habitants de l'île de *Djerby*, près des côtes de Tripoli, ont un goût passionné pour la viande de chien (1). Dans le *Bled-el-Djerid* (pays des dattes), de temps immémorial, les habitants, surtout les *Ben-Ouaçad*, les *Fokhaçan*, mangent du chien. A ce sujet, *El Frozdok* a dit : « Si un *Açadi* a faim pendant un jour dans la ville, et qu'il ait un chien gras, il le mange nécessairement. » *El Meçouar ben Hind* a dit aussi : « Quand une femme des *Açad* enfante un garçon, on lui dit : Pourquoi as-tu enfanté un garçon ? et c'est pour se dispenser de lui offrir un plat de couches (*el khersa*). Ce plat de couches est très probablement du chien....... » Le même auteur ajoute : « Les *Ben-Ouaçad*, quand leurs femmes accouchent, ainsi que les *Fokhaçani*, disent : Ce sera l'année aux chiens. » *Haçan ben Tsabet*, après s'être moqué de leur goût pour cette viande et même pour la chair humaine, continue en ces termes : « Ceux de cette tribu qui passent pour poltrons, quand un voisin meurt, ils le mangent s'ils peuvent ; et, pour eux, la chair de mouton, celle du chien et celle d'homme, c'est tout un (2). » — Il ne nous appartient pas de décider si ces derniers renseignements sont bien dignes de foi ; toujours est-il que l'habitude de manger du chien paraît commune dans les pays à dattes. L'abus de ce fruit détermine une sorte de pyrosis, compliquée d'urticaire, et appelée *tséma*, que les Indigènes de Biskra, de Tuggurt, etc., combattent soit en mangeant du chien préalablement engraissé à cet effet, soit en buvant du bouillon de cette même viande. A Tuggurt, on a la coutume de griller sous la cendre du poivre rouge (*felfel ahhmar*) ; on en retire ensuite les graines, et on mange l'enveloppe. Ce remède est, dit-on, très efficace. L'usage de manger des chiens se continue dans l'intérieur, d'après M. le docteur

(1) *Tunis*, par le Dr FRANCK et J. MARCEL ; *Univers pittoresque*, 1850.
(2) *Voyage de Moula-Ahmed*, p. 290.

Guyon (1), et il n'est pas rare de voir des Indigènes s'en nourrir aussi sur la côte.

Je ne sache pas que des cas d'anthropophagisme aient été signalés chez les Arabes. Toutefois, la loi musulmane (2) contient à ce sujet les dispositions suivantes :

« Les autorités les plus respectables défendent de manger la chair des morts, la chair humaine, dans quelque cas de nécessité que ce soit. Cependant, des légistes l'ont permis, et avec raison, lors de nécessité absolue. Quelques-uns de ces légistes ont défendu de faire cuire la chair humaine, en quelque circonstance que ce puisse être. »

De toutes les parties des animaux, l'Arabe ne mange que la chair. Le sang est défendu par la religion, par imitation du précepte de Moïse, qui voyait dans ce liquide le siége de l'âme (3). — Les viscères principaux, les intestins, les parties blanches (cervelle, pieds), sont exclus de l'alimentation, peut-être à cause des nombreuses altérations qu'ils présentent dans ce climat chaud, et par suite des fatigues du travail, du défaut général de soins et de nourriture suffisante.

L'usage du lait (hhalib) est très répandu; celui de vache, de chèvre, de chamelle (dans le Sud) : on le boit frais. Dans les oasis sahariennes, on nourrit les chèvres principalement avec des dattes, ce qui, d'après les Indigènes, contribue beaucoup à leur faire produire un lait abondant et exquis. Le lait fournit généralement de bons fromages (djeben), obtenus soit en faisant dessécher au feu du lait préalablement écrêmé ; ils l'appellent alors akit, — soit en coagulant le lait à l'aide des fleurs de chardon ou du pinguicula vulgaris. Ces fromages sont presque toujours alcalescents, et acquièrent alors des propriétés stimulantes. En ce cas, on les laisse sécher au

(1) *Histoire chronologique des épidémies du nord de l'Afrique*, 1848.
(2) *Si Khelil*, t. I, ch. II, sect. 10, p. 325.
(3) *Deutéronome*, ch. XII.

grand air. — Le beurre (*zebda*), mal ou très peu battu, conserve toujours une grande quantité de caséum qui le fait promptement rancir. — Le lait de chamelle n'a pas de crême et ne peut donner de beurre.

Quoique le commentateur *Si Khelil* ait dit : « L'absence des testicules tourne à l'avantage de la chair de l'animal et la rend meilleure, plus grasse, » la castration ne paraît point usitée. — Il y a peu de variétés dans les modes de préparation des aliments. Point de salaisons, de marinades à l'huile, de fumaisons, de viandes sèches. La fermentation des gibiers est soigneusement évitée. On appelle *kefta* ou *dolma,* un mélange de riz et de viande divisée en très petits morceaux, et enveloppés dans des feuilles de choux. Le *sfiria* consiste dans la réunion d'œufs, d'ognons et de viande. Des raisins secs, des marrons, de la viande, le tout préparé avec une sauce au miel, s'appellent *tadjin el qastal.* Ces diverses préparations n'appartiennent, dans les tribus, qu'à la cuisine des gens riches, des chefs. Les Maures sont très friands de confitures ; les Arabes et les Kabyles les remplacent par le miel dont ils font, du reste, un usage considérable, sans même se donner la peine de le débarasser de la cire et des impuretés. Le Prophète en avait fait l'éloge suivant :

« Ton Seigneur a fait cette révélation à l'abeille : cherche-toi des maisons dans les montagnes, dans les arbres et dans les constructions des hommes. Nourris-toi de tous les fruits et voltige dans les chemins frayés par ton seigneur. De leurs entrailles (des abeilles) sort une liqueur de différentes espèces (miel rouge, jaune ou blanc); elle contient un remède pour les hommes (1). »

Dans le Sud, on confectionne de la confiture et du miel de dattes. La grande quantité de sucre que contient ce fruit, jointe à l'amidon et au gluten qui s'y trouvent en proportion

(1) *Koran,* chap. XVI, v. 70.

notable, en font un aliment très nourrissant et fort agréable au goût.

Ce qui marque le plus dans la préparation des mets arabes, c'est l'abondance des condimens. Tenir en éveil les fonctions des grands viscères digestifs pour modérer le transport de la circulation à la surface du corps ; combattre ainsi la prostration générale ; stimuler le système nerveux ; acquérir au travail de la chymification une puissance dynamique suffisante et plutôt énergique que modérée ; activer la sécrétion des sucs gastriques et intestinaux, tels sont les principaux avantages de cette coutume d'autant plus rationnelle que le vin et les boissons stimulantes sont sévèrement proscrites. Le seul inconvénient de ces condimens, du poivre surtout, est peut-être de trop stimuler l'appareil génital.

Les Arabes usent très modérément du sel. Le jus de citron, l'oscille (*hammaïda*) beaucoup moins acide que la nôtre et qui croît partout, excitent convenablement les glandes salivaires, tempèrent la soif et favorisent la digestion. — La formation de la graisse trouve ses éléments dans les matières sucrées, miel (*âcel*), dattes (*tamr*), raisins secs (*zbib*), dont on accommode très souvent les mets. L'huile (*zit*) remplace le beurre et les graisses, mais elle est rarement bonne, presque toujours rance. Les Arabes prétendent que le safran (*zafrane*) pousse beaucoup au rapprochement sexuel. Le coriandre (*kosbara*), le fenouil (*besbas*), le carvi (*khouïa*), l'anis (*sanoudj*), les graines de cresson alénois, le cumin (*qvemmoum*) blanc et noir, la cardamome (*hhabb el aïal*), l'ail, l'ognon, le poireau, le poivre rouge, le piment (*felfel ahmar*), le clou de girofle, le gingembre (*skendjebir*), le safran, etc., figurent presque toujours dans l'assaisonnement des aliments. Dans le Sahara, l'apprêt ordinaire des viandes est la graisse de chameau. — Une espèce de truffe sauvage (*teurfas*) paraît très recherchée, dans le Sud particulièrement, où, cuite sous la cendre et

pétrie ensuite avec du beurre, elle constitue un mets délicieux.

Les fruits se mangent frais ou secs, triturés ou non. Généralement, ils ne sont jamais assez mûrs, et l'Arabe, peu
modéré dans leur usage, en engloutit volontiers des quantités
énormes; de là des diarrhées, des dyssenteries fréquentes. En
Kabylie, à l'approche de la maturité des fruits, l'autorité menace d'amendes sévères quiconque en cueillera avant une certaine époque fixée (15 à 20 jours). — Parmi les huiles, il
faut citer celle d'olives (*zit hhalou*), qui laisse beaucoup à
désirer pour sa pureté; celle de palmier, etc. — Parmi les
fruits sucrés, aqueux, les raisins (*âneb*), les pêches (*khoukha*),
les abricots (*mechmach*), les oranges (*tchina*), les jujubes
(*annaba, zefzef*), les figues (*kermou.s*), forment la nourriture
d'une grande partie des Kabyles. Les figues dites de Barbarie
(*kermouss ennsara*) se mangent avec leurs nombreuses graines, et déterminent des constipations formidables, accompa-
gnées de dysurie et de gonflement des parois du rectum. On
est souvent obligé (je l'ai pratiqué plusieurs fois) de recourir
à une curette, à une spatule, pour déboucher l'intestin comblé
par ces petites graines accumulées. Ces phénomènes divers
ont-ils leur point de départ dans une action spéciale, chimique, due à quelque principe particulier, ou tiennent-ils à la
grande quantité de matières sucrées renfermées dans le fruit
du cactus opuntia? On sait qu'en 1837, M. Furnari en a extrait un sucre concret et cristallisable, pouvant remplacer
avantageusement le sucre d'Inde et de betteraves. Huit figues
ordinaires donnent 275 à 300 grammes de jus, et des écorces
dont on peut tirer de l'alcool. Le sucre du premier essai était
blanc, concret; le terrage a dû le modifier avantageusement.
Il y a là une question d'économie et de grandes ressources locales à exploiter.

Le palmier (*nakhla*) ce cocotier de l'Algérie, produit d'excellentes dattes de différentes qualités; les Arabes en distinguent deux espèces bien tranchées : 1° Celles à pulpe molle, appelées *ksebba*, *hariri*, *khodri*, *guettar*, etc; 2° celles à pulpe consistante et fort estimées, dénommées *degl'et nour*, *hhalaoua*, *tsouri*, *msaref*, etc. Alimentation presqu'unique du Saharaoui, ce fruit, soit influence d'une température toujours élevée, soit qualité particulière du produit végétal, soit abus de son emploi, détermine des maladies intestinales assez graves. Pour les prévenir, outre l'emploi de la chair et du bouillon de chien dont nous avons parlé, les habitants ont la coutume de joindre à la datte un mélange de bouillie de farine et de graisse (ou de beurre). Quelques-uns se contentent de boire après l'ingestion des dattes, du lait de chamelle, car on lui attribue la propriété spéciale de *rafraîchir* la datte. Sur d'autres points du Sahara, il suffit de mêler à ce fruit du fromage ou de la galette, pour éviter ses inconvéniens. Les Indigènes du Sud tirent un excellent parti des dattes en en faisant une sorte de pain (*gharès*). Ils soumettent à une forte pression des dattes fraîches préalablement privées de leurs noyaux, pétrissent cette pâte avec de l'huile, et la divisent en cylindres ou galettes plates, que l'exposition de quelques jours au soleil suffit pour bien sécher. C'est le pain, l'unique aliment, des caravanes, qui lui reconnaissent des propriétés certaines d'inaltérabilité et de nutritivité sous un petit volume. Seulement, pour éviter les aigreurs d'estomac et l'altération des dents auxquelles ce pain donnerait lieu comme aliment exclusif, on y doit joindre des épices, des aromates, du lait, etc. Ne pourrait-on pas l'utiliser pour nos expéditions dans le Sud ? M. Subtil (1) a parfaitement fait ressortir les avantages qu'il aurait sur la farine si facilement altérable, sur le biscuit, trop dur et souvent indigeste, moins nourrissant à volume égal, moins agréable à manger, enfin d'un prix plus élevé.

(1) *Revue d'Orient*, 1846, t. VIII, p. 49.

Le bananier *(mouza)* produit un fruit populaire dont la pulpe fondante et légèrement sucrée, d'un goût fin, se mange fraîche ou grillée sur les charbons, ou bien encore couverte de miel. Cet aliment, très riche en principes nutritifs, sert également à faire une espèce de pain que l'on obtient en écrasant, triturant des fruits bien mûrs, les tamisant ensuite pour écarter les portions purement fibreuses ; puis on forme une pâte avec la première substance bien finement pulvérisée. D'après les calculs de M. de Humboldt, le produit des bananes serait à celui du froment comme 133 : 1, et à celui de la pomme de terre comme 44 : 1. Ce fruit, ajoute l'un de nos inspecteurs médicaux, M. le Dr Lévy (1), produirait, suivant M. de Humboldt, « par plantation de 50 toises carrées, 4000 livres d'aliments. » La culture du bananier ne mérite-t-elle pas d'être encouragée chez nos Indigènes ?

Les limons *(limm)*, les citrons *(qareuss)*, les grenades, les tomates *(toumatich)*, constituent les principaux fruits sucrés acides employés à profusion par les Arabes. Parmi les fruits astringents, signalons comme très usités, le coing *(ssferdjel)*, l'arbouse *(sasnou)*, la caroube *(karoub)*, l'azerole *(zarough)*, le sorbier domestique *(lghebira)*, etc.

Les légumes cuits, grillés, ou préparés à l'eau, à la vapeur, quelquefois au gras et en salades, possèdent l'avantage de nourrir l'Indigène algérien sans trop exciter les organes digestifs, et de ralentir ainsi l'activité moléculaire tout en apportant une quantité suffisante d'éléments réparateurs. Le poireau *(bibrass)*, l'ail *(tsoum)*, l'oignon *(bessol)* sont mangés crus : les salsifis *(gaboul)*, la carotte *(zroudia)*, les choux *(kroumb)*, les asperges *(seqqoum)*, les haricots verts *(loubia)* et les pois *(djelbana)* ne paraissent guères que sur la table des citadins. Dans les tribus et les villages, on utilise le cardon *(yuernine)*,

(1) *Tr. d'hygiène publique et privée*, t. II, p. 10.

l'artichaut sauvage (*khorchef*), quelquefois l'aubergine (*badindjál*), souvent le cresson sauvage (*gueurnounech*) et celui des fontaines (*zaharet el ma*), les jeunes feuilles crues ou bouillies du pourpier (*rejela*); les asperges sauvages si nombreuses au pied des jujubiers; le cynara acaulis (*karnoun*); crus, en ragoût ou en sauces blanches, sont très usités; les feuilles se mangent cuites au beurre. Vient ensuite toute la série des cucurbitacées, concombres, (*khiar*), melons (*betikha*), pastèques (*delда*), courges (*qara*). si renommés dans la plupart des basses plaines, et dont l'Arabe se nourrit presqu'exclusivement pendant la saison des chaleurs. « Le melon, avant le repas, lave le ventre et se digère très bien.» Malheureusement, ce proverbe du pays est rarement suivi, et la débilitation des organes digestifs par l'ingurgitation de grandes quantités de ces aliments, détermine et entretient à la fin de l'été beaucoup de flux intestinaux.

Quoique la rareté des champignons (*fougga*) ait été signalée plus haut dans les forêts et bois arabes, les Indigènes s'en nourrissent sur quelques points, près de *Sidi bel Abbès* surtout, où il s'en rencontre pendant la saison des pluies, notamment l'agaricus edulis, d'un blanc jaunâtre, brunâtre en dessous. Jamais il n'a été, dit-on, observé d'accidents à la suite de leur ingestion.

En tête des légumes féculents devrait figurer la pomme de terre (*batata*), ce précieux tubercule qui « donne huit fois plus que le blé; dont un arpent rend 25 mille livres et suffit à à la subsistance de 24 personnes par an; qui, fermentée et distillée, fournit 12 pintes d'alcool environ par 200 livres (1). » Malheureusement, cette plante est inconnue aux Indigènes, ainsi que la lentille. Dans les villes, on les remplace par la fève bouillie avec de l'huile et de l'ail.

(1) *Traité d'hygiène*, de M. Lévy, t. II, p. 16

L'habitant des plaines est très amateur du cœur des jeunes pousses du *doum* (palmier nain, chamœrops humilis), et en automne de la pulpe de la baie qui constitue le fruit mielleux et succulent de ce végétal. Le centre des bourgeons est très féculeux, assez agréable au goût (1).

Les Indigènes du Sud utilisent comme aliment la moëlle du jeune dattier (phenix dactylifera) ainsi que ses bourgeons; les feuilles se mangent aussi bouillies ou en salade.

Les Kabyles conservent dans le sel et mangent les olives qu'ils ont pétries pour la fabrication de l'huile.

Les bulbes de phélypée (*denous*) séchés au soleil, puis pulvérisés, sont mêlés par le Saharaoui, en temps de disette, au couscouss ou aux dattes ou avec des sauterelles également réduites en poudre. Les Indigènes de l'intérieur mangent de la même façon la racine crue, cuite ou pulvérisée du bunium bulbo-castanum (*talghouda*). D'après les recherches faites par MM. Pallas et Judas (2), ce tubercule charnu dont l'odeur rappelle la carotte, acquiert par la cuisson une saveur sucrée, un peu aromatique : sa pulpe se digère très facilement, et, en cas de nécessité, pourrait fournir un aliment léger et très nourrissant.

En 1840, nos troupes tourmentées par la disette qui se fit sentir sous les murs de Médéah, celles qui soutinrent, dans d'aussi tristes conditions, le blocus de Tlemcen en 1837, s'alimentèrent bien volontiers avec ce tubercule. Les habitants du *Zab* le mêlent finement pulvérisé, avec la farine des céréales

---

(1) Un léger degré d'amertume m'avait autorisé à penser que l'écorce finement pulvérisée des jeunes pousses du chamœrops pourrait être administrée avec avantage dans les fièvres intermittentes. Quelques essais, interrompus par mon départ d'Alger, m'ont donné, à la dose de deux et trois grammes de poudre obligeamment préparée par l'honorable pharmacien M. Guénet, neuf guérisons complètes sur treize fièvres périodiques constatées chez des Indigènes. M. Guénet a de plus découvert dans l'écorce de ces pousses une matière colorante très riche, et d'un magnifique rouge amarante.

(2) *Mém. de Médecine et de Chirurgie militaires*, 1818.

peu abondantes chez eux. Le soldat français l'a baptisé du nom de *pomme de terre arabe*.

Les racines de carthamus gummiferus que l'on mâche pour en avoir le suc fort nourrissant, dit-on ; — les jeunes pousses crues ou cuites du chrysanthenum coronarium ; — le lichen (*kherat el ardh*) ; — les jeunes feuilles du phénix dactylifera ; — celles de la mâche (valerianella olitaria), de la fédia cornucopiœ ; — le cresson de fontaine ; les jeunes tiges de fenouil (*besbas*) ; les jeunes feuilles crues ou bouillies du pourpier (*redjela*) ; les jeunes pousses et jeunes racines des daucus ; — les fleurs du dattier accommodées au citron ; — le fruit du nitraria tridentata (*darmouss*) ; celui du sorbier (*leghebira*) ; — les baies du myrtus communis ; — les jeunes feuilles du pistachia atlantica (*b'toum*) ; le fruit du micocoulier (*guigba*) ; le tubercule si féculeux de l'asphodèle rameuse, et dont la cuisson fait disparaître le goût légèrement amer ; — l'écorce du pin dans le petit atlas ; les mauves (*l'althœa, la lavatera*) qui, pour le dire en passant, ont rendu de si grands services en 1840, pour l'alimentation des troupes bloquées à Médéah et Milianah ; le stippa barbata (*drine*) dont les Sahariens pulvérisent et utilisent les semences à titre de farine pour fabriquer du pain, etc.,—constituent des ressources alimentaires avantageusement appropriées par l'Indigène : mais leur usage est loin d'être aussi étendu que celui du gland (*bhlloute*), cette céréale du Kabyle, comme la datte constitue la céréale du Sud. Le montagnard préfère le gland du chêne à feuilles de châtaignier (quercus mirbeckii). On mange ces fruits féculents, bouillis ou torréfiés. Les glands du quercus ballotta rôtis sont également très usités. — Lorsque l'insuffisance des récoltes oblige à se servir du gland sauvage, les Kabyles le dépouillent de son amertume en jetant de l'eau sur sa farine, étendue sur un tamis, jusqu'à ce que le liquide qui se colore en rouge par ce contact devienne incolore.

Dans les *Issers*, les Indigènes mangent quelquefois de la terre ; de même, à *El Aghouat Chergui*, dans le Sud, les femmes se nourrissent d'une terre argileuse et crayeuse. Il est à remarquer que ce sexe use beaucoup plus de cette triste ressource alimentaire, que les hommes.

Les céréales dont les espèces sont assez restreintes en Algérie, comprennent les blés durs plus riches en principes nutritifs, l'orge, le maïs, le millet. L'orge entre généralement dans la confection du pain, si toutefois on peut appeler de ce nom un peu de farine grossièrement pilée par le petit moulin à bras, travaillée quelques instants avec de l'eau, et appliquée ainsi en larges feuilles sur des vases en terre fortement chauffés et enduits d'un corps gras (huile en général). Cette préparation, qui ressemble plutôt à des galettes molles, ne contient jamais de levain ; ainsi privée de ce précieux élément de digestibilité et de nutritivité, de ce principe nécessaire pour la fermentation et le développement des matières sucrées, elle est pesante, lourde, massive, indigeste, peu savoureuse. Dans quelques tribus, on met dans la pâte, à titre de ferment, un peu de lait aigre. Afin de combattre l'inertie intestinale qui résulte de l'usage du pain sans levain, les habitants des villes le recouvrent, avant de le passer au four, avec des grains d'anis (*hhabb el halaoua*) ou de fenouil.

Nous avons vu que l'insuffisance des récoltes et la nature ingrate de certains terrains obligent à suppléer à la farine d'orge par de la poudre de diverses plantes, de glands doux, broyés à la meule, de sauterelles, etc. La racine de l'arum (*begouga*), séchée au soleil pour lui ôter son âcreté, ensuite bien pulvérisée, a été utilisée en 1847 par les Arabes des environs de Ténèz et du *Dahra*, dépourvus de grains : ils mélangeaient un cinquième de farine d'orge avec quatre cinquièmes de poudre de cette plante ; mais ce pain particulier aurait l'inconvénient de provoquer des coliques, de l'embarras

intestinal, l'empâtement des membres. Les **Mzabites** pulvérisent la graine de *drine* (stippa barbata) et en font du pain.
Les bouillies légères (*saouiq*) sont assez usitées ; on les
compose d'orge cuite et de viande hachée, le tout pilé ensemble;
c'est l'*ériccha*. Dans le désert, l'*hacida* est formée de farine
de millet bouillie avec du beurre. Très souvent, dans les
voyages, dans les expéditions, l'Indigène n'a que quelques
grains d'orge pour satisfaire sa faim. Cette triste nécessité
nous a rappelé plusieurs fois les soldats romains portant un
petit sac de farine et la mangeant aux étapes, après l'avoir
délayée dans un peu d'eau. Les gens riches, les chefs, se
permettent des galettes *(metqobba)* de fleurs de froment.

Mettre dans un grand plat de bois (*safa*) quelques poignées
de farine ; l'humecter avec un peu d'eau ; remuer le tout avec
la paume de la main en tournant, jusqu'à ce que le mélange
se réduise en petits grains sans trop de consistance; passer
alors dans un crible ; mettre de côté toutes les granulations
qui ont pu traverser ; remanier dans le *safa* les parties trop
grosses restées sur le crible; recommencer ainsi les opérations,
jusqu'à ce que toute la pâte ait été épuisée et tamisée ; laisser
sécher au soleil, et conserver pour les besoins du jour, tels
sont, en résumé, les divers temps de la préparation du mets
national, le *couscouss*. Quand on veut s'en servir, il suffit
d'en humecter une quantité proportionnée au nombre des
convives, de l'asperger d'un peu d'eau et de la mettre dans
une passoire que l'on place au-dessus de la marmite en terre
dans laquelle cuisent à gros bouillons la viande et les condiments. Une petite heure après, le couscouss a été bien pénétré
de toute la vapeur du bouillon et des différents principes de
la viande. Une fois retiré, il est versé dans un plateau en bois,
puis additionné de lait, de beurre, de *marqa* (bouillon); alors
on le sert chaud, et on recommande bien de le manger avant
qu'il ne refroidisse. « Le couscouss froid, dit le proverbe, c'est

une balle de plomb. » On conçoit, en effet, combien doit être indigeste une grande quantité de ces granules farineux qui forment l'alimentation quotidienne exclussive des quatre-vingt-dix-neuf centièmes de la population indigène de l'Algérie. Les ingrédients et les condiments placés dans la marmite varient suivant la fortune des individus ; ceux qui sont riches mettent de la viande, du poulet, des oignons, des volailles hachées, du mouton ; les pauvres, et c'est le cas général, se contentent d'un peu de piment, d'huile et d'eau. — Toutefois, la pâte n'affecte pas toujours la forme granulée ; elle est quelquefois en morceaux plus ou moins carrés *(hamza)*, en vermicelle *(douda*, c'est-à-dire petits vers). Ensuite, le couscouss ne se prépare pas seulement à la vapeur, on l'apprête aussi à la sauce, il se dit alors *itrïeha*. Avant de servir le couscouss ordinaire, on le farcit parfois avec des raisins secs *(zbibe)* ; c'est alors un *mesfouf*.—Le Kabyle fait entrer dans son couscouss du *bechena* (millet) torréfié ou pulvérisé, quelquefois aussi des glands préparés de la même manière. Dans les oasis, on fait cuire des morceaux de pâte dans du beurre avec des ognons, des abricots secs, des dattes, du piment, puis on mélange cette préparation *(tchertchoukha)* avec de la viande ou du poulet. C'est un mets délicieux. Les farines de céréales servent encore de base à plusieurs préparations culinaires sucrées; ici mélangées avec du miel et de la graine de *djiljelane* (sésame), elles constituent une sorte de nouga ; là, c'est du *mahlbi*, gelée de farine de riz sucrée, aromatisée avec de l'eau de fleurs d'oranger *(ma zahar)* ; très souvent, c'est de la pâte très ferme et très compacte *(kak)*, farcie au sucre *(khachkinane)*. Les Kabyles se contentent de faire frire des morceaux épais de pâte dans de l'huile et de les tremper dans le miel.—Dans le Sud, l'élément principal est la datte, surtout son sirop qui s'obtient en pressurant fortement les fruits de la belle espèce préalablement bouillis.

Pourquoi ne pas pousser les Arabes à la culture du riz, au double point de vue de l'assainissement des plaines et de l'apport d'un aliment aussi précieux ?

Nous avons déjà parlé des moyens très imparfaits de conservation des aliments. Les poteries vernissées sont inconnues; le cuivre domine dans la confection des vases; rarement étamé et facilement attaqué par les corps gras et acides que la malpropreté habituelle laisse séjourner, il a produit plus d'un accident.

Tout ce qui vient d'être succinctement exposé suffit pour prouver que la nourriture arabe est généralement très simple: peu de mélange des matières alimentaires, un plat unique (le couscouss) et quelques fruits, voilà pour la masse de la population; les gens aisés y ajoutent de la viande, du poulet, quelquefois du potage aux pâtes. En 1839, l'émir Abd-el-Kader accordait à chaque soldat, pour sa nourriture quotidienne, une livre 1/2 de galettes, et une livre de farine pour le couscouss : deux fois par semaine, un mouton pour 20 hommes.

Les repas se prennent ordinairement, l'un de 11 heures à midi, l'autre le soir après le coucher du soleil.

Les Arabes mangent très vite et très salement; pas de fourchettes, pas de cuillères (si ce n'est chez les riches), pas de verres, pas de linge, pas de sièges, pas de tables (chez les gens aisés seulement). « Lorsque la nourriture est servie, a dit *El Syouti,* prenez autour du plat et laissez-en le milieu, car la bénédiction du ciel y descendra. » Le Législateur dit : « Il fut défendu au Prophète de manger accroupi et appuyé sur lui-même, car cette position dispose à trop manger. Le Prophète, à ses repas, était assis de manière qu'il paraissait toujours prêt à se lever debout (1). » Les Arabes ne boivent géné-

(1) Si Khelil, t. II, p. 312.

ralement qu'une fois, après le repas : un vase commun ou une *guerba* circule parmi les convives. Après avoir mangé, le riche fume et boit le café, le pauvre s'endort sur place ou à peu de distance.

Le tabac, a dit un poëte musulman, est un moyen sûr pour l'homme de dissiper ses chagrins et de chasser des nuées de soucis avec des nuées de fumée. — Une pipe de tabac le matin, suivant un proverbe saharien, vaut mieux que cent chamelles dans le *mra* (milieu du douar). — Les Persans disent que « du café sans tabac, c'est de la viande sans sel. »

Le fait est que le tabac constitue une forte partie intégrante de la vie musulmane; l'Arabe en consomme avec un véritable abus. Cela tiendrait-il au besoin qu'il éprouve constamment au sein de son indolence, de se procurer de faciles sensations? l'Indigène n'a ni journaux ni livres; il ne croit pouvoir se distraire, se désennuyer, que par les excitations enivrantes de la feuille brûlée du nicotiane. Son moral n'y gagne pas grand' chose, très probablement; mais au moins il n'y perd pas non plus. « Chose singulière! remarque avec raison un des plus spirituels écrivains de notre époque, le tabac, aujourd'hui d'un usage si universel dans l'Orient, a été, de la part de certains sultans, l'objet des interdictions les plus rigoureuses. Plus d'un Turc a payé de la vie le plaisir de fumer, et le féroce Amurat IV a fait plus d'une fois tomber la tête du fumeur avec la pipe. Le café a eu des débuts non moins sanglants à Constantinople; il a fait des fanatiques et des martyrs (1). » — Si le code civil et religieux des Musulmans, si le

Koran ne parle pas du tabac, le zèle des théologiens n'a pu manquer de faire à ce sujet, à *Mohammed*, l'honneur d'une prophétie, et ils lui ont osé mettre dans la bouche les paroles suivantes : « Il y aura, dans les derniers jours, de faux ou mauvais Musulmans qui fumeront une certaine herbe appelée tabac. » Toutes ces mesquines oppressions n'ont servi que la cause de cette plante : à preuve, les Arabes l'appellent *ahhtadjet er-radjel,* c'est-à-dire, le besoin de l'homme. — Les Arabes fument immédiatement après les repas, sans que les fonctions digestives en paraissent troublées. Il est vrai que l'aspiration de la fumée s'opère fort doucement, à cause de la longueur des tuyaux en bois et de la largeur du conduit. Ils n'avalent jamais cette fumée, et ne la conservent pas habituellement en contact avec la muqueuse buccale et les glandes salivaires. Nous ne parlons pas de la qualité particulière de leur tabac qui paraît fort doux. Les femmes, les personnes délicates, qui craignent l'action des éléments âcres contenus dans le tabac, l'aspirent à travers de minces tuyaux flexibles, longs de plusieurs pieds, traversant un vase assez haut, rempli d'eau. La fumée doit passer à travers la couche de liquide à chaque aspiration, et se dépouille en ce moment de toute qualité irritante. C'est là ce qu'on appelle fumer le *narguilèh'* (1).

Les *Aribs* de l'Est, du *Hamza,* les *Zenata* dans le Sahara, mâchent des pelotes de tabac à priser. Ce dernier est très usité chez les Arabes qui le prennent très parfumé et le conservent généralement dans des tubes de roseau.

Quoiqu'il en soit, l'abus du tabac à fumer ne semble pas influer défavorablement sur la santé de l'Indigène : faudrait-il voir, dans son constant emploi, dans une action particulière sur les organes de la respiration, la rareté de la phthisie signalée

---

¹) D'un mot persan, qui signifie noix de coco avec laquelle est fabriqué le récipient.

en général chez les Arabes? D'après M. Rueff, de Strasbourg, qui a scrupuleusement examiné les conditions sanitaires de la manufacture de cette ville et de ses employés, le tabac serait non seulement complètement innocent, mais encore doué de la propriété d'empêcher l'apparition des tubercules pulmonaires, et d'arrêter leur développement et leur marche.—On sait que le café et le tabac sont interdits aux *Mzabites,* habitants d'une zône saharienne, qui appartiennent à une secte religieuse particulière et sont appelés pour cela *khouaredj* (c'est-à-dire sortants).

Les fumeurs d'opium étant fort rares en Algérie, contentons-nous de dire que, d'après les renseignements fournis par quelques Arabes, les sensations éprouvées ne seraient guère agréables, et qu'ils préfèrent de beaucoup le *hachich.* Passons donc à l'examen de ces Indigènes au teint livide, aux yeux ternes, à la marche lente, au maintien voûté, à la physionomie extatique, hébétée ; ce sont les amateurs de ce *hachich,* du *kif.*— *Kif* veut dire, en arabe, disposition normale et calme d'esprit ; ainsi, *ma andiche kif….,* c'est-à-dire je ne suis pas disposé à…..—Ceux qui abusent des propriétés du *hachich* se nomment *hachichia.* Le mot *hachich,* qui signifie herbe en général, est spécialement employé pour désigner le cannabis indica. Cette plante, qu'on appelle aussi herbe aux *fakirs* (pauvres), a été chantée par grand nombre de poètes. L'un d'eux a dit :

« Le pauvre, quand il en prend seulement le poids d'un drachme, lève une tête superbe au-dessus des *Emirs* (Princes). »

Un autre lui donne l'épithète, plus consolante que poétique, d'herbe *de la joie.* Les sectaires syriens du trop célèbre *Hassan* en abusaient jusqu'à la frénésie : c'est de leur dénomination d'*hachichins* que la corruption du langage a fait, dit-on, celui d'assassins. — Le général Menou, voulant protéger les soldats français contre les terribles effets de cette substance qui pouvait en rendre un grand nombre victime de l'excitation énergique qu'elle procure, prohiba sa liqueur et son usage comme tabac (arrêté du 17 vendémiaire an IX). Lors de l'arrivée des Français en 1830, il y avait encore un établissement spécial à Alger pour les fumeurs de *hachich*. On trouve encore dans cette ville et plusieurs autres cités mauresques, des cafés où on le débite, où l'on en peut user. Pendant le seul trimestre d'août, septembre et octobre 1851, on a arrêté et enfermé pour démence, à Constantine, *onze* Musulmans presque tous jeunes et de bonne famille, ayant perdu la raison par abus de cette plante. Les Beys turcs l'avaient cependant proscrite très sévèrement dans cette province. Dans la même année (1851), on comptait à Constantine vingt-deux cafés ou boutiques où ce dangereux produit se consommait (1). — Le *hachih*, appelé encore *tekrouri*, est très cultivé en Algérie, dans le Zab, à Tolga, à Bouchagroun ; à Zaatcha, il y avait un café spécial pour les *hachichia*. Les extrémités, les fleurs et les graines sont principalement recherchées par les fumeurs, comme les parties les plus énivrantes. — Voici le procédé ordinaire de préparation : on fait bouillir pendant très longtemps les feuilles et les fleurs avec du beurre frais qui s'empare des principes actifs et sert de base aux diverses préparations de *kif*. Les fleurs, les feuilles, les graines se fument seules ou mêlées à du tabac ordinaire, dans des petites pipes qu'on ne saurait mieux comparer qu'aux dés des couturières. Le beurre dans lequel ont bouilli les parties choisies de la plante, doit être bien pétri, puis séché : il forme alors des pastilles ou des pilules. Bien finement pulvérisées, elles sont parfois aussi mêlées au sucre ou au miel; on les appelle alors *madjoun* (pâte, onguent). A Biskra, l'on m'a assuré que les habitants

(1) *Gaz. Medicale de Paris*, 25 oct. 1851.

de Tuggurt cultivent beaucoup une espèce particulière de *tekrouri,* sorte de chanvre bâtard dont l'action est moins énergique sur le fumeur.

On ne doit pas l'oublier, les effets ordinaires du *kif* diffèrent suivant les doses et les tempéraments. Chez les uns, il détermine de l'extase, des rêves érotiques, et, à la longue, un affaiblissement des facultés intellectuelles, une sorte de démence chronique et intermittente ; chez d'autres, au contraire, il amène soit une gaieté folle, des rires homériques, une loquacité inimaginable, soit une tristesse profonde, de l'anxiété, de la frayeur, de sinistres préoccupations, un sommeil de plomb, etc. Un de mes amis d'Alger, peu habitué à l'influence du *hachich,* se croyait toujours perdu, près de mourir, et se livrait à toutes les démonstrations d'un désespoir sans remède. En général, cependant, pris à des doses modérées, prudentes, le *kif* ne produit point des effets aussi extrêmes ; c'est un doux accablement nerveux, une agréable lassitude, une oppression de forces pleine de charmes, et qu'il faut avoir éprouvés pour bien les comprendre. Dans le *far-niente,* dans la paresse crapuleuse, il y a un vice brutal ; dans le calme que donne l'abus immodéré des liqueurs fortes, il y a un honteux engourdissement ; mais, dans le travail du *hachich,* il s'agit d'une enivrante et profonde jouissance, d'une béatitude infinie, qui n'exclut point la libre action de l'intelligence, des conceptions passionnées ; c'est un suave délire qui s'obtient plus complètement en plaçant le système nerveux dans de certaines conditions, telles que la position du corps bien étendu sur de moëlleux tapis, l'aspiration courte et à longs intervalles de quelques bouffées de tabac maure, l'ingestion intermittente tantôt de petites gorgées de bon café indigène bien chaud, tantôt de petites quantités de liquides parfumés, glacés ; et, pendant cette épreuve de voluptueuse insensibilité croissante, une étourdissante musique arabe, le bruit saccadé des castagnettes, le timbre nasillard de toutes ces voix monotones et criardes ; voilà ce qu'il faut savoir combiner pour déterminer ces émotions mystérieuses de l'âme, faire naître ces rêves extatiques, créer enfin cette série de bizarres hallucinations dont l'ensemble constitue une *fantazzia,* et dans lesquelles la *folle du logis* a le merveilleux privilège de conserver toute son intégrité psychologique. On sait que les phénomènes particuliers, qui suivent l'ingestion du *hachich,* l'ont fait utiliser déjà en médecine. Dès 1835, M. Aubert-Roche l'employait dans le traitement de la peste ; en 1841, M. Moreau, de Tours, dans la curation de la folie. Les Arabes lui accordent une grande vertu aphrodisiaque. Très probablement, la médecine algérienne lui trouvera une utile application dans les maladies de l'Indigène, dont le système nerveux, moins sensible, est, par cela même, plus susceptible d'en recevoir les influences modificatrices avec tout l'avantage désirable. Des accidents ne manquent pas d'être déterminés par les imprudents qui fument ou avalent de trop grandes quantités de *kif.* Les Arabes ont pour principe de faire aussitôt vomir à l'aide de l'eau chaude ; d'autres administrent de suite des *chorbet* (limonades) peu sucrés ; dans les cafés maures, on se contente de faire approcher du patient la musique bruyante, qui monte promptement ses effets étourdissants au summum d'intensité, et, la plupart du temps, l'impression transmise au cerveau par un tel vacarme suffit pour dissiper tout malaise. Dans plusieurs cas, j'ai administré avec avantage de l'infusion de café prise abondamment et par gorgées. — Il est encore des Arabes qui se procurent un certain degré d'ivresse extatique en avalant des pilules confectionnées avec des feuilles de *bendj* (jusquiame) bien pilées ; la poudre, légèrement humectée, est roulée en globules. Les effets de cette préparation se rapprocheraient, dit-on, du sommeil lourd de l'opium. Quelques Indigènes usent aussi d'un *madjoun* (pâte) dans lequel entre le *bou-zaqa* (strychnos nux vomica). On retrouve encore, dans cette coutume plus grave, le besoin particulier aux peuples orientaux de rechercher activement toutes les substances capables de déterminer une insensibilité plus ou moins complète et des modifications profondes dans l'état habituel du système nerveux. On n'oubliera pas, du reste, que c'est aux Arabes que remonte le premier emploi de la noix vomique à titre de médicament. La tradition musulmane aurait-elle conservé à l'usage de cette substance une vogue ancienne et méritée ?

Ainsi, *Mohammed*, trouvant l'ivrognerie trop répandue, inspire à ses prosélytes de l'aversion pour le vin et les liqueurs fermentées ; puis les docteurs musulmans les proscrivent d'une manière absolue. Qu'y ont-ils gagné ? Le besoin national d'un stimulant quelconque remplace ces substances enivrantes par l'opium, le tabac, le *hachich;* ces matières, en effet, devinrent très en vogue dans les premiers siècles de l'hégyre.

La soif est tellement pénible dans un pays chaud, que le Koran en a fait un des supplices réservés aux méchants qui peupleront l'enfer :

« Ils n'y goûteront ni la fraîcheur, ni aucune boisson, si ce n'est l'eau bouillante et le pus...; vous boirez de l'eau bouillante comme boit un chameau altéré par la soif (1). »

Si elle est littéralement dévorante, surtout quand l'Arabe doit supporter la chaleur extrême de l'été et dans le Sud, elle a cependant une condition de moins pour se faire sentir dans les autres saisons, c'est que le mauvais mode de chauffage

(1) Ch. LVI, v. 54 ; ch. LXXVIII, v. 24.

habituel ne permet jamais à l'air intérieur des habitations peu closes de se dessécher au point d'exciter la soif. L'alimentation épicée de l'Indigène ne lui cause point un vif besoin de boisson, comme on pourrait le penser; c'est que les condiments activant la digestion dans les contrées chaudes, l'estomac ne demande pas autant de liquides pour les imprégner. D'ailleurs, grand nombre d'Arabes mangent beaucoup de fruits aqueux à leurs repas. Tenons compte également du peu d'activité, de l'indolence de la vie sédentaire, du peu d'abus que l'Indigène fait généralement de la parole : toutes circonstances qui rendent les occasions de boire moins nombreuses, bien moins impérieuses. Les Arabes redoutent les eaux glacées, celles qui résultent de la fonte des neiges. L'état de grande transpiration est pour eux une contr'indication à se gorger d'eau : ils se contentent de se rincer la bouche et de s'ablutionner le visage en entier. Ils supportent cependant moins bien la soif que la faim. Dans l'Atlas, les habitants préviennent et combattent la soif en mangeant les fruits du *prunus insititia*. Dans le désert, on a coutume de sucer un pignon et d'avaler un peu de beurre fondu. Le Saharoui boit beaucoup moins que le Kabyle et le Tellien. Le proverbe arabe dit :

« Celui qui boit ne doit pas respirer dans le vase où est la boisson; il doit l'ôter de ses lèvres pour reprendre haleine, et ensuite il peut recommencer à boire.... Lorsque vous buvez de l'eau, buvez-là à petits traits. »

Ce sont là de bons conseils de propreté et d'hygiène.

L'Arabe paraît friand de nos liqueurs alcooliques, l'absinthe principalement. L'eau-de-vie qu'il fabrique avec les dattes, à *El Aghaouat*, passe pour avoir un goût exquis. Dans le Sud, le palmier, vieux, improductif, qu'on appelle alors *djebbar*, dont les branches supérieures ont été coupées et la tête (*djoumar*) percée d'un trou latéral dans lequel on introduit

ensuite un roseau en guise de robinet, produit 12 à 15 litres
par jour d'une sève appelée *agmi;* le goût en paraît agréable,
un peu acide, analogue à celui de notre orgeat. Douée de
propriétés très rafraîchissantes quand elle est récente, elle
devient enivrante pour peu qu'on la laisse fermenter, et cette
liqueur capiteuse (*kichem*) rappelle alors assez bien notre cidre.
Les Indigènes poussent la fermentation assez loin pour obtenir
du vinaigre. — Lorsque les habitants des oasis veulent obtenir
toutes les jouissances de l'ivresse, ils mettent quelques heures
dans l'*agmi* plusieurs graines de *harmel* (rue) nouées dans
un petit chiffon. La liqueur devient tellement forte, mousseuse,
que souvent elle casse les vases qui la contiennent. J'ai vu
plusieurs cas de cette ivresse qui n'est nullement malfaisante,
et consiste plutôt en une grande gaieté, que dans une atteinte
profonde aux fonctions cérébrales.

Les Arabes broyent la pulpe sucrée du fruit du jujubier
(*sedr'*) après en avoir enlevé les noyaux; puis ils ajoutent de
l'eau en quantité suffisante, ce qui produit une boisson assez
désaltérante, mais très difficile à conserver fraîche.

L'habitant des plaines, outre l'eau des sources, des rivières,
consomme beaucoup de lait aigre, après le repas surtout. Cette
boisson facilite beaucoup la digestion de ses alimens farineux.
La recherche instinctive de ces divers liquides stimulants,
malgré la défense religieuse de leur emploi, prouve assez leur
nécessité dans un climat chaud et humide; les Arabes prétendent que la jusquiame a l'avantage d'exciter les désirs vénériens. — Nous avons déjà parlé de leur habitude d'user du
hachich, produit bien moins cher pour le peuple que l'opium
et les liqueurs alcooliques. Quant à la noix vomique, voici ce
que nous venons de lire, dans l'ouvrage de M. Olivier : «On a
souvent distribué dans ces mêmes cafés (en Perse) un breuvage
beaucoup plus fort, beaucoup plus enivrant (que le chanvre);

il était fait avec les feuilles et les sommités du chanvre ordinaire, auquel on ajoutait un peu de noix vomique. La loi qui permet ou tolère les autres breuvages, a toujours défendu celui-ci, en punissant du dernier supplice ceux qui le distribuaient et ceux qui le prenaient (1). »

Le café, mot tiré du turc *kaoué*, fut défendu par quelques légistes musulmans, à cause de l'abus qu'on en fit après sa découverte ; il n'a été définitivement toléré dans les mœurs populaires que sous Sélim 1ᵉʳ (17ᵉ siècle). Des manuscrits de la bibliothèque impériale indiqueraient qu'il était en usage en Orient dès 875. « En 954 de l'hégyre (1538 de J.-C.), dit un écrivain arabe, pendant que beaucoup de gens étaient assemblés au mois de Ramâdhan et qu'ils prenaient le café, le commandant du gué les surprit et les chassa des boutiques ignominieusement. Ils passèrent la nuit dans la maison du sous bachi, et le lendemain matin, ils furent relâchés, après avoir reçu chacun dix-sept coups de baton. » — Le café (*qahoua*), cette universelle boisson musulmane, compagne inséparable du tabac avec lequel elle constitue deux puissantes distractions et jouissances de l'Arabe (2), est très riche en principes alimentaires, par conséquent très saine dans un pays aussi chaud où il éveille le sens génital et nourrit tout en combattant la stupeur et la congestion cérébrale déterminées par la nicotine et une haute température. Une fois torréfié, l'Arabe se contente de concasser le café, ce qui conserve aux petits morceaux leurs molécules huileuses et aromatiques : il le fait ensuite bouillir, et le verse dans une petite tasse où il repose et laisse tomber son marc. A peine l'Indigène le sucre-t-il. Il en prend d'habitude plusieurs fois de suite, mais à des intervalles

---

(1) *Voyage dans l'Empire Ottoman*, t. IIIᵉ, p. 159.

(2) « *Une tasse de café et une pipe de tabac font un régal complet* (Proverbe arabe). » « *Le café est la boisson des amis de Dieu, le vin qui dissipe tous les chagrins, et la gardienne de la santé avec son parfum musqué et sa couleur d'encre* (idem). »

plus ou moins longs. Cette manière de préparer le café par décoction, ne paraît pas lui ôter beaucoup de son parfum habituel. Cette boisson est un excellent remède contre l'inappétence et les embarras gastriques ; avec la diète, elle constitue l'un des premiers moyens auxquels recourt l'Arabe dès qu'il se sent un peu gravement indisposé.

Les Indigènes usent, dans les villes principalement, de l'infusion de quelques plantes aromatiques, d'une petite herbe à fleur blanche qu'ils appellent *thëy*, etc.

L'Arabe ignore les moyens de purifier, de désinfecter les eaux. J'ai indiqué, dans mon Rapport sur le choléra (1), l'emploi de l'eau chez certaines tribus du Sud, sous la forme hydrothérapique.

———————

Soit par insouciance, soit plutôt par généralisation de la malpropreté qui entache si fortement les mœurs de l'indolent Arabe, les parties génito-urinaires sont chez la plupart, surtout chez les femmes, privées des soins particuliers que réclame la santé et qu'ordonne la religion. Si la barbare pratique de la circoncision a pu diminuer l'amas des matières sébacées entre le prépuce et le gland, les impuretés sécrétées par la muqueuse ou déposées à la surface et dans les replis du filet à la suite du coït, ne laissent pas que de provoquer, par la négligence apportée à leur disparition, une odeur souvent infecte. Il n'est pas rare de trouver, principalement chez le sexe féminin, l'état le plus repoussant des organes de la génération. Sans rappeler les ablutions légales, disons que mille formules semblent en vogue pour assurer à ces parties un

(1) *Le choléra en Algérie*, années 1849, 1850 et 1851. — *Alger*, 1852, page 103.

24

état de propreté extrême, car l'eau froide ne décrasse pas toujours convenablement; dans certains cas, le fidèle peut en manquer, et n'avoir qu'un liquide saumâtre pour la remplacer. Le plus usité de ces moyens consiste à faire un mélange de miel et de bile de bœuf *(mrarat-el-tsour);* on en frictionne légèrement tout l'organe. Les Arabes prétendent que cette composition empêche les parties de retenir aussi facilement que de coutume les impuretés de toute nature.

Nous avons déjà parlé de l'onanisme : ajoutons que la fréquence des vers intestinaux est peut-être une cause prédisposante aux excès pernicieux de cette habitude, dont les effets se trouvent prévenus en partie par la précocité des mariages. Quant à la pression exercée sur le cervelet par les rebords du calot souvent épais et endurcis par la crasse, pression qui, jointe au poids de toute la coiffure, s'exercerait particulièrement sur l'occiput et provoquerait ainsi la fréquence des érections, c'est une question difficile à résoudre.—« Mariez-vous jeunes, disait *Mohammed,* la femme fuit la barbe blanche, comme la brebis le chacal. » Mais qu'entendre par le mot *jeunes ?* Une tradition du Prophète, d'après M. Sale, traducteur du Koran, aurait fixé l'âge des unions sexuelles légales, ou de maturité nuptiale, à 15 ans ; et *Abou-Hanefah,* un commentateur, pensait que 18 ans était le moment convenable. Combien alors nos Arabes sont loin de l'application de ces sages préceptes ! Il faut avouer que le Prophète lui-même, en épousant la fille d'*Abou-Bekh* qui *n'avait pas encore* atteint sa *septième* année (1), donna le premier le mauvais exemple, quoiqu'il eût soin de légitimer ses écarts de conduite par des révélations particulières de la divinité à titre de privilèges en sa faveur. Les Arabes de l'Algérie épousent souvent de jeunes filles *non réglées*, ou ayant de 8 à 9 ans à peine. « Selon l'o-

(1) Prideanx, *Vie de Mahomet,* p. 11 et 53.

pinion générale, dit la loi musulmane, l'âge de copulation ou de nubilité est celui de *neuf ans ;* avant cette époque, la conception est légalement impossible. » Ainsi la législation confond deux choses : l'apparition de la nubilité et le moment opportun de la copulation et de la gestation. Elle implique la nécessité, la convenance de ces actes coïncidemment avec les premiers signes du développement des organes aptes à les consommer.

Il en résulte, comme Montesquieu l'observe fort bien, que les femmes « nubiles à dix ans sont vieilles à vingt : quand la beauté demande l'empire, la raison la fait refuser; quand la raison pourrait l'obtenir, la beauté n'est plus. Il est donc très simple qu'un homme quitte sa femme pour en prendre une autre. » Les funestes conséquences de la précocité des unions sexuelles, surtout avant l'aptitude complète des organes génitaux et du corps à en supporter les fatigues sans danger pour la santé, ont été exposées plus haut avec assez de détails pour qu'il ne soit pas nécessaire d'y revenir. Contentons-nous de faire remarquer que cette pratique paraît commune aux pays chauds (1). En Arabie, quoique les filles ne soient guère nubiles qu'à douze ans, on en voit quelquefois que l'on marie à l'âge de six ans, et elles demeurent dans le *harem* du mari jusqu'à ce qu'elles puissent accomplir l'acte du mariage (2). — Les Coptes, en Egypte, épousent souvent des filles de six à sept ans. — Dans les Indes, il en serait de même, car les jeunes filles sont nubiles à huit ans, et accouchent généralement l'année suivante. — A la Mecque, il n'est pas rare de voir un jeune homme de quatorze à quinze ans épouser une jeune

(1) Il faut bien remarquer aussi que dans les pays insalubres, occupés par des popula-tions chétives, malingres, peu civilisées, la mortalité étant plus grande, les mariages doivent être non seulement plus nombreux, mais plus précoces. C'est ce qui explique, en partie, pourquoi l'Arabe de la plaine a toujours une plus forte quantité de femmes, comparative-ment au citadin maure placé dans des conditions de ressources d'existence bien différentes.

(2) *Voyage en Arabie*, par TAMISIER, t. I, p. 99.

fille de huit à dix ans; les femmes sont vieilles à vingt-cinq ans, et presque décrépites à trente-cinq (1). — Aux Maldives, les filles se marient à dix et onze ans (2). — Aux Indes, à Bantam, c'est à treize ou quatorze ans (3). — On se rappelle sans doute que les Romains ne permettaient point les fiançailles avec de jeunes filles ayant moins de dix ans révolus. La douzième année était considérée comme l'époque de la puberté et du mariage. — Après tous ces faits, quelques auteurs persisteront-ils à croire que les climats chauds n'avancent point l'âge de la nubilité ?

Dans tous les pays, les motifs qui guident l'homme dans le choix d'une épouse n'ont point généralement pour base principale la convenance des caractères, la proportionnalité des âges, des tempéraments, etc., toutes circonstances qui ont cependant la plus grande influence sur la race et le bien-être domestique. Chez les peuples Orientaux, où la femme, ne participant point à la vie publique, offre bien moins d'occasions d'exciter des passions personnelles, c'est aux talismans, à l'imagination, à toutes les facettes de l'illusion que l'homme demande la révélation de son futur bonheur. L'Arabe va trouver le *taleb* réputé pour tirer de bons horoscopes, il l'interroge sur sa bien-aimée encore inconnue, sur la nature de son *bordj* (c'est-à-dire fort, maison du zodiaque). Le devin fait, en sa présence, un *hhaseb* (compte) particulier, sorte de tableau à sept cases dont chacune correspond à une prophétie particulière. Ainsi, par exemple, si le produit de toutes les lettres de certains noms, chiffrées suivant une valeur de convention, dépasse le nombre 7 d'une unité, c'est dans le *bordj* n° 1 que le *taleb* puise les éléments de ses révélations. Or, ce *bordj* n° 1 est *bordj mtà chems*, c'est-à-dire le *bordj* du

(1) *Rev. de l'Orient*, décembre 1838, p. 337.

(2) *Voyages de Franç. Picard*, ch. XII.

(3) *Recueil des voyages qui ont servi à l'établissement de la Comp. des Indes.*

soleil, ce qui signifie femme jolie, brave femme, aimant beaucoup les hommes qui, en revanche, ne l'aimeront guère ; elle rendra son mari heureux ; ses cheveux sont longs ; sa peau est blanche comme du lait ; sa bouche *presque* trop petite ; ses jambes grosses ; sa figure belle ; son menton allongé ; elle est et sera sage, fera beaucoup de bien à son mari qui ne la paiera pas de retour. Elle sera aimée des étrangers, et très peu ou point par sa famille... elle sera mordue par un chien, etc. — Telle est la substance principale de l'horoscope dont le *taleb* énumère emphatiquement chaque particularité avec tout le coloris brillant du langage oriental ; et pour donner à sa communication plus ou moins hasardée la consécration irréfutable aux yeux de tout musulman, il termine gravement : « *Allah ialem !* » c'est-à-dire, Dieu sait tout. — Le futur époux, qui n'a dès lors rien à répliquer, se retire le cœur épanoui, rêvant déjà à tous les trésors physiques d'une compagne qu'il n'a jamais vue, qu'il connaît à peine par ouï dire, et il s'empresse de conclure.... toujours par procuration,.... une union que la justice légalise aujourd'hui, quitte à la défaire demain.

Les excès vénériens entraînent de grandes pertes nerveuses, moins graves au début pour l'Arabe dont le système nerveux est moins sensible, mais qui, trop souvent répétées, déterminent à la longue chez lui des spermatorrhées incurables, des affections organiques de la vessie et des reins. Les nombreuses maladies de l'appareil génital de la femme reconnaissent sans aucun doute pour cause principale la fréquence des rapprochements sexuels qui exalte si rapidement la sensibilité des organes de la reproduction. La misère qui sévit généralement sur la population ne pousse déjà que trop les Indigènes à chercher dans le coït leur unique distraction à des privations continuelles. Il est utile toutefois de remarquer un fait qui frappera tous ceux qui questionneront à ce sujet les femmes

Arabes, les Mauresques, etc.; c'est la chasteté, si l'on peut
s'exprimer ainsi, que les Indigènes des deux sexes apportent
dans les relations génitales. Ces rapports sont extrêmement
réservés : ni l'homme ni la femme ne font descendre leur
intelligence jusqu'aux calculs honteux de la débauche qui
signalent les habitudes des nations *plus civilisées*. Ce raffinement de corruption qui pervertit vilement les lois et les
instincts naturels, ne dégrade point les mœurs arabes, n'altère
point la pureté du sentiment sympathique, irrésistible, qui
rapproche les sexes ; et, d'autre part, la santé individuelle n'a
point généralement, chez nos Indigènes, à supporter péniblement les fatigues nerveuses, les terribles secousses qui suivent
toujours de coupables manœuvres. La femme arabe, il faut le
dire à sa louange, qu'elle soit fille, ou épouse, ou prostituée,
fait commerce de son corps, mais sa pensée ne calcule point
un raffinement de volupté, son intelligence ne se rend point
coupable de la lubricité dépravée d'un travail charnel. S'il
faut en croire Nieburh (1), « la pudeur des Arabes ne leur
permet pas, de nos jours encore, de parler des organes
génitaux même en se servant des expressions les moins propres
à choquer l'oreille. » — Lorsque l'opération de la taille est
nécessaire chez les femmes, disait *Abul'kasem*, il faut appeler
une matrone, parce qu'il n'est, dans aucun pays, permis à un
homme de jeter les yeux sur les organes génitaux du sexe. —
Nous avons toujours remarqué, entr'autres localités à Biskra,
où la prostitution se recrutait de quelques belles filles du Sud,
que les Arabes qui les visitaient séjournaient chez elles juste
le temps d'accomplir l'acte matériel. Rarement on voit les
Indigènes chercher à stimuler les organes génitaux par des
orgies, des débauches, des excès de boissons fermentées ou
alcooliques; si des faits contraires sont signalés, ils se passent

(1) *Description de l'Arabie.*

sous des inspirations isolées, en cachette, comme nous le verrons plus loin ; et, pour ce qui concerne les femmes, c'est une dépravation exceptionnelle que le contact d'Européennes, plus malheureusement expérimentées, a pu apprendre à quelques Mauresques.

Il a été dit ailleurs que la passion réelle de l'amour tourmente peu les Arabes ; malgré toutes les poésies colorées et ardentes qu'on trouve dans quelques-uns de leurs chants, et qui remontent en général à une époque plus ou moins reculée ou ont été importées de contrées musulmanes moins illettrées, les considérations précédentes nous semblent venir à l'appui de cette opinion. L'habitude de la sodomie, que les Arabes pratiquent absolument avec le même instinct, le même besoin que le coït, n'en serait-elle pas une autre preuve ?

Le rapide examen du texte de la loi, en ce qui concerne la médecine dans ses rapports avec les dispositions judiciaires, a fait également voir que toute copulation commencée doit être terminée, sous peine de péché. En effet, l'acte incomplet du coït fatigue bien davantage en empêchant l'accomplissement régulier, normal, de la fonction. Mais, d'un autre côté, cette sage recommandation de l'autorité religieuse n'aurait-elle pas eu pour but également de modérer la fréquence des rapprochements sexuels en favorisant, par la copulation complète, la naissance d'un plus grand nombre d'enfants ? Evidemment, la multiplicité des naissances, dans ce dernier cas, doit engager les Arabes à mettre un frein à cette fureur charnelle, que M. Devay a si bien dépeinte par le nom d'onanisme conjugal.

— « Il vous est permis, a dit le Prophète, de vous procurer, avec de l'argent, des épouses que vous maintiendrez dans les bonnes mœurs et en évitant la débauche.... Ceux qui se maintiennent dans la chasteté et n'ont de commerce qu'avec leurs femmes, seront dans les jardins du paradis.... Il vous est permis d'épouser les filles honnêtes des croyants ; vivez chastement avec elles, ne commettez point de fornication, et ne les prenez point pour concubines, etc..... (1). » Outre ces exhortations à la chasteté conjugale, *Mohammed* s'est fortement élevé contre l'adultère : « Si vos femmes commettent l'action infâme, appelez quatre témoins ; si leurs témoignages se réunissent contre elles, enfermez-les dans des maisons jusqu'à ce que la mort les visite ou que Dieu leur procure un moyen de salut.... Evitez l'adultère, car c'est une turpitude et une mauvaise route.... Les femmes impudiques sont faites pour les hommes impudiques ; les hommes impudiques sont faits pour les femmes impudiques.... Heureux sont les croyants qui évitent toute parole déshonnête, qui savent commander à leurs appétits charnels et qui bornent leur jouissance à leurs femmes ; mais celui qui porte ses désirs au-delà est transgresseur.... (2). » Sous le gouvernement du dernier Dey d'Alger, c'est au cap Matifoux, près de cette dernière ville, que les femmes convaincues d'adultère, les filles publiques surprises en relation avec un Juif ou un Chrétien, étaient renfermées dans un sac et jetées à la mer par les agents du *mézouard* (chef de police).

Quant aux mesures sanitaires à prendre pendant l'époque menstruelle, elles se trouvent résumées dans les ablutions légales et le verset suivant : « Ils t'interrogeront sur les règles des femmes ; dis-leur : c'est un inconvénient. Séparez-vous de vos épouses pendant ce temps, et n'en approchez que lorsqu'elles seront purifiées (3). »

Les tristes conditions du mariage n'amènent que trop facilement de gros nuages dans les rapports des époux ; les coups, les contusions sont le partage quotidien de jeunes femmes que le despotisme le plus barbare traite en esclaves dégradées. La

(1) Koran, ch. IV, v. 28 ; ch. LXX, v. 29 ; ch. V, v. 7.

(2) Id., ch. IV, v. 19 ; ch. XVII, v. 34 ; ch. XXIV, v. 26 ; ch. XXIII, v. 1, 3, 5, etc.

(3) Id., ch. II, v. 222.

loi, qui prévoyait bien cette douloureuse mais inévitable conséquence de la polygynie, a pris les dispositions suivantes :
« Lorsqu'une femme méconnaît ce qu'elle doit de respect, de
soumission à son mari, le mari lui fera des exhortations et des
remontrances ; quand il n'obtiendra pas d'amendement, il
exclura cette femme du lit marital ; à défaut de succès encore,
il la battra, s'il pense que ce moyen violent puisse être utile et
la ramener au bien. Les coups ne doivent produire ni fracture,
ni blessure, ni contusion *sérieuse* (1). » Tout commentaire
devient inutile en présence de droits aussi violents, aussi
injustes ; on conçoit toute l'influence pernicieuse qu'ils doivent exercer sur la santé de la femme en particulier.

La polygynie a le grave inconvénient d'amener une vieillesse précoce et un degré, plus ou moins complet, d'impuissance prématurée. Aussi les Indigènes fatiguent-ils les médecins
français de demandes constantes de substances qui puissent
réveiller l'énergie des organes générateurs. La loi musulmane
indique elle-même le but de l'ablution avant le coït, à titre
d'agent tonique et devant prévenir l'épuisement consécutif,
d'autant plus sensible ou certain que l'acte est plus souvent
répété. « A défaut d'eau, la lustration pulvérale (sable ou
terre) avant la copulation n'est point indiquée, car cette
lustration n'a pas l'effet qu'on se propose par la lustration par
l'eau, c'est-à-dire *qu'elle ne produit pas l'excitation con-*
venable pour le coït (2). » Voilà donc clairement expliqués,
d'une part le but essentiel des ablutions qui à titre de tonique
général tiennent tant de place dans la loi religieuse des
Arabes, et de l'autre, l'effet bien positif de l'eau sur l'énergie
des organes générateurs affaiblis par la polygamie.

Il y a, dit-on, en Egypte, à Assouân, un hospice spécial

---

(1) *Si Khelil ; du Mariage*, ch. V, sect. 15°.
(2) *Si Khelil : du Mariage*, chap. I, section 8°.

pour la castration des petits enfants dont le vice-roi fait des cadeaux. « Ce ne sont point, affirme M. Hamont (1), les Musulmans qui ôtent aux enfants des Abyssins ou des Nègres, les attributs de l'homme ; les châtreurs sont des Coptes; et des Européens, dans le Soudan, ont fait concurrence à ces misérables. » — Et cependant, « de l'avis général, la castration de l'homme est défendue dans l'islamisme (2). » Ces paroles du commentateur sont l'écho du 118° verset du chapitre IV du Koran :

« Que la malédiction de Dieu soit sur lui. Il a dit : Je m'empare d'une certaine portion de tes serviteurs; je les égarerai, je leur inspirerai des désirs, je leur ordonnerai de couper les oreilles de certains animaux ; je leur ordonnerai *d'altérer la création* de Dieu. »

Il est évident, d'après les expressions employées dans cette sourate, que *Mohammed* entend parler de la castration des esclaves que pratiquaient les Arabes idolâtres. Cette affreuse coutume, née dans les sables de l'Afrique, en Ethiopie, en Lybie, considérée par quelques personnes comme analogue à la circoncision des adultes, fut certainement inspirée par la jalousie à l'égard de ceux qui avaient mission de garder et de surveiller les femmes. Il est peu probable qu'elle ait eu pour but d'empêcher les hommes faibles et malsains de faire dégénérer les races. Elle pouvait tout au plus être, chez les prêtres, un moyen de supporter plus facilement le célibat. Quoique condamnée par le Koran, les anciens chirurgiens Arabes la pratiquaient, mais seulement dans les cas de maladies. Je ne sache point qu'aucun fait de castration, n'importe dans quel but, ait été signalé chez les Arabes depuis l'occupation française de 1830.

La stérilité est un cas de divorce. Il en était de même chez

---

(1) *L'Egypte sous Méhemet-Ali*, t. I, p. 360.
(2) *Sidi Khelil*, ch. V. Du mariage, sect. 10, p. 406.

les anciens, à Sparte par exemple. La position sociale des femmes arabes se trouve réellement malheureuse et pénible. Si d'un côté elles tardent à manifester l'aptitude à concevoir, elles ont la répudiation en perspective; si, d'autre part, elles deviennent enceintes, elles se voient spectatrices obligées, pendant plusieurs mois, des caresses conjugales adressées de préférence à une de leurs rivales. Entre ces deux situations, elles ne trouvent qu'une planche de salut, l'avortement!

Dès que le fœtus a été séparé de la mère par la déchirure du cordon, on l'enveloppe dans un haïk, dans des morceaux de *bernouss*, puis on lui malaxe le crâne. Le sein lui est immédiatement présenté. Les femmes arabes nourrissent elles-mêmes leurs enfans; mais les fatigues et les travaux domestiques les empêchant souvent de les alimenter d'une manière régulière, elles chargent temporairement de ce soin une voisine ou une amie. De cette façon, le jeune Indigène se trouve avoir sucé le lait de plusieurs femmes du *douair*, de la *dechera*, et il n'en appartient que plus complètement, il n'en reste que plus attaché à sa tribu natale. « La durée de deux ans et deux ou trois mois est le temps pendant lequel l'enfant se nourrit d'abord exclusivement de lait ; à cette limite, il ne peut pas encore s'en passer entièrement (1). » La misère, la privation des choses nécessaires à la vie, qui pèsent si lourdement sur la population Arabe, expliquent sans doute la longue durée de l'allaitement. L'ignorance des remèdes propres à guérir les nombreuses indispositions qui attaquent les jeunes enfants presque tous élevés dans les conditions d'insalubrité et de malpropreté les plus graves, peut également faire penser aux mères comme aux législateurs que le lait est sinon l'unique, du moins le meilleur moyen de calmer les souffrances de ces petits êtres. Mais les femmes arabes ne réfléchissent guère

(1) *Sidi Khélil*, t. IIIe chap. X. p. 121.

qu'un peu de bouillie avec de la farine serait moins nuisible aux nourrissons, qu'un lait si souvent altéré dans sa qualité et sa quantité par les pénibles corvées domestiques et la satisfaction des brutales passions d'un mari despote. L'insuffisante nutritivité de ce lait appauvri par tant de causes a sa large part dans la pathologie et la mortalité de la première enfance, et doit singulièrement, par la faiblesse organique qu'il entraîne, aider au développement des maladies héréditaires. Et, d'autre part, cette lactation prolongée sans motifs, pratiquée sans principes de modération, selon les caprices de l'enfant et les exigences de la condition sociale de la femme, ne sera pas sans action pernicieuse sur la santé de celle-ci qui ne prend du reste aucune précaution pour elle-même à l'époque du sevrage. Il faut aussi tenir compte de l'influence d'un aussi mauvais allaitement sur les suites de l'accouchement; beaucoup d'affections de matrice, d'hémorrhagies utérines, n'ont point d'autre origine.

Si le nouveau-né est tourmenté de coliques trop fortes, on le gorge d'huile, ou bien on lui fait prendre le sein d'une voisine. On comprend qu'avec de semblables remèdes, l'intestin se débarrasse difficilement du méconium. Si dans les premiers mois de la vie, le nourrisson ne recherche pas volontiers le sein, on le purge en lui administrant de la résine de *hantit* (ferula assa-fœtida), gros comme un grain de blé !

Les femmes Arabes ont une médiocre quantité de lait. Pour en ranimer ou stimuler la sécrétion, elles frictionnent les mamelles avec de l'huile bien fraîche; elles boivent le matin du suc de *krats* (laitue) dans lequel on a pilé du bois de *benedoq* (noisetier) et des feuilles d'*allaïq* (ronce). — Dans le voyage d'*El Aïachi* (1), on voit *El Kahina*, femme qui commandait dans le *djebel Auress* et se faisait craindre des

(1) Page 235.

Berbères et des Chrétiens, se couvrir les seins d'un cataplasme
de farine d'orge cuite dans de l'huile ; le lait, qui avait subitement tari, ne tarda pas à reparaître. — Dans le Sahara, on
sèvre beaucoup plus tôt que dans le Tell. En général, pour
déshabituer l'enfant de la mamelle, on lui fait boire un
mélange d'huile et de miel. Il en résulte une diarrhée qui a
l'inconvénient de beaucoup l'affaiblir.

« Le coït avec ou sans éjaculation séminale régulière est
permis avec la femme qui allaite. Le Prophète a dit : « J'eus
l'intention de défendre le coït avec la femme pendant l'allaitement, jusqu'à ce que j'appris que les Grecs et les Perses
pratiquent ce coït sans qu'il en résulte rien de nuisible pour
leurs enfants. » Le Prophète jugeait dans sa pensée que ce
coït n'était pas exempt d'inconvénients pour le nourrison (1). »
Et il n'avait point tort ; mais nos Arabes sont d'un avis tout
différent ; et ce qui prouve bien qu'ils s'occupent fort peu de la
double influence du rapprochement sexuel sur la grossesse et
sur l'allaitement, c'est que les couches coup-sur-coup sont
assez fréquentes chez les femmes indigènes. Du reste, les
dérangements qui apparaissent si souvent dans la menstruation,
dans la sécrétion laiteuse ou lochiale et deviennent le germe
de beaucoup d'affections utérines, indiquent suffisamment
combien la femme arabe néglige d'habitude tout ce qui concerne l'hygiène de ces diverses fonctions. Elles ont de bien
singulières coutumes à ce sujet. Ainsi, dans les villes, quand
elles ont leurs règles, elles vont au bain maure, et à la fin de
la séance, elles s'ablutionnent vivement et copieusement les
parties sexuelles avec de l'eau très froide ; cette pratique aurait
pour but d'activer l'écoulement menstruel. Les femmes des
tribus connaissent également cette propriété des liquides
froids.

---

(1) *Si Khelil*, t. III, chap. X, p. 129.

LIVRE III.

MALADIES ET MÉDECINE

DES ARABES DE L'ALGÉRIE.

La pathologie du *toubibe* Arabe se ressent profondément de son ignorance complète en anatomie et en physiologie. Toute maladie se trouve, pour lui, localisée dans un symptôme apparent, qu'elle aie un point de départ éloigné ou non. Le traitement est dirigé selon les mêmes erremens : au lieu d'attaquer la cause du mal, l'Arabe en poursuit obstinément les effets. Tout ici accuse la pénurie complète de la plus vulgaire observation. C'est de l'empirisme brut au premier chef. Peu importent la nature particulière de l'affection, son origine réelle, sa cause déterminante, son alliance avec un principe généralisé, spécifique, etc.; il n'y a jamais qu'une formule de traitement invariable pour tous les cas donnés, et transmise par la fidèle et immuable tradition, ou conseillée par l'expérience de quelques vieillards de la localité ou savants du pays. Pas un *toubibe* n'a observé la marche des maladies, les phénomènes divers qu'elles peuvent présenter dans leur développement, leur terminaison, leurs complications, suivant telle ou telle circonstance ; aussi point de pronostic. D'ailleurs, les médecins d'un peuple fataliste pourraient-ils logiquement s'occuper d'un jugement quelconque sur le cours et l'issue d'une affection ? « *Allah ialem* (Dieu sait tout) ! » Voilà leur manière moins embarrassante et peu compromettante de porter un pronostic. « *Inch' allah* (s'il plaît à Dieu), » constitue une autre formule habituellement employée, et qui offre du moins quelque consolation au patient.

Toute épidémie, toute maladie qui attaque en même temps dans une localité ou dans une certaine zône topologique un grand nombre d'individus, se dit *habouba* (peste) : telle, la petite vérole, la coqueluche, le choléra, etc. — Un nom générique désigne d'habitude les affections variées d'une même région ; ainsi : *meurdh es-sala* (maladie de la toux) caractérise les affections de poitrine ; *oudjà lbethen* (douleur de ventre) indique toute souffrance abdominale, n'importe à quelle cause, à quel organe elle se rapporte ; *oudjà rass* (douleur de tête), la céphalalgie, qu'elle soit hemi-crânienne, névralgique, qu'elle affecte le cerveau, les tégumens épicrâniens, etc. — *El beurd* (le froid) se rapporte à toute douleur générale soit rhumatismale, soit syphilitique, soit causée par un état pléthorique, etc. — Toute affection de peau sans tumeur, se dit *hazaza* (dartre) ; — Toute tumeur se dénomme *hhabb* si elle est petite, *deumla* si elle parait grosse, mais sans autre indication sur sa nature, son contenu, son siège. — L'urine ne coule-t-elle plus par les voies ordinaires ? c'est un *tsaqqaf el boul* (mot-à-mot : bouchement de l'urine), n'importe la cause, cystite, rétrécissement uréthral, paralysie de la vessie, calcul, etc.

Bou, qui signifie mal, père, précède souvent le nom de la région souffrante ; ainsi *bou-djeneb* (mal de côté) indique le point pleurétique. Ce mode de dénomination semble le plus généralement employé ; cependant les Arabes donnent aussi

quelques expressions particulières aux affections les plus
communes, d'après les circonstances suivantes. 1° La région :
oudjà ceqla (douleur des flancs) se rapporte à toute maladie
localisable dans les hypochondres ; — 2° l'harmonie imitative :
ainsi *telesles* indique la grenouillette, ce mot rappelant assez
bien le caractère particulier de l'articulation des sons dans
cette affection ; le croup se dit *djadjà* (poule) ou *faroudj* (coq),
selon l'intensité de la maladie qui donne à la voix de la
ressemblance avec le cri de ces volatiles ; — 3° l'idée générale
de la lésion de l'organe : l'asthme, la dyspnée se disent *dhiqet
el nefs* (rétrécissement de la respiration) ; l'apoplexie est
appelée *noqta* (goutte), parce que l'on suppose qu'une goutte
de sang montant subitement au cerveau suffit pour déterminer
la mort ; l'hypochondrie, *ghachïet el qalb* (les syncopes du
cœur) ; — 4° la ressemblance avec certains objets : les vers
ascarides, *doud el kara*, c'est-à-dire les vers de la courge ; —
le bec de lièvre, *foumm el djemel*, c'est-à-dire la bouche du
chameau ; — 5° l'analogie avec une maladie de certains
animaux : la variole confluente de l'enfant se nomme *djidri
lghenami* (c'est-à-dire variole de mouton), et la variole discrète
djidri beuygri (c'est-à-dire variole de vache), parceque les
Arabes prétendent avoir observé que ces animaux sont plus
spécialement attaqués de l'une ou de l'autre de ces variétés ;
6° le symptôme le plus constant : le squirrhe *oureum
mohadjar* (l'enflure pierreuse) ; — la phthisie, *meurdh
requiqa* (la maladie de la minceur) ; l'angio-leucite, *bou
sbahha* (le père du chapelet), à cause des nodosités sous-
cutanées ; — 7° l'âge des malades : l'acné, *hhabb el chebab*
(le bouton du jeune garçon) ; la phthisie, *meurdh ez zeïne* (la
maladie du joli garçon) ; — 8° enfin la couleur : la cyanose,
meurdh lazreug (la maladie bleue) ; *hhamoura* (rougeur) toutes les éruptions rubéoleuses de la peau ; *dassáfra* (mal jaune),
meurdh ssafra (la maladie jaune), *ssfa* (la jaunisse),

s'appliquent à toute affection qui s'accompagne de teinte
paille de l'épiderme, ictère, syphilis, choléra, etc.

Toutes les connaissances d'anatomie pathologique se résument en ce mot : *façad* (gâtement); il indique que l'organe ne
fonctionnait plus parce qu'il était *gâté*. L'Arabe n'en sait pas
plus long....

Toute humeur, toute sécrétion morbide se dit : *ma* (eau), à
moins que ce ne soit du pus (*keihh*). — L'accès d'une
maladie est, littéralement, un coup (*dherba*). Celui qui tombe
promptement malade s'appelle *medhrob bi...* (frappé par....).

L'ignorance complète en névrologie se décèle en pathologie;
la paralysie d'un organe s'exprime par le mot *mat* (il est
mort) ; ainsi l'hémiplégie, *nousshou mat* (sa moitié est
morte), etc.

Inutile de nous étendre davantage sur le spécimen d'une
si pauvre nomenclature nosologique ; mais il était important
d'en avoir une idée, parce que quand un Arabe, interrogé sur
sa maladie, aura répondu : « *Oudjâ lbethen* (mal de ventre) »
par exemple, quelles que soient les mille questions que vous
lui adressiez sur le siége précis de sa souffrance, sur son
intensité, sur son caractère, etc., il vous redira toujours
« *Oudjâ lbethen,* » ne comprenant pas que vous, *toubibe*,
vous ayez besoin d'explications pour connaître la nature de sa
maladie. Aux yeux de l'Indigène, vous êtes un homme inspiré
de Dieu, un devin ; les interrogations doivent donc être inutiles
de votre part. Une fois la région de la souffrance dénommée,
vous devez savoir et indiquer de suite le remède. Avec de tels
éléments, la médecine chez les Arabes n'est pas chose facile.
Il en est de même quand ils demandent un médicament; ils le
font de la même façon qu'ils achètent un objet à un marchand.
Ils ne comprennent point que le *toubibe* puisse demander l'u-
sage qu'ils comptent lui donner, encore moins que le médecin

et le vendeur se permettent la moindre explication sur le but
de l'emploi. « J'ai tel mal, » dans la bouche de l'Arabe, signifie : « Indique-moi mon remède ; » et réciproquement :
« Donne-moi tel médicament » veut dire : « J'ai telle maladie, » parce qu'il est convaincu que le seul énoncé d'une
maladie ou d'une substance suffit au médecin pour indiquer et
délivrer le médicament, ou pour avoir une idée nette de l'affection à laquelle il s'appliquera. Si, sans mot dire, l'homme
de l'art donne de suite le remède ou s'empresse de soulager les
souffrances, il gagne toute l'estime, toute la confiance de son
client indigène; si, au contraire, par le peu d'habitude du
commerce des Arabes ou par un scrupule de conscience pour
bien connaître le mal dont il s'agit, il entre dans quelques
détails, qu'il soit bien certain de faire naître dans l'esprit de
l'Arabe un doute rapide sur son propre savoir, sur son mérite,
sur son véritable caractère de *toubibe*. Celui-ci, d'ailleurs,
dont l'intelligence est peu habituée à l'examen des influences
qui peuvent modifier la santé, s'obstinera à ne point satisfaire
sa curiosité, à répéter incessamment le même nom de maladie,
à toujours montrer le même endroit douloureux, à solliciter
le même remède, etc.

Avec de l'habitude, du coup-d'œil, une certaine pratique de
la médecine chez les Arabes, une certaine connaissance de
leurs mœurs, de leurs préjugés, les difficultés réelles, inhé-
rentes à d'aussi mauvaises conditions pour connaître les
causes et la nature des maladies, se trouvent de beaucoup
diminuées ; et comme il faut avant tout, du moins nous le
croyons fermement, faire de la médecine politique et non
exclusivement de la médecine individuelle, il est toujours
facile de satisfaire ces trop discrets clients en distribuant
quelques drogues inoffensives, en cas, bien entendu, de doute
réel sur l'affection dont ils demandent à être débarrassés.
L'essentiel, c'est de contenter cette nature inquiète et bornée,

c'est de lui prouver que les Français connaissent et possèdent des médicaments pour toutes les maladies. Nos compositions pharmaceutiques, quelles qu'insignifiantes qu'elles puissent être parfois, ont toujours au moins autant de valeur et certainement plus d'innocuité que les amulettes et pratiques peu rationnelles de leurs guérisseurs. Et d'ailleurs, en les distribuant, n'avez-vous pas, comme eux, la commodité de vous retrancher, en cas d'insuccès, derrière un « *inch' Allah* (s'il plaît à Dieu), » et de vous défendre ultérieurement avec un « *mektoub* (c'était écrit) (1). »

N'espérez jamais, non plus, qu'un Arabe comprenne l'utilité de se mettre à un régime quelconque tant que l'appétit est conservé et la déambulation possible. Médicamentez-le tant que vous voudrez, ou, plutôt, tant qu'il voudra, mais ne pensez point l'empêcher de manger à son aise. Quand l'instinct ou l'acuité de la souffrance ne le lui indiquent point, ce serait impossible. Mis à la diète dans nos hôpitaux, sans que le mal l'oblige absolument à cette nécessité, il sollicite immédiatement sa sortie, et il se sauvera plutôt que de subir l'ordonnance de la faim permanente. Traité à domicile avec les mêmes errements médicaux, il courra consulter un autre toubibe. Ces détails sont importants à connaître pour quiconque est appelé à soigner les maladies des Indigènes.

N'oubliez pas que vous ne devez jamais proposer ni exécuter aucune opération sanglante, chez un Musulman, le mardi, à moins d'une extrême nécessité. L'Arabe croirait ses jours complètement compromis, s'il osait la subir un pareil jour. Plus d'une fois, des Indigènes m'ont refusé de laisser renouveler le pansement de leurs plaies, à ce sujet.

(1) On ne saurait croire la profonde influence qu'a sur la vie entière du Musulman cette expression, d'une essence toute fataliste. — Un *uléma* (savant), auquel Bonaparte demandait si le Koran parlait de la poudre à canon, répondit : Certainement, le Prophète a dû en parler; et, si nous ne l'y trouvons pas, c'est que nous ne savons pas interpréter convenablement le livre des livres.....

Un autre fait, saillant dans les relations des Arabes avec les médecins français, et qui se rattache à ce qui a été dit plus haut, c'est l'habitude de demander un remède pour un ami, un frère, un parent absents. « Mais, penserez-vous ou direz-vous de suite, il faudrait voir ce malade, juger de la gravité de son affection, de sa nature, m'éclairer sur son tempérament, son âge, ses maladies antérieures, etc.; je ne puis faire de la bonne médecine par procuration, etc., etc.; » ce sera tout-à-fait inutile. L'Arabe, lui, croit que la médecine est une pure et simple connaissance de quelques drogues applicables à tort et à travers dans un certain nombre de dérangements plus ou moins graves de la santé. Demandez plutôt à ses *marabouts* (prêtres), à ses *tolbas* (savants), à ses *toubibes* (médecins), aux nombreuses commères de chaque endroit, aux charlatans et aux empiriques qui exploitent si bien la crédulité et l'ignorance musulmanes. Ont-ils jamais besoin de voir, de constater, d'apprécier le mal, eux dont la science est infuse, toute devinatoire, et procède des inspirations, des révélations de Dieu ?

L'ignorance de l'Arabe, dans les propriétés des substances médicamenteuses, constitue encore un grand obstacle à la curabilité de ses affections. Il vous présentera une maladie externe, et, ne pouvant comprendre que vous arriviez à la guérir par des remèdes intérieurs, il vous retirera sa confiance. Ce qu'il faut, c'est un médicament palpable, attaquant visiblement le mal. — Autre fait : Lui accordez-vous un remède, il le prend volontiers ; mais si, à la deuxième ou à la troisième dose, sa maladie n'a point disparu, l'incrédulité la plus soupçonneuse s'empare de votre client, et, persuadé que Dieu, ne voulant point encore qu'il guérisse, n'a rien inspiré aux *toubibes* pour son rétablissement, il vous quitte pour retourner à ses amulettes, à son *marabout*. Cette considération n'est pas de mince importance ; elle indique la nécessité de traiter les affections des Arabes par des moyens énergiques et prompts tout à la fois. Leur confiance illimitée dans le *kina* (nom qu'ils donnent au sulfate de quinine) n'a pas d'autre origine que la merveilleuse propriété, qu'ils lui ont unanimement reconnue, de *couper rapidement la fièvre.* — « *Ikheredj lhheumma fi reumchet el aïne* (il chasse la fièvre en un clin-d'œil), » suivant leur expression. C'est le même motif qui leur fait si fréquemment recourir à l'application du feu dans presque toutes leurs maladies. Le chloroforme fera révolution dans leurs idées.

Nous avons déjà vu que le fatalisme outré des Musulmans les entraîne forcément à attribuer un grand rôle au *djinn* (génie, esprit malfaisant) dans la production des maladies. Il faut y ajouter une autre cause, parfaitement admise chez eux : c'est le vent (*er-rihh*), analogue à notre froid et chaud dans certains cas; dans d'autres, à des influences de constitution atmosphérique particulière.

Les maladies héréditaires sont assez nombreuses. On objectera peut-être que toute constitution, née malingre ou devenue chétive dans les premières années de la vie, s'éteint promptement sous le coup des privations de toute nature et par l'absence de soins rationnels ; mais, si la rareté de la phthisie, de la scrofule, du rachitisme, peuvent tenir à cette cause d'é-mondation constante de la population, d'autres affections doivent leur paisible propagation, leur silencieux développement, à la subtilité de leur virus occasionnel ou à leur peu d'in-fluence grave sur la santé des jeunes enfants : telles sont la syphilis, les affections cutanées, etc. Ce n'est guère qu'à l'épo-que des unions sexuelles que la précocité de ces dernières, le peu de proportionnalité d'âge des époux et les fatigues inhé-rentes à cette nouvelle condition favorisent l'actif développe-ment des conditions pathologiques transmises par l'hérédité.

« La maladie vient à cheval et s'en retourne à pied, » dit

l'Arabe ; mais il ne fait rien de logique pour empêcher que ce proverbe n'ait constamment raison. Prières, supplications à l'Être-Suprême pour qu'il daigne mettre un terme à l'influence morbifique des *djenounes*, rien ne lui coûte et ne saurait fatiguer sa patience. Il n'est cependant pas insouciant de ses souffrances ; l'instinct de conservation, qui veille chez tous les êtres, le mène droit au traitement par les amulettes. Vous le trouverez stoïque, apathique, soit ; mais n'oubliez pas son extrême ignorance. La superstition n'est qu'un moyen commode pour lui de la déguiser et de se faire des illusions. La preuve, c'est que, pour les maladies externes, il suit avec empressement les médications les plus en vogue dans la localité ou chez ses voisins ; pour les affections internes, ne sachant pas où siége le mal, quelles sont les doses et les propriétés des médicaments à lui opposer, il est obligé de se jeter à corps perdu dans l'expectation déguisée en résignation aux décrets du Tout-Puissant. « Dieu est meilleur médecin que les hommes, » répète-t-il alors, suivant un de ses proverbes consolateurs.

De telles dispositions morales et nationales (1) sont fort regrettables, en cas d'épidémie par exemple, et il conviendrait, pour les combattre efficacement, de mettre souvent sous les yeux de la population musulmane l'exemple et les paroles de quelques-uns de ses princes, ramenés, par le bon sens et le progrès de la civilisation, à de tout autres sentiments. Voici, par exemple, ce qu'écrivait publiquement, en 1835, le Pacha d'Egypte à J. Effendi, à l'occasion des ravages de la peste au Caire et à Alexandrie :

(1) Lors de l'invasion du choléra à la Mecque, en 1831, la première pensée qui se présenta fut que cette maladie était la peste ; mais les ulémas, les cheikhs, et même les médecins musulmans repoussèrent unanimement cette idée, en se rappelant cet article du Koran qui dit que la peste a été pour toujours exilée des saints lieux par le Prophète, et qu'elle n'y pourra jamais rentrer (Lettre de M. MIMAUT, consul général de France en Egypte, t. VI des *Annales d'hygiène publique*, 1831, page 477).

« Le mécontentement des habitants d'Alexandrie contre les
mesures sanitaires provient de leur ignorance.... L'adoption de ces
mesures, que les préceptes de notre Religion nous permettent,
n'ont pour but que le bien-être général. Puisque la peste est une
calamité provenant de la volonté divine, fuir la colère du Seigneur
pour recourir à sa miséricorde n'est pas contraire à notre noble
Religion ; et, comme notre situation actuelle est au nombre des
périls, l'homme, en les évitant, ne transgresse en rien les ordres
de la Providence.... S'il fallait transcrire toutes les prophéties et
toutes les traditions qui se rapportent aux précautions légitimes
dans ces circonstances, le recueil en serait trop grand. Des hommes
simples, en suivant leurs notions vulgaires, sans savoir distinguer
le bien du mal, veulent abandonner aux ravages de la peste une
ville aussi grande qu'Alexandrie ! L'escadre, les hôpitaux, les arse-
naux, qui ont su s'en garantir en observant les règles sanitaires,
ne sont-ils pas une preuve évidente de leur efficacité ?... Bien que
certains individus, dépourvus d'intelligence et incapables de comprendre la clémence divine, affectent de mépriser les précautions
nécessaires à leur conservation, il n'en est pas moins vrai qu'il
serait inhumain de les abandonner à leurs égarements, et il est du
devoir du gouvernement de veiller, autant qu'il est en son pouvoir,
à leur salut....., etc. »

Le médecin des Affaires arabes, qu'il se trouve en tournée
chez les Indigènes, ou que ceux-ci viennent le consulter au
chef-lieu du Cercle, sera étonné de constater bien plus de
maladies chroniques que d'affections aiguës. C'est que, pour
l'Arabe, toute indisposition, de quelque nature qu'elle soit,
peut et doit être négligée quand elle ne cause aucune douleur
par trop insupportable, et qu'elle ne met aucun obstacle aux
principales fonctions de l'économie, résumées surtout, à ses
yeux, dans l'important acte de la digestion. Il ne se dérange
donc d'habitude, pour venir demander un conseil médical,
qu'autant que des affaires d'intérêt l'amènent dans votre localité. Cette négligence au début des indispositions a une influence immense sur la santé publique, en ce qu'elle favorise
puissamment la propagation des affections contagieuses, leur

tendance à l'hérédité, qu'il eût été parfois facile d'arrêter et de conjurer à la première apparition symptomatique. Elle forme ensuite une preuve évidente et irréfutable que si la médecine est reconnue apte à modifier intimement la triste civilisation actuelle du peuple arabe, elle n'y parviendra qu'en allant directement à lui : attendre qu'il vienne à nous, ce serait perdre un temps précieux.

Il faut bien tenir compte, dans le traitement des Arabes, qu'ils ont besoin de doses de médicaments·qui nous paraîtraient énormes pour un Européen. Ils les supportent d'ailleurs fort bien; les qualités particulières de leur système nerveux, moins sensible, en donnent une suffisante explication. J'ai vu nombre d'Indigènes, au sortir de la saignée, manger, se promener, monter à cheval, vaquer à leurs affaires et occupations, sans le moindre inconvénient. Plusieurs fois, des Arabes auxquels j'avais donné des pilules d'opium pour se soigner chez eux, en ont, volontairement ou non, avalé quatre, cinq et même sept ensemble, sans que leur santé s'en soit le moins du monde trouvée dérangée.

On s'est demandé, avec raison, si la promptitude d'action de nos remèdes en général, chez les Arabes, ne s'expliquerait point par la simplicité habituelle et la nature peu excitante de leur alimentation, par les conditions favorables dans lesquelles se trouvent des constitutions vierges de tout traitement antérieur, par une placidité morale inséparable de leurs idées fatalistes et dont l'effet principal serait de ne point troubler l'action des médicaments, comme cela se passe sous l'influence du système nerveux, si mobile, si tourmenté des nations plus civilisées. On a enfin pensé que la rapidité de cicatrisation de leurs plaies tenait à une réaction plus forte, à un jeu pour ainsi dire plus compact, plus énergique des forces vitales. Certes, le peu de sensibilité de l'Arabe est démontrée par la

facilité avec laquelle il supporte, longtemps même, la douleur, la faim, les privations, les fatigues les plus rudes. Vous
en rencontrez couverts de plaies ulcéreuses énormes, envahis-
sant des portions cousidérables de membre ou du tronc, ou
cruellement atteints d'affections oculaires aiguës et chroniques; eh bien, ils ne disent mot et n'en continuent pas moins
leurs travaux, leurs courses, avec toutes les apparences d'une
insensibilité complète. Que cette impressionnabilité peu développée, que nous avons déjà signalée dans le précédent livre,
soit due à une organisation morale et à un état particulier de
la fibre nerveuse peu irritable, à une tranquillité d'âme poussée dans ses dernières limites par le dogme religieux, toujours
est-il que l'Arabe sent moins la douleur que l'Européen. Cette
condition d'anasthésie physiologique constitue sans doute la
principale cause de la grande facilité avec laquelle ses blessures guérissent (1), et de la résistance plus prolongée qu'il
oppose à l'action des principes délétères, épidémiques, par
exemple. La réaction se trouvant maintenue en général dans
d'étroites limites, l'inflammation traumatique et ses accidents
consécutifs se montrent rarement : de là une promptitude
remarquable dans la guérison d'un grand nombre de lésions
chirurgicales qui, chez nous autres, au contraire, nécessiteraient des opérations plus ou moins graves. Dans les fracas
des membres par armes à feu, par exemple, vous rencontre-
rez rarement ces complications du côté du tube digestif et des
organes encéphaliques qui d'ordinaire trahissent une profonde atteinte de l'énergie vitale; la constitution de l'Arabe
s'épuise moins facilement. La facilité de guérison des Indigènes est un fait reconnu par tous les médecins militaires
français. Dans les Mémoires de médecine et de chirurgie de

(1) Nous verrons plus loin, à propos du *Chancre du Sahara*, que les plaies ne guérissent
plus aussi facilement dans les conditions climatériques particulières au Sud de nos possessions algériennes.

l'armée de terre, de nombreux exemples en ont été rappelés par MM. Bagré (1830), Debourges (1835), Giscard (1836), Goyon (1836), Cuvellier (1841), Villamur (1853), etc. Nous-même en avons observé de très intéressants cas chez les Arabes des provinces d'Alger et de Constantine.

Considérées à un point de vue général et comparatif, les maladies des Indigènes, surtout les affections dites endémo-épidémiques, nécessiteraient une étude du sol, de la topographie proprement dite, de la population, de l'orographie, de l'hydrographie, suivant chaque point du territoire occupé par notre domination. Mais de tels documens n'existent point, faute d'une centralisation, soit à Alger, soit à Paris, de tous les renseignemens qu'ont pu et que pourraient fournir les médecins détachés près des Bureaux arabes, militaires et civils. Cette institution, dont j'ai déjà fait ressortir toute la nécessité et l'importante utilité dans plusieurs rapports, notamment dans un travail officiel sur l'organisation de la Médecine française chez les Arabes, a été plusieurs fois réclamée par l'autorité compétente. La science et l'humanité en attendent impatiemment la création. — On comprendra donc nos regrets de ne pouvoir présenter ici quelques aperçus statistiques sur la fréquence ou la rareté des maladies de la race musulmane de l'Algérie. Nous n'avons trouvé que dans le Tableau des établissemens français dans la colonie, annuellement publié par le Ministère de la Guerre, quelques renseignemens qui, tout incomplets qu'ils soient, pourront être utilisés çà et là pour les paragraphes suivants. Voici ce que le Nécrologe d'Alger nous a offert pendant les années 1839, 1841, 1842 et 1845, en ce qui concerne la population musulmane :

MALADIES.	1839	1841	1842	1845
Gastro-céphalite.	184	57	»	»
Encéphalite.	5	8	67	»
Fièvre cérébrale.	6	13	16	26
Arachnoïdite.	»	3	»	»
Congestion cérébrale. . . .	»	»	4	8
Apoplexie.	4	4	10	23
Fièvre pernicieuse.	23	2	16	18
Tétanos.	1	»	»	»
Epilepsie.	»	5	48	»
Paralysie.	»	2	»	»
Convulsions.	»	»	1	»
Accidents de dentition. . .	»	»	2	10
Névralgies.	3	»	»	»
Fièvre ataxique.	1	3	1	»
— adynamique.	5	20	»	4
— typhoïde.	1	3	»	1
— mésentérique. . . .	3	»	»	»
— bilieuse.	»	»	4	»
— intermittente. . . .	79	101	54	20
— catarrhale.	9	»	1	»
— hectique.	8	4	1	»
Marasme.	»	»	»	12
Muguet.	12	2	7	»
Aphtes.	»	6	18	»
Hépatites.	23	1	23	27
Ictères.	3	4	»	»
Gastro-hépatites.	3	26	40	»
Gastrites	»	45	18	»
Fièvre gastrique.	39	»	»	»
Carreau.	7	1	»	»
Hydropisies.	9	8	4	18
Péritonites.	7	8	2	»
Hernies étranglées.	3	»	»	»
Dyssenteries.	2	6	28	59
Diarrhées.	35	90	67	61
Colites.	23	»	»	»

MALADIES.	1839	1841	1842	1845
Duodénites.	12	»	»	»
Entérites.	23	23	26	66
Gastro-entérites.	»	138	128	80
— splénites.	»	3	8	»
— duodénites.	»	8	8	»
— coîites.	»	31	53	»
Affections abdominales non désignées.	»	»	»	25
Péricardites.	»	»	7	»
Angine.	4	1	»	»
Croup.	»	»	»	4
Bronchite.	28	37	39	42
Pleurésie.	3	2	10	»
Hydrothorax.	3	»	»	»
Pneumonie.	52	23	»	31
Péripneumonie.	»	32	11	
Phthisie.	17	34	42	36
Asthme.	»	4	11	»
Petite-vérole.	112	4	90	26
Rougeole.	1	51	34	»
Erysipèle.	2	»	7	»
Gangrène.	4	3	»	»
Œdème.	»	17	»	»
Anasarque.	6	3	»	»
Scrofules.	7	2	»	3
Rhumatismes.	10	»	»	26
Rachitisme.	»	2	29	»
Syphilis.	»	5	2	»
Néphrite.	5	2	7	»
Cystite.	5	2	»	»
Métrite.	3	»	4	4
Métro-méningite.	»	1	2	9
Métrorrhagie.	»	»	1	»
Avortements.	»	22	17	8
Morts-nés.	»	39	22	30
Non-viabilité.	»	»	»	18

Quoique ces chiffres soient fort restreints, puisqu'ils ne s'appliquentqu'àprès de 4,000 décès, ils démontrent cependant que dans la mortalité des Musulmans, les affections cérébrales, intestinales et pulmonaires, tiennent une grande part. On remarquera également les décès par variole, rougeole, les avortements et les morts-nés. Mais le fait le plus curieux qu'offre cette bien incomplète statistique, c'est la grande mortalité par maladies de poitrine : 442 décès dont 429 par phthisie! Si l'on réfléchit que les fièvres intermittentes, simples et pernicieuses, entrent dans cette nécrographie, pour le chiffre de 313, on se demandera sans doute avec quelque raison, si l'antagonisme pathologique entre la phthisie et ces fièvres, habilement soutenu par M. le Dr Boudin, doit être anjourd'hui accepté comme une loi bien démontrée par les faits.

Les Arabes aiment beaucoup l'embonpoint. Chez la femme, ils recherchent la rotondité et le volume des formes, qu'ils considèrent comme le privilège de la beauté. Aussi, que la maigreur tienne à des causes pathologiques, à une convalescence difficile, ou à un état normal peu riche en substance graisseuse, peu leur importe, ils appliquent une des formules suivantes :

« Manger de la pâte de *temar* (dattes) molles, nouvelles, mélangées avec des feuilles d'*aghar* (genévrier de Phénicie) finement pilées;

» Faire chauffer du *heurf* (cresson alenois) avec du *leben,* (lait aigre) de vache, ajouter, un peu de suc de *kareuss* (citron), avant de manger cette composition; — ou bien mêler au *kouskouss* de la graine bien pilée de *loubia* (haricots).»

Les filles publiques dont l'embonpoint forme le plus vif désir et l'objet d'une constante sollicitude, mangent constamment, à cet effet, des graines de *drour'* (millet). On dit que les habitants de Sedjelmaça mangent du chien et du lézard : les femmes supposent que c'est à cette nourriture qu'elles doivent l'embonpoint qui les caractérise (1). — Cette forte corpulence que les Arabes recherchent et s'efforcent d'obtenir chez leurs épouses, tiendrait-elle à ce que l'observation leur aurait fait remarquer la fécondité moindre des femmes très grasses? Ce serait pour eux-mêmes un double moyen et de rendre leurs familles moins nombreuses, et de multiplier les occasions du rapprochement sexuel sans en retirer d'aussi fréquents inconvénients pour la femme, et d'aussi lourdes charges pour la paternité.

Quand un jeune enfant est faible de complexion, d'une constitution chétive, c'est-à-dire *mouzzel*, il faut : 1° Faire cuire une *fekhoun* (tortue) avec du *harmel* (rue); ajouter ensuite quelques graines de *tafarfarat* (?), un peu de bois de *quemmoune* (cumin). Le petit malade mangera de ce mélange pendant trois jours : on aura soin de lui renouveler la préparation chaque matin. — 2° Ou bien, on lui donnera pour toute nourriture, pendant trois ou six jours, un œuf de poule qui aura préalablement cuit, une nuit entière, dans du *khull* (vinaigre).

Un individu, sentit-il ses forces diminuer, n'importe pour quelle cause, il doit : 1° Boire tous les matins, pendant trois jours, un mélange de *hhalib* (lait), d'*dcel* (miel) et de farine de *semscm* (sésame), le tout bien bouilli et filtré. Si, au bout de trois jours, il ne se trouve pas plus fort, il recommencera encore trois jours, et ainsi de suite jusqu'à ce que la vigueur du corps soit revenue. — 2° On recommandera également de manger chaque matin du miel auquel on aura incorporé de la poudre de *chenedegoura* (ivette).

---

(1) *Géographie d'Edrisi*, t. 1, p. 207.

Celui qui a des faiblesses extrêmes fréquentes, des syncopes (*dhiqet el kalb*, c'est-à-dire rétrécissement du cœur) réitérées, guérira par l'un des moyens suivants :

1° Prendre des poils de *dib* (chacal) et des poils de *tsdleb* (renard), les brûler ; mêler leurs cendres avec du *melhh aëdrane* (chlorure de sodium) ; réduire le tout en fine poudre ; en avaler chaque matin une petite quantité délayée dans un peu d'eau. — 2° Mélanger du bouillon de chacal et du bouillon de renard ; exposer au clair de lune pendant trois nuits ; puis en boire tous les matins à jeun. Non seulement ce remède dissipe toute faiblesse, mais il fait en même temps disparaître tous les germes de maladie possibles. — 3° Piler du *hesbas* (fenouil) ; boire, dans le jour, trois *ouquïa* (onces) de son suc. — 4° Faire bouillir du fenouil et du miel dans une petite quantité d'eau ; en boire dans la journée. — 5° Préparer une décoction de *zit* (huile), de *krafeuss* (céleri) et de *denezouli* (?) ; incorporer à du miel le liquide amené à certaine consistance ; en manger pendant neuf jours, soit le matin, soit au moment du coucher. Dès que le traitement sera terminé, manger du céleri mélangé avec du miel, durant cinq jours ; boire ensuite pendant sept jours de l'eau de *denezouli* (?) ; finir la médication en buvant de l'eau de pluie (*methar*) pendant cinq jours. — 6° Ou bien, faire sécher du *léritogh* (?) devant le feu ; le mettre ensuite macérer pendant plusieurs jours dans l'eau ; boire le liquide pendant trois jours.

————————————

L'insomnie se dissipe par les moyens suivants : 1° Piler de la graine de céleri ; l'incorporer à du *temen* (beurre) ; se frotter avec cette pommade toute la surface du crâne et l'intérieur du nez. — 2° Ou prendre de la graine de *ben naman* (coquelicot), de la graine de céleri ; les piler ; y ajouter du miel, un peu d'eau et du beurre ; manger de ce mélange

plusieurs fois dans la journée. — 3° Les Maures font une eau
sédative avec de la décoction de *aklil* (romarin), du *kafour*
(camphre) et de l'eau d'*iasmine* (jasmin), ou bien de l'eau de
de fleurs d'oranger (*ma zahar*) ; et s'en frottent les tempes.

Pour arrêter les sueurs trop considérables et faire tomber
en même temps les poils des régions axillaires, se frotter les
aisselles et la surface du corps avec des feuilles fraîches de
souaq ennebi (inule) ; — ou bien porter dans le creux axillaire du *chebb* (alun) bien finement pulvérisé. On conseille
également de se frotter les aisselles et les pieds avec un mélange d'alun et d'*aoud el qomari* (bois d'aloès) bien broyés
ensemble. — Il est encore bon de se faire frotter tout le corps,
au sortir du bain maure, avec des feuilles mâchées ou bouilles
de *taneboul* (betel).

Le cancer se montre assez souvent chez l'Arabe, soit à la
face et aux lèvres, suite de carie des os maxillaires ; soit dans
l'appareil oculaire, consécutivement à des dégénérescences
d'ophthalmies négligées ; soit surtout dans le système osseux,
au voisinage principalement des articulations, sous l'influence
particulière des ravages de la syphilis invétérée, et souvent
aussi à cause de fractures et de luxations mal traitées. Les
toubibes arabes ne savent opposer à cette affreuse maladie
que l'usage des eaux minérales ; mais l'ignorance des indications et contr'indications, du choix des bains qui conviennent
à telle ou telle variété de maladie, les empêche d'en tirer tout
le parti convenable. — Ainsi que le conseillaient du reste
Avicenne et Abul'Kacem, quelques *toubibes* couvrent les tumeurs cancéreuses de cataplasmes de feuilles de *harmel* (rue),
après les avoir entourées d'une multitude de pointes de feu.

Les Arabes voient dans le farcin et la morve de très grandes
analogies avec la petite vérole, et leur donnent également le
nom de *djidri* (variole).

Les engorgements idiopathiques des glandes paraissent assez
rares chez les Arabes, notamment au cou ; l'absence de toute
compression dans le costume indigène en est sans doute l'explication la plus rationnelle.

Pline et Vitruve disent avoir observé le goître *(khold, hand-
joura)* à Zama. Cette affection, endémique dans certaines parties
de l'Amérique, de l'Asie, a cependant été regardée comme peu
commune en Algérie. D'après Cailliaud, voyageur français
dans le Sennar (Nubie), l'*oureum* (engorgement glandulaire)
et le *khenazir* (scrofules) y surviennent en différentes régions
du corps, principalement au cou. La première espèce serait peu
grave, et l'on se contente d'y mettre du beurre ; la deuxième
est plus sérieuse, et l'on y remédie souvent par l'application
du fer rouge. Rien, toutefois, n'indique clairement que le
goître, comme quelques personnes l'ont pensé, soit indiqué
dans le mot *oureum*. Les auteurs Arabes appliquent en général
cette expression à une tumeur glandulaire survenant dans le
cours d'une maladie grave, épidémique, de nature pestilen-
tielle. — Une remarque généralement faite, et avec plus de
raison peut-être, c'est la rareté du goître chez les peuples
d'origine sémitique. Cette immunité tiendrait-elle aux pratiques religieuses d'hygiène ? — On observe assez fréquemment
le goître chez les Juifs des villes mauresques ; la constitution
de ce peuple est, du reste, profondément entachée de lymphatisme et de scrofule. — Le *toubibe* que nous avons consulté au
Bureau arabe d'Alger (voir l'article *Oculistes*, page 44 de cet
ouvrage), affirmait que les goîtres étaient nombreux au
Maroc. Quant à l'Algérie, voici quelques faits :

En 1839, à Constantine, le goître a été observé sur des Kabyles venus des montagnes voisines. — En 1838, un Kabyle goîtreux s'est présenté à Bougie (1). — En 1840, mon frère, le Dr A. Bertherand, constatait (2) l'endémicité des goîtres à Blidah ; les plus volumineux embrassaient toute la circonférence du col en avant et sur les côtés ; ils étaient compliqués d'engorgements glandulaires chroniques. — Dans la même localité, M. le Dr Finot (3) a signalé deux Arabes, l'homme et la femme, affectés de goître ; ces deux Indigènes appartenaient à une tribu où le mal est endémique, et leurs enfants en étaient cependant exempts. Plusieurs cas, chez des femmes des douairs de l'Atlas, ont été également cités par ce même médecin, qui rattache l'affection à des causes purement locales, l'habitation des vallées, la disposition des cours d'eau, la qualité des eaux, etc. M. le Dr Guyon a fait connaître, d'une part (4), la présence du goître dans le Sahara (dans le Zab, à Ouergla, à Mellili, etc.), et, d'un autre côté (5), il a émis cette opinion que les causes de cette maladie sont, non pas une température habituellement basse, l'humidité atmosphérique, la crudité des eaux, etc., mais bien uniquement le court séjour du soleil dans certaines contrées, les vallées par exemple. Enfin, d'après lui encore (6), le goître s'observait sur des Arabes venant des montagnes de Bougie, de Constantine ; de toutes les villes algériennes, Blidah avait des goîtreux, et ses habitants se faisaient remarquer par l'empâtement et le développement du cou, les femmes surtout. — On peut cependant se demander quelle est la valeur de la courte apparition du soleil dans les vallées sur la production du goître, si on le retrouve également dans

---

(1) Dr Guyon, t. XXXXVIII des *Mém. de méd. et de chirurg. militaires.*
(2)   *Idem,*   t. LII (1842).
(3)   *Idem,*   t. LVI.
(4) *Moniteur Algérien,* 1836.
(5) *Académie des Sciences,* séance du 10 octobre 1845.
(6)   *Idem,*   *Idem,*   3 novembre 1845.

le désert (Ouergla, Metlili). Serait-ce, dans ce dernier cas, à l'influence des eaux salées, riches surtout en sels magnésiens (1), qu'il faudrait, d'accord avec la théorie proposée par le Dr Grange (2), accorder l'origine du thyrocèle? S'il m'était permis de citer ici mon expérience personnelle, j'avouerais n'avoir jamais rencontré un seul goîtreux dans des courses assez fréquentes en Kabylie. Les renseignements que j'ai souvent demandés à ce sujet n'ont produit que des réponses négatives. Admettra-t-on, avec le Dr Furnari (3), que « le Kabyle, tant qu'il ne sort pas des montagnes, constitue une belle race ; mais quelques voyageurs ont remarqué qu'il est sujet au goître, et, par suite, au crétinisme, lorsqu'il descend dans les vallées ? » Nous répondrions alors que la plupart des vallées de la Kabylie (prov. d'Alger) nous ont toujours paru larges, assez bien ventilées. peu profondes, possédant des eaux saines, abondantes, bien aérées. Nous avons plusieurs fois visité des populations campées au pied du Jurjura aux neiges permanentes; pas un seul goîtreux n'a été signalé dans le pays.

L'illustre Larrey avait remarqué que l'habitude de porter sur la tête de lourds fardeaux dès la plus tendre enfance, dans les Pyrénées et les Alpes, pourrait bien disposer au goître. Dès le jeune âge, les femmes des douairs, des decheras, des oasis, ont la coutume d'aller aux sources voisines chercher de l'eau dans de grandes cruches et de rapporter ces dernières appuyées sur la voûte crânienne ; jamais nous n'avons observé l'augmentation du volume du cou chez elles.

Quant au crétinisme, un seul cas a été vu à Bougie, en 1838. M. Guyon, à qui l'on doit la communication de ce fait, prétend que cette affection et le goître ne sont point rares en Kabylie. Dans son opinion, le goître ne serait que le premier degré

(1) Voyez plus haut, page 160.
(2) *Académie des Sciences*, séance du 10 décembre 1849.
(3) *Voyage Med. dans l'Afrique septentrionale*, p. 11.

d'un mal dont le crétinisme est l'exagération. — Je n'ai jamais pu arriver à connaître un seul traitement usité chez les Indigènes contre ces deux affections ; les *toubibes* paraissent les ignorer complètement.

On observe les scrofules dans la population arabe, mais à un degré de fréquence bien moindre qu'on ne l'a cru de prime-abord. Cette hideuse maladie se rencontre surtout chez les Maures, habitants des villes, dont les rues étroites et sombres, les demeures humides, malpropres, obscures, entassées les unes contre les autres, laissent tant à désirer sous le rapport de l'hygiène publique. Ainsi, à Alger, les conjonctivites scrofu-leuses, les abcès scrofuleux se voient presqu'à chaque pas. A Constantine, M. le docteur Deleau (1) traitait, dans une seule année, 147 Musulmans scrofuleux, pour la plupart d'un jeune âge. A Tlemcen, M. le docteur Cambay (2) dit que les habitants sont bouffis, au teint terreux, et que les affections scrofuleuses des yeux dominent parmi eux.

Les Arabes des plaines présentent rarement des cas de ce genre ; ceux que l'on rapporte, au premier coup-d'œil, à l'élément scrofuleux, appartiennent d'ordinaire à des manifes-tations syphilitiques, lorsqu'on les examine de plus près. C'est ainsi que dans certaines vallées de l'Atlas, on rencontre souvent des engorgements prœarticulaires, indolents, parfois suivis d'ulcères atoniques mettant à nu des portions d'os assez considérables ; mais ce n'est point de la scrofule véritable, ces terribles désordres portent un cachet vénérien indélébile. Quant aux Kabyles et aux Zibâniens, ils paraissent complé-tement exempts de scrofules. Habitués à vivre, les uns au grand air des montagnes, les autres dans une atmosphère chaude et sèche, ils ont peu de chances d'offrir des constitutions enta-chées d'adénopathie, surtout dans le bas-âge. Quelques indi-

(1) T. LII des *Mémoires de médecine et de chirurgie militaires.*
(2) *Idem,* t. LVII.

vidus peuvent apparaître çà et là avec une apparence de lymphatisme exagéré ; mais, de deux choses l'une, ou ces chétives santés seront de bonne heure décimées par les privations de toute sorte et les influences délétères de toute nature, ou bien, avec la croissance, elles se raffermissent et se modifient avantageusement. Dans toutes les villes mauresques, au contraire, l'influence des écrouelles, comme prédisposition à la phthisie, est à noter. Les Arabes donnent à cette affection le nom de *khenazir,* c'est-à-dire cochon. Le mot scrofules vient lui-même de *scrofa,* truie ; les Grecs avaient une expression *koiyras* qui voulait dire également truie et scrofules. Ces divers termes, qu'il est très curieux de trouver avec un sens et une application analogues dans ces divers pays, indiqueraient-ils qu'on les a choisis pour désigner une affection dégoûtante comme le cochon même, ou bien offrant quelque ressemblance avec la forme engorgée du cou de cet animal, ou avec le développement glandulaire qui apparaît souvent chez la truie? Quoiqu'il en soit, les Arabes et les Maures combattent cette maladie en entourant le cou avec des feuilles d'*allaïq* (ronce) bien pilées, ou avec un mélange d'écorces de *roummane* (grenade) aigre et de *chaïr* (orge) mondée, le tout bien pilé et bouilli ensemble. Aucune autre médication n'est indiquée contre les autres manifestations scrofuleuses, soit dans les yeux, soit dans les os. Nous avons déjà dit que les Arabes n'ont aucune idée des altérations de l'organisme par un principe général ; ils ne voient donc les écrouelles que dans l'engorgement isolé des glandes cervicales et sous-maxillaires ulcérées.

Les affections de la glande mammaire sont fréquentes : malpropreté, peu de précautions pendant l'allaitement et lors du sevrage, absence de protection suffisante du sein contre les violences extérieures, tout concourt à rendre communes les crevasses du mamelon, les indurations de la glande mammaire et surtout ses terribles dégénérescences. Les matrones ont pour principe de faire cesser immédiatement l'allaitement, dès que le sein paraît malade. Les crevasses sont traitées avec de la poudre très-fine de *henna* (lawsonia inermis) ou de la poudre de *chebb* (alun). Dans les villes, les Mauresques ajoutent à cette dernière substance quelques gouttes de *ma zahar* (eau de fleurs d'oranger), prétendant que ce liquide amortit l'énergique styptie du sel.

———————

A propos des maladies vénériennes, M. le Dr Motard (1) s'exprime ainsi : « On connaît les prescriptions rigoureuses de l'Alcoran à cet égard, et le Musulman doit sans doute au soin religieux avec lequel il les pratique, le peu d'aptitude qu'il présente à contracter certaines maladies, la syphilis entr'autres. » C'est un devoir de le dire, voilà une des erreurs les plus grossières pour quiconque a observé de près les Arabes de l'Algérie. Ils naissent et meurent avec la vérole, offrant à toutes les périodes de la vie les manifestations syphilitiques les plus affreuses, les plus dégoûtantes. Joignez à cela que par suite de diverses causes déjà signalées dans le cours de ce travail, la maladie vénérienne est pour ainsi dire endémique chez cette population musulmane. Ici, ce sont des femmes âgées réduites au dernier degré de maigreur, ayant perdu les os propres du nez, la voûte palatine, ou dont tous les os des membres supérieurs et inférieurs sont courbés et doublés de volume (2); là, de malheureux enfants à la mamelle, souvent aveugles, couverts de pustules et de végétations, la membrane muqueuse de la bouche presqu'entièrement détruite, offrant en un mot des ulcérations croûteuses et pha-

(1) *Essai d'hygiène générale*, t. II p. 197.
(2) M. Gaubineau, t. LII des *Mém. de méd. et de chirurg. milit.*

gédéniques dégoûtantes (1) ; d'un autre côté, des cas de
diathèse syphilitique amenant la mort après avoir mis à nu un
certain nombre de côtes (2) ; plus loin, des ulcères de toute
forme, de toute grandeur, des exostoses, des caries épouvantables, toute la série formidable des accidents tertiaires, etc.
Dans les vallées, la forme chronique est la plus commune (3) ;
à Mascara, en avril 1849, on observe la vaginite syphilitique
chez une petite arabe de cinq ans ! Par ici, c'est un
malheureux adulte dont la verge est entièrement rongée et
le scrotum uniquement représenté par deux petits lambeaux
qui cachent à peine un reste de testicule à moitié fondu par
l'ulcération, etc. Et que l'on ne croie point que ces faits sont
rares, loin de là ; mais c'est sous la tente, c'est au fond de ces
demeures mystérieuses qu'il faut les découvrir. Il est commun
de voir des familles entières infectées, et le fait paraîtra moins
extraordinaire, si l'on songe au peu de précautions prophylactiques prises par les Indigènes des deux sexes, et à la fréquence des rapprochements conjugaux, un Arabe pouvant ainsi
communiquer le principe vénérien à toutes ses femmes et
concubines. Ce n'est donc point sans étonnement qu'on lira
dans Desfontaines (4) : « Cette maladie n'est pas dangereuse
en Afrique ; les Maures vivent et vieillissent avec elle sans y
faire beaucoup attention. » Bien au contraire : voici d'ailleurs
quelques chiffres concernant la fréquence des affections syphilitiques chez les Musulmanes prostituées :

A Alger, par exemple :

1838, pour 375 inscrites, il y a eu 553 entrées au dispensaire.

1839,	413	—	451	—
1840,	446	—	431	—

(1) M. Delezu, à Constantine, *Mém. de méd. milit.*

(2) Le Dʳ Villanua, à Milianah,   *idem.*

(3) M. Maltzu, *idem,* t. VIII de la 2ᵉ série, 1851.

(4) *Deuxième lettre à M. Lemonnier,* 1784.

1841,	512	—	446	—
1842,	510	—	462	—
1849,	269	—	313	—
1850,	299	—	280	—
1851,	256	—	249	—

Ce qui revient à dire que sur une moyenne de 385 inscrites à Alger de 1838 à 1851, il y aurait eu 398 entrées annuelles en moyenne. Est-ce là peu d'aptitude à contracter la syphilis ?

Sur 909 maladies vénériennes traitées dans les dispensaires de Blidah (en 1844) et d'Alger (2ᵉ semestre 1849, année 1850 et 1ᵉʳ semestre 1851), nous comptons :

286 vaginites, — 160 chancres, — 151 ulcérations du col de l'utérus, — 129 urétrites, — 29 tubercules plats, — 29 végétations, — 27 ulcérations à l'anus, — 25 ulcères buccaux, — 25 ulcérations du vagin, — 21 syphilis constitutionnelles, — 13 syphilides, — 10 bubons, — 4 blénnorrhagies utérines.

Ces chiffres n'ont pas besoin de commentaires; mais que doivent-ils être dans les tribus, dans les douairs, dans les nombreux villages où il n'y a aucune trace de police médicale !

Si l'Arabe néglige, par insouciance et ignorance la plupart du temps, les premiers accidents vénériens, il sort de son apathie quand il voit sa santé, un organe important compromis par le développement du mal, d'autant plus que ce dernier attaque généralement une partie dont l'intégrité fonctionnelle importe beaucoup au Musulman pour son plaisir particulier et un certain nombre de femmes légitimes à satisfaire au point de vue légal. Il court vite alors au *taleb*, au *toubibe*, et demande un grand remède pour le *meurdh el kebir* (la grande maladie), ou le *meurdh en nsa* (la maladie des femmes), expressions par lesquelles il désigne la syphilis. — Malheureusement, il n'en est pas de même de la chaude-pisse (*teusfia*); beaucoup d'Indigènes n'éprouvant point de souffrances trop fortes pendant le coït, continuent à s'approcher de leurs femmes. Quelques syphiliographes, M. Desruelles entr'autres, ont appelé l'attention sur l'habitudivité particulière, l'espèce d'acclimatement des organes génitaux qui, malgré l'infection dont elles sont le siége, peuvent impunément se trouver en contact, dans de fréquents rapprochements sexuels, sans pour cela que la maladie devienne commune aux deux individus. Le Koran dit (1) en parlant des bienheureux qui auront le paradis en partage :

« Là, ils trouveront des femmes exemptes de toute souillure. »

Le Prophète a-t-il voulu désigner ici les impuretés accidentelles propres à la femme, ou les affections syphilitiques ? Quoiqu'il en soit, les Arabes, qui reconnaissent une sorte d'élément particulier dans la vérole, prétendent que *tahiar* est le nom du *djinn*, auteur de cette affreuse maladie. Il est un moyen vulgaire de se préserver de l'influence de ce génie morbifique ; il consiste à faire avec du *rssass* (plomb) un portrait plus ou moins grossier de sa femme; écrire au bas son nom, celui de sa mère, et celui du terrible *tahiar*. Cet objet est ensuite laissé quelque temps près du feu, puis on l'enterre dans un vieux cimetière. Le *djinn* ne peut plus alors syphilitiser ni vous-même, ni votre compagne....

Les affections syphilitiques paraissent plus fréquentes à l'époque des grandes chaleurs. La réclusion et la vie sédentaire, obligatoires à ce moment dans les tribus, les parties de plaisir et de campagnes, que rendent plus nombreuses dans les villes les belles journées, expliquent facilement la multiplicité des rapprochements sexuels dans cette période de l'année.

Nous n'avons rien de particulier à dire sur les diverses phénoménisations de la syphilis ; les plus communes sont la syphilide papuleuse, pustuleuse (chez les prostituées surtout),

(1) Chap. II, v 23.

l'ophthalmie et l'angine syphilitique, les tubercules plats, les végétations à l'anus et à la vulve, les chancres, la blennorrhagie. M. Clot-Bey (4) constate, au contraire, que la gonorrhée est rare en Egypte. — Le phimosis se présente assez fréquemment comme complication de la blennorrhagie. Les engorgements testiculaires et les rétrécissements sont communs; un fait remarquable, et dont on a la preuve dans le tableau précédent, c'est la rareté des bubons, même chez les prostituées.

Quant au traitement, la fréquence des accidents les plus graves prouve assez combien les Arabes sont ignorants. Ce ne peut être un sentiment de pudeur qui les empêche de recourir de bonne heure au *toubibe* ou au médecin français, car le *meurdh el kebir* n'est point regardé chez eux comme une maladie honteuse. Quoiqu'ils lui reconnaissent une malicieuse origine, ils n'en déduisent point la présence d'un principe morbifique à combattre par une médication générale et appropriée. Les plaies, les tumeurs, les ulcérations sont traitées comme dans les cas ordinaires. Ainsi, les chancres, les ulcérations doivent être recouverts avec de la poudre de *henna* (lawsonia inermis); l'*anezerah* (coride maritime) est quelquefois employée en décoction. Les Arabes connaissent peu le *zaouoq* (mercure) et ses préparations diverses; aussi le petit nombre qui en font usage (dans les villes) s'en trouvent promptement dégoûtés par les salivations abondantes qui surviennent. On prétend que quelques médecins maures pratiquent la boutonnière dans les cas de rétrécissement : je n'en ai jamais entendu parler.

La blennorrhagie, généralement abandonnée à elle-même (2), est quelquefois attaquée, dans les villes, par les purgatifs.

(1) *Compte-rendu de l'école d'Abou-Zebel*, 1831.
(2) Une opinion assez accréditée chez les Arabes, c'est que le rapprochement sexuel avec une Négresse suffit pour faire disparaître tout écoulement blennorrhagique. M. le docteur

Les plus employés des traitements de toutes les formes aiguës, invétérées et chroniques du *meurdh el kebir*, consistent généralement dans l'usage de l'*acheba* (salsepareille) et la diète sèche. La plante *acheba*, que l'on retrouve sur presque tous les marchés indigènes, doit être bien pulvérisée, puis mêlée aux aliments ; cette médication doit durer très longtemps, jusqu'à ce que le malade éprouve de l'amélioration dans son état. Quant au traitement par la diète sèche, on ne saurait le connaître plus complètement qu'après la lecture du passage suivant (1) :

« *El bariz* est le grand moyen employé par les *tolba* contre les maladies rebelles du genre de celle dont *El Hadj Tifour* était atteint : les rhumatismes, la goutte, la sciatique, la *teusfia* invétérée et le *mord el kebir*. Il consiste à faire suer au malade tout le venin qu'il a dans les nerfs. — Prendre une livre d'*acheba* (salsepareille), la faire dessécher au soleil, la piler et la tamiser ensuite ; pétrir la partie fine obtenue avec une demi-livre de *kheurf* (graine semblable à la moutarde), quatre onces de cassonnade et deux onces de *skendjebir* (gingembre) pilé : en mettre une certaine quantité dans un pot neuf de la contenance de deux litres rempli d'eau, et faire bouillir jusqu'à ce que cette eau devienne rouge.

Les préparatifs achevés, le malade commence le traitement, qui durera *quarante* jours. Matin et soir, il mange une grande cuillerée de la pâte indiquée plus haut et boit de la tisane ; ce liquide est le seul dont il doive user, de même qu'il ne peut manger qu'un peu de pain *sans sel* et quelques raisins *secs* pendant *dix* jours. Une sueur abondante, et ce

RAVISA a fait connaître un préjugé analogue, aussi funeste et aussi absurde, et qui règne dans le peuple en France, savoir qu'un homme affecté de blennorrhagie s'en guérit en la communiquant à une jeune fille impubère! (Voyez son *Mémoire sur les mesures de police médicales les plus propres à arrêter la propagation de la maladie vénérienne*, 1836.)

(1) *Itinéraire du Sahara au pays des Nègres*, par M. le général DAUMAS, p. 334.

régime l'ont bientôt maigri, rendu méconnaissable. Après dix jours, il mange un peu de beurre *très-frais* avec son pain. Sept jours après, un peu de *kouskoussou* tiède, mais également sans sel. Le sel est absolument prohibé jusqu'à parfaite guérison.

Le *vingt-deuxième* jour enfin, on lui donne *un peu* de viande de mouton bouilli ou rôti *sans sel*, et plutôt *froid* que chaud. Il continue ainsi jusqu'au *quarantième* jour. A partir de ce moment, sa santé est celle d'un homme bien portant ; mais il a beaucoup maigri, et il se refera peu à peu en reprenant son régime ordinaire.

Il est important que la tisane soit prise *très-fraîche ;* on la fera toujours la veille pour le lendemain matin. Pendant qu'il est dans le *bariz*, le malade doit éviter le vent, ne pas sortir le matin, rentrer de bonne heure le soir, ne point fumer, ne point habiter avec sa femme, ce serait sa mort....... »

Cette médication et ce *bariz* (régime) sont assez fréquemment employés, par les Maures notamment ; mais ils n'amènent ordinairement dans la manifestation syphilitique qu'un amendement passager. Quelques *toubibes* des villes prescrivent, pendant ce traitement, des pilules mercurielles et une sorte d'opiat à base de salsepareille.

Le *pian* ou *frambœsia* a été observé en Algérie. Les *toubibes* arabes le considèrent comme une forme de la syphilis, et les Indigènes lui donnent le même nom, *meurdh el kebir, meurdh en nsa*, ou bien *meurdh el douni* (la mauvaise maladie). On sait, du reste, que l'illustre Larrey ne voyait dans le pian qu'une syphilis dégénérée. M. le docteur Guyon (1) a observé cette singulière affection sur des Kabyles, des Nègres, des Maures, des Arabes. On la dit fréquente dans

(1) *Académie des sciences*, séance du 27 Juin 1853.

l'Atlas et le *Bled el Djerid* (pays des dattes), et transmissible
par voie de génération, peut-être même contagieuse. — Ainsi,
un Maure de Bône, atteint de pian, assura à M. Guyon
qu'il connaissait un Musulman également porteur de cette
affection et avec lequel il avait couché plusieurs fois avant
l'apparition du mal. Le même observateur a constaté le frambœsia à Alger chez une Mauresque en traitement au dispensaire.
Le docteur Deleau en a cité deux cas, chez un Turc et un
Maure à Constantine. Le docteur Vital en vit également quatre dans cette dernière localité. Les *toubibes* traitent cette
affection comme une syphilis; mais le *bariz* n'amène qu'un
soulagement de courte durée. Peu de temps après la cessation
de la diète de 40 jours, les granulations tuberculeuses reprennent leur aspect et leur degré de gravité antérieurs.

L'éléphantiasis (*djedam*) attaque en Algérie toutes les
parties du corps, par des tuméfactions énormes, des gonflements très inégaux. On a remarqué que le sirocco aggrave
beaucoup son développement. D'après M. le docteur Deleau,
cette affection serait commune à Constantine : il a cité particulièrement un Maure chez lequel la tumeur descendait
jusqu'au jarret. Le scrotum qui en était le siége se trouvait
épaissi, ulcéré en plusieurs endroits; la verge, quoique peu
apparente, servait encore convenablement pour le coït.

L'éléphantiasis a été également observé à Ghelma chez une
Kabyle, à Bougie, en 1847, chez un montagnard. M. Giscard,
chirurgien-major des Zouaves, a vu (1) chez un Arabe de
quarante-quatre ans une tumeur tellement volumineuse, que
le pénis était caché dans les replis du scrotum et le canal
uréthral très comprimé. — M. Guyon a publié en 1851

(1) *Mémoires de médecine et de chirurgie militaires*, 1832.

l'histoire d'un Arabe des Béni-Mouça (près Alger), porteur
d'un éléphantiasis des bourses de neuf kilogrammes et demi :
opéré et guéri. M. le docteur Mestre en a enlevé avec succès
deux du même genre en 1844; les Indigènes appartenaient à
la vallée du Chélif, près d'Orléansville (1). M. Dufay a cité
un cas d'éléphantiasis du scrotum amélioré après un traitement à l'hôpital de Cherchell, par les bains sulfureux, les
frictions iodurées, le sous-carbonate de potasse à l'intérieur
et une compression à l'aide de bandelettes de vigo : le malade
était un Kabyle des environs. — L'étiologie de cette affection
laisse beaucoup à désirer. Il est à remarquer qu'ici elle a été
observée chez les habitants des villes, des vallées et des montagnes. L'humidité, condition la plus vaillante de ces diverses
circonstances, ne serait peut-être pas moins étrangère à son
apparition que la syphilis. En effet, un des malades de M.
Mestre avait eu une vérole avant d'être atteint d'éléphantiasis,
et l'Indigène, signalé par M. Dufay, accusait des douleurs
ostéocopes, articulaires, antérieures à la présence de la tumeur.
En Egypte, les médecins l'attribuent à l'usage exclusif de la
nourriture végétale. M. Guyon, remarquant que les Arabes
sont complètement exempts de la lèpre et de l'éléphantiasis,
tandis que ces maladies semblent très communes chez les
Kabyles ou habitants des montagnes, attribue cette différence
à ce que les premiers passant leur existence sous la tente, se
trouvent constamment exposés à la lumière et à l'air, et les
seconds ayant des demeures fixes, plus ou moins creusées dans
le sol, vivent dans une atmosphère humide, altérée par toutes
sortes d'émanations végétales et animales. Il a vu une famille
Arabe complètement à l'abri de ces affections, comme c'est la
règle dans sa tribu, présenter un cas d'éléphantiasis scrotal
dès qu'abandonnant la vie nomade elle se fixa dans des habita-

(1) Mémoires de médecine et de chirurgie militaires, 1861.

tions construites de boue, de pierres et de branchages. On sait, d'ailleurs, que cette maladie existe dans la Nouvelle-Calédonie (1), qu'elle est commune à la Nouvelle-Zélande (2), en Grèce, dans le royaume de Tunis, en Afrique. Toutefois, elle n'a pas, dans ces derniers pays, le même siége de prédilection. A Tunis, en Egypte et en Algérie, elle affecterait de préférence le scrotum ; dans *les villes mauresques* de l'Algérie, les jambes ; en Grèce, la figure. Le traitement des *toubibes* est le *bariz*. Les Persans et les habitants de Kerman prétendent que la chair d'un poisson (*defcinc ?*) à tête carrée, ornée de deux petites cornes, est très salutaire aux personnes attaquées d'éléphantiasis (3). Les Arabes appellent aussi cette maladie *dâ Ifil* (le mal de l'éléphant), ou, dans les villes surtout, *meurdh qoum el-Iazid* (le mal des gens du pays d'*El-Iazid*).

La loi musulmane considère la lèpre *(baras)* comme une cause matérielle de divorce (4). Le commentateur cite à ce titre :

« Le *baras* ou les colorations cutanées blanches (vitiligo, leucé) brunes (taches primordiales de la lèpre ou éléphantiasis des Grecs). — Les colorations brunes sont les plus graves, car elles sont les prodrômes de la lèpre. — Les cheveux ou poils qui se trouvent sur les parties de la peau atteinte de *baras* brun, prennent la couleur brune; sur les parties atteintes de *baras* blanc, les cheveux ou poils sont de couleur blanche..... »

Cette hideuse maladie, qui ne fut pas un triste présent de l'Orient, puisqu'elle s'observait en France et en Italie antérieurement aux Croisades, et que Rotharic, roi des Lombards, publia un décret concernant les Lépreux, — paraît assez fréquentes en Algérie, chez les Kabyles. M. Guyon (5) en a vu

(1) *Revue d'Orient*, t. VIII, 1846, page 84.
(2) Idem, t. V, 1846, p. 250.
(3) *Géographie d'Edrisi*, traduit par A. Jaubert, t. I, p. 159.
(4) *Sidi Khelil*, t. II, p. 405.
(5) T. XXXVIII des *Mém. de medec. et de chir. milit.*

un cas à Bougie, chez un Kabyle des environs de Sétif, et a constaté l'hérédité de cette affection. La lèpre tuberculeuse s'observe quelquefois à Philippeville. M. le Dr Gaudineau (1) a rencontré un cas de lèpre des Juifs (taches cutanées blanchâtres, écailleuses) chez un chamelier venant du désert. Deux Kabyles lépreux ont été traités à Constantine par M. Deleau.

La lèpre est très commune en Chine où l'on mange beaucoup de chair de cochon. — Cette maladie se perpétue dans les familles, dit *Si Khélil (2)*, même *par de là quarante* générations; et, ajoute-t-il (3) :

« Il convient d'empêcher le mari atteint de la lèpre déjà avancée de cohabiter conjugalement avec ses femmes et ses esclaves, et à plus forte raison avec les femmes de condition libre. »

Les Arabes prétendent que les cure-dents en bois de *habbaq* (basilic) ou de *sadjar et roummanc* (grenadier) ou bien en tige de *qmahh* (blé), de *chaïr* (orge), d'*halfa* (arundo épigéïos), occasionnent des prurits et parfois la lèpre blanche. Un *toubibe* du Sahara m'a dit que le *khenazir* (scrofule) ne lui semblait pas étranger à l'apparition de la lèpre. Les Indigènes distinguent deux variétés dans cette maladie, le *ghenamia* (lèpre de mouton) et la *bougria* (lèpre de vache) ; ce sont sans doute des diversités dans la coloration qui motivent ces dénominations.

On le comprend d'avance, le traitement arabe est nul ; après avoir épuisé la série des amulettes, l'Indigène meurt avec un terrible mal que l'ignorance seule l'empêche de combattre. D'après M. Guyon (4), le *baras* des Algériens serait un albinisme partiel, congénial ou accidentel, et la race nègre en est

(1) T. LII des *Mém. de médec. et de chir. milit.*
(2) T. III de la *Législ. musulmane*, ch. XIII, p. 302.
(3) T. II, ch. V, p. 423.
(4) *Académie des Sciences*, séance d'octobre (1859).

également susceptible. Il a constaté un cas d'albinisme à *Milah* en 1839 (l'Arabe avait 15 à 16 ans et paraissait du reste bien conformé), et cite trois femmes israélites ayant la peau d'un blanc mat, les yeux très rouges, les cheveux et les cils d'un gris de lin. Près de mon domicile, à Alger, habitait également une jeune juive dans les mêmes conditions physiques. D'après les renseignements que j'ai obtenus dans le Zab, l'albinisme se rencontrerait quelquefois dans le Sahara, chez les Ouled-Nails, dans le Souf; et des Nègres m'ont affirmé à Biskra que dans le centre du Sahara, les Albinos se font principalement remarquer chez des individus nés de père et mère nègres. D'après Roulin, l'albinisme et le mélanisme sont communs sous les Tropiques. Caillié a vu des Albinos en Sénégambie.

Un cas d'ichtyose blanche s'est présenté à Constantine chez une femme Arabe d'une cinquantaine d'années (1).

Le Dr Deleau a rapporté deux cas de mélasma-pityriasis : chez une femme Arabe, âgée de 45 à 50 ans, la peau des mains et des avant-bras d'un noir brun était plus épaisse, fendillée en losanges, parsemée de quelques taches blanchâtres, et l'apparition semblait antérieure à la menstruation. L'homme, également Arabe, de 50 ans environ, présentait les membres supérieurs et inférieurs, le dos et la poitrine, couverts de grandes taches noires, très-douces au toucher.

Les Indigènes font disparaître les taches de rousseur (*bou klef*) de la face, en la frictionnant : 1° Avec des *louz* (amendes) *halou* (douces) et *morr* (amères) bien pilées ensemble; 2° ou avec de l'huile de *khaouda* (ricin); 3° avec un mélange de *riihha* (poumons) de *djemel* (chameau) et de *melh'* (sel) convenablement broyés; 4° avec du *demm* (sang) extrait de la tête d'un *grdab* (corbeau); 5° avec des feuilles de *sadjar et touts* (mûrier) broyées dans du miel; on doit en enduire les taches, pendant que l'on est

---

(1) t. XXXXVIII des *mém. de méd. et de chirur. militaires.*

dans le bain maure; 6° avec du *khall* (vinaigre) dans lequel
on a pilé un *bçol* (ognon); 7° il est également conseillé de
manger tous les matins, de trois en trois jours, de la graine de
khass (laitue).

Les taches jaunes, *sseffrat el oudj* (le jaune de la face),
qui surviennent à la figure à la suite d'une forte insolation
ou autres circonstances, disparaissent après une friction avec
du vinaigre dans lequel on a broyé des *hamous* (petits pois
noirs).

L'introduction, sous la peau, d'un entozoaire du genre fi-
laire, assez commun dans les eaux stagnantes des contrées
intertropicales, d'après M. le Dr Chambolle (1), a été constatée
par M. le Dr Guyon (2) sur un Maure d'Alger revenant du pélerinage de la Mecque. On m'a affirmé à Biskra que le dragonneau *(areug el medine,* c'est-à-dire la veine de médine)
se constatait fréquemment à Tuggurt (dans le Sahara). Les
toubibes du pays se bornent à faire une incision à la peau, de
manière à couper le ver en deux portions; ils attachent ensuite
l'extrémité de chacune d'elles sur un petit bâton, et les deux
rouleaux sont maintenus en place. Tous les deux ou trois jours,
on enroule un peu et très doucement le dragonneau de chaque
côté, en même temps on couvre le membre de cataplasmes
bien chauds pour faciliter la sortie du ver. La guérison serait,
dit-on, obtenue ainsi en quelques mois. Nous lisons d'autre
part (3) des renseignements qui corroborent l'exactitude des
précédents : « Nous n'achetons jamais les esclaves qui sont
attaqués d'une maladie singulière que l'on appelle *seghemmou*. Le *seghemmou* est un bouton qui vient aux jambes, au
bras et au cou, et qui se termine par une espèce de cordon

(1) T. XXIII des *Mém. de méd. et de chir. milit.*

(2) *Gazette de médecine,* de Paris, 1836.

(3) *Itinéraire du Sahara au pays des Nègres,* p. 242.

filamenteux, qu'il faut retirer avec précaution, en le roulant sur un morceau de bois comme du fil sur une bobine, car s'il casse dans l'opération, le nègre meurt ou ne guérit jamais, ou reste estropié. Ces cordons ont quelquefois douze ou quinze pieds de longueur. » La présence du dragoneau serait due, d'après les Indigènes algériens, à la mauvaise qualité des eaux. Galandat prétend que ceux qui ne boivent pas d'eau en Guinée, ne sont jamais attaqués par ce ver (1). L'*areug el medine* est, du reste, commun en Guinée, dans la Haute-Egypte, l'Abyssinie, la Perse, l'Arabie pétrée, et même endémique au Sénégal.

––––––

Les épidémies ont toujours fait de fréquentes apparitions dans le nord de l'Afrique. Pour ne parler que du siècle présent, on se rappelle sans doute les grands ravages de la peste dans la régence d'Alger, de 1817 à 1822. Les Arabes confondent sous le nom de *habouba* (peste), de *meurdh lassfar* (la maladie jaune), *rihh lassfar* (le vent jaune), les affections épidémiques qui déciment énergiquement une certaine étendue de localités. Le commentateur musulman a ainsi (2) défini la peste :

« La peste se caractérise par la phlyctène renfermant un liquide empoisonné accompagné d'inflammation et de lividités environnantes, produites par la piqûre de traits que lancent les *djinns* ou lutins, par les gonflements ou bubons qui manquent rarement de se développer sur les parties du corps où la chair est plus lâche et plus molle, aux aines, aux aisselles, au-dessous des oreilles. »

Cette étiologie se trouve admise par les Arabes pour toute épidémie. Ils prétendent également que la peste est toujours venue du levant au couchant. *Kabès* est sujet à la peste, lit-on dans *Moula Ahmed* (3); ses habitants sont toujours malades,

(1) BREMSER, *Traité des vers intestinaux de l'homme*, p. 215.
(2) *Si Khelil*, t. III, ch. IX, p. 90.
(3) *Voyage de Moula Ahmed*, traduit par M. BERBRUGGER, p. 270.

et les gens du pays prétendent que la cause en est dans la grande quantité de lauriers-roses. En respirant sans cesse l'amertume de cette plante, ils deviennent malades, disent-ils, et c'est pour cela qu'ils ont tous le teint jaune. Il y a encore un autre inconvénient dans cette ville, l'eau y est mauvaise et semble croupie, etc.... M. Berbrugger ajoute en note : « Quelques personnes ont attribué l'extrême insalubrité du canton où on avait établi le camp de l'*Harrach* (près Alger), à la même cause. La quantité d'arbustes de ce genre qui se trouvent aux environs est inimaginable. On sait quel caractère de malignité avaient les fièvres contractées en cet endroit. » Rappelons que cette cause n'a plus été citée lors de la dernière épidémie cholérique qui a sévi trois années consécutives en Algérie (1) ; l'on a plus spécialement observé que, chez les Arabes, la durée du fléau avait été moins longue dans les montagnes, plus longue dans beaucoup de localités indigènes situées sur les affluents des rivières. Les Arabes des plaines, du littoral et des terrains humides, ont généralement offert le plus de victimes. Les guérisons ont semblé rares chez les Indigènes, sans doute à cause de leur peu d'observance des précautions hygiéniques recommandées et de leurs mauvaises conditions sanitaires habituelles. Sur grand nombre de points, ils laissaient leurs tentes à l'approche du fléau, abandonnaient les cholériques, et l'intervention de l'autorité a souvent été nécessaire pour les obliger à ensevelir les morts. — Lors de l'épidémie de 1835, dans la seule ville de Blidah, il est mort, en vingt-deux jours, 1,600 habitants de tout sexe et de tout âge. En 1849, 1850 et 1851, le chiffre de la mortalité chez les Arabes, tout difficile et impossible même qu'il soit à obtenir approximativement, peut être évalué, en nombres ronds, pour les trois provinces :

(1) Voyez mon *Rapport sur le choléra en Algérie*, Alger, 1852.

En 1849, à 21,000 }
En 1850, à 18,000 } 39,000 Indigènes (1) !
En 1851, à   ?....

Un fait digne de remarque dans l'histoire du choléra, dit M. Guyon (2), c'est que dans l'épidémie de Constantine (en 1837), la population Indigène paraîtrait en avoir été entièrement respectée. Est-ce que les organisations susceptibles de la contracter en auraient·été toutes atteintes en 1835? On sait qu'il y exerça les plus grands ravages, et que, sur une population d'environ 50,000 âmes, il en périt 14,000. Du reste, Alger et Bône en 1837 font naître la même question; car, dans toutes les deux, cette année, la population civile a été si peu touchée, qu'on pourrait dire que la maladie y a été entièrement concentrée parmi les troupes. Et, en effet, que sont vingt décès pour Bône et cent pour Alger, qui eurent lieu pendant les dernières épidémies de ces deux villes? — M. le docteur Guyon fait en outre observer qu'en 1835 et en 1837, Bougie, placée entre Bône et Alger infectées, fut épargnée, quoique les habitants fussent presque tous valétudinaires;

(1) On sait que d'après les calculs de M. MOREAU DE JONNÈS (*Rapport au conseil supérieur de santé sur le choléra-morbus pestilentiel*, Paris, 1831), la mortalité produite par le choléra, de 1817 à 1821, a été évaluée en Arabie au TIERS, et en Perse au SIXIÈME des habitants des villes !... — D'autre part, dans son *Mémoire sur le choléra-morbus* (t. VI des *Annales d'hygiène publique et de médecine légale*, 1831, page 379), le Dr LEVADE rapporte que, de 1821 à 1830, le choléra a ravagé la Perse pendant cinq irruptions ; que, du Midi au Nord, il a traversé cet empire dans une étendue de 300 lieues...; que de la Syrie, il s'est propagé à Tripoli, à Damas ; que, dans la Mésopotamie et la Syrie, il a ravagé vingt-huit villes principales et beaucoup de lieux qui sont dans le voisinage ou au milieu de déserts pierreux et sous l'influence d'une atmosphère privée d'humidité, etc. — N'est-ce donc pas un devoir, pour les nations placées à la tête de la civilisation, de faire tout ce qui dépend d'elles pour assainir tant de contrées insalubres, et détruire ainsi les germes de toutes ces pestes spontanées? M. WILLAUMÉ a surabondamment prouvé (*Des épidémies sous les rapports de l'hygiène publique, de la statistique médicale et de l'économie politique*, t. VIII des *Annales d'hygiène publique*, p. 55,) que les épidémies diminuent de *fréquence* et d'*intensité* dans tous les pays qui, de la barbarie ou de l'ignorance, passent à l'état de civilisation, ou d'une civilisation imparfaite à une civilisation perfectionnée.

(2) *Relat. de l'expéd. de Constantine en 1837*, t. XXXXIV des *Mém. de méd. et de chir. milit.*

et de plus qu'Alger et Bône se trouvèrent visitées deux fois par le fléau, tandis qu'Oran, la seule de ces villes où il éclata en 1834, eut le privilège d'une immunité complète en 1837.

L'illustre baron Larrey avait remarqué (1) que les individus qui habitent près des sources thermales sulfureuses étaient préservés des épidémies régnantes, et que les bestiaux placés dans les mêmes conditions échappaient également aux épizooties contagieuses. Cette observation n'a pas été confirmée en Algérie. D'autres immunités qui ont paru plus évidentes, c'est, par exemple, que les Arabes porteurs d'huiles fournirent beaucoup moins de victimes. Desgenettes (2) a cité des faits analogues pour l'Egypte et Tunis. D'autre part, alors que le choléra ravageait le Sahara en 1835, des tribus (Souf, Arazelia, entr'autres) vivant presqu'exclusivement de lait de chamelle, auraient été complètement épargnées.

Le choléra qui en 1849 comme en 1835 succède en Algérie, ainsi que dans le Djerid Tunisien, à une épidémie de variole, a été remarquable chez les Arabes en ce que les crampes furent généralement peu marquées. — En 1849, le redoublement du fléau à Constantine a été attribué à la coïncidence de l'*Aïd el Kebir*, fête publique pendant laquelle les Indigènes se livrent à beaucoup d'excès.

Dieu envoie la peste, pense l'Arabe (3), donc il y aurait impiété à la combattre. C'est, en effet, pour éviter d'avoir à lutter contre un si terrible ennemi qu'ils se sauvent à toutes

---

(1) T. XXXI des *Mémoires de médecine et de chirurgie militaires.*

(2) *Histoire médicale de l'armée d'Orient*, 1re partie, p. 248.

(3) Dès que le choléra parut à la Mecque en 1831, les tambours et la musique militaire cessèrent de se faire entendre ; la raison qu'on en donna était que ces instruments, inventés par les infidèles, avaient troublé trop longtemps, par leur bruit importun, le repos des saints lieux et violé la maison de Dieu qui, dans sa colère, avait envoyé, non pas la peste parce qu'il gardait la promesse donnée par son Prophète, mais une maladie dont les ravages n'étaient pas moins grands.... (Lettre de M. Mimaut, consul général de France en Egypte ; t. VI des *Annales d'hygiène publique*, 1831, p. 478).

jambes dès qu'il s'aperçoit de son arrivée. D'ailleurs, les savants commentateurs Musulmans admettent généralement qu'il est *permis* et *même avantageux* de s'éloigner des lieux infectés de la peste ! Quelques tribus ont cependant eu le bon sens philantropique de ne point obéir à une si cruelle coutume. En 1835, les Kabyles du *Sebaô* et de *Tiziouzou* (province d'Alger) voulant empêcher le choléra de se propager parmi eux, établirent dans leurs cimetières une sorte d'ambulance dans laquelle ils portaient les malades dès l'invasion du fléau. Dans la province d'Oran, le déplacement officiel des tribus infectées par la dernière épidémie a paru suivi d'excellents résultats.

Les *toubibes* arabes emploient contre le choléra la *chenc-degoura* (ivette) à l'intérieur, le *zit halou* (l'huile d'olives) et l'eau très salée concurremment ingurgitées en abondance (1). Ils couvrent l'abdomen de larges pierres ou de grands plats en terre, préalablement élevés à une très haute température. Le massage avec les pieds sur les parties où siégeaient les crampes, a toujours été employé avec succès. — Dans les oasis du Zab, les cholériques étaient maintenus dans un courant d'air cons-tamment entretenu frais au moyen du jeu des éventails, et en-veloppés dans des *bernouss* mouillés, puis gorgés d'eau fraîche ou chargée de *quethrane* (goudron). Est-ce que les Saharis s'occuperaient d'hydrosudopathie?.... Quand les malades ne succombent pas dès le premier jour, les Arabes tentent quelque-fois de combattre les progrès du mal par de nombreuses appli-cations de feu sur différents points des membres et de l'abdomen. Cette méthode paraît être également en usage dans le Sud d'une régence voisine. M. le Dr Loir-Montgazon (2) nous apprend qu'en 1836, le choléra éclata dans le Sahara tunisien : les

(1) Il est très curieux de retrouver chez les Chinois l'emploi du sel marin à l'intérieur dissous dans l'eau ou l'urine d'un jeune enfant, pour le traitement du choléra.

(2) *Voyage dans le Djerid*, Revue d'Orient, 1844.

toubibes « commençaient par appliquer le fer rouge sur l'épigastre, à plusieurs reprises; ensuite ils enveloppaient le malade dans des couvertures de laine bien chaudes, et enfin ils lui faisaient boire souvent une infusion chaude de fleurs d'une espèce de vipérine bâtarde (borraginées) qui croît en abondance dans le pays. Je dois avouer que les cautérisations sur l'épigastre produisirent devant moi de si heureux effets, que j'en continuai souvent l'usage. L'application de ce puissant dérivatif arrêtait les vomissemens presqu'instantanément, et palliait d'une manière sensible les douleurs épigastriques. »

Les épidémies de Rougeole *(bou-hhamroun)* ne sont pas rares chez les Indigènes de l'Algérie, s'il faut en juger d'après les quelques documens suivants :

En 1694, épidémie très meurtrière à Blidah et dans la plaine de la Mitidjà : — en 1841 (fin de l'année), épidémie à Alger. L'hiver fut froid et pluvieux. Les 134 décès comprennent 45 européens, 35 juifs et 54 musulmans. — En septembre 1849, épidémie dans les montagnes voisines de Cherchell (chez les *Bèni-Ménasser*); — en juin 1849, épidémie dans le cercle de Mostaghanem; — à Médéah, des cas de rougeole sont souvent signalés dans les mois de juin et d'août; etc. On voit donc que l'apparition de cette maladie a lieu dans presque toutes les saisons. — Le traitement arabe consiste tout simplement à tenir le malade chaudement, aussi bien couvert que possible, et à pratiquer sur presque toute la surface du corps de fréquentes embrocations huileuses : cette médication est la même que pour la petite vérole.

Dans le nord de l'Algérie, depuis l'occupation française, que de nombreuses apparitions épidémiques et endémiques de la variole! Celle de 1832 qui sévit cruellement sur les Maures et les Juifs d'Alger; celle de 1839, qui, dans la même ville, causa 78 décès musulmans sur 145 décès généraux pour la population civile ; celle de 1840 à Constantine, tellement grave que le docteur Vital (1) a observé plus de 400 cas en ville et évalue à plus de 2,000 le nombre des varioleux de toute la province ; l'année précédente, une épidémie de petite vérole avait également décimé Constantine en avril, mai, juin.

— Rien de plus commun, écrit le docteur Finot (2), que de rencontrer dans les rues de Blidah et sur les grands chemins, des hommes et des enfants atteints de variole en pleine suppuration, couchés dans la boue et à peine couverts de quelques lambeaux de *bernouss*. — Dans une inspection des écoles d'Alger, le Dr Agnély, directeur de la vaccination publique (3), a trouvé en 1849, sur 528 enfants musulmans, 452 variolés ! Les prisonniers indigènes de la kasbah de la même ville lui offraient 41 variolés. — D'après MM. Bouffar et Laprévotte, la petite-vérole exerce souvent de grands ravages à Koléah ; aussi y rencontre-t-on beaucoup de borgnes et d'aveugles. — A tous ces renseignements, bien incomplets, il est vrai, je puis joindre quelques autres détails sur les épidémies varioliques récemment signalées dans les tribus et villages arabes :

En 1838, dans les environs de Djidjelli.

Eu 1846, épidémie à Médéah ; plus de 500 enfants morts dans l'aghalik d'un seul chef.

— en oct. et nov., grands ravages de variole chez les indigènes de Nedroma (cercle de Nemours).

En 1847, en février, épidémie désastr. chez les Kabyles de Cherchell, enfants et adultes.

— en mai,	—	chez les Bagrédouras (cercle de Ténès).
— en juin,	—	dans le cercle de Téniet-el-Hâd; 3|4 des popul. atteint.
— en juillet,	—	dans les environs de Sétif.
— en août,	—	dans le Zab (920 enfants de 6 mois à 5 ans enlevés ; à Biskra, sur 210 atteints, 95 enfants morts.
— en août,	—	à Constantine.
— en août,	—	à Tlemcen.
— en décembre,	—	à Batna, dans la prison indigène.
—	—	dans les montagnes de Cherchell.

(1) T. LII des *Mém. de méd. et de chir. milit.*

(2) *Compte-rendu du serv. méd. de Blidah*, t. LVI les *Mém. de méd. et de chir. milit.*

(3) Instituée en Algérie par décret du 20 juin 1848.

En 1847, en décembre,	—	chez les Lakhdars, cercle de Lacalle.
—	—	à Nedroma (cercle de Nemours).
En 1848, en janvier, épidémie de varioles et varioloïdes dans le cercle de Biskra.		
—	—	— Milianah.
—	—	— Médéah.
—	—	très meurtrière dans le district de Cherchell.
— en février,	—	chez les Kabyles, près de Philippeville.
— en avril,	—	dans le cercle de Tiaret.
— en avril et mai,	—	— Chelma.
— en juillet,	—	— Nemours.
En 1849, ?	—	à Oran.
— en février,	—	dans le sud de Boghar.
— en mars,	—	très intense chez les B. Messoud (c. de Blidah).
— en mai,	—	—
— en mars,	—	désastr. dans le cercle de Boghar ; à Garouaïa, il mourait plus de 20 individus par jour.
— en avril,	—	dans le cercle d'Ammi-Mouça.
— en mai,	—	— d'Oran.
— en juillet,	—	— de Tlemcen.
En 1850, en mars,	—	— à Nedroma.
— en juin,	—	— de Sidi-bel-Abbès (chaque année, des cas de varioles signalés à cette époq.).
— ?	—	dans le cercle de Mostaghanem.
En 1851, au comm. de l'année,	—	— Ténès.
— à la fin de l'année,	—	—
— ?	—	— Blidah. — Etc., etc., etc.

Un fait qui domine la pathologie varioleuse chez les Indigènes de l'Algérie, c'est la profondeur générale des stigmates. Faudrait-il l'attribuer à l'intensité du mal? D'un autre côté, la forme *discrète* est la plus ordinaire : la con-fluente paraît peu fréquente. Ces deux phénomènes, profondeur des cicatrices et nature discrète, peuvent être rapprochés comme cause et effet. On a vu dans les prolégomènes de ce livre (page 392) la différence que les Arabes établissent entre les formes de la variole. Inutile sans doute d'insister sur le haut degré meurtrier de ces épidémies parmi les Indigènes : l'appareil oculaire souffre principalement de ces ravages si multipliés; de là aussi cette innombrable série de taches cornéales, d'ophthalmies incurables, de staphylômes que l'on rencontre de tous côtés dans les tribus.

Les médecins qui ont pratiqué des vaccinations sur des Arabes et sur des Européens, auront très certainement remarqué que chez les premiers, les boutons sont bien moins développés que chez les seconds. La cause en est sans doute le degré plus faible de réaction, de fièvre, chez les Arabes. Néanmoins, cette observation doit avoir de l'importance dans le traitement, afin de sauvegarder davantage les organes internes contre les accidents dont ils pourraient par cela même être plus facilement le siége. D'autre part, il conviendra de s'enquérir si les phénomènes qu'amènent dans le développement de la vaccine les conditions anatomiques particulières au tissu cutané et au système nerveux chez l'Arabe, n'indiquent pas la nécessité de recourir à un plus grand nombre de piqûres vaccinales. Peut-être l'influence du climat joue-t-elle ici un rôle dont il faut également tenir compte ; il est certain, en effet, que le trouble fonctionnel de l'enveloppe cutanée par les variations atmosphériques, si fréquentes dans ce pays, doit empêcher l'action du virus inoculé d'être aussi complète, de s'épanouir aussi facilement à l'extérieur.

La période de suppuration varioleuse dure assez longtemps chez l'Arabe : l'absence de soins, de propreté, de linge, en constitue sans doute la cause particulière.

Les Arabes prétendent que dans les localités où il y a des eaux salées, magnésiennes, la variole sévit peu chez l'homme et chez les animaux (clavelée), et attribuent à l'action de ces eaux cette immunité particulière. Une telle opinion mérite examen attentif. Nous avons cependant remarqué que dans le Zab, à Biskara et aux environs, les affections de peau sont fréquentes ; mais ce ne serait point une raison pour que les eaux saumâtres, chargées de principes salins dans ce pays, n'eussent point un privilège à l'endroit des affections épidémiques ou endémiques, par exemple en diminuant les causes prédisposantes, par une action constante sur le tube intestinal. —Quoique très respectée par un grand nombre d'Arabes qui lui prêtent des propriétés dépuratives très avantageuses, la variole *(djïdri)* est généralement, chez les Indigènes, l'objet d'une pratique prophylactique, l'inoculation. Avant d'en parler, faisons remarquer que la dangereuse habitude de ne pas isoler les malades pendant l'épidémie, rend chez eux la contagion plus facile. L'impossibilité de tenir les demeures (tentes, gourbis, maisons en terre) à un degré de température convenable et nécessaire même, l'inconvénient inhérent à la nature générale (laine) de leurs vêtemens qui conserve davantage le miasme infectieux, telles sont encore les conditions d'aggravation dans le développement individuel ou public de l'affection (4).

L'inoculation (*quethd el djidri*, couper la variole), qui paraît être une pratique très ancienne chez les peuples orientaux, et que l'on prétend avoir été introduite au seizième siècle à Constantinople par des voyageurs témoins de ses bienfaits en Asie, consiste, lorsque des cas de variole se manifestent dans une localité, à profiter de l'état de maturité des boutons, à les crever ou les inciser; on récolte le pus sur un chiffon, sur une touffe de laine, et on en frotte quelques instants une incision préalablement pratiquée sur le jeune sujet que l'on veut préserver de la maladie. L'endroit où l'on fait cette petite plaie qui recevra le virus, varie beaucoup : chez les uns, c'est la face dorsale de la main, à la base-pouce; chez les Maures, c'est la partie postérieure du lobule de l'oreille; chez d'autres, le pli du coude, ou bien la région supérieure du bras, sur le det-

---

(1) On attribue généralement à l'Arabie, à l'Abyssinie, à l'Ethiopie, l'origine et surtout la propagation de la variole, chez tous les peuples que le fanatisme religieux des Musulmans rangeait sous leurs lois. Quant à l'origine, le fait paraît douteux, si l'on en croit M. Littré ; Marius, évêque d'Avranche, aurait fait mention de cette maladie dans sa Chronique de 570. (*Dict. de Méd. et de Chir. pratiq.* t. XV, p 596).

toïde, soit encore la région scapulaire, soit la face interne de
la cuisse. Le plus généralement, dans l'Atlas, comme dans la
plaine et le Sahara, on incise entre le méduis et l'index, presqu'entre les deux métacarpiens, à la face dorsale de la main
gauche. — Les frictions avec le chiffon imprégné de virus varioleux se répètent ordinairement le troisième jour. Toujours
ce nombre *trois*....

Dans le Sahara, « il existe, touchant le succès de l'opération,
un pronostic superstitieux. On donne des pois à l'enfant
malade, et on l'engage à en offrir à l'enfant inoculé. Celui-ci
aura un nombre de boutons correspondant au nombre de pois
que le malade lui aura donné (1). » A Tripoli de Barbarie,
l'incision est faite sur le dos du carpe entre l'indicateur et le
pouce. Dans les Indes-Orientales, c'est sur le bras préalablement bien frictionné, bien échauffé par des manipulations
actives, que l'on applique le coton imbibé de liquide varioleux. En Arabie, le virus, dont on fait un débit ou commerce
public, s'inocule au moyen d'une aiguille ordinaire. En
Georgie, le sang qui résulte des piqûres multiples du corps
par ce même moyen, est mélangé sur place avec le pus
varioleux, et on se contente de recouvrir exactement les petites
plaies. En Grèce, les piqûres se pratiquent en croix sur la
figure (front, joues, menton). En Ecosse, on écorche légèrement la peau du poignet par des frictions prolongées, et l'on
entoure l'articulation radio-carpienne de fils trempés dans le
virus varioleux. En Chine, le liquide infectieux est directement
appliqué sur la muqueuse nasale à l'aide des croûtes même
des pustules, ou d'un petit tampon de linge baigné dans leur
contenu, etc.

Une fois l'inoculation pratiquée, l'Arabe tient chaudement
le malade, et lui fait boire une sorte d'hydromel ; il attend

(1) *Revue d'Orient*, février 1849 : *Algérie Méridionale*, par M. Paax.

l'éruption pustuleuse générale, dont le traitement sera identique à celui de la variole spontanée. Dès que les pustules se déclarent, on couvre tout le corps (les yeux, la bouche et les narines exceptés) avec des plaques de laine bien imbibées d'huile; quelquefois on frotte tous les boutons avec un mélange d'huile et de miel, ou bien simplement avec du beurre. — L'Indigène fait peu d'attention si les pustules sont plus nombreuses à la tête; l'observation ne lui a pas encore appris les avantages, en pareil cas, de révulser sur les extrémités inférieures. Il s'occupe encore moins des complications qui peuvent survenir du côté de l'intestin, des voies respiratoires, etc., — Une fois la suppuration bien établie, le malade est entièrement ablutionné, puis recouvert de nouvelles plaques de laine trempées dans l'huile. Ce corps gras qui domine dans le traitement, a l'avantage, d'après les Arabes, de rendre les cicatrices moins difformes et la maladie moins douloureuse. Ajoutons qu'à l'instar d'une couche épidermique supplémentaire, il forme un écran salutaire contre les variations atmosphériques dont l'influence ne serait pas sans danger, car l'enveloppe de laine laisse toujours beaucoup à désirer sous le rapport de l'épaisseur, de la quantité, chez une classe aussi malheureuse, et s'y trouve le plus généralement remplacée par de mauvais chiffons de *bernouss* usés.

Pour préserver les yeux de la petite vérole inoculée, on a soin d'enduire de *kohœul* toute la surface des paupières, et d'en faire parvenir quelque peu sur la conjonctive.

La pratique de l'inoculation nous suggère une réflexion qui prouverait combien la superstition de l'Arabe est aveugle, et comment elle reçoit souvent de cruels démentis de la part de ses propres actes. Dans la peste, dans les épidémies, dans toute affection incurable, le fatalisme pousse l'Indigène à voir la volonté divine déchaînant la maladie ou prolongeant les souffrances physiques; au contraire, dans la petite vérole, il ne croit plus autant à l'intervention du Tout-Puissant, il détruit, de par le fait de l'inoculation, cet ouvrage pathologique dont il prête cependant toute l'intention créatrice aux colères célestes. Ce qui revient à démontrer une fois de plus que la superstition a l'ignorance pour mère et souvent pour compagne fidèle. — La généralisation de cette pratique de l'inoculation résulte de l'observation faite chez un grand nombre de nations, à savoir, que la variole inoculée a toujours moins de gravité que la variole spontanée ; les Arabes y voient un avantage particulier, c'est qu'elle s'accompagne de pustules bien moins nombreuses dans l'infection artificielle. Il faut ajouter aussi que chez les Arabes, les varioloïdes, les varicelles affectent très rarement les individus déjà inoculés. Ce fait tiendrait-il à ce que le virus, puisé à une source *constamment* fraîche, ne subit point, comme notre vaccin, des altérations particulières par l'ancienneté de conservation et la haute température du climat algérien.

Ce n'est point ici le lieu de discuter si, comme le croit M. Bayard (1), l'inoculation vaccinale a déplacé la variole dans l'âge et dans l'organe ; si la population, d'après M. Carnot (2), augmente graduellement dans certains départements où la vaccine n'a jamais pu fleurir, et diminue dans d'autres où elle a été favorablement acueillie; si, comme pense l'avoir statistiquement démontré M. Grégory (3), l'action préservatrice de la vaccine s'opère dans des limites très restreintes, et s'il n'y aurait point dans la pratique de l'inoculation variolique un moyen plus sûr, une garantie plus efficace. Les médecins des Bureaux Arabes diront un jour si l'inoculation, pratiquée surtout dans les conditions atmosphériques qui déterminent

(1) *Gazette médicale de Paris,* du 4 septembre 1851.
(2)   idem.   idem.
(3)   .   idem.   du 9 avril 1853.

l'éclosion de la variole épidémique, l'emporte ou non sur la vaccination, chez les Indigènes.

Bornons-nous à dire un mot sur l'apparition de notre vaccine chez les Indigènes algériens. Introduite à Alger dans le commencement de ce siècle par quelques Consuls et Chargés d'Affaires effrayés des ravages des épidémies varioliques dans le nord de l'Afrique; pratiquée ultérieurement, sous le règne du dernier Dey, par un médecin piémontais, la vaccine a toujours éprouvé de grandes difficultés à recevoir dans ce pays ses lettres de naturalisation. Depuis l'occupation française, le chirurgien en chef de l'armée en 1832, le Dr Chevreau a le premier pratiqué cette opération prophylactique, à l'occasion d'une épidémie des plus désastreuses. Il fut imité, dans la même ville d'Alger, par les médecins militaires, notamment MM. Bonnafont, Fleschut, etc. En 1834, M. Giscard, chirurgien-major des Zouaves, introduisait les bienfaits de la vaccine chez les Indigènes de ce régiment et chez quelques Arabes des tribus parcourues par les colonnes expéditionnaires (au marché de *Bou Farik* notamment). En avril 1835, l'intendant civil autorisait le Dr Pouzin à faire, chaque jeudi, à la mairie d'Alger, une vaccination publique et gratuite pour toutes les nationalités. Quelques notabilités musulmanes et israëlites, pénétrées de l'intérêt sérieux de cette mesure préventive, firent même afficher dans les mosquées et synagogues un avis destiné à engager leurs corréligionnaires à y soumettre leurs enfants. Quelques mois après, les vaccinations officielles furent faites à la mairie par le Dr Baudens. A partir de mars 1837, le Dr Renaut s'en trouva chargé. Sur d'autres points de l'Algérie, Bône, Bougie, Mostaghanem, Oran, etc., la vaccine s'implantait insensiblement en même temps que la civilisation, grâce au dévouement des médecins de l'armée qui la propageaient partout où le sort de la guerre appelait nos troupes victorieuses. En 1844, le Dr Santi, médecin en chef de l'hôpital de Koléah, vaccinait

227 Arabes de la ville et des douairs environnants. Le *Moniteur Algérien* du 14 avril en rend compte sous le titre d'*Introduction de la Vaccine chez les Arabes ;* l'auteur de l'article ignorait sans doute les faits propres à M. Giscard (1832 à 1834). — La propagation vaccinale, jusque là limitée aux localités occupées ou parcourues par l'armée, trouva un nouvel élément d'activité dans la création des Bureaux Arabes. Mais, que de difficultés inouies, que de dégoûts incessants attendaient le zèle de tous les médecins attachés à ce nouveau service! Les Indigènes, sollicités soit par l'exemple donné par les chefs Arabes qui faisaient vacciner leurs enfants, soit par des circulaires, soit par des exhortations directes dans toutes les occasions où l'autorité et la médecine française pénétraient jusqu'à eux, opposaient une répugnance extrême à échanger leur mode d'inoculation. Les services de santé de Koléah, Blidah, les Affaires Arabes de Cherchell, Boghar, Médéah, Orléansville, Tlemcen, Nemours, Bône, Djidjelli, etc., ont assez retenti, de 1848 à 1851, des difficultés presqu'invincibles inhérentes à toutes les tentatives employées pour convaincre les Musulmans de la supériorité de la méthode française. — Les Arabes s'écriaient ici, que la vaccine ne servait qu'à marquer leurs enfants ; là, refusaient ouvertement de répondre aux propositions réitérées d'inoculation préservatrice ; d'un autre côté, redoutaient une opération qui leur paraissait destinée à imprimer le chiffre des conquérants, en traits indélébiles, sur leurs jeunes enfants ; par ici, envoyaient leurs kaïds protester et déclarer qu'ils jeteraient plutôt leurs enfants à la mer que de leur laisser imposer un signe dont le but était de les reconnaître un jour, de les enlever aux familles et les forcer au baptême chrétien ; d'autres faisaient courir le bruit qu'on voulait marquer les enfants pour la conscription ; ceux-ci repoussaient avec horreur le mélange du sang arabe et du sang chrétien ; ceux-là disaient qu'un remède puisé chez l'homme, chez un

Musulman surtout, devait être plus salutaire que celui que
fournit un pauvre animal tel que la vache, etc. Bref, la population Arabe se montrait partout énergiquement réfractaire à
la vaccination. C'est alors que le *Mobacher,* journal arabe
rédigé par le Bureau politique d'Alger et distribué dans les
douairs, crut devoir intervenir et calmer cette effervescence
d'opposition :

« A l'occasion de la pratique de la vaccine (disait-il le 30 mars
1849), ce remède que la bénédiction de Dieu a donné aux hommes
pour les délivrer d'un fléau qui a fait tant de victimes, les menson-
ges les plus absurdes, les calomnies les plus graves ont été pro-
férés. Des hommes crédules y ont ajouté foi, et l'on a été obligé de
suspendre l'emploi de cette utile méthode. Ainsi, quand partout
les souverains Musulmans, tels que l'Empereur de Constantinople,
le Pacha d'Egypte, quand sur la terre même du pélerinage, dans
l'Hyémen, tous les hommes respectables par leur science et leur
religion se font un devoir de propager l'emploi de la vaccine, par
suite des nombreuses expériences qu'ils en ont faites sur toutes
leurs populations, des malintentionnés parviendront à faire triom-
pher l'erreur et le mensonge ? Ce n'est pas par des paroles que
nous chercherons à vous détromper, mais par des faits. Sachez
qu'avant l'introduction de la vaccine en France, sur cent personnes
attaquées de la petite-vérole, environ quatre-vingts en mouraient ;
et depuis que Dieu, inspirant une de ses créatures, a fait connaître
ce bienfait merveilleux, à peine un dixième y succombe aujour-
d'hui. Comparez ces résultats, et décidez si les hommes qui vous
détournent d'employer la vaccine sont inspirés par le génie du bien
ou du mal. »

Mais ces justes réflexions ne suffisaient évidemment pas : à
côté du conseil, il eût fallu l'action. L'unique et véritable
motif qui empêchait la vaccination de s'implanter dans les
mœurs arabes, c'est la vicieuse et incomplète organisation du
service médical indigène. Faute de pouvoir sortir de la localité, faute de moyens de transport et de fourrages, les médecins,
détachés tout simplement quelques heures par jour de l'hôpi-

tal du lieu près du Bureau Arabe, ne pouvaient parcourir librement les tribus, y suivre les progrès des épidémies, les prévenir,
le plus souvent, par de bonnes mesures hygiéniques, profiter
enfin d'une invasion de petite-vérole pour offrir le spécifique
vaccinal et démontrer *sur place,* aux incrédules et aux imposteurs, que le bénéfice de la guérison et de l'immunité était
en faveur des vaccinés, dès le début de la maladie épidémique.
Un Arabe, se rendant à des sollicitations réitérées ou à la
pression directe de l'autorité dont il dépend comme chef indigène, amène-t-il un enfant à vacciner? Une fois l'opération
terminée, le jeune malade retourne dans la tribu, au sein de
toutes les mauvaises conditions hygiéniques inimaginables ;
les soins entendus, indispensables, manquent complètement
au développement régulier de l'éruption vaccinale ; la plupart du temps, elle ne réussit pas, et la vaccine finit par avoir
tout-à-fait tort aux yeux de l'Indigène, qui maudit l'entête-
ment et l'ignorance des *Roumis* (Chrétiens). Voilà, cependant,
toute la vérité..... Pourquoi, ensuite, n'avoir pas abandonné
aux enfants Arabes vaccinés les cinquante centimes qui forment la modeste rétribution accordée par le gouvernement à
tout médecin qui justifie d'une opération inoculatrice ? — Le
Mobacher a fait connaître aux populations indigènes que tout
propriétaire et éleveur de bestiaux, sur lesquels le médecin du
Bureau Arabe aurait reconnu la pustule varioleuse, avait droit
à une prime de 250 fr. Qu'est-il arrivé ? Alléché par cette
perspective de toucher quelques douros, l'Arabe a souvent imposé des corvées fort peu agréables et très inutiles au médecin
qu'il appelait trop volontiers pour constater une éruption qui
n'avait rien de commun avec le cow-pox. Ces inconvénients
n'existeraient point, si le médecin du service indigène pouvait
parcourir librement et fréquemment les tribus de son cercle.
— Pourquoi, enfin, ne pas avoir inoculé du vaccin à un certain nombre de vaches arabes, çà et là dans le pays, et ne

s'être point décidé à faire parcourir les tribus par les médecins pour utiliser *sur place* le liquide préservatif ? Les Arabes, alors, n'auraient plus redouté le mélange du sang chrétien, et n'eussent pas eu la fréquente occasion de rejeter sur la faute des *toubibes* français des insuccès assez nombreux, dûs, en grande partie, à l'altération que subit le vaccin conservé en Algérie.

Il n'y a pas d'autres moyens — et je les ai proposés, mais en vain, plusieurs fois — d'implanter des innovations chez un peuple ignorant et entêté dans sa routine. Frappez ses sens par un résultat palpable, instantané, et, surtout, provoqué *en temps opportun*. On s'étonnera donc peu de l'antipathie des Arabes pour notre vaccination, surtout si l'on veut bien réfléchir à tous les obstacles, à toutes les difficultés que rencontre encore de nos jours l'importation de cette mesure dans certaines contrées de la France. Toutefois, la vaccine tend à se propager fructueusement dans les États musulmans. En Egypte, d'après le journal du Caire, on a vacciné, en *choual* 1848, 90 garçons et 49 filles, à l'hôpital d'Ezbekia. En Turquie, les bureaux de vaccine, nouvellement institués, ont pratiqué plus de 7,000 opérations dans la seule année 1849-1850. On dit la vaccination très populaire dans la Régence de Tunis, etc.

Dans le Sahara, le dromadaire âgé de deux ans est sujet à une éruption pustuleuse autour de la bouche (1). Les chameliers du désert, que j'ai pu consulter à Biskra sur la prétendue utilisation du contenu de ces boutons à titre de vaccin par les naturels du pays, m'ont toujours affirmé n'en avoir jamais entendu parler.

Terminons, enfin, ce chapitre, en signalant une croyance partagée par grand nombre d'Arabes : c'est que les épidémies de varioles apparaissent chez eux à des époques périodiques assez fixes, trois ans selon les uns, quatre ans selon les autres.

---

(1) Voyez *Revue d'Orient*, 1844.

On a vu jusqu'ici que les affections cutanées sont très nombreuses chez les Arabes, — facilement transmises par la génération, — déterminées par le climat qui surexcite la sensibilité et les fonctions cutanées, — entretenues d'ailleurs par les excès vénériens, par l'*abus* des condiments stimulants et par une malpropreté constante dans les vêtements, par la nature laineuse de ces derniers, par l'humidité habituelle des maisons et des tentes, etc. On ne s'étonnera pas dès lors d'apprendre que les dartres et la gale sont fort communes dans la population indigène de l'Algérie. Comme nous l'avons déjà dit, *hazaza* est le nom de toute dartre : *hazaza melki* (dartre des princes) indique l'eczéma chronique ; *hazaza akla* (dartre rongeante), le lupus ; *hazaza elli iokhedj menhou elma* (dartre d'où sort de l'eau), la dartre squammeuse humide. Ces diverses variétés, peu connues du reste de la masse de la population, ont à peu près toutes le même traitement local, qui consiste en frictions avec du *mokh beugri* (moëlle de bœuf) ; — avec un onguent composé de *saboun akhhal* (savon noir) et de *khmira* (plante ?) (ce dernier mot signifie aussi du levain, mais nous avons vu que les ferments sont inusités chez les Arabes, dans la panification) ; — avec un mélange de *kebrit* (soufre) et d'huile, — ou bien avec de la graisse de *dib* (chacal), après avoir lotionné la peau à l'aide d'une décoction de *chaïr* (orge) et de jus de *feijel* (raifort).

A Biskra, on commence par laver la dartre avec du savon noir, et on la frictionne avec un mélange de *zatr'* (thym) et de cervelle de bœuf broyés ensemble.

Pour l'eczéma chronique, il faut prendre du vieux cuir de souliers (*djeld quedim essabbath*), du poil de chèvre (*chahar el maza*), du coton (*quethene*), du son d'orge (*nekhala ech chaïr*); incinérer toutes ces substances ; incorporer les cendres dans de l'huile, et se frictionner avec ce liniment.

La dartre squammeuse humide doit céder à un mélange d'huile et de *saffar beïdha* (jaune d'œuf) dont on enduit la région malade ; il est bon de manger en même temps tous les jours un peu de cette même composition.

Dans l'Afrique occidentale, dit le géographe arabe Edrisi (1), certains habitants sont sujets à la gale, en sorte qu'à ce signe, dans tout le pays et dans toutes les tribus du Soudan, on reconnaît un *zaghououi* ; s'ils s'abstenaient de manger du serpent, ils en seraient totalement exempts. — Ce n'est pas à coup sûr cette alimentation particulière qui rend la gale (*djereb*) presqu'endémique dans la population indigène de nos possessions actuelles. Les Arabes la guérissent en frictionnant le corps avec du goudron *(quethrane)*; ou du suc de *harmel* (rue puante) ; soit avec un mélange d'huile, de vinaigre et de cendres de bois de *defla* (laurier-rose). On conseille également de laisser de la poudre fine de *henna* (lawsonia inermis) plusieurs jours sur le corps.

Quand l'affection psorique est ancienne, invétérée, on doit boire pendant trois jours de l'eau et de la bile de vache (*merarat el beugri*) dans lesquelles on a pilé du *habben* (graine du laurier rose), et on fera bien de manger en même temps une galette composée de farine (*dequiq*), de blanc d'œuf (*biadh el beïdha*), de soufre (*kebrit*) et d'huile. — Un autre remède, également très en vogue, consiste à couvrir tous les boutons psoriques avec un mélange de vinaigre et de cendres de bois de *safsaf* (peuplier blanc de Hollande). — Du *kebrit* soufre, du *tartar* (tartre), de l'alun (*chebb*), du savon et de l'huile, bien mêlés ensemble, forment aussi une excellente pommade. — Il est des *toubibes* imprudents qui conseillent de manger pendant quelques jours du *habben* (graine de laurier rose).

(1) Trad. de A. Jaubert, t. I, p. 111.

Il existe une variété de gale appelée *souldi*, dont les boutons extrêmement nombreux sont très durs et d'un noir très foncé. Pour la guérir, on pile ensemble du beurre frais de chèvre (*maza*), du sel et du *skendjebir* (gingembre) : le tout est mêlé à un peu d'aliments et placé sur le feu dans une marmite *neuve*. L'ébullition prolongée détermine une *raghoua* (écume) très abondante dont on devra recouvrir chaque bouton.

Dans la gale, comme dans toute affection dartreuse, les Indigènes à proximité des eaux thermales et sulfureuses utilisent ces dernières comme médication principale et externe, en désespoir de cause.

Les Européens désignent en Algérie, sous le nom de gale bédouine (*hhabb lareug*, bouton de la sueur), une éruption vésiculeuse qui se manifeste surtout dans les premiers jours des fortes chaleurs : elle n'est nullement contagieuse et n'a rien de commun avec la gale que le nom. Pour la guérir, les Arabes qui la connaissent parfaitement bien, prennent un bain maure ou font une ablution générale dans l'eau courante, et se frictionnent aussitôt après avec un mélange de jus de grenade (*roummane*) et de *henna* (lawsonia inermis). Le lendemain seulement on retourne au bain pour se nettoyer.

Dans les abcès, les phlegmons, frictions avec de l'huile, cataplasmes (*lezqd*) de bouse de vache, pour hâter la suppuration. Quelquefois, scarifications sur la tumeur avec le fer rouge. — Le Dr Giscard a publié, en 1835, l'histoire d'abcès multiples et considérables, spontanément développés chez une femme arabe de 24 ans, à la suite de la descente des montagnes pour venir habiter la plaine. — La malpropreté, le peu de protection suffisante de la peau contre les vicissitudes atmosphériques, expliquent le grand nombre d'abcès (*deumla*) que l'on rencontre généralement chez les Indigènes.

Les loupes (*ghobghobeha*) sont respectées par les Arabes, qui les attribuent à la présence d'un ver *(douda)* qui aurait engendré beaucoup de petits, tous logés dans la tumeur. C'est sans doute le passage de quelques matières concrétées, filiformes, à travers les ouvertures spontanées de ces kystes qui aura donné lieu à cette croyance.

L'Indigène n'a point l'habitude de traiter la tumeur *zouaïd erkeb* (la tumeur de l'étrier) que produisent près du coude-pied la pression constante et le frottement de l'étrier.

Les tumeurs sont généralement combattues avec des feuilles de *kermouss ennsara* (figuier des Chrétiens, le cactus opuntia), préalablement chauffées sous les cendres, puis ouvertes avant d'être appliquées.

Les pustules diverses qui se montrent au visage disparaissent, d'après les Arabes, au moyen de frictions avec le suc des feuilles de *khaoua* (ricin) broyées et fortement exprimées.

Les jeunes enfants sont sujets à un gros bouton, unique ou multiple, qui vient à la tête et qu'on appelle *groheu* (?) ou simplement *deumla*. On le frictionne avec de l'huile qui a bouilli avec de l'*afsa* (noix de galle) ; on peut aussi le couvrir avec des cendres de coquilles de vieilles noix *(djouz)*, ou bien avec un cataplasme de racines de *khaoua* (ricin) écrasées dans de l'huile. — Il est également conseillé de piler très fin du *feijel* (raifort) avec du lait de femme, et d'appliquer cette composition sur la tête préalablement *rasée : ce topique y restera* trois ou six jours.

Plusieurs médecins militaires, entr'autres MM. les docteurs Beylot, Massip, Quesnoy (1), Poggioli (2), ont décrit avec soin

---

(1) Voir leurs travaux dans le *Recueil des mémoires de médecine et de chirurgie militaires.*

(2) *Thèse inaugurale*, Paris, juillet 1847.

une affection cutanée que l'on observe à Biskra (1), et par cela même appelée *bouton de Biskra*. M. le docteur Guyon, médecin inspecteur de l'armée d'Afrique, remarquant la présence de cette maladie dans les oasis du Zab, a proposé de lui donner le nom de *bouton des Zibans* (2). Pour les Arabes du pays, c'est tout simplement *hhabb* (un bouton).

Après d'assez fortes et longues démangeaisons, un point de la peau rougit, se tuméfie peu à peu; un petit bouton, un petit tubercule se développe très lentement dans l'épaisseur du derme. Au bout d'un certain temps, ce dernier, desséché par plaques et par couches, donne passage à quelques gouttelettes de sérosité citrine ou de pus. Une croûte se forme; sa chute met à nu une ulcération d'un rouge assez vif, à bords frangés et à pic, dont le fond, séro-purulent, tapissé d'une pellicule blanchâtre, sécrète constamment une sanie abondante, à odeur particulière.

Cet ulcère, généralement circulaire, se développe lentement en tous sens, causant non de fortes douleurs, mais plutôt de la gêne et du picotement. La grandeur de cette plaie chancreuse, qui peut être unique ou multiple sur différents points du corps, varie beaucoup; elle ne dépasse guère 6 à 7 centimètres. Son siége de prédilection est sur les membres et la face (oreilles, aîles du nez) ; M. Beylot en a observé une sur le gland, une sur la langue et une autre sur le synciput.

J'ai vu de très volumineuses croûtes occupant le périnée d'un Arabe souvent à cheval par sa condition de courrier, et d'autres affectant les seins d'une jeune Indigène. Des Arabes des deux sexes m'ont également présenté d'assez nombreuses ulcérations siégeant sur le tronc et surtout dans la région dorsale. Les formes papuleuse et tuberculeuse ont semblé moins fréquentes.

(1) Capitale des oasis des Zibans, au nord du Sahara.
(2) Pluriel de Zab.

Cette ulcération opiniâtrement rongeante attaque aussi bien la population civile et militaire que les Indigènes de Biskra. Les hommes et les adultes paraissent prédisposés. On en a vu quelques cas à Batna (à 120 kilom. environ plus au N., dans les Monts Auress), mais sur des personnes qui avaient récemment habité le Zab.

La marche très lente, en quelque sorte chronique, varie de plusieurs mois à un an, dix-huit mois même; elle ne paraît pas avoir d'influence fâcheuse sur la santé générale. Il arrive cependant que dans certaines parties, aux environs des articulations, par exemple, elle détermine l'engorgement des glandes voisines. Je ne sache pas qu'aucun décès ait été directement causé par cette affection.

Quand les croûtes, d'ordinaire larges, épaisses, jaunâtres ou brunâtres qui ont recouvert l'ulcération, viennent à tomber d'elles-mêmes au bout d'un temps plus ou moins long, elles mettent à nu une cicatrice livide, d'un rouge lie de vin, violacée, gaufrée, ou, mieux, chagrinée, mais indélébile. Le derme est déprimé plus ou moins fortement par une véritable perte de substance.

Quelles peuvent donc être les causes d'une telle affection qui sévit à toute époque de l'année, mais de préférence en automne? Serait-ce l'abus des dattes, fruit principal du pays? Les Turcs, comme on l'a déjà fait remarquer, appelaient cette maladie *mal des dattes;* mais cette dermatose sévit aussi bien sur les civils et les militaires qui ne font point, comme les Indigènes, un usage presque exclusif de cet aliment. — Serait-ce la syphilis? Mais l'ulcère du Zab attaque aussi facilement ceux qui n'ont eu aucun accident vénérien et ne semble pas apparaître de préférence chez les syphilitisés soit à l'hôpital de Biskra, soit au dispensaire de la localité, etc. — Serait-ce la qualité de l'eau saumâtre, salée, qui forme l'unique boisson du pays! C'est peu probable, d'abord parce que des officiers et des habitants qui ont bu très peu de cette eau, et y ajoutaient beaucoup de vin et une nourriture aussi confortable que possible, ont été tout de même atteints de cette dermatose; ensuite parce que des personnes qui ne buvaient que de l'eau prise à El-Kanthra, c'est-à-dire avant qu'elle ait parcouru les terrains salins de la plaine pour arriver à Biskra, n'ont point pour cela acquis l'immunité contre l'attaque de cette ulcération.

Pour nous, considérant que ce mal n'est point propre à la localité de Biskra, dont on lui a donné le nom, que sa marche est chronique, souvent stationnaire, nous croyons devoir l'attribuer aux conditions climatériques, principalement météorologiques, en un mot, à la constitution médicale atmosphérique du Sahara (1). On l'observe, en effet, non seulement dans le Zab, mais à Tougourt, à Ouargla, dans le désert même, nous ont affirmé des Saharis. Aussi, aux divers titres de sa nature, de son aspect, de son caractère rongeant, de son indolence, de sa résistance à tout traitement, de son origine topographique, préférons-nous l'appeler *chancre du Sahara*.

Il y a dix ans, lors de l'occupation du Vieux-Biskra, cette affection était, au dire des Indigènes, beaucoup plus fréquente qu'aujourd'hui. A cette époque, en effet, l'oasis avait une ceinture méphitique de vastes nappes d'eau salée dans laquelle les habitants lavaient, faisaient leurs ablutions, jetaient leurs immondices, puisaient même leur boisson, etc.; mais, depuis l'arrivée des Français (1844), tout cela a changé; la localité s'est promptement assainie. Les Arabes avouent eux-mêmes qu'ils respirent un air plus salubre et que le nombre des *boutons de Biskra* a diminué d'un quart au moins.

---

(1) « Les influences atmosphériques déterminent certaines *formes* de maladies, selon les âges, les lieux et la manière de vivre » (*Hippocrate*, sect. III, aph. 3°).

Encore un fait qui semble venir à l'appui des conditions météorologiques spéciales dans lesquelles je vois l'origine de cet ulcère, c'est qu'à Biskra, comme dans toutes les oasis, la cicatrisation générale des plaies, de la plus petite solution de continuité, est lente, beaucoup plus lente que dans les autres parties de l'Algérie que nous avons parcourues du Nord au Sud. M. le docteur Giard faisait également, en 1848, une observation analogue. « Un fait que nous n'avons pas encore osé affirmer, disait-il dans un de ses rapports, mais auquel sa fréquence donne un caractère de certitude, c'est la lenteur avec laquelle les moindres écorchures guérissent. Il est presque impossible d'obtenir la réunion par première intention des plaies par instruments tranchants; les vésicatoires volants eux-mêmes ne sèchent guère qu'après une quinzaine de jours. A quoi attribuer cette suppuration qui se produit partout? Ceci est très difficile à dire, etc. »

M. le docteur Quesnoy n'a vu dans cette affection que le *bouton d'Alep.* M. le docteur Cabasse (1), qui pense l'avoir observée aux environs de Tlemcen et dans le Maroc, semble lui admettre une nature syphilitique. M. le docteur Valette (2) dit que c'est le *rupia simplex* le *rupia proéminent* des Anglais, que cette affection ne serait point rare à Philippeville (sur le littoral), et que les Maltais y offrent souvent des ulcères qui ont cette même origine. La description que donne ce médecin militaire permet, en effet, de rapprocher sur certains points les deux phénoménisations pathologiques, mais elle diffère trop sous d'autres caractères du chancre Saharien. Quant au bouton d'Alep, d'après M. le docteur Guyon (3), la cicatrice en serait petite, blanche, adhérente aux os, particularités que nous n'avons point observées dans le bouton de

---

(1) *Relat. de la captivité des prisonniers français chez les Arabes* ; 1848, p. 83.
(2) T. XI de la 2ᵉ série des *Mém. de méd. et de chirurg. militaires.*
(3) T. XXXIX id.

Biskra. Enfin, un ex-médecin sanitaire, le docteur Willemin (1), n'a jamais vu un seul bouton d'Alep développé sur le tronc, siége assez fréquent de la tumeur chancreuse qui nous occupe ici.

Un fait curieux, c'est l'existence de cet ulcère chez les chevaux, surtout pendant et après les fortes chaleurs. Nous l'avons souvent observé à Biskra avec un vétérinaire prussien fort instruit que des raisons de famille avaient forcé à s'engager dans le 2ᵉ régiment de la légion étrangère. Toutes les régions du cheval peuvent en être le siége. Cet habile vétérinaire, qui attribuait en partie cette maladie à l'action des eaux qui saleraient trop la boisson et les fourrages (paille, foin) à l'usage des animaux, faisait abcéder les tumeurs avec des cataplasmes de mauve. A l'ouverture, nous trouvions constamment un gros bourbillon visqueux, très infect, exempt du ver que présentent en été les autres boutons; puis la nature chancreuse de l'affection se dessinait immédiatement, et lui faisait prendre des proportions de plus en plus grandes. Lorsque l'ulcère n'était pas très profond, le cérat simple et l'essence de térébenthine suffisaient; dans les autres cas, une pommade composée de cérat et de sulfure rouge de mercure parvenait, après un temps plus ou moins long, à amener la cicatrisation. La pierre infernale réprimait durant quelques jours les bourgeons charnus exubérants, et il restait une marque indélébile aussi grande que la tumeur, et recouverte de poils blancs. En même temps que ces ulcères de Biskra, cet habile vétérinaire m'affirmait avoir toujours rencontré des maladies du foie ou du cerveau, des hydropisies principalement. Il considérait cette ulcération, plus ou moins multipliée sur chaque animal, comme une sorte de vaccin, de virus particulier destiné à préserver les organes intérieurs dans une zône climatérique aussi chaude. Il ne l'avait, du reste, observée que sur les chevaux.

(1) *Mémoire sur le bouton d'Alep*; *Gaz. médicale de Paris*. avril 1854.

Tous les remèdes possibles ont été épuisés sans grand succès contre le chancre Saharien. Les caustiques *au début* ont semblé diminuer l'intensité du mal. Les Indigènes et plusieurs militaires et civils se sont bien trouvés de bains généraux et locaux dans les eaux thermales salines et sulfureuses voisines de Biskra. J'ai obtenu plusieurs guérisons assez promptes en atttaquant les croûtes par des cataplasmes ordinaires très chauds, souvent répétés dans la journée, et en recouvrant ensuite les ulcérations de plumasseaux enduits de pommade composée de quantités égales de soufre et d'iodure de potassium ; la liberté du ventre doit être rigoureusement observée. Le changement de localité a toujours été suivi de bons résultats en général.

Les habitants de l'oasis de Biskra emploient, entr'autres remèdes, l'écume que forme l'eau avec laquelle on fabrique le savon noir. Cette matière très caustique aurait, disent-ils, la propriété de *brûler* le bouton et de le faire cicatriser de suite. Les cicatrices indélébiles ont toujours lieu, mais la durée de l'affection serait bien moindre (1).

On rencontre, dans les villes comme dans les campagnes arabes, beaucoup d'engorgements des membres inférieurs, compliqués de dégoûtantes et vastes ulcérations. Les Indigènes ne savent nullement différencier leurs causes déterminantes, et les traitent comme les plaies ordinaires ; ou, pour dire plus

---

(1) Au moment où cet article sur le *Chancre du Sahara* allait être imprimé, nous avons eu connaissance d'un *Essai de topographie médicale sur Biskra*, par M. le Dr Bédié (thèse inaugurale, 1849). Ce médecin militaire, qui regarde le *bouton de Biskra* comme « identique au bouton d'Alep, » se demande (page 33) : « Cette éruption ne serait-elle pas particulière au climat, et ne remplacerait-elle pas la variole, dont nous n'avons pas observé un seul cas pendant notre séjour ? Nous émettons cette supposition avec toute la réserve du doute. » Ce que nous avons rapporté page 433, à propos de l'épidémie varioleuse de 1847 à Biskra, et la constatation que nous avons faite du chancre Saharien chez des Indigènes variolés, ne nous permettent point de souscrire à l'opinion précitée.

vrai, ils ne les traitent pas du tout. Les ulcères sont extrêmement communs par origine scorbutique, syphylitique et dartreuse surtout. La malpropreté et la négligence les entretiennent principalement aux jambes. Les habitants des plaines
marécageuses en présentent un grand nombre. L'absence de
tout soin entendu laisse l'ulcération désorganiser à son aise le
tissu cutané et produire d'interminables et profondes plaies.
Le *henna* (lawsonia inermis), le *zenejar* (vert-de-gris) pulvérisés, sont employés comme topiques. Quand l'ulcère affecte
une tumeur, il ne prend pas de dénomination particulière,
c'est toujours une *deumla* (tumeur) ; si cette condition n'existe
pas, l'ulcération s'appelle *akla* (c.-à-d. qui ronge).

Dans les brûlures (*hherqua*), il faut recouvrir la partie avec
un cataplasme de farine (*dequiq*) saupoudré de *felfel* (poivre),
ou bien avec des *kermous* (figues) bien cuites.

La congélation (*djemad*) atteint aussi parfois les Arabes.
En janvier 1848, à Sétif, à la suite de froids rigoureux, plusieurs Indigènes se présentèrent au Bureau Arabe, les pieds
complètement gelés. Leurs *toubibes* sont impuissants contre
cet accident.

Les maladies des os doivent leur fréquence à la syphilis,
aux lésions traumatiques que l'art des médecins arabes ne
peut combattre ou traiter convenablement. Carie des os du
nez, du tibia principalement, des surfaces articulaires, exostoses nombreuses, nécroses, etc., tous ces redoutables accidents
poursuivent impunément leur marche et leur travail de dégénérescence organique, l'Arabe n'ayant que le feu (*nar*) à leur
opposer. Les difformités articulaires que présentent à chaque
pas les Indigènes, sont une preuve évidente de leur ignorance
et de leur inhabileté dans la réduction des luxations. Ils se
bornent dans l'entorse (*feuss*), la diastasis (*tioua*) et le dé-

placement grave, compliqué (*dreuss el mfassol*, pilement d'une articulation) des pièces osseuses, à pratiquer un massage (*tedeliq*) doux et prolongé sur l'endroit même et les parties environnantes, afin de ramener peu à peu, dans leur position normale, les organes disjoints. Ces frictions répétées sur les cordes musculaires, à leurs insertions surtout, peuvent évidemment combattre puissamment leur tension, leur contraction consécutives à l'accident ; mais, loin de calmer les douleurs, elles ne contribuent souvent qu'à les augmenter. L'absence de notions anatomiques empêche, d'ailleurs, de bien coapter les fragments articulaires : les frictions huileuses, des scarifications avec le fer rouge sur différents points de la jointure, de la poudre de *henna* comme topique, complètent un traitement dont on confie bien plutôt le succès aux soins de la nature.

Les mêmes moyens s'appliquent exactement aux fractures (*tekessir*), depuis le massage jusqu'aux divers topiques. Le membre est, en outre, tiré plusieurs fois dans le sens de sa longueur, afin de combattre le raccourcissement musculaire, pratique extrêmement douloureuse, au dire même des Indigènes. Leurs *toubibes* se gardent bien d'oublier le feu, car ce remède héroïque, cette panacée chirurgico-médicale qui *ôte*, disent-ils, *le poison des nerfs*, doit prévenir aussi une foule d'accidents ultérieurs. Dans les fractures du tronc, on y joint quelquefois une large et longue pièce en laine en guise de bandage de corps.

Le maintien des fragments osseux est obtenu, aux membres, à l'aide d'une *djebira* (appareil) qui varie quelque peu suivant les localités, mais dont le principe reste toujours le même. Il comprend trois choses à considérer : les matières qui recouvrent le siége de la fracture, la pièce qui maintiendra le membre, les moyens d'immobilisation. 1° On recouvre d'abord une assez grande étendue du membre avec des touffes de poil de chameau, de laine de mouton, ou d'herbes fines et sèches, ou de vieux morceaux de *bernouss*, de *haïk* ; on les imbibe préalablement d'huile, ou de miel *(acel)*, de résine (goudron) ou d'un mélange de blancs d'œufs et de *henna* en poudre. — 2° Le membre est ensuite enveloppé d'une ou plusieurs pièces solides assez larges pour en faire au moins le tour : ce sont des morceaux de vêtement, quelquefois des peaux de mouton, de chameau, etc. — 3° L'immobilité de ces diverses pièces et du membre s'obtient en passant dans les ouvertures pratiquées aux bords des tissus de laine ou des peaux, des espèces d'attelles *(chelig, aoud, khelha)* en *djerid* (branche de palmier), en joncs *(ssemar)*, en petites branches, le plus ordinairement en fragments de roseau *(quassba)* : leur nombre varie suivant la longeur et le volume du membre, le plus souvent de six à dix. Leurs extrémités sont presque toujours maintenues en regard des extrémités de l'os fracturé, et à égale distance les unes des autres, par un lien *(rboth)* qui les serre toutes, soit en haut, soit en bas. Néanmoins, ces ligatures (cordes en palmier, en poil de chameau) peuvent être également répétées çà et là sur divers points de l'étendue de l'appareil. Leur striction se gradue parfois à l'aide d'un petit bâton qui fait office de tourniquet et dont on attache une extrémité après une des attelles. — J'ai vu en Kabylie des Indigènes, au lieu de tous ces moyens de contention, se borner à coudre les bords de la plaque de cuir, du morceau de peau, de manière à enfermer le membre dans une sorte de guêtre, d'étui assez serré. A Biskra, on trempe des morceaux de *bernouss* dans de la résine bouillante, on en enveloppe le membre et l'on se contente de superposer quelques attelles. — D'après M. le docteur Lacger, les Arabes ménageraient dans les diverses pièces de l'appareil des ouvertures pour observer et panser les plaies dont les fractures seraient compliquées. J'ai vu et examiné un assez grand nombre de *djebira* dans les provinces d'Alger et de Constantine, jamais je n'ai remarqué cette modification. M. Guyon dit également avoir vu à Constantine, chez un kabyle de Kollo, un bandage à fracture avec deux ouvertures pour le pansement des plaies.

Est-il besoin de parler des accidents qui ne tardent pas à se déclarer quelques jours après l'application de ces appareils? Des gonflements énormes par arrêt de circulation, des douleurs intolérables, la gangrène assez souvent, des abcès au au lieu même de la fracture et sur les points les plus violentés par la compression, des difformités hideuses, des caries osseuses consécutives, des phénomènes fort graves, en un mot, qui prouvent irréfragablement les inconvénients et les dangers inhérents, non pas à ces bandages, à ces *djebira,* mais bien à la manière dont on les applique sans méthode, sans soins, dont on surveille peu leur maintien prolongé, à l'ignorance enfin du *toubibe* qui n'a pas l'observation pour guide dans leur emploi et n'est en réalité qu'un mauvais et triste rebouteur. Foderé, en effet, remarque (1) avec justesse que le bon rebouteur ne peut réussir que par la connaissance parfaite de la forme et de la connexion des parties sur lesquelles il opère, et que son habileté gît surtout dans la connaissance d'un ordre, d'un arrangement qui est immuable, etc. Or, de telles conditions manquent complètement au médecin Arabe!

Le docteur Lacger avance que le mot *rebouteur* tire son origine du mot arabe *rebath* (lien); il y aurait peut-être à objecter que les moyens employés par le rebouteur consistent bien plus en manipulations qu'en application de bandages.

Quand les douleurs et le gonflement augmentent et deviennent insupportables, les Arabes se décident *parfois* à lever l'appareil, et à recouvrir le membre d'un mélange de miel et de *chenedegoura* (teucrium chamœpitys), plante qui passe à leurs yeux pour très antispasmodique. — Quant au régime du blessé, il est généralement nul, comme d'habitude dans le cours de toutes les autres maladies. Quelques *toubibes* conseillent cependant une diminution dans les aliments, des bouillons de poule et permettent des fruits (dattes), un peu de miel, etc. ; ce semblant de diète paraît plutôt inspiré par l'instinct et les souffrances aiguës du patient que par l'expérience et la raison.

Le docteur Cabasse (1) a décrit un appareil employé par les Arabes dans les fractures de la clavicule ; il consiste en un coussin axillaire, retenu par une lanière de peau passant « sur l'épaule opposée; ils entourent ensuite le bras jusqu'au coude, de peau molle et douce ; des courroies cousues à celle-ci servent à maintenir d'une manière fixe le bras contre le corps. » — Dans quelques tribus, on se contente de tamponner la cavité axillaire avec de la laine, à peine le bras est-il immobilisé par quelques tours de corde en poils de chameau.

Les fractures des articulations ont aux yeux de l'Arabe une gravité extrême ; ignorant les dispositions anatomiques les plus élémentaires, il ne se rend pas compte des accidents qui les compliquent.

En résumé, l'amaigrissement complet et rapide des appendices, — les claudications, — les raccourcissements extrêmes, — les directions vicieuses dans les membres, — les paralysies consécutives, — les cicatrices les plus irrégulières,— etc.,— accusent malheureusement trop fréquemment l'inhabileté complète des Arabes dans le traitement des luxations et des fractures. — Leur appareil, dont on a fait l'éloge avec un véritable enthousiasme de collége, remonte du reste à la plus haute antiquité. L'instinct a toujours, en effet, indiqué la nécessité d'immobiliser avec des corps longs et durs, ainsi qu'avec

(1) *Relat. méd. chirurg. de la captivité des prisonniers français chez les Arabes*, p. 85

des liens, les membres accidentellement disjoints ou rompus. On lit dans Ezéchiel, ch. XXX, à propos d'une fracture de bras du fils de Pharaon :

« Ut restitueretur ei sanitas, ut ligaretur pannis, ut fasciaretur linteolis..... »

M. Deleau avoue, du reste, avoir assez observé les appareils à fractures des Arabes pour être revenu de préventions favorables ; il a vu, nombre de fois, des gangrènes consécutives à leur emploi. — Ce qui manque évidemment aux empiriques Indigènes, c'est de savoir modérer la compression, de n'appliquer l'appareil définitif qu'après avoir combattu les accidents inséparables de la violence tramatique, de connaître la nécessité des gantelets, de savoir tout le danger de l'oubli des esquilles complètement libres et des corps étrangers, etc.; en un mot, ce qui leur manque, c'est.... l'observation. Rien que cela.... Les moyens douloureux auxquels ils recourent pour obtenir la coaptation des fragments rappellent assez la pratique d'*Albucasis* qui, non content de multiplier les tractions d'extension et de contr'extension, employait encore de violentes machines pour ramener les os dans leur position normale. — Où donc des esprits judicieux (1) se sont-ils convaincus que les *toubibes* « *excellent* dans la réduction des luxations et des fractures et dans l'*application* des appareils et des bandages ? » et que « le système de déligation des plaies que M. Mayor a *sans doute* perfectionné est depuis longtemps *connu* et *mis en pratique* par les Indigènes de l'Algérie! » et que « l'Algérie sans doute modifiera nos idées sur la *réduction* des luxations et des fractures!! »

L'arthrite rhumatismale se traite par les mêmes moyens que les douleurs rhumatismales (voy. ci-dessous).

L'arthrite blennorrhagique n'est pas rare. M. le docteur

(1) Entr'autres, le Dr Furnari, *Voy. médic. dans l'Afrique sept.* p. 288, 318 et 326.

Colonna (1) en a cité un cas intéressant chez un Arabe employé dans les Spahis : la jointure malade était le genou. M. Reviel a publié (2) une observation d'arthrite urêtre-sympathique chez un tirailleur Indigène, à la suite du passage de sondes dans l'urêtre atteint de rétrécissement.

La goutte est pour ainsi dire inconnue en Algérie : la nature peu excitante de l'alimentation en donne sans doute la meilleure explication. Aussi les Arabes l'appellent-ils *dà el meloug* (le mal des princes). Le remède usité chez les Maures consiste en cataplasmes de *djir* (chaux) intimement mélangée à du savon noir.

L'hydrarthrose, surtout celle de nature syphilitique, se rencontre encore assez souvent ; les topiques ordinaires employés contre les tumeurs (voy. plus haut) et les pointes de feu autour de l'article, sont les principaux remèdes.

Insuffisance des vêtements, surtout sur les membres, coutume de coucher sur le sol frais, humide, ou de ne s'en isoler que très imparfaitement (nattes), mauvaise confection des tentes donnant trop librement accès aux courants d'air nuit et jour, température extérieure généralement inférieure à celle de la peau à laquelle la nécessité de l'équilibre oblige à enlever l'excédant, d'où tendance permanente au refroidissement, telles sont les causes communes des douleurs rhumatismales qu'accusent un si grand nombre d'Arabes. Les parties les plus ordinairement atteintes comprennent les articulations de l'épaule, les reins et les membres inférieurs. Pour l'Arabe, *lahham ister aliia* (la chair me fait mal) signifie une douleur rhumatismale : il l'appelle aussi quelquefois *el beurd* (le froid, la fraîcheur), *er-rihh* (le vent), etc. Le rhumatisme intestinal consécutif à un refroidissement, le corps étant tout en sueur, se dit *ghadda* ; le lumbago, *nahallal dhahar ;* la sciatique, *arcug el sa* (le nerf ou la veine le la cuisse). Les névralgies paraissent très fréquentes, la faciale (*cheguiga*) surtout. Voici la liste des principaux remèdes employés par les Arabes contre toute espèce de douleur :

Pierres *(hadjera)* ordinaires, ou bien briques *(ladjour)*, ou bien tuiles *(karmoud)*, très fortement chauffées, puis frictions d'huile bouillante, sur la partie ou la région endolorie; — application locale de morceaux de racine bien fraîche de *bou-nefa* (thapsia garganica); l'action de cette plante a été exposée livre I, page 129 ; frictions avec la graisse de *ndme* (autruche), suivies d'un bain de sable *(reumel)* très chaud. — Lorsque la douleur s'étend à toute une région assez étendue, on soumet cette dernière à un véritable bain de vapeur local, en l'exposant au-dessus d'un vase rempli d'eau dans laquelle on projette une pierre fortement chauffée. Le malade doit avoir soin de se couvrir assez exactement le corps entier, pour que l'évaporation se concentre entre l'appareil et la partie souffrante. — Saignées locales avec les ventouses scarifiées ; les Arabes préfèrent la saignée générale, toutes les fois qu'ils s'adressent à un médecin français; — on conseille encore de prendre un œuf de poule *(oulad el djadj)*, d'en ôter seulement le blanc, de le remplir ensuite de graine fraîche de *harmel* (rue), de le bien remuer pour mélanger entièrement le contenu, et d'avaler. — Faire bouillir des petits pois chiches *(hamous)* bien écrasés jusqu'à ce que le liquide réduise d'un tiers ; ajouter du *quemmoune* (cumin), du *khounfel* (clou de girofle) et une grosse noix *(djouz el kebira)* ; laisser encore reposer en sortant du feu ; puis manger le mélange; — boire de l'eau dans laquelle on aura pilé du *tsoum deker* (ail mâle (1) ; ou bien des *feusteqa* (pistaches). — Frictions avec de l'huile dans laquelle on aura broyé du *harmel* (rue).

(1) Les Arabes appellent ainsi l'ail à grosses graines.

Le massage du bain maure est certainement un des moyens
les plus efficaces et les plus fréquemment employés : il jouit à
un haut degré de la propriété de ranimer les fonctions de la
peau. A la Nouvelle-Zélande, quand une personne éprouve
des douleurs externes, elle se couche sur la terre, et un insu-
laire marche sur le membre souffrant pour le guérir (1).

Quand le rhumatisme a fixé son siége dans la région dorsale, il faut mettre dans une marmite : une livre d'ail (*tsoum*)
mkachcheur (mondé de toute pelure) et pulvérisé ; une livre
de *leben* (lait aigre) ; une livre d'*acel* (miel) ; une livre de
smen beugri (beurre de vache) ; et faire bouillir le tout jusqu'à
mélange intime et consistance pâteuse. Tous les matins le
malade en mangera un peu avant ses repas. Il aura soin que
le mélange complet des ingrédiens s'opère seul, spontanément,
sans qu'on y touche, et que la marmite soit chauffée avec du
charbon, et non du bois qui donnerait à la composition une
odeur de fumée désagréable.

La sciatique est le plus souvent attaquée comme il suit :

Appliquer sur le trajet douloureux de la racine grillée d'*edriss*
(thapsia foliis coronopi) ; — ou bien prendre des *Kabbar* (câpres), de l'anis (*habbet halaoua*) ; faire bouillir avec une certaine quantité d'eau dans une marmite neuve, boire de cette
décoction tous les matins. Ensuite on écrit la phrase suivante
sur un morceau de linge que l'on mouille et dont on entoure
la jambe malade : — « Dieu a dit : je te ferai mourir ; il est
le tout-puissant dans la création ; il a fait tout ce qui sort de
terre ; tout est égal devant lui ; tout retournera à lui. » — On
peut également ramasser trois pierres, écrire sur la première,
taïcem; sur la deuxième, *sicem*; sur la troisième, *aïcem* ; on
les met ensuite toutes trois dans le feu. Dès qu'elles seront rougies, on les jettera dans l'eau, et on recevra la vapeur sur le
membre malade. — Il est encore bon d'exposer la partie

douloureuse à la vapeur qui se dégage quand on jette sur des charbons ardents de grandes quantités de poils d'un chien noir (*kelb akhhal*). — Le Prophète a dit : pour guérir la sciatique, prenez de la graisse des fesses d'un vieux mouton, faites-la fondre; mangez-en un peu tous les jours; frictionnez-vous en même temps la cuisse avec de la même graisse que vous aurez fait cuire avec un *kraffech* (chauve-souris).

L'épilepsie (*skina*) a été observée chez les Indigènes. Le Dr Deleau l'a rencontrée à Constantine sur quelques filles publiques.

Celui qui a perdu la mémoire doit boire le matin du bouillon de *dzeubb* (agame) mêlé avec de la bile de coq (*mourarat el diq*); et « *Allah ou anahou anesiane* (Dieu lui donnera un commandement sur son oubli). »

Le tremblement continu, la chorée (*rechefa*), se guérit en avalant tous les matins de la graine de *rajraj* (?).

Quand les enfants ont des convulsions (*terrahid*), on place dans les plis de leur *bernouss* trois graines d'*aghar* (1) ; ou bien du *dahab el brize* (or pur). Si c'est une petite fille, ces substances seront suspendues après ses boucles d'oreille.

Lorsque les jeunes enfants tourmentés par l'agitation nerveuse pendant le sommeil se lèvent en sursaut la nuit, il convient, avant qu'ils ne s'endorment, de mettre dans leurs vêtements, du côté droit, des excrémens de *faqt* (animal?); il est bon aussi de placer sous leur tête une dent canine de chacal ((*nab ed dib*).

Le tétanos a été observé : le docteur Marseilhan (2) en cite

---

(1) Les Arabes confondent sous ce nom, le *genévrier de Phénicie*, le *genévrier à feuilles de cèdre* et le *thuya articulé*.

(2) T. LII des *Mém. de méd. et chirurg. militaires*.

un cas chez un Arabe des Gharabas, qui, pour éviter un châtiment aurait été se cacher et s'exposer plusieurs nuits en plein
air, assez peu vêtu ; il guérit néanmoins. D'après le docteur
Guyon (1), le tétanos a régné épidémiquement à Oran ; son
développement spontané avait été observé en avril, après une
élévation subite de température, chez un Indigène qui guérit
également. L'épidémie que ce médecin rapporte à un passage
subit du froid au chaud, s'est montrée à Oran, Alger, Bône,
Bougie, etc. La rareté du tétanos (*louana*) chez les blessés
Arabes, donne à penser que ces épidémies se rapporteraient
plutôt peut-être à des méningites cérébro-spinales. — En
Egypte, jamais M. Clot-Bey n'a vu le tétanos survenir à la
suite de blessures ou d'opérations (2).

Les idiots (*bela el áquel*, sans la raison), les fous (*mahbel*),
les aliénés (*medjenoune*, avec un génie) ne sont pas rares en
Algérie. Les hommes paraissent beaucoup plus prédisposés
que les femmes. Le Dr A. Bertherand (3), mon frère, disait en 1840
avoir compté 2 à 300 crétins et fous de naissance dans la seule
ville de Blidah. M. Guyon a vu à Milah une jeune folle, de 16
à 18 ans, s'amusant à manger des insectes et des mouches. Le
fanatisme religieux n'est point en Algérie une condition
prédisposante ; les Indigènes ne voient dans le dérangement
des facultés intellectuelles que l'influence malicieuse des
djenounes qui auraient joué à l'individu le mauvais tour
d'emporter son esprit au ciel. Comme dans tout l'Orient,
l'Arabe a un profond respect pour les fous; de là son empressement à satisfaire tous leurs caprices, à pourvoir à tous leurs
besoins, à leur baiser la main pour s'attirer la bénédiction du
Très-Haut, etc. Les Maures « les laissent dans les villes que

(1) *Gaz. médic. de Paris*, 10 novembre 1839.

(2) *Compte-rendu de l'École de médecine d'Abou-Zabel*, *Gaz. des hôpitaux*, décembre 1832.

(3) *Mém. de méd. et chirurg. militaires* de 1842.

des circonstances de la guerre les forcent à abandonner, dans
la persuasion où ils sont que leur séjour dans ces lieux est un
gage assuré de leur retour. De là, ajoute M. Guyon, les fous et
les idiots que nous avons trouvés à notre entrée à Cherchell, à
Médéah.... Il est vraisemblable que les Arabes reportent sur
les crétins les mêmes sentiments d'affection (1). » — On sait,
du reste, que les idiots et les aliénés pullulent en Egypte où ils
sont également honorés comme des saints (2). Inutile de dire
qu'avec de semblables idées, les Musulmans se gardent bien
de combattre une maladie aussi sacrée. — Tout ce que nous
devons remarquer ici, c'est qu'en Algérie, la corrélation du
tempérament bilieux des Indigènes avec la fréquence des
dérangements intellectuels, appuie les statistiques diverses
dont les aliénés ont fourni le sujet (3).

Toute la population Musulmane de l'Algérie souffre de la
fièvre intermittente, *heumma skhana*, fièvre chaude ; *heumma
bareda*, fièvre froide. Dans les villes, elle se rencontre
fréquemment; M. le docteur Finot dit même (4) qu'à Blidah
les Indigènes y sont infiniment plus sujets que les Européens.
A Alger, sur 3,398 Musulmans décédés pendant les années
1839, 1841, 1842 et 1845, on compte 313 morts par fièvres
intermittentes, dont 59 pernicieuses : c'est donc un dizième à
peu près des décès. — Dans les tribus, celles surtout qui
campent dans les vallées se trouvent littéralement décimées ;
je n'oublierai jamais les Arabes de la vallée du Chéliff, de
l'Isser, du Sebaô, etc.; les habitants des deux sexes inspiraient
véritablement la pitié. Dans les montagnes, les fièvres intermittentes ne semblent plus rares que sur les plateaux, mais

(1) *Gaz. médic. de Paris,* 1841, p. 805.

(2) *Revue d'Orient,* 1846, t. VI, p. 310. *Esquisse de la civilisation égyptienne,* par LEBRON
DE VEXELA.

(3) Voir, en particulier, le *Rapport statistique sur la maison des aliénés de Caen,* par M.
VASTEL (t. VIII des *Annales d'hygiène publique,* p. 230).

(4) T. LVI des *Mémoires de méd. et de chirurg. militaires.*

elles font néanmoins de grands ravages. Dans le Sud même, les accès s'observent assez fréquemment. En résumé, quand on considère les mauvaises conditions dans lesquelles tout Arabe vit, soit la nourriture, soit le vêtement, soit le coucher, soit l'habitation, soit l'exposition permanente à des variations extrêmes de température et aux caprices météorologiques, on peut remarquer que les Indigènes n'offrent point, d'une manière générale, encore autant de fiévreux qu'on le croirait à priori. C'est que l'organisation normale se montre chez eux plus réfractaire à l'action des causes qui produisent la fièvre, la circulation sanguine et l'influx nerveux ayant moins d'énergie. Mais une fois que la lutte prolongée entre l'organisme et les influences pathogéniques se termine par le triomphe de ces dernières, alors la fièvre, ou mieux à mon avis (1) la névropathie intermittente, revêt un cachet particulier que l'on rencontre à chaque pas. Une profonde altération de l'hématose détermine une coloration chlorotique prononcée : l'Indigène, plus rapidement affaibli non seulement par une nutrition languissante, par des ébranlements nerveux successifs, mais encore par une alimentation habituellement insuffisante et peu réparatrice, prend un air prématuré de vieillesse. L'hydropisie se manifeste d'autant plus promptement que des viscères normalement volumineux compriment énergiquement sous l'action d'un engorgement morbide, les rameaux du système veineux abdominal. Cette cause est surtout fréquente chez les petits enfants, que vous voyez fréquemment courir tout nus autour des tentes, avec des ventres énormément distendus par l'épanchement. Les autres faits les plus saillants chez les fébricitants Arabes, sont : 1° le peu de fréquence des complications du côté de la portion supérieure du tube digestif (vomissements) ; 2° la multiplicité

(1) Voy. page 11, du *Traitement des fièvres intermittentes en Algérie,* mémoire couronné en 1849 par la Société de médecine d'Alger.

des accès pernicieux dans le Sud ; 3° la prédominance du type tierce (*heumma tseltsia*) dans les montagnes, et quotidien (*heumma taqelioum*) dans les plaines. M. le docteur Finot n'a jamais vu un seul accès de fièvre quarte (*heumma mrebba*) sur plus de 600 Indigènes de Blidah ou des environs. Pour ma part, je l'ai rarement observée ; 4° le stade de froid semble peu marqué.

Ces maladies paraissent bien plus fréquentes sur le bord des rivières (*Seybouse, Sebâo*), dans les plaines marécageuses (à la Calle, l'Habra (Mascara), la Métidjà), etc.; on les observe alors non seulement à l'état endémique, mais encore sous la forme épidémique. Ainsi, nous citerons, entr'autres, les ravages exercés en septembre 1849 par la névropathie inter-mittente chez les Béni-Oudjena (cercle de Batna) campés sur les chaînons de l'Auress ; dix et vingt morts étaient comptés par jour. En même temps, les Ouled-Aouf, au centre des Ouled-Soltane, perdaient cent cinquante individus en dix jours (1). Ces recrudescences annuelles ne sont pas rares, sur-tout à l'automne, principalement dans les localités dont le terrain est argileux.

Les nombreux jardins qui entourent les oasis déterminent, notamment à Tuggurt, à Ouargla, des affections intermittentes très meurtrières au cœur de l'été et en automne, à tel point que l'autorité locale prévient annuellement les étrangers et les engage à se retirer dans les oasis voisines. Celle de l'Oued-

(1) Le maréchal Bugeaud ne manquait jamais de recommander aux chefs de corps d'éviter, pour faire camper les troupes, le voisinage des cours d'eau, les bas-fonds qui, pen-dant le jour, privés d'air, offrent une température plus haute que les côteaux environnants, et rapidement plus fraîche, plus humide la nuit, ce qui, dit-il (circulaire de son camp de Sidi-Aickoun, 22 mai 1846), « suffit quelquefois pour donner une centaine de malades sur un effectif de 3,000 hommes. » L'illustre maréchal, en insistant sur la nécessité de camper sur les hauteurs, les côteaux, toutes les fois que le terrain le permettait, ajoutait que la forme plus ou moins régulière d'un bivouac importait peu, et qu'il valait beaucoup mieux imposer quelques corvées aux hommes et aux chevaux pour les soustraire aux influences morbides.

Souf, bien connue par sa salubrité, est ordinairement choisie (1). Ouargla, située dans une plaine marécageuse, se trouve infectée de fièvres en mai et octobre ; de même Témacin, à cause d'un immense fossé extérieur que les chaleurs œstivales dessèchent promptement. Les apparitions constantes de ces épidémies à l'automne leur ont valu, de la part des Indigènes du pays, le nom de *ktoubria*.

« S'il t'arrive de rencontrer visage pâle et enflé, dis : voilà un de ces chiens d'habitants de farfar (oasis du Zab). » (Dicton populaire dans le Sahara.)

La mauvaise qualité des fruits (pastèques, figues, melons, etc.) tient évidemment un des premiers rangs parmi les causes prédisposantes de toutes ces fièvres.

La grande variété des traitements l'emporte sur leur efficacité : aussi les Arabes ont-ils vite appris et reconnu les merveilleuses propriétés de la quinine *(kina)*. Voici leurs principaux remèdes :

Dans les fièvres intermittentes compliquées de céphalalgie, se frotter le front avec de la racine de *bou-nefa* (thapsia garganica) ; vingt à vingt-cinq heures après, un gonflement érysipélateux se manifeste, puis des vésicules : la guérison est assurée. — Il est recommandé de manger beaucoup de pastèques (*delâa*), ce qui guérit les premiers accès de fièvre. C'est de l'homœopathie pure, car c'est à l'abus de ce cucurbitacé que la maladie doit spécialement son origine. — Boire une décoction de *tecelgah* (turbith, globularia fructicosa), ou une décoction de *qettal* (scabiosa frutescens) (2). — Faire courir le malade jusqu'à épuisement de forces ; traitement sudorifique. — Soumettre le cou à une forte constriction, puis frictionner

(1) *Revue d'Orient*, 1844, t. VI, p. 156 ; *Tuggurt et ses oasis*, par M. Aubone de Chancel.— Voy. aussi *Commerce de l'Algérie méridionale*, par M. Carette, p. 237.

(2) « J'ai vu que la scabieuse commune de ce pays, mangée en salade ou prise en décoction bien forte, guérit les fièvres tierces et quartes (Dr Schaw, t. I, p. 341). »

fortement le cou et les épaules ; méthode perturbatrice qui agit évidemment sur l'hématose. — On conseille souvent une tisane de fruits (*houmar*) de tamarin (*tamarinhdy*) ; usitée également dans la Sénégambie.—Manger une langue (*lesane*) de chameau (*djemel*) coupée par très petits morceaux et bien bouillie. — Piler ensemble de l'*afsa* (noix de galle) et de l'*asfar* (carthame) ; ajouter un peu d'eau ; boire le tout. — Décoction de chair de *dorbane* (porc-épic) pour tisane, ou bien de *hhachichet chouq* (scrofulaire).

Contre la fièvre tierce, boire une décoction de graines de *feïjel* (raifort sauvage) dans laquelle on aura fait macérer du *skendjebir* (gingembre).

Contre la fièvre quarte, manger, trois samedis de suite, du pain (*khobz*) uniquement composé d'orge et de blé (*qmahh*) ; — ou piler de l'écorce et de la feuille de *roummane* (grenadier) ; mêler le suc qu'on en extraira avec du suc de *zenzebil* (germandrée) fraîche et fortement pulvérisée : boire cette composition. — Projeter sur des charbons ardents des feuilles et de très petites branches tendres de *safsaf* (saule) ; respirer les vapeurs et remplir l'habitation de cette fumée ; — ou bien, faire bouillir des *hamous* (petits pois) *açoued* (noirs) avec du *meusteqa* (suc du lentisque) ; faire bouillir une seconde fois en ajoutant du *tremass* (lupin), puis une troisième fois avec une certaine quantité d'eau : tisane quotidienne. — On peut aussi prendre trois morceaux d'alun (*chebb*) : écrire sur l'un, *laligh ;* sur l'autre, *baligh ;* sur le troisième, *taloughk* (trois noms de *djenounes* qui causent la fièvre) ; mettre chaque jour un de ces morceaux sur des charbons ardents, à l'heure habituelle à laquelle l'accès arrive.

La fréquence des affections du foie et de la rate consécutives aux névropathies intermittentes chez les Indigènes est un fait hors de doute. Dès 1844, le Dr Perrier (1) signalait chez les

(1) *De l'infection paludéenne en Afrique,* in *Journ. de Médecine,* mars 1844, p. 72.

Arabes de tout âge et de tout sexe et n'ayant jamais pris de sulfate de quinine, les rates volumineuses, les foies engorgés, les hydropisies rebelles, comme affections déterminées par des fièvres périodiques anciennes. Les Arabes appellent ces engorgemens, *oudjà ceqla* (mal des flancs). Dans l'Afrique occidentale, ils seraient (1) menaçants dès le début, et complètement incurables. Nous n'avons point fait la même remarque : d'une part, les splénocèles et hépatocèlés ne nous ont que très rarement paru développés dès l'origine des fièvres ; ensuite, le sulfate de quinine à l'intérieur et en frictions nous a constamment semblé procurer de l'amélioration très notable, nous ne disons pas une guérison complète, parce que il est fort difficile, si ce n'est parfois impossible, avec l'organisation actuelle du service de santé indigène, de faire suivre aux Arabes un traitement prolongé. Leurs *toubibes* se bornent à des pointes de feu plus ou moins multipliées sur les régions abdominale, splénique ou hépatique, dans les cas d'hydropisie ou d'engorgemens viscéraux.

Quant à la forme pernicieuse, qu'ils appellent *sellema* (il a obéi ?), elle se montre fréquemment pendant les fortes chaleurs, au début de l'automne. On la voit même régner épidémiquement : ainsi en mars 1847, parmi les douairs de l'*Oued-el-Melh*, on l'attribua à la double influence d'exhalaisons méphitiques et d'eaux rendues plus saumâtres par une température élevée ; ainsi en octobre 1847, à Sebdou, chez les Ouled-Ouriach ; en septembre 1848, dans le cercle d'Aumale ; à la même époque, chez les Zarbâa (district de Boghar), on comptait plusieurs morts par jour. Le traitement arabe consiste, au début de l'accès, en boisson d'huile fortement salée ; on applique ensuite des pointes de feu ou des scarifications avec le fer rouge, à la nuque, d'autrefois au synciput.

(1) Raffenel, *Voy. dans l'Afrique occid.* p. 311.

Exprimons le regret que dans un but autant hygiénique que commercial, les Indigènes algériens n'aient point encore été, par les soins de l'autorité, initiés à la culture du riz dans les plaines marécageuses (1).

———————

Les Arabes tiennent généralement les plaies dans un état de malpropreté extrême : ils ne les lavent jamais, n'en lotionnent jamais les contours, prétextant que le contact de l'eau les *fait couler*. Cependant, les blessures que j'ai eu occasion de traiter chez eux par la méthode réfrigérante, ne m'ont jamais semblé contrariées dans leur guérison : loin de là. C'est sans doute à l'ignorance, à l'inhabileté dans le maniement d'un

(1) En 1844, le directeur de la pépinière d'A'ger s'exprimait ainsi à ce sujet :

« Les cultivateurs devraient l'entreprendre dans les lieux-bas (de la Mitidjà) qui retiennent assez d'humidité pendant l'été... qu'ils ne craignent pas d'entretenir par la culture de cette espèce de riz (le riz de montagnes), les miasmes que font fuir les rizières ordinaires constamment couvertes de plusieurs centimètres d'eau. Du reste, c'est peut-être de l'injustice que d'attribuer uniquement aux rizières les conséquences funestes de l'air qui les environne. Elles sont établies pour la plupart dans des marais qui, sans elles, n'en répandraient pas moins des miasmes plus pernicieux encore. La quantité de substances végétales en décomposition se trouvant diminuée, et l'eau restant plus stagnante, les rizières ordinaires pourraient en quelque sorte être considérées comme moyen d'assainissement. Mais *ici*, l'eau séjournant peu à la surface du sol, il n'y aura donc pas de décomposition à redouter, rien n'ajoutera aux miasmes déjà existants des marais ; au contraire, c'est un moyen de marcher vers l'assainissement, tout en exerçant une industrie qui indemnisera immédiatement les premiers sacrifices ; l'eau stagnante étant ainsi peu à peu déplacée et le sol qu'elle découvre, remué et exposé à l'action de l'air, la salubrité naîtra insensiblement dans les localités marécageuses, etc.

M. Voisin, missionnaire qui a résidé récemment huit années en Chine, où les rizières sont très communes, donne les renseignements suivants :

« Les ouvriers qui travaillent au milieu d'une eau fétide et sous un ciel brûlant, ne sont pas plus malades que ceux qui ne se livrent pas à la culture du riz. Dès le matin, ils boivent du thé : à déjeuner, à dîner, à souper, entre les repas, ils en boivent encore. Ils ont de la viande au moins une fois par jour. Le thé qu'ils prennent entre les repas est toujours accompagné d'herbes salées et sèches. Ils fument leur pipe à plusieurs reprises. Enfin, après le souper, ils se lavent tout le corps avec de l'eau bien chaude, et ils évitent avec le plus grand soin de boire de l'eau froide. Ce régime suivi avec rigueur et persévérance permet aux ouvriers de travailler impunément des journées entières avec de l'eau jusqu'aux genoux (*Magasin Pittoresque*, 1840, p. 260). »

agent thérapeutique aussi précieux, aussi important, qu'il faut rapporter le peu de réputation dont il jouit chez les Indigènes. Peut-être l'emploi habituel de l'eau, à titre religieux dans les ablutions légales des tissus sains, leur fait-il craindre d'en profaner l'usage en l'utilisant à lotionner des parties chargées d'impuretés morbides. Nous renvoyons a ce sujet au chapitre II de l'*Hygiène publique*, page 239. — Les plaies, en général, a-t-il été dit plus haut, guérissent avec une promptitude et une facilité merveilleuses chez l'Arabe, *à fortiori* quand elles sont convenablement traitées. L'illustre Larrey et Clot-Bey ont fait la même remarque en Egypte. **M.** Baudens (1) observait en 1830, lors du débarquement des Français en Algérie, que « dans ce pays où la chaleur est très forte, la cicatrisation des plaies s'opère avec une très grande rapidité. » Tout médecin militaire appelé à soigner des Arabes aura certainement fait la même réflexion. Un exemple des plus saillants à ma connaissance serait le suivant : Un des Aribs campés dans la plaine de l'Isser, reçut dans un engagement avec des Kabyles (1854) une balle qui lui traversa de part en part la cuisse droite, la peau du scrotum en deux endroits et la cuisse gauche. Malgré ces six blessures, il ne m'offrit jamais le moindre symptôme de fièvre pendant le traitement, et au treizième jour, il se trouvait complètement guéri ; ses plaies entièrement cicatrisées, cet Indigène de 45 à 50 ans remontait parfaitement à cheval.

Les traitements usités chez les Arabes consistent à recouvrir les plaies (*djerrha*) de cataplasmes faits avec des excréments d'animaux (bœufs, chameaux) délayés dans un peu d'eau. Ils appliquent également des feuilles d'*allaïq* (églantier) broyées dans de l'huile. Dans le Sahara, on remplace ces feuilles par celles du *bou-menquar* (centaurœa sulfurœa, centaurée

(1) *Campagne d'Alger*, t. XXXI des *Mém. de méd. et de chirurg. militaires*.

d'Orient). — D'autres préfèrent un onguent fait avec du *smen* (beurre) et de l'alun ; ou bien un mélange de *felfel* (poivre) et de miel ; soit encore de la terre *(thine)* saupoudrée de piment *(felfel ahhmar)*.—Ordinairement on recouvre toute espèce de plaie avec plusieurs couches de poudre de *henna ;* la partie en contact immédiat avec la blessure absorbe les humidités (sang, pus), elle est remplacée quelques heures après par une nouvelle quantité de la même substance. Cette pratique a l'avantage de débarrasser facilement et constamment la surface ou les lèvres traumatiques des matières étrangères qui les encombrent et les irritent parfois ; elle permet ensuite à la cicatrisation de se faire pour ainsi dire sans obstacles, à l'abri du contact de l'air, la qualité astringente et tonique du *henna* y aidant beaucoup (1). En général, du reste, les matières employées dans le traitement des plaies sont de nature excitante, stimulante. Les cataplasmes de mauve *(moudjir)*, de *khobbeiz* (malva sylvestris) sont plus usités dans les villes. — Les plaies avec grande perte de substance se traitent aussi avec des amas de *henna*, seulement on ne les renouvelle que tous les *trois* jours.

On rencontre quelques Indigènes qui poussent les soins pour la guérison de leurs blessures au point de chercher à les préserver contre toute violence extérieure, et souvent aussi contre le contact de l'air et de l'eau que la disette de linge et la misère ne leur permettent point d'éviter. Ceux-là, que l'intelligence distingue dans la masse, *rari nantes in gurgite vasto,* garantissent leurs plaies avec des morceaux de nattes, des herbes ou des joncs tressés, etc., maintenus avec quelques tours de cordes de palmier ou de poils de chameau.

Les plaies contuses, les contusions se guérissent avec un

(1) La rareté des pansements est le résultat non pas d'un principe chirurgical reconnu chez les Arabes, mais plutôt de leur ignorance générale dans la marche et le traitement des plaies.

mélange de *quethranc* (goudron) et de *smen* (beurre), ou bien avec des feuilles de *henna* bien broyées et délayées dans un peu d'eau.

Les Indigènes ne débarrassent jamais les régions du corps des poils qui peuvent gêner l'action des remèdes et devenir une cause de douleurs, etc.; ils n'entendent rien à la complication organique, constitutionnelle, des solutions de continuité. Les mêmes moyens curatifs s'appliquent dans des cas souvent très différents, et sans égard pour la cause spéciale qui a produit la plaie ou l'entretient. Quand la cicatrisation se fait trop attendre, on cautérise avec le feu, on applique du miel, on saupoudre avec du sulfate de cuivre, etc. Les Arabes se trouvent fort embarrassés en présence d'autres accidents qui compliquent les plaies. Survient-il une hémorrhagie (*radf*)? La principale ressource est d'étreindre fortement le membre; mais il ne tarde pas alors à tomber en gangrène (*meslem*). Les Montagnards inondent, dans ces mêmes cas, les plaies avec du suc d'amiante (?), à titre d'hémostatique; d'autres les enduisent de résines, de goudron, de corps gras, etc. — Chez un grand nombre de blessés gravement atteints, chez les individus affaiblis par de longues maladies, chez les paralysés, le décubitus dorsal amène d'autant plus fréquemment des escarrhes que la natte ou le sol ne constituent jamais un lit fort doux : les Arabes ne savent point prévenir cet accident. Quand les escarrhes deviennent par trop douloureuses, ils les enduisent de graisse ou les saupoudrent de *henna*.—Enfin, un autre phénomène commun, ce sont les vers (*douida*) produits par une mouche bleue, *musca vomitaria*, d'après le docteur Cabasse (1), et que la chaleur du climat, augmentée de celle qu'occasionnent de nombreuses pièces et matières de pansement, et surtout la malpropreté, font naître avec une

---

(1) *Relation médic. chirurg. de la captivité des prisonniers Français*, p. 36.

inconcevable facilité dans les plaies. Voici deux moyens généralement usités pour les détruire, car les Indigènes ne considèrent point, comme le baron Larrey, la présence de ces larves favorable à la cicatrisation :

Faites chauffer un mélange de soufre et d'urine (*boul*) d'un jeune enfant (*sabi*, c.-à-d. n'étant pas encore pubère) ; ajoutez-y ensuite de l'ail ; mêlez très intimement, et recouvrez avec cette composition la plaie infectée de vers. — Ou bien, recouvrez-là de *defla* (laurier-rose) bien pulvérisé, soit avec du *toutia* (sulfate de cuivre). — Prenez sept baguettes d'olivier (*zitoun*) ; frappez sept fois avec chacune d'elle séparément la partie qu'occupent les larves, mais d'une manière assez douce pour ne point faire de mal. Réunissez ensuite les sept baguettes avec un fil noir, et laissez-les quelque temps sur la tête du malade : les vers ne reparaîtront plus sur la plaie.....

La plaie qui résulte de l'opération de la posthotomie est l'objet de traitements variés suivant les localités. Ceux-ci recherchent dans le bois du *tine* (figuier) les portions dont les plaques rouges indiquent la pourriture, ils les pulvérisent finement et en saupoudrent la blessure. Ceux-là ont plus de confiance dans les graines du cyprès (*hhabb serouel*) bien broyées. Dans le Zab, on pile des feuilles de romarin *(aazir)* et de thuya articulé *(aghar)*, et la poudre est utilisée comme topique.

Les Arabes ne pratiquant point d'amputation, nous nous contenterons de rappeler qu'avant 1830, le *bach-djerhha* (chirurgien en chef) de l'armée turque, qui cumulait les fonctions de bourreau, plongeait dans du goudron bouillant les membres saignants officiellement mutilés. Quelquefois le goudron était remplacé par de la graisse ou de l'huile bouillantes ; si l'hémorrhagie ne cessait pas, on cautérisait la plaie avec le fer rouge.

M. le docteur Furnari a prétendu (1), à propos du bec de
lièvre, que les Maures possédaient un merveilleux moyen d'en
réunir les bords à l'aide d'une suture dont les mandibules de
certains insectes (scarites pyracmon) auraient fourni les
éléments actifs. Je n'ai jamais entendu parler de ce fait en
Algérie. Voici du reste ce qu'en dit Sprengel (2) : « Albucasis,
le meilleur chirurgien qn'aient possédé les Arabes, raconte (3)
que les empiriques traitaient les grandes plaies du bas-ventre
en appliquant sur les lèvres de la plaie de grosses fourmis
dont la morsure devait en procurer l'agglutination, et auxquelles ils coupaient ensuite l'abdomen. Cette *fable* fut copiée
par tous les auteurs jusque dans le XVIe siècle, temps où
enfin Massa révoqua en doute la possibilité de ce procédé. »
Ajoutons que Fabrice d'Aquapendente rejette ce moyen, parce
qu'aussitôt après la mort, les mâchoires se relâchent, et que
d'ailleurs on ne pouvait se procurer de ces insectes que l'hiver.
Quoiqu'il en soit, c'est ce fait, possible ou non, vrai ou faux,
qui a inspiré la création des serres-fines de M. Furnari et de
quelques autres chirurgiens de l'époque actuelle.

Quelques mots maintenant sur les plaies d'armes à feu,
dans le traitement desquelles on a fait aux Arabes une réputation si usurpée. — Les projectiles dont se servent les Indigènes
dans leurs guerres de tribus à tribus, les attaques individuelles,
leurs combats avec les Musulmans engagés au service français,
sont grossièrement faits, de calibre très variable, généralement
chagrinés : tantôt de petites pierres, des noyaux de dattes
enveloppés de plomp, des clous, des morceaux de bois très
pointus ; tantôt de petites masses de fer, de plomb, de formes
extrêmement diverses. Le docteur Baudens a remarqué (4)

(1) *Voy. médic. dans l'Afriq. Septentrion.* p. 310.
(2) *Histoire de la médecine*, t. II, p. 266.
(3) *Chirurg.* lib. II, c. 85, p. 392.
(4) T. XXXI des *Mém. de médec. et de chirurg. militaires.*

« quelques balles divisées par le milieu, représentant deux demi-sphères, réunies par une petite chaîne de laiton, à la manière des boulets ramés. » Même observation avait été faite par le baron Larrey sur les projectiles des Egyptiens.

Les Arabes se hâtent de couler dans les plaies d'armes à feu du beurre fondu, ou bien de les cautériser avec un fer rouge, de les couvrir d'un mélange soit de graisse de chèvre et de réglisse, soit de graisse de mouton et de miel. D'autres se contentent d'une application de terre ou de bouse de vache, ou de gâteaux de laine ou de poils de chameau enduits de beurre ou d'huile. Le grand nombre d'Indigènes qui conservent des projectiles souvent sous cutanés, longtemps après la guérison des plaies d'armes à feu, prouve suffisamment que l'extraction des corps étrangers est à peu près inconnue aux *toubibes*, ou tout au moins qu'elle ne constitue pas à leurs yeux un principe rigoureux dans le traitement des blessures par armes de guerre. Quand la balle ou l'objet qui en tient lieu se trouve à très peu de distance de l'entrée de la plaie, quand surtout il est aisé d'y parvenir soit par la vue, soit par le toucher, quelques Arabes en sollicitent la sortie avec la pointe du petit couteau courbe qu'ils portent toujours à la ceinture. Il en est qui se bornent à placer sur l'ouverture de la blessure un jeune chien, une jeune gerboise *(djerboh')*, dans l'espoir sans doute que ces animaux rapporteront le projectile ! La plupart du temps, quand les Indigènes s'adressent aux *tolbas,* aux *marabouts,* pour l'extraction des corps étrangers devenus gênants ou occasionnant de trop fortes douleurs, ils sont victimes des plus audacieux tours de charlatanisme et d'escamotage, et finalement les projectiles n'ont pas le moins du monde bougé de place.

Pour enlever les escarrhes qui bordent les ouvertures de la plaie, quelques *toubibes* appliquent le feu au moyen d'un anneau de fer rougi à blanc. — On favorise ordinairement la cicatrisation *(telhhim)* en introduisant dans le trajet de la blessure de l'alun, du sulfate de cuivre ou une sorte de baguette de miel bien bouilli. Cette espèce de sonde *(mousmar)* informe, doit être diminuée de volume au fur et à mesure que la perte de substance causée par le passage de la balle sera remplacée par des bourgeons charnus. La tige de miel se trouve parfois chargée de benjoin *(djaoui)*, de poudre d'*afsa* (noix de galle), de corps gras ou résineux. Les esquilles *(tharf âdhem,* morceau d'os) détachées ou adhérentes sont généralement respectées. — La plaie vient-elle à s'enflammer, la partie est-elle le siége d'un engorgement? On met en usage les divers moyens indiqués plus haut au sujet des tumeurs. — Dans les coups de feu avec fractures, l'Arabe traite la plaie comme d'ordinaire, et la lésion osseuse avec la *djebira* décrite ci-dessus. Assez souvent, il enduit ces blessures compliquées avec un mélange de tiges de *retem* (genêt), de *chemda* (cire), de pomme de pin *(snoubera),* le tout bien broyé et pilé dans de l'huile, puis bouilli.

Que l'on songe maintenant à tous les accidents qui peuvent survenir dans ce traitement des plaies d'armes à feu, suivant les régions, les organes qu'elles intéressent, et que l'on dise si les connaissances chirurgicales des *toubibes* feront face à toutes les nécessités, à tous les cas graves! Pour n'en citer qu'un exemple, les plaies des articulations se terminent rarement par aukylose, presque constamment par la mort! Comment donc un observateur aussi distingué que M. le docteur Furnari a-t-il pu écrire (1) « que les Indigènes et surtout les *toubibes* Arabes sont d'une *supériorité incontestable* dans le traitement des blessures par armes à feu ? » d'autant plus qu'il dit trois pages plus loin : « Les *toubibes* n'ayant pas les connaissances suffisantes ni les instruments

(1) *Loco cit,* page 312.

nécessaires pour débrider les plaies d'armes à feu et pour pratiquer des contr'ouvertures, il en résulte que l'extraction des balles, de la bourre et des autres projectiles qui se trouvent dans la plaie devient difficile ; aussi, dans le plus grand nombre des cas, ou les balles restent logées dans les chairs, ou la nature se charge par le travail suppuratif de les entraîner au dehors.... Il arrive souvent que le blessé, voulant se débarasser du corps étranger qui le gêne, tombe dans les mains de quelque *mdaouï* qui, au lieu d'en faire l'extraction par des moyens chirurgicaux, emploie des emplâtres et des moyens mystérieux. » Tout cela constitue-t-il une chirurgie *incontestablement supérieure ?* « Espérons, ajoute M. Furnari (1), que la pratique et la *sage* réserve des *toubibes* Arabes seront prises en considération par nos chirurgiens de l'armée. » Nous n'avons rien à répliquer, si ce n'est que les *toubibes* seront probablement les plus flattés dans ce parallèle, et que leur sage réserve n'est autre chose que l'ignorance la plus profonde et l'absence de la plus minime notion de l'observation médicale. Qu'est-ce enfin que cette science dont on a doté les chirurgiens Arabes de l'Algérie? Amas confus de formules traditionnelles appliquées sans indications particulières, sans intelligence, sans raisons théoriques ; c'est de l'empirisme au plus haut degré, et quel empirisme encore! De l'empirisme aveugle, ignorant, dont toutes les ressources se résument en deux mots : *topiques* (et quels topiques!), *feu* (2). Si au moins le discernement et l'opportunité guidaient l'emploi de ces moyens! Quiconque a visité quelque temps les populations Arabes et Kabyles, n'a pu remarquer sans étonnement le grand nombre de difformités (et quelles difformités le plus souvent!)

---

(1) Page 326.

(2) Curieux rapprochement entre la Médecine Arabe et la Médecine de Cos. « *Quæcumque non sanant medicamenta...... ea ignis sanat ; quæ ignis non sanat, incurabilia judicare oportet.* » (Hippocrate, sect. V, aph. 19.)

consécutives à des coups de feu, à des fractures, etc. Les prétendus guérisseurs du pays, s'ils eussent réellement possédé *quelques* connaissances chirurgicales, n'auraient-ils pas empêché le développement, tout au moins conjuré la gravité de la plupart de ces accidents dont leurs moyens intempestifs, insuffisants, impuissants parfois, routiniers toujours, n'ont que trop provoqué l'incurabilité, souvent aussi la terminaison funeste? Vainement quelques enthousiastes de tout ce qui est nouveau, et basant leur opinion prématurée sur un superficiel examen des faits, ont-ils cherché à répandre en Algérie, et même à y soutenir cette idée que les *toubibes* sont plus conservateurs que les chirurgiens français, en matière de médecine opératoire. Vainement se sont-ils appuyés sur des exemples de fractures consécutives à des coups de feu et qui ont cependant guéri après l'obstination des Indigènes à ne point se laisser amputer par les médecins de l'armée française. Sans nous arrêter à ce fait irréfutable que les errements conservateurs des *toubibes* tiennent exclusivement à leur ignorance complète en pratique opératoire, aux préjugés nationaux sur la mutilation du corps humain, il est une réponse bien simple à adresser aux détracteurs de la chirurgie française et à ces admirateurs de la chirurgie arabe, c'est que leur théorie, si nettement formulée sous les aspects d'un axiôme, manque de base, de la base essentielle, à savoir de la statistique à peu près exacte :

1° Des Arabes qui, ayant repoussé le conseil ou la nécessité de l'amputation, ont survécu et guéri ;

2° De ceux qui, dans les mêmes conditions, ont succombé à leurs blessures ;

3° De ceux qui, au contraire, ont guéri après l'amputation suivant avis des médecins de l'armée ;

4° De ceux qui, dans ces mêmes conditions, sont morts après l'opération.

Les résultats obtenus sur ce terrain, comparés à la pratique des médecins civils et militaires en Algérie depuis vingt-quatre ans, auront *seulement* alors une valeur. Seulement alors il sera permis de se prononcer, tout en tenant largement compte du tempérament propre à la race arabe, des avantages de leur complet acclimatement, de leur placidité morale dans les cas de maladie, de l'influence de leur alimentation, de la rareté des accidents consécutifs (fièvre traumatique, gangrène, tétanos, etc.). La complexité d'une telle question doit évidemment faire réfléchir ceux qui en ont décidé la solution avec une inqualifiable légèreté. En attendant, il faut bien l'avouer, beaucoup d'Indigènes, qui ont préféré conserver des membres condamnés à l'amputation par les chirurgiens des ambulances françaises, ont acheté bien chèrement leur guérison par des suppurations interminables, des souffrances inouïes, au prix de difformités très irrégulières, très incomplètes, désavantageuses en résumé, bien plus gênantes et graves pour les conditions diverses de la vie qu'un simple tronçon de membre et une cicatrice convenable, solide, acquise par un traitement rationnel. Combien ne voit-on pas, chez les Indigènes, de plaies ulcérées, de mauvais aspect, dans le fond desquelles des monceaux de poudres ou d'herbages emprisonnent depuis longtemps la sécrétion purulente ou de nombreuses esquilles ; puis des phalanges, des portions de membres tomber en gangrène sous la pression immodérée d'un appareil appliqué sans méthode, sans réserve médicale, ou faute d'une opération absolument nécessaire pour sauver cette même portion d'appendice et souvent le malade en même temps? Peut-on appeler de pareilles pratiques de la science chirurgicale? Partout, en médecine, en chirurgie, on ne trouve chez les Arabes que de la routine aveugle, des faits isolés, sans lien, l'absence presque complète de traces de doctrine. L'art précède la science, comme l'instinct la réflexion, c'est très vrai ; mais l'état actuel

de la Médecine Arabe en Algérie n'est pas même encore celui
d'un art. Un mélange obscur d'erreurs, de préjugés, éloigne
toute idée de préceptes, de règles, d'études, d'expérience
réelle, d'observation, en un mot. Or, comme l'a dit Baglivi :
« *Qui bénè judicat, bénè curat.* » Celui-là seul a quelques
droits au titre de médecin.

Les blessés atteints de fractures, de coups de feu, sont l'objet de quelques soins particuliers, relativement à la position
durant les transports, durant les traitements. Le lit arabe,
résumé généralement dans la surface du sol parfois garnie
d'une natte, nécessite quelques améliorations dans la dureté
ordinaire et la disposition trop uniforme de ce plan horizontal.
Les Indigènes creusent alors le sol, l'exhaussent du côté de la
tête, le façonnent, en un mot, de manière à ce que les blessés
puissent y trouver un décubitus moins fatiguant, moins gênant,
. et surtout moins douloureux. Le fond de cette espèce de fossé,
peu profond, est parfois rembourré d'herbages et de tapis, de
bernouss, de *haïk,* etc. — Quand il s'agit de transporter un
blessé, les Arabes roulent des tapis dans le sens de leur longueur, et les disposent en couronne sur le bât des mulets, des
chameaux, des chevaux ; le malade est placé au milieu. Si la
blessure paraît grave, si son siége aux membres inférieurs
exige la position horizontale permanente, de longs bâtons de
tente sont attachés sur des sacs bourrés d'herbages et liés aux
parties latérales du bât, sur lequel le malade se couche alors
en long, quelquefois en travers. S'agit-il d'emporter les blessés, quand on n'a point d'animaux à sa disposition ? Les bâtons
de tente, disposés horizontalement, sont retenus à égale distance par des traverses et des cordages en jonc ou en poils de
chameau; des *bernouss, haïk,* tapis, solidement attachés sur
les côtés, reçoivent le corps du blessé (1). Le plus ordinaire-

(1) Voyez, pour plus de détails, les notes du docteur LACOXA dans le t. LX des *Mém. de
méd. et de chir. milit.*

ment, les cavaliers recueillent sur leur selle les individus atteints de coups de feu dans les combats, et l'on prétend même que l'habitude de maintenir par une corde en poils de chameau les différentes pièces de la coiffure, n'a eu primitivement d'autre but, nous l'avons déjà dit, que de permettre d'entraîner et d'enlever à l'ennemi les Musulmans blessés ou déjà tués.

Occupons-nous maintenant des plaies par animaux venimeux. Les Arabes prétendent que la piqûre ou morsure de ces animaux entraîne d'autant plus de dangers que ceux-ci étaient restés plus longtemps sans boire. Dans le cas contraire, disent-ils, « l'eau aurait *lavé* leur venin (*semm*), et l'aurait rendu plus innocent. » Ils voient, du reste, dans tout être venimeux un esprit, un être malicieux, un *djinn* méchant envoyé par Dieu pour punir les pervers ; aussi le respectent-ils beaucoup, uniquement par crainte de déplaire au Tout-Puissant et de s'opposer à ses décrets. Néanmoins, ainsi qu'on en aura plus loin la preuve, les moyens qu'ils emploient contre leurs dangereuses atteintes paraissent d'une efficacité prompte, sûre, et répondent assez bien à la première indication du traitement, celle de détruire le venin le plus rapidement possible.

Je ne me rappelle plus dans quel hôpital de l'Algérie fut traité un Arabe tellement mordu par un cochon (*hhallouf*) que les blessures nécessitèrent cinquante ou cinquante quatre points de suture.

La tarentule (*retila*, quand elle est grisâtre ; celle du désert, *bou-laqqaz* est noire et fort dangereuse), sorte d'araignée que l'on rencontre assez souvent dans le Sahara et même dans la Mitidjah (près de Koléah, d'après MM. Bouffar et Laprévotte), détermine par sa morsure des accidents graves. Les habitants du Sud mettent immédiatement le blessé dans un bain de sable brûlant, jusqu'au cou, quelquefois dans une fosse que l'on remplit de terre bien chauffée. Les plaies sont ensuite couvertes de cendres chaudes, ou de poudre de *henna* pilée avec des ognons.

Le scorpion (*aqrab*) est tellement commun en Algérie que plusieurs bivouacs habituels des troupes ont pris le nom de camp des scorpions : ainsi à Mouzaïa, ainsi près de Téniet-el-Hâd, etc. ; dans ce dernier point, nous ne pouvions lever littéralement une seule pierre sans découvrir plusieurs de ces arachnides. On en rencontre également beaucoup dans les oasis du Sud, où ils habitent volontiers les encoignures des demeures. Ceux que j'ai vus à Biskra et dans le Sahara offraient une coloration d'un jaune rougeâtre. Le scorpion d'Afrique est d'une grandeur assez remarquable. A El-Ouar, lors de l'expédition du colonel Desvaux aux environs de Tuggurt, au printemps 1853, nous en trouvâmes de gris-noirâtres et de dimensions vraiment extraordinaires ; ce sont les plus dangereux, dit-on. — Les Arabes redoutent d'autant plus cette arachnide qu'elle s'insinue facilement et volontiers dans les plis de leurs larges vêtements, quand ils couchent sur le sol. Le scorpion paraît un hôte favori des pays chauds ; en Arabie, ses piqûres passent pour fort dangereuses. En Egypte, les rues fourmillent d'individus munis de paniers renfermant des talismans et des remèdes à vendre contre ses blessures et celles des serpents. — En Algérie, la piqûre de l'*aqrab* offre plus de dangers dans le Sud, où il cause souvent la mort, d'après les recherches de M. le docteur Guyon et d'après ce qu'on m'a assuré à Biskra. Cependant, pendant mon séjour dans ce dernier poste, j'ai soigné plus de cinquante militaires civils ou Indigènes atteints par ces arachnides, et jamais je n'ai obervé d'accidents graves, si ce n'est parfois des vomissemens et une forte prostration qu'il faut plutôt attribuer à la terreur qu'éprouvent en pareil cas les individus blessés. — En parlant de la province de Constantine, le Géographe Arabe Edrisi (1) rapporte que « le

(1) Trad. par A. Jaubert, t. I, p. 232.

pays est infecté de scorpions grands, noirs et dont la morsure est *mortelle*. Les habitants font usage pour se préserver de leur venin, d'une infusion de la plante dite *el-folion al harani*(?). Il suffit, à ce que l'on dit, d'en prendre deux drachmes pour se garantir de toute douleur durant une année. « La personne qui m'a raconté cette particularité, ajoute-t-il, avait été dans le cas de faire elle-même l'épreuve du remède. Elle me dit qu'ayant été piquée par un scorpion, elle but une infusion de cette plante, et ne ressentit qu'une douleur passagère, et que le même accident lui étant arrivé trois fois dans le cours de l'année, elle n'en fut nullement incommodée. L'*el folion* croît abondamment dans les environs de Kalat Béni-Hamed, une des villes les plus considérables de la contrée, éloignée de Msilah de douze milles. » Il serait intéressant de rechercher ce végétal. — En Arabie, à Djâa, les habitants appliquent sur la blessure les entrailles fumantes d'un agneau : on comprime le membre en dessus de la plaie, et on le scarifie profondément (1). — Le Prophète Mohammed a conseillé de boire une décoction faite avec du *chenedegoura* (teucrium chamœpytis). Les Arabes frottent la plaie avec de la vieille huile pendant que rougissent les cautères, c'est-à-dire les lames de couteau, qui bientôt labourent et incisent les lèvres de la blessure. Evidemment, c'est le moyen le plus sûr et le plus expéditif.

La fréquence des serpents (*hhanech*) et des vipères (*lefaâ*) dans les pays chauds a donné naissance aux Psylles, secte d'individus qui mangent de ces reptiles, les mordent sur les places publiques et les abandonnent ensuite en pleine liberté sur leur propre corps, autour de leurs têtes, etc. Nous en avons parlé (p. 193) à propos des *Aissaoua*. D'après MM. Bouffar et Laprévotte (2), on rencontre près de Douéra et dans les forêts

(1) *Voy. en Arabie*, par Tamisier, t. II, p. 22.
(2) *Mém. de méd. et de chirurg. militaires*, 1850.

voisines de Koléah « une espèce de vipère dont les crochets
mobiles, à venin, au lieu d'être situés de chaque côté de la
tête, au-dessous de l'œil, se trouvent placés dans la partie
supérieure de la bouche. » — Les vipères à cornes ou cérastes
sont très nombreuses dans le Sahara : elles ont la couleur du
sable et de très petites dimensions. Le docteur Thierry de
Maugras (1) en a observé dans le sud de la province d'Oran.
J'en ai vu une à Biskra, de soixante-dix centimètres de long,
et des Indigènes de la localité m'ont affirmé que cet ophidien
causait souvent la mort, que l'unique moyen d'échapper à
cette terminaison funeste consistait à cautériser très profondément la plaie avec le fer rouge et à la mettre immédiatement
après en contact avec les entrailles d'un animal tué à l'instant
même. — La vipère Redi a été signalée par un naturaliste
Allemand dans les environs d'Alger (M. Guyon).

Les Indigènes du Sahara combattent les effets de la blessure
des *lefad* en liant immédiatement et fortement le membre
au-dessus de la plaie, incisant cette dernière avec un fer
rouge, la recouvrant ensuite d'un cataplasme de tiges de *retem*
(genista ca icans) bien pilées et bien bouillies, puis plaçant
le membre dans un bain de sable chaud.

Les Arabes conseillent en général : — de mettre sur la plaie
un mélange de vinaigre, de cendres de bois de *kerma* (figuier)
et de cendres de bois d'*annaba* (jujubier); — ou de boire de
l'eau dans laquelle on a pilé du *khantale* (coloquinte) et de l'ail
débarrassé de ses premières feuilles extérieures; — ou de
frotter la plaie avec de l'huile qui aura bouilli avec un jaune
d'œuf; — soit de manger du beurre de vache et d'en frotter
en même temps la blessure. — Dans le désert, une fois la
ligature placée au-dessus de la morsure, on pose des pointes
de feu à quelque distance de toute sa circonférence, et on fait

(1) T. LXIV *des Mém. de méd. et de chirurg. militaires*, 1847.

boire au malade du beurre fondu et bouillant, en même temps
que le membre est frictionné avec un mélange d'ail, d'oignon
et de *zebed* (musc).

Contre la morsure des serpens, les Arabes se louent beaucoup du suc d'une euphorbe, qu'ils appellent *leben* (euphorbia
guyonïa). Cet usage doit remonter à une époque bien ancienne,
si l'on en juge d'après le chapitre suivant de Pline (1) :

« Juba, père de Ptolémée, parle d'une plante qui croît dans
l'Atlas, et qu'il appelle *euphorbia,* du nom du médecin qui
s'en est servi le premier. Il a fait un traité exprès où il exalte
beaucoup les admirables propriétés de son suc qui paraît
comme du lait, et la vertu qu'il a de rendre la vue claire, de
même que contre la *morsure des serpents* et contre toutes
sortes de poisons. »

Tous les ans, notamment à l'époque des premières chaleurs,
la presse algérienne signale un certain nombre de cas de rage
canine. Il est cependant des personnes, notamment en France,
qui ne croient point à la présence de la rage dans les pays
chauds, en Afrique en particulier. L'instruction médicale
pour la Commission scientifique de l'Algérie (2) contenait cette
question : « Est-il vrai que la rage chez les chiens soit très
rare dans les pays chauds, particulièrement chez les Musulmans? » — Le sujet est assez grave au point de vue de
l'hygiène publique, pour que chacun considère comme un
devoir de faire part des renseignements et observations
recueillis à cet égard. On ne trouve au premier abord que
contradictions sur l'existence de la rage dans les contrées
chaudes. Les Latins la connaissaient *de visu.* Homère apostro-
phe Teucer avec l'épithète caractéristique de *chien enragé.*
Plutarque, Polybe, Pline l'ancien parlent de la rage. Celse a

(1) *Description de l'Afrique,* livre V, *la Mauritanie,* chap. I.
(2) Lue à l'*Académie des Sciences,* le 26 mars 1838.

dit : « Miserrimum genus morbi, in quo simùl œger et siti et
aquæ metu cruciatur. » On a présenté la rage comme
généralement rare en Syrie (1) et en Egypte (2) où, comme en
Afrique, les chiens sont cependant très nombreux et abandonnés sans aucun soin à toute liberté. Parmi les médecins
Arabes, *Yahïa ebn Serapion*, *Rhazès*, *Avicenne*, l'ont
observée. Van Swieten (3) la dit inconnue en Amérique méridionale. L'Écriture sainte n'en parle point. Elle paraît très
rare dans l'Inde, assez commune aux Antilles. On lit dans le
législateur musulman *Sidi Khelil* (4) :

« Le Prophète a défendu de mettre un prix quelconque à un
chien, bien que cet animal soit d'usage utile ; du reste, le chien ne
doit pas être laissé dans les maisons, à moins qu'il n'y soit utile
comme gardien. »

Le Dr Hamont, vétérinaire en chef de l'armée d'Egypte, a
constaté la rage dans ce pays (5). D'un autre côté, pendant
quatorze ans qu'il a passés au Caire, le Dr Perron (6) n'a jamais entendu dire qu'un chien fût devenu enragé en Egypte.
Cependant, « un de nos médecins sanitaires, le Dr Amstein, en
signalant plusieurs cas de rage observés à Alexandrie et dans
les environs, a montré que l'hydrophobie était beaucoup plus
fréquente en Egypte qu'on ne le pense généralement (7). »
L'oculiste tunisien, qui fut interrogé au Bureau Arabe d'Alger
(voy. page 44), nous affirmait que les chiens étaient fréquemment
atteints de rage au Maroc. — Pour ce qui concerne l'Algérie,
ce serait une grave erreur de penser que la rage canine y est
inconnue. Voici quelques notes que j'ai glanées sur ce sujet :

(1) Volney, *Voyage en Syrie*, t. I.
(2) Le baron Larrey, *Mém. de chir. milit.*, t. II, p. 126.
(3) *Commentaires sur les aphorismes de Boerrhave*.
(4) T. III, ch. XIII, p. 179.
(5) *L'Égypte sous Méhémet-Ali*, t. I, p. 590.
(6) *Notes sur Sidi-Khelil*, t. III, p. 567.
(7) *Annales d'hygiène*, janvier 1854, p. 222.

En 1844, cinq cas de rage dans la province de Constantine.
— Un en janvier 1846, dans celle d'Oran. — Deux autres cas
chez des chevaux (1). — Le Dr Lelouis, médecin-major, a vu
un chef arabe, mordu par un chien enragé, mourir avec tous
les symptômes de la rage. — Le Dr Lacger (2) a rapporté un
cas de rage chez un cheval arabe. — Le Dr Dussourt, médecin
en chef de l'hôpital d'Orléansville, a cité (3) deux cas de rage
chez une Négresse et une Française, causés par un chien et un
chat. — En 1844, à Sétif, un soldat du 19e léger est mort à
l'hôpital, par suite de la rage, « plus de quarante jours après
avoir été mordu à la main par un chien arabe. Ses derniers
moments ont été précédés de convulsions si violentes et si
effrayantes pour les autres malades, qu'on a été obligé de l'attacher. Il n'y a pas longtemps qu'un fait à peu près semblable
a été observé, à Constantine, sur un sous-officier du train des
équipages (4). » — La même année, M. Rodier, médecin-vété-
rinaire, disait (5) avoir vu deux fois en Afrique des chiens
enragés, et dû les faire abattre. Le rédacteur du journal ajoute
à ce sujet : « Les Arabes n'auraient pas, d'ailleurs, un terme
dans leur langue pour exprimer la rage, si cette maladie
n'existait pas parmi eux. Ils appellent *mekloub* un individu
enragé, et il est à remarquer que la racine de ce mot est préci-
ment *kelb*, qui signifie chien. Les Kbaïls connaissent également la rage ; ils nomment *içath, damarhlouts*, celui qui en
est atteint, expressions dans lesquelles on ne retrouve pas,
comme en arabe, le nom de l'animal le plus sujet à cette
maladie. » — A Orléansville (6), des chiens venus des douairs
en ville ont bientôt mordu d'abord une négresse, puis un

---

(1) Dr Guyon, *Académie des sciences*, 6 avril 1846.

(2) T. LX des *Mém. de méd. et de chir. milit.*

(3) *Académie de médecine de Paris*, 25 mars 1851.

(4) *Akhbar*, journal de l'Algérie, n° du 22 décembre 1844.

(5)   Idem,   25 novembre 1844.

(6)   Idem.   2 mars 1851.

colon : ces animaux avaient tous les symptômes de la rage.
Deux chevaux également mordus par eux ont dû être abattus,
et plusieurs soldats atteints par ces chiens sont entrés à
l'hôpital. — La même année (1), dans la province d'Alger, un
brigadier de gendarmerie fut mordu par un chien enragé. —
A Médéah (2), un Spahis indigène et le garçon de cantine du
même régiment ont été mordus par un chien arabe atteint
d'hydrophobie; l'animal a été tué et de prompts secours
administrés aux deux victimes. — En automne 1844, deux
cas, suivis de mort, furent observés à Constantine (docteur
Henry) ; un des chiens était arabe. — Pendant l'été 1848,
j'ai été témoin, à Téniet-el-Hâd, de deux cas de rage : dans
l'un, morsure faite par un chien indigène; chez l'autre, rage
évidente, bien caractérisée, chez une petite chienne de Tunis
qui m'appartenait. — En août 1849, il a été traité à Téniet-
el-Hâd un Arabe porteur d'un ulcère chronique à la jambe,
suite de plaie dégénérée faite par la morsure d'un chien
indigène enragé. — Enfin, le docteur Guyon a publié que
depuis l'occupation de l'Algérie jusqu'en 1851, il avait eu
connaissance d'une vingtaine de cas de rage communiquée à
des Européens.

Quelles peuvent-être les causes probables de cette affection
dans les pays chauds? On a observé la rage également fréquente dans des latitudes extrêmes, sous la zône torride comme
dans les contrées très froides. De même on la voit se développer
de préférence pendant les fortes chaleurs et dans les hivers
rigoureux.

Serait-ce la condition *domestique* du chien? Ainsi, M. Mor-
purgo disait, en 1845 (3), qu'à Smyrne et à Constantinople,

(1) *Akhbar*, journal de l'Algérie, n° du 21 septembre 1851.
(2)   Idem,   12 avril 1853.
(3) *Société Orientale de France*, séance du 10 janvier.

des milliers de chiens erraient dans les rues, et que pas un cas de rage ne se manifestait parmi eux, tandis qu'il s'en présente chez les chiens domestiques, ce que les Turcs attribuent à la difficulté d'accoupler. A cette occasion, M. de la Roche-Pouchin citait que 40 à 50 cas de rage s'étant présentés dans une seule année à Bologne, l'autorité ordonna de maintenir à la porte de chaque habitation un petit bassin en pierre constamment rempli d'eau, et que depuis ce moment aucune observation de rage ne se réitéra. M. Hamont répliqua que d'une part, l'expérience l'avait prouvé, des chiens pouvaient impunément rester longtemps sans boire, que d'un autre côté les Bédouins du désert ont des chiens qui boivent peu, rarement même, et sans être pour cela enclins à la rage. M. Vaillant ajouta qu'en Valachie, où il y a beaucoup de chiens errants, des ruisseaux desséchés pendant l'été ou gelés pendant l'hiver, l'hydrophobie canine est inconnue. De telles différences dans les observations firent penser à M. Aubert-Roche que les chiens errants d'Orient étant de l'espèce particulière des chiens-loups, n'ont aucune aptitude au développement de la rage. — Tout ce qu'il nous est permis d'affirmer, c'est qu'en Algérie, des chiens de races différentes, appartenant à des Européens et des Musulmans, ont été pris de rage ; que dans les tribus, les chiens sont toujours errants ; que d'ailleurs les cas de rage signalés n'ont pas toujours coïncidé avec les époques où ces animaux sont d'habitude en chaleur. Les Arabes attribuent la fréquence de la rage à la méchanceté naturelle que le chien indigène aurait héritée de son croisement avec le chacal (dib); ils disent en outre que ce dernier lui a transmis beaucoup de sa ruse, car lorsque leurs chiens sont enragés, ils se jettent à l'improviste sur les personnes ou sur d'autres animaux, sans avoir manifesté auparavant le moindre symptôme de modification dans leur habitude ordinaire. Le chien arabe que j'ai vu à Téniet-el-Hâd se précipiter sur un soldat du **2ᵐᵉ** bataillon d'Afrique, était également fort tranquille au moment de son attaque. M. Delafond, professeur à l'école d'Alfort, a fait des remarques analogues : « Contrairement à beaucoup d'opinions répandues et accréditées parmi les personnes qui possèdent des chiens et qui les aiment, nous devons assurer, dit-il, que le chien déjà enragé et pouvant transmettre la rage aux hommes et aux animaux, mange, boit, obéit à son maître, le caresse même, ne bave point et n'abandonne point la maison ou les lieux qu'il habite. Seulement, il est inquiet, etc. » — La nourriture aurait-elle quelqu'influence sur le développement de la rage ? Si les chiens arabes sont plutôt nourris de coups de bâton et de coups de pierre que de quelques os ou charognes qu'ils trouvent çà et là, les chiens européens en Algérie ont, au contraire, une alimentation suffisante.

Les Bureaux Arabes ont souvent recommandé aux Indigènes d'attacher les chiens au piquet de leurs tentes ou dans les demeures ; on les a même menacés de fortes amendes, en cas d'infraction. Il est prouvé, en effet, de par les statistiques (1), que les mesures de police ont de beaucoup diminué les cas de rage en diverses contrées.

Rhazès prescrivait d'appliquer le feu sur la plaie et de détruire, au moyen de médicaments évacuants ou autres, la bile *noire* nécessairement produite dans ces cas. Grand nombre d'Arabes ont conservé ces préceptes. On trouve les traces

(1) Les *Registres de la préfecture de police de Paris* ont démontré à M. Tardieu que, de 1830 à 1849, il y a eu 22 morts par rage à domicile, et 17 dans les hôpitaux, de 1838 à 1849. En Angleterre, les décès par hydrophobie canine ont beaucoup diminué. A Bade, en 1832, les chiens, imposés à 6 fr. 45 c., étaient au nombre de 26,000 ; la taxe ayant diminué de moitié en 1833, leur nombre double rapidement ; le premier impôt ayant été rétabli en 1845, on n'en comptait plus que 26,000. — Ces taxes existent en Bavière, en Belgique, en Angleterre, etc. — D'après les recherches de M. Ramuli (*Assemblée nationale* de juin 1850), il y aurait trois millions de chiens en France, c.-à-d. un chien par douze habitants ; ces animaux dépenseraient environ quatre vingt millions par an. Une loi fiscale réduirait évidemment le nombre exorbitant de ces animaux.

de la seconde indication dans les renseignements qui vont suivre ; quant à la première, il est bien rare qu'on y manque.

Chez les Cheurfas, dès qu'un Arabe est mordu par un chien enragé, on met dans une datte (*tamr*) ou dans un peu de pain quelques gouttes du sang qui s'échappe de la plaie, et on le fait immédiatement avaler au blessé.

Les Zâna (province de Bône) font boire du lait de femme.

Les *toubibes* conseillent de piler, avec du miel ou de l'huile, une herbe dite *djada* (pouliot de montagne), de manger de ce mélange quatre jours consécutifs, le matin à jeûn, puis de couvrir la plaie avec du *mehah* (?).

Dans le Sud, on force pendant quarante jours, tout individu mordu par une bête enragée, à boire au moyen d'un roseau, à ne point se laver, à ne rien toucher avec les mains, à manger avec une cuillère. S'il passe le quarantième jour, il est sauvé. On traite la plaie comme une plaie simple. Si l'individu devient fou, on lui jette de l'eau bien froide à la figure, et il meurt de suite.

Inutile de dire que les amulettes jouent un grand rôle pour se préserver ou se guérir de la rage.

Plusieurs de ces pratiques paraîtront sans doute bien ridicules et marquées au coin d'une superstition insensée dans un cas aussi grave, dans un moment où l'existence dépend de la promptitude et de l'énergie des moyens curatifs. Mais notre médecine européenne est-elle plus positive à l'égard du traitement de la rage ? Jusqu'à la fin du siècle dernier, des moines n'affirmaient-ils pas que les reliques de saint Hubert, inhumé dans leur cloître, guérissaient cette affreuse maladie ? Est-ce que nous n'avons pas encore la haute renommée des clefs de saint Roch, de saint Bellini, de saint Guthrie, de saint Pierre de Bruges, etc.?

Quand on veut ne plus avoir de cheveux blancs, il suffit de se frotter la surface épicrânienne avec une.... tête de corbeau (*grdab*) : elle deviendra immédiatement noire! Ce moyen, très sérieusement conseillé par le savant Hakem *Sidi Mekli*, ne vaut pas mieux sans doute que les frictions avec du *kethrane* (goudron) pendant trois ou six jours. — Il est encore recommandé de frotter la tête avec un mélange de bile de mouton et de suc de *khass* (laitue), ou bien avec un liniment composé de bonne huile et de poudre du bois ainsi que des feuilles d'un arbuste appelé *mermar* (?). Ces moyens auraient le privilège non seulement d'empêcher les cheveux de repousser blancs, mais encore de leur faire promptement acquérir une longueur surprenante........

L'alopécie est combattue par les remèdes suivants : — Avoir soin de se frotter la tête avec du miel dans lequel on on aura préalablement broyé des navets (*left*) et de la cendre de chair de *ganfoute* (hérisson). Les cheveux deviendront longs, et de plus ils repousseront noirs *(asoued)*! La pommade du lion est définitivement dépassée!.... — Brûler des poils de *ganfoute* (hérisson) ; incorporer les cendres dans de la vieille huile; faire bouillir le tout et passer un peu de ce liquide tiède sur la tête pendant trois ou sept jours. — Frictionner les places chauves avec du miel dans lequel on aura broyé de la graine *(zarréa)* de *left* (navet).

Celui qui désire augmenter la quantité de ses cheveux, doit prendre le *kebda* (foie) d'une jeune jument *(fersa)*, le couper en morceaux très menus, et le mélanger avec du sel fin. Il fera sécher le tout au soleil, puis incinérer complètement : la cendre sera incorporée à de l'huile. Il se fera raser la tête et la maintiendra couverte d'une couche épaisse de cette composition, jusqu'à ce que les cheveux aient suffisamment repoussé. Chose encore merveilleuse! la chevelure deviendra longue, épaisse et.... noire!....

On peut éprouver quelque surprise en trouvant dans les coutumes des Arabes, comme dans les écrits de médecine répandus chez eux, un certain nombre de formules médicamenteuses destinées à modifier la couleur, la quantité et la longueur des cheveux, puisque les Indigènes ont l'habitude de se raser la tête, moins la touffe syncipitale. Il en est pourtant ainsi : ce peuple, qui a le crâne constamment couvert,— chez lequel l'immutabilité, dans l'habillement surtout, est tellement invétérée qu'elle exclue toute idée de modes, tout caprice d'innovation ; — ce peuple, dont l'habitude extérieure paraît généralement très simple, grave et très sale tout à la fois, a cependant éprouvé le besoin de troubler cette austérité de mœurs par quelques velléités de semblant de coquetterie. Il faut bien que son imagination, inoccupée par les sciences, les arts, l'industrie, se berce de toutes les illusions de réparer les outrages du temps et de la maladie.

Très fréquente chez les enfants en bas-âge et chez les femmes dont la tête se trouve toujours très malpropre, la teigne (*feurtsa*) est généralement combattue par des lotions d'eau fraîche, ou des frictions de savon noir. Voici d'autres formules :

Pilez très fin un mélange de résine de **snouber** (pin maritime), de **kethrane** (goudron) et de morceaux de verre ordinaire ; faites ensuite chauffer fortement le tout et appliquez-le bien chaud sur la région teigneuse. On couvrira bien la tête, et le cataplasme précédent sera renouvelé trois fois à quatre jours de distance.

Faites bouillir dans une marmite neuve de l'huile avec du *harmel* (rue puante). Quand la décoction sera devenue bien épaisse, appliquez-en une certaine quantité sur la partie malade.

Une indication fort importante manque dans ces médications diverses, c'est le soin de raser préalablement les parties atteintes par l'éruption faveuse, tout au moins leur pourtour. Il n'est

pas rare de trouver des femmes s'obstiner à couvrir de cataplasmes leur chevelure épaisse conservée intacte : on comprend
facilement l'inefficacité d'une telle médication et la saleté dégoûtante qu'elle entraîne.

L'apparition des éruptions de la face et du cuir chevelu
(gourmes que les Arabes appellent *hazaza beugri ;* dartre de
la vache) chez les enfans à la mamelle, est commune. Les embrocations d'huile ou de beurre constituent le seul traitement ;
d'habitude même les **Arabes** les respectent, parfois aussi ils
les attaquent avec une pommade dont le minium fait la base.

D'énormes boutons dont nous avons parlé plus haut, et que
la facile tendance à s'ulcérer a sans doute fait appeler *groheuk'*
(c'est-à-dire ulcération), compliquent assez souvent ces éruptions exanthématiques chez les jeunes sujets : on les enduit
de miel et d'huile.

Un cas de plique en lanière a été observé en mars 1848 à
Ghelma, sur un Kabyle de neuf ans, par le Dr Colau. Cette
affection existe dans le désert, et elle se trouve au nombre
des cas redhibitoires admis légalement dans les ventes d'esclaves dans le pays des nègres (1). — La plique endémique,
dans certaines régions septentrionales, tient sans doute à des
conditions locales tout-à-fait spéciales, car depuis l'émigration
polonaise qui dure depuis plus de vingt ans, des cas isolés de
cette affection ont été plus rarement observés.

On se préserve de la vermine en se frottant le corps avec de
l'huile de *djouz* (noix). Un autre moyen consiste à broyer des
feuilles sèches d'olivier, puis à les mélanger intimement avec
de la cendre de bois de tamarin ; le tout est ensuite délayé dans
une certaine quantité d'eau, de telle sorte que toute la surface
cutanée puisse être facilement et suffisamment humectée de
cette composition. — D'autres s'ablutionnent avec de l'eau

(1) *Itinéraire du Sahara au pays des Nègres,* par M. Daumas, p. 242.

dans laquelle ont macéré des feuilles fraîches de *defla* (laurier rose). — Pour se débarrasser des poux (*guemel*), il suffit de se frotter, la nuit surtout, avec un mélange d'huile et de fine poudre de feuilles de laurier rose préalablement séchées au soleil; ou bien on se sert, de la même manière, d'un liniment composé de poudre de *henna* et de *meusteqa* (suc du lentisque). Si l'affection pédiculaire est ancienne et que les traitements externes aient eu peu de succès, il faut boire, pendant trois matins consécutifs, une décoction de lait aigre (*leben*), d'huile et de *kabbar* (câpres). — D'après Ebn-Batouta (1), la vermine fourmille chez les habitants du Soudan, au point qu'on est obligé de porter autour du cou des ficelles imprégnées de mercure (*zaouoq*). — Les Arabes distinguent très exactement une espèce de pou très petit, qui siége ordinairement dans la barbe, et dont la rapidité de multiplication serait inouïe. Ils l'appellent *lahhia heybouche* (c.-à-d. pou de barbe). Pour faire disparaître ces parasites, on enferme une touffe de poils de la barbe dans un petit morceau de *bernouss* qui contient un mélange de mercure et d'huile, puis on serre très exactement avec un lien quelconque. Les poux ne tardent pas à mourir. On répète la même opération sur plusieurs régions de la barbe, s'il est nécessaire.

Les affections cérébrales doivent leur peu de fréquence, chez les Arabes, à la moindre sensibilité de l'encéphale, à l'absence de toute surexcitation ou fatigue intellectuelle et morale, à l'existence individuelle généralement paisible. Néanmoins, l'action des fortes chaleurs, du *sirocco* notamment, d'un soleil frappant d'aplomb la tête souvent mal protégée, détermine des irritations cérébrales, des congestions intra-crâniennes, dont la gravité se mesure depuis la simple céphalalgie jusqu'à la

(1) *Voyage dans le Soudan*, trad. par M. DE SLANE; *Journal asiatique*, 1843, t. I.

méningite. Différentes variétés de céphalalgies sont admises ;
celle dite *sada ras* (c.-à-d. tête fendue), dans laquelle il semble qu'on fende la tête, paraît être l'hypérémie cérébrale, et se
guérit avec des cataplasmes épicrâniens composés de farine
d'orge que l'on fait bouillir dans de la décoction de rue puante
(*harmel*); avant de les appliquer, on doit avoir soin de bien
huiler le crâne. On conseille également de s'introduire dans
les cavités nasales des graines de *harmel* bien pilées dans de
l'huile. La céphalalgie se nomme *chquiqa* quand elle s'accompagne de battements violents aux tempes et d'une douleur
vive dans l'intérieur du crâne au moindre mouvement. Traitement : diriger sur la tête de la vapeur d'*ambar* (ambre)
projeté sur des charbons ardents, ou frotter le crâne avec un
mélange de *henna* et de feuilles sèches de *khoukh* (pêcher).

On peut reconnaître dans l'*oudjà ras* (mal de tête) la forme
de céphalée vulgairement appelée migraine. Les Arabes la
dissipent par les moyens suivants : — Appliquer sur le crâne
des feuilles de *salélandar* (une jusquiame?);— ou des feuilles
de *maçaça* (plantain); — ou sur le front des feuilles fraîches
de *harmel*; — ou de petites bandes d'écorce de *souaq* (racine
de noyer), puissant révulsif déterminant des rougeurs cutanées
qui durent une huitaine de jours. — Exposer la tête quelques
instants au-dessus des vapeurs d'un mélange que l'on jette sur
le feu et qui est composé de *mékah* (?) bien frais, de *meusteqa*
(suc du lentisque) et de *krafeuss* (céleri). — Faire sécher des
feuilles de *khaováa* (ricin), les moudre finement, en saupou-
drer toute la calotte crânienne. — Piler ensemble des graines
de cresson (*habb reychâd*), des petits pois noirs (*hamous
asoued*), des petits pois (*djelbana*), du bois de campêche
(*doud lhammara*); mêler toute cette poudre avec du jaune
d'œuf (*saffra bidha*), placer ensuite le tout sur la tête du
malade et l'y maintenir avec des liens et des chiffons ; trois
jours après, enlever l'appareil et le mélange ; en réappliquer

de nouveau pendant trois jours si la migraine n'a point disparu. — Enduire tout le crâne d'une forte couche d'huile, et
appliquer un cataplasme de racine d'orge et de farine d'orge
bouillies ensemble et réduites jusqu'à consistance pâteuse. —
Application *loco dolenti* d'une drachme de poivre (*felfel*),
d'une once de miel, d'une once de vinaigre, bien mélangés
ensemble. — Il est encore bon d'appliquer un cataplasme
de *zafrane* (safran), de *lebane* (cassis), mêlés avec du vinaigre ; — de maintenir toute une nuit un composé de vinaigre
dans lequel on aura délayé des cendres de *tarfa* (tamarix afri-
cana) et de *retem* (genêt) ; — d'appliquer tiède une décoction
très concentrée, jusqu'à consistance de colle, de farine d'orge
et de sel ; ou bien un cataplasme de graines de *henna*, d'anis
noir (*sanoudj*), pilés ensemble avec un peu d'eau (1) ; — de
sentir assez fortement, et plusieurs fois avant d'entrer au
bain, du beurre, de l'anis vert (*hhabb halaoua*), de l'anis noir
(*sanoudj*), bien pilés ensemble et renfermés dans un petit
chiffon ; — de s'introduire dans les narines un petit linge
mouillé, contenant de la poudre de graine d'anis noir ; — de
se frotter trois jours la tête avec de la rue pilée très finement
dans un mélange de bile de chèvre et de vieille huile ; — de
maintenir quelque temps sur le crâne un cataplasme avec
farine d'orge et son (*nekhala*), délayés dans une décoction de
rue (feuilles et tige) ; — de sentir, à plusieurs reprises, de la
feuille fraîche de *krafeuss* (céleri) bien écrasée.

Le Prophète, dit *Sidi Raqad*, avait l'habitude, pour dissiper sa migraine, de piler de la chair de chat (*lehhume el qatt*)
d'Inde (*hened*) avec du beurre et du lait : l'introduction d'un
peu de cette composition dans les narines, suffisait pour le
guérir promptement.

On assure qu'il existe au Sénégal une céphalalgie nerveuse

(1) Cette coutume de traiter les céphalalgies par des substances aromatiques appliquées
sur le crâne était fréquemment usitée chez les Anciens ; témoin la *calotte céphalique* décrite
par grand nombre de leurs médecins. Ce moyen est certainement trop négligé de nos jours.

causée par la forte odoration des fleurs de l'acacia sénégalensis ; la fièvre nerveuse qui accompagne ces accidents serait des plus dangereuses. Cette maladie est connue de quelques Indigènes algériens. — J'ai publié (1) une observation d'hypérémie des sinus frontaux, observée chez un Arabe du cercle de Téniet-el-Had, qui avait passé la nuit à la belle étoile, la figure toute découverte. Cette variété de céphalalgie n'est point rare chez les Musulmans voyageurs ; ils la désignent sous le nom de *boqlat el quemar* (délire de la lune).

L'hydrocéphalie atteint assez fréquemment les enfants à la suite de la variole et de la rougeole : les Arabes ne cherchent parfois à la combattre que par les topiques les plus actifs énumérés ci-dessus contre la migraine.

Ils désignent sous le nom de *boqla* (délire) la méningite, l'encéphalite : cette expression s'applique aussi aux fièvres typhoïdes, qui se montrent si communes en juin. Une gastro-céphalite épidémique a régné dans le cercle de Sebdou à la fin de l'été, en 1847 ; les deux tiers au moins d'une tribu furent malades. — Les documents envoyés au Conseil de santé et résumés par M. le docteur Boudin (2) concernant la méningite cérébro-spinale épidémique, font connaître qu'en Algérie cette terrible maladie fit son apparition en 1840, qu'elle sévit plus particulièrement dans les provinces de l'est et du centre de nos possessions, que ses ravages ont été constatés depuis le niveau de la mer jusqu'à Sétif, c'est-à-dire, au delà de 1,000 mètres de hauteur. Elle se manifesta à Douéra, Batna et Sétif, en 1840, en 1844 à Constantine, en 1845 à Philippeville, à Douéra, Batna, et Sétif, en 1846 à Alger (dans la population musulmane) ; à Médéah, Orléansville, Stora, El Arouch ; en 1847 à Ghelma, à Alger, Constantine, Douéra et Médéah. Il

(1) *Abeille Médicale*, 1849, n° du 1er juin.

(2) T. IX de la 2e série des *Mém. de médec. et chirurg. militaires*.

est bien probable que les Arabes n'ont pas été épargnés dans cette visite de l'épidémie sur des points assez éloignés. — Les affections des méninges et de l'encéphale sont du reste fréquemment observées chez eux pendant les fortes chaleurs, et constituent alors ce qu'ils appellent *boqlat ech chems* (le délire du soleil). Dans tous ces cas, frotter le front et le crâne avec un mélange de graisse, de pourpier (*hammaqa*), d'oignons, de sel, de lait aigre; appliquer le feu sur différents points du crâne; frotter la tête avec du goudron bien chauffé; enfin maintenir sur le crâne un topique composé de vinaigre et d'ail pilés ensemble, tels sont les principaux moyens curatifs.

L'ozène (*qarheha lmenakher*, ulcère des narines), les ulcérations surtout syphilitiques si communes, se guérissent en introduisant dans les cavités nasales une mèche de laine ou une touffe de poils, enduites de miel mêlé avec du *zadj* (vitriol), ou bien de miel bouilli avec une grenade aigre *(roummane qarsa)* dans une marmite neuve. D'autres préfèrent un chiffon humecté de suc de grenade douce *(roummane hhaloua)* chauffé dans une marmite de cuivre, soit un mélange de beurre de vache et de *berrouay* (asphodèle) dont on se graisse avec le doigt l'intérieur des narines.

Le meilleur remède contre le coryza (*nezla*) consiste à renvoyer par le conduit nasal la fumée de tabac : les Arabes regardent comme plus efficace la fumée produite par le papier à cigarettes. Il est également bon de s'appliquer à la base du front un mélange d'ail émondé des enveloppes externes, de tête de bœuf (*demagh tsour*); pilés dans de l'huile.

La fréquence des congestions cérébrales, des dérangemens dans la menstruation, l'insolation, la constipation, déterminent des épistaxis. Loin de les respecter, l'Indigène s'empresse toujours de les combattre; ainsi :

Renifler de l'eau très chargée de poudre fine de cumin (*quemmoun*); — ou bien priser du tabac mélangé avec du *méhah* (?); — sentir à plusieurs reprises un mélange de pain, de vinaigre, de *zebel* (fumier de cheval), *hamr* (salade sauvage) bien broyés ensemble; — introduire dans les narines de l'huile à laquelle on a incorporé de la poudre bien fine de coque d'œuf; — aspirer par le nez du vinaigre dans lequel on a pilé du son, de l'orge, du blé, des graines d'anis vert et du *lebane* (cassis).—Sentir avec force de la croûte de pain frottée avec de la rue puante.

———

Si le fatalisme et l'insouciance font négliger aux Arabes bon nombre d'affections légères au début, mais facilement et promptement aggravées par les mauvaises conditions de toute nature dans lesquelles ils vivent, c'est surtout dans les maladies des yeux que cette vérité est incontestable. Les ophthalmies chroniques, toutes leurs complications et dégénérescences organiques se présentent, en effet, chez eux, avec une déplorable fréquence. L'Indigène les confond à peu près toutes sous la dénomination de *meardh laïnin*, c'est-à-dire maladie des yeux. Considérées au point de vue de leur influence étiologique, l'intensité de la lumière solaire, surtout sa réflection par la couleur blanche des habitations, ont été singulièrement exagérées; car dans les tribus, chez les Kabyles, chez les Saharis (habitants du désert), où cette dernière condition n'existe pas, les ophthalmies apparaissent aussi fréquentes, aussi graves que dans les villes mauresques du littoral. — La fraîcheur humide des nuits semble une cause plus évidente : dans toutes les vallées, les plaines, en automne principalement, les affections oculaires sévissent cruellement sous la tente. A Biskra (au sud de la province de Constantine), de mai à septembre, nous en avons vu un grand nombre déterminées par

la mauvaise coutume des Indigènes de coucher peu couverts
et à la belle étoile, sur les terrasses, une chaleur moyenne de
40 à 42 c. rendant les demeures inhabitables. Joignons à
cette circonstance les vents violents du Sud, chargés de fine
poussière; ainsi à Bou-Çada, on a souvent signalé cette fâcheuse
coincidence. « Les maux d'yeux ont fort incommodé l'armée
française en Egypte, lit-on dans les mémoires de Napoléon
(*Expédition d'Egypte*); plus de la moitié des soldats en a été
atteinte. Cette maladie provient, dit-on, de deux causes : des
sels qui se trouvent dans le sable et la poussière et affectent
nécessairement la vue, et de l'irritation que produit le défaut
de transpiration pendant des nuits très fraîches qui succèdent
à des jours brûlants.... Saint Louis, lors de son retour de
l'expédition du Levant, ramena une foule d'aveugles, et c'est
ce qui donna lieu à l'établissement des Quinze-Vingts, à Paris. »
— A Tripoli, où le vent du désert apporte le sable jusque
contre les murs de la ville, les ophthalmies sont très fréquentes:
« Une grande partie des personnes d'un âge encore vert sont
totalement aveugles (1). » — Le vent du Sud n'a pas seul le
privilège de causer et d'aggraver les ophthalmies : il faut y
joindre le vent d'est qui souffle parfois avec assez de violence
en août. Dans l'été de 1847, il détermina à Ténèz des affections
oculaires en grand nombre. On peut également attribuer une
certaine influence à l'absence de toute verdure, combinée
avec les fortes chaleurs, pendant la période estivale, dans le
sud de nos possessions algériennes.

Ne devons-nous pas mettre au nombre des causes prédisposantes, l'abus des plaisirs vénériens chez le Musulman poly-
game, et la nature de son alimentation presqu'exclusivement
végétale et généralement insuffisante ? M. Magendie a prouvé

---

(1) *Note médicale sur Tripoli de Barbarie*, par M. le docteur Tessier; dans le 59e vol. des
Mém. de méd. et de pharm. militaire.

que l'abus de cette nourriture exclusivement végétale chez les
animaux finit par les rendre aveugles.

On n'oubliera pas les variations extrêmes de température
qui règnent en Algérie, et le passage brusque de la chaleur au
froid, surtout au froid humide, chez un peuple si mal
protégé contre les vicissitudes atmosphériques. — Une autre
cause à signaler, parce qu'elle s'observe assez fréquemment,
c'est l'introduction, entre les paupières, d'épines très fines que
le vent détache des figues de Barbarie et porte sur la surface
si sensible du globe oculaire. Cet accident paraît fort douloureux. — D'autre part, le peu de protection de la face et de la
vue en particulier, par la coiffure arabe, et l'absence, dans les
tentes et habitations, de cheminées, de tuyaux conducteurs de
la fumée, nous semblent deux causes des plus puissantes,
surtout quand les Indigènes brûlent des branches peu sèches,
et principalement la racine du *chiah'* (artemisia judaïca).
Celle-ci provoque un dégagement de vapeurs tellement âcres,
irritantes, qu'en 1846, une colonne expéditionnaire qui se
servit de ce moyen de chauffage, compta en peu d'instants un
grand nombre d'ophthalmies. On doit tenir aussi grand compte
de la mauvaise habitude arabe de raser complètement la tête
(sauf une touffe de cheveux à la région syncipitale). Voici une
preuve évidente de cette funeste coutume : il y a quelques
années, des ophthalmies ayant apparu assez nombreuses en
Algérie chez des condamnés au boulet, dont la tête est entièrement rasée par mesure disciplinaire, le médecin réclama pour
qu'on leur laissât croître les cheveux. Effectivement, la maladie
oculaire devint immédiatement beaucoup plus rare (1).

Chez les Arabes l'ophthalmie revêt différentes formes, ainsi :
1° la *catarrhale*, fréquente en hiver, presque toujours compliquée d'un large chémosis; 2° la *varioleuse*, toujours fré-

(1) Dr ROLLET; *Thèse de Strasbourg*, 1851, p. 6.

quente pendant et après les épidémies de petite-vérole; c'est une des origines les plus ordinaires des affections chroniques de l'œil, au dire même des Indigènes; 3° La *purulente*, signalée épidémiquement dans le cercle de Blidah, en juillet 1850; en août et septembre 1847, dans le cercle d'Orléansville; en août 1849, dans celui de Tlemcen; en août 1850, dans le district de Nemours; en novembre 1847, dans le cercle de Constantine; en octobre 1847, dans les tribus des environs de Sétif; en juin 1850, dans le cercle de Dellys, etc. La marche de cette ophthalmie est extrêmement rapide; en quelques jours, des Arabes ont eu un œil ou les deux yeux complètement vidés; 4° la forme *syphilitique*, très fréquente.

Quant aux autres épidémies d'ophthalmies, sur lesquelles je n'ai pu avoir de détails, il faut citer : celle de septembre 1850, chez les Nègres Zmélas et Douairs d'Oran; celles de Ghelma, pendant l'hiver; celle de juillet 1849, dans le cercle de Médéah; de juillet, habituelle dans le cercle de Tenèz; de septembre 1849, dans le cercle de Mostaghanem; de juillet 1849, chez les Arabes de Milah; d'août 1849, dans le cercle de Philippeville; celle de 1839, à Constantine, etc.

Reste une forme qui n'a pas encore été bien nettement caractérisée et qui me paraît devoir être rapportée au genre *névralgique* dont j'ai décrit l'histoire à propos d'une épidémie observée à Téniet-el-Hâd en 1847 (1). En effet, dans les épidémies de Biskra, par exemple, et qui ont été terribles puisque, d'après le docteur Beylot, en 1844, sur 500 hommes de garnison, 400 eurent des ophthalmies; — et que, d'après le docteur Massip, en juillet et août 1846, par une température de 43 et 44° C. à l'ombre, 68 et 70° au soleil, la moitié de la garnison fut atteinte, et près d'un tiers des

---

(1) *Névralgie oculaire épidémique observée à Téniet-el-Hâd* (Prov. d'Alger); Alger, broch. in 8°, 1850. E: dans les *Annales d'oculistique du docteur Florent Cunier*, n° du 30 novembre 1850, p. 223, et du 31 mai 1851, p. 155.

Arabes perdirent un œil, et plusieurs complètement la vue, —
dans ces épidémies, dis-je, on voyait la conjonctive devenir
écarlate en peu d'heures ; l'affection se compliquait d'exacer-
bations revenant le soir, et les paupières se tuméfiaient très
rapidement ; en un mot, le début était fort douloureux et
très alarmant. Évidemment, il y a là, dans cette phénomé-
nisation particulière, et dans les conditions météorologiques
de l'étiologie, un fond et une cause névropathiques, que ne
désignent pas les noms de blépharophthalmie, ophthalmie
purulente, etc., sous lesquels on décrit généralement cette
forme d'affection.

Les ophthalmies, mal soignées chez les Arabes, sont fréquemment suivies d'ulcérations, d'adhérences palpébrales,
d'adhérences de l'iris avec le cristallin ou la cornée. Les
toubibes (médecins) restent impuissants devant de tels désordres. La cécité est aussi commune en Afrique que dans les
régions intertropicales (1). On rencontre souvent l'hypopyon.
Les *toubibes* renouvelant la pratique d'*Ali-Abbas*, le laissent
ouvrir de lui-même. On voit communément l'inflammation
oculaire augmentée par des remèdes véritablement *incen-
diaires*, gagner le tissu du globe de l'œil, déterminer un
phlegmon de l'organe, sa suppuration, sa fonte. — *Ali-Abbas*
conseillait la compression contre le staphylôme ; les Arabes
n'ont guère d'autre ressource.—Dans l'ophthalmie, en général,
l'Indigène s'empresse toujours de soustraire l'œil à la lumière,
de le lotionner avec divers liquides, par exemple, avec du
leben (lait aigre), qui détermine une irritation suppurative
dont la guérison est ordinairement la conséquence. D'autre
part, la coutume de couvrir les yeux malades avec une masse
de chiffons qui les compriment, a le grand avantage de prévenir les hernies de l'iris dans les ophthalmies purulentes. —

(1) *Voyage dans l'Afrique occidentale*, par A. Raffenel, en 1843 et 1844.

A Mascara, on se sert d'une pommade composée d'*acel* (miel) et de résine de *tarfa* (tamarix). — Dans le désert, on saigne, ou plutôt on scarifie aux pieds et à la tête, et on se contente d'enduire les paupières de *koheal* (pommade dont le sulfure d'antimoine forme la base).

Une décoction de *hhabbet el aïn* (graine du *cassia apsus*) passe encore pour un excellent collyre. En Egypte on se sert de la même substance sous forme d'onguent. — Les Arabes font aussi chauffer de l'*aïn certane* (œil d'écrevisse), le coupent en deux, en mettent une moitié dans un chiffon avec lequel ils bandent l'œil malade. — D'autres pilent ensemble de la tige de *krafeuss* (céleri), de la tige de *habbaq* (basilic), ajoutent ensuite du jus de *kareuss* (citron) et du *smen beugri* (beurre de vache); on applique le mélange sur les organes souffrants. A Constantine, on emploie des cataplasmes de *bçol* (ognon) pilé, et la saignée à la racine du nez. Je demandais un jour au fils d'une famille de *marabouts* (prêtres), pourquoi il se frottait avec de la salive les yeux passablement irrités. « Le Prophète *Mohammed*, me dit-il, guérit de cette façon un de ses parents. » Savary (1), dans lequel j'ai recherché le fait, rapporte effectivement qu'avant la prise de la citadelle de *Khaïbar* (près Médine), les troupes de *Mohammed* avaient fait, mais en vain, deux tentatives énergiques d'agression. « Depuis plusieurs jours, l'invincible *Ali* gémissait de voir son courage inutile : un mal d'yeux le forçait à demeurer oisif. Il parut le front ceint d'un bandeau ; *Mohammed* l'ayant fait approcher, lui frotta les yeux de sa salive, et le mal se dissipa. » Savary ajoute avec raison : « Il est bien probable que cette cure merveilleuse, si célèbre parmi les auteurs mahométans, était concertée entre le beau-père et le gendre. » Ce qu'il y a de plus positif, c'est que le jeune marabout, qui

(1) *Abrégé de la vie de Mahomet.* p. 110.

m'avait mis sur la voie de cette histoire, me demandait quelques jours après un remède plus efficace pour sa conjonctivite. Il avait sans doute reconnu que la salive du Prophète avait d'autres propriétés que la sienne.

Quand l'ophthalmie dure depuis longtemps, les Arabes conseillent de prendre *le premier* ou *le dernier* jeudi (1) du mois d'*avril*, un *kat* (chat), de lui brûler la tête, de recueillir les cendres, et de s'en introduire un peu dans l'œil, à l'aide d'un petit pinceau mouillé. Un de mes amis à Alger, porteur d'une très ancienne ophthalmie, et grand amateur du *Kif* (extrémités du *cannabis indica*), a remarqué que l'affection oculaire s'était beaucoup améliorée sous l'influence réitérée de ses vapeurs, et surtout que les douleurs disparaissaient entièrement les jours où il fumait cette substance. Ce fait curieux doit être rapproché des expériences de MM. Wolf et Binard (2), qui ont reconnu au *cannabis indica* une action sédative et calmante, comme l'opium et la morphine, et une grande efficacité contre l'ophthalmie rhumatismale. Il y aurait à rechercher en Algérie si les fumeurs de *kif* jouissent d'une immunité contre les affections oculaires, ou si chez eux elles ont moins de durée et sont réellement moins douloureuses.

Un corps étranger pénètre-t-il dans les yeux ? A l'imitation de *Rhazès*, les médecins arabes le retirent à l'aide d'un morceau de résine quelconque, auquel il vient s'attacher. Si c'est un cheveu, un poil, un cil, on se frottera l'œil avec de la bile de vache *noire*. — Contre le ptérygion, on emploie le *toutia* (sulfate de cuivre) en poudre. — Le larmoiement continuel, d'autant plus fréquent qu'on s'approche du littoral, et qu'on observe dans les plaines et les vallées, est combattu par un mélange de *koheul* (voy. page 324) et de *zebed* (musc). —

---

(1) Jour considéré par les Arabes comme très heureux pour toute entreprise.
(2) *Annales d'oculistique du docteur Fl. Cunier* ; janvier 1850.

On remarque la rareté de la fistule lacrymale. La sécheresse habituelle de l'œil des Indigènes en serait-elle la principale cause?—On conseille encore contre l'épiphora de se bassiner les yeux avec de l'eau contenant une drachme de *melh'* (sel ordinaire) et une demi-drachme de *zafrane* (safran), ou d'introduire entre les paupières un mélange de miel et de bile d'un coq *noir*, ou bien encore du miel trituré avec du *hantite* (assa fœtida). — Contre l'entropion, quelques *toubibes* se décident à cautériser au fer rouge le bord de la paupière, pratique proposée par *Rhazès*.

Le trichiasis, bien fréquent dans les pays chauds, — puisque sur un total de 935 opérations faites en 1843, à l'*École de médecine du Caire* (1), on en trouve 257 pour cette seule affection,—est guéri chez les Arabes du Sud par l'arrachement des cils. Quelques-uns se rapprochant des conseils de *Rhazès* maintiennent les cils collés aux paupières, à l'aide de goudron. — La nyctalopie et l'héméralopie s'observent sur les Indigènes du littoral et dans les montagnes, surtout en mars ; cette dernière, d'après ce que j'ai vu, sévit assez fréquemment à Biskra, en avril. Les Indigènes traitent ces affections comme une ophthalmie ordinaire. — Quand la vue est trouble, ou faible, usée par la maladie ou par l'âge, les Arabes se frottent les yeux avec un mélange de miel et d'ail, ou bien avec du *koheul* dans lequel on a incorporé du safran, du *cembel* (andropogon nardus), du *djaoui* (benjoin). On conseille également de s'enduire les paupières et légèrement le globe de l'œil, avec du miel pilé avec des cendres de tête de *khattaïfa* (hirondelle) ; — de se laver les yeux avec de la bile de *ghozlane* (gazelle) ; — de piler ensemble du sulfate de cuivre, du *felfel akhhal* (poivre noir), du safran, du *nechader* (carbonate d'ammoniaque), du *zendjar* (carbonate de cuivre), du *chebb* (alun),

(1) *Revue d'Orient*, 1843.

du *koheul*, du *zeurnik* (sulfure d'arsenic), de l'*asfer* (carthame), du *ferbioune* (cévadille), du *melhh mtadm* (sel à
manger) ; un peu de cette poudre étant mis dans un chiffon et
introduit dans un roseau dont les deux extrémités sont bien
bouchées avec de la pâte de pain, on met ce cylindre dans une
passoire placée au-dessus de la vapeur d'eau bouillante, on l'y
laisse jusqu'à ce que tout le liquide soit évaporé. Quand le
roseau est complètement refroidi, on l'ouvre : son contenu sera
devenu dur comme de la pierre. On le repile de nouveau, on
répète l'expérience dans un autre roseau ; la nouvelle substance
sera finement broyée, et on s'en introduira quelque peu dans
les yeux chaque jour. On peut encore mélanger dans une
boëte, de la bile d'un *hajel* (jeune veau), du *zadj* (de l'huile
de vitriol), du miel (récolté sans le contact de la fumée) et du
safran. Si l'on est au cœur de l'été, la boëte restera exposée
sept jours au soleil; si l'on est au printemps, elle y séjournera
quarante jours. Au bout de ces laps de temps, le mélange est
incorporé à de l'huile, et on s'en sert comme d'une pommade.

Les amauroses sont beaucoup plus rares que le strabisme,
dont j'ai vu quelques cas dans le Sud. Aucun traitement de la
part des Arabes, si ce n'est quelques boutons de feu aux
tempes.

Quoiqu'on en ait pu dire, les cataractes paraissent communes,
et reconnaissent généralement pour cause les affections oculaires négligées ou mal traitées. M. le docteur Deleau en a
signalé un grand nombre à Constantine, où il les a opérées,
ainsi que M. le docteur Vital, par la méthode d'abaissement.
En 1840, mon frère, le docteur A. Bertherand, a également
remarqué beaucoup de cataractes chez les Indigènes de Blidah (1). Pour mon compte, j'en ai souvent rencontré dans la
population kabyle et surtout dans les oasis de la province de

(1) Année 1842 des *Mémoires de Méd. milit.*

Constantine. Les Arabes ne les opèrent que sur les animaux. M. le docteur Guyon a décrit (1) le procédé suivi par les kabyles, « notamment sur les chèvres, en traversant l'œil avec un fil dont on laisse quelque temps les extrémités au dehors. Un Kabyle a opéré ainsi à Alger, en 1836, un bouc atteint d'une double cataracte ; il s'est parfaitement rétabli. »

Les altérations de la cornée transparente succèdent assez promptement aux conjonctivites : son inflammation, son ramollissement, les épanchemens de lymphe entre ses lames, s'observent très fréquemment. Les *biadh el aïn* (albugos) ont seuls un traitement particulier ; voici quelques formules des plus usitées :

Ajouter au *koheul* de la fine poudre de *merdjane* (corail); — introduire entre les paupières un mélange de bile de bœuf, de *besbas* (fenouil) et de *beustaqqel* (?) bien pilés ensemble; — ou bien un mélange d'œufs, de *khall* (vinaigre) et de *quemmoun* (cumin), bien finement broyés; — soit une poudre composée de *zebed el bahhar* (musc de mer, probablement la sèche), de *soqqor* (sucre) (2) et de coque d'œuf d'autruche, le tout bien finement trituré; — ou de la poudre de safran, mêlée à la cendre de morceaux de vieilles chaussures en cuir; — ou bien du *zaouog* (mercure), de l'*hadid* (peroyide de fer), du sulfate de cuivre, du poivre, du safran, de l'alun, du *zenzebil* (gingembre); le tout bien pulvérisé ensemble et broyé ensuite avec de l'huile; il suffit de s'en frotter les paupières légèrement entr'ouvertes. Les Arabes n'emploient aucun traitement particulier dans l'ophthalmie syphilitique.

Les douleurs d'oreilles (*oudjà oudnine*), si communes chez l'habitant de tentes mal closes, se traitent en introduisant dans

(1) Année 1841 des *Mém. de méd. milit.*, t. XXXXVIII.

(2) L'emploi du sucre candi est tellement usité dans les taies de la cornée, que cette substance s'appelle aussi *soqqor laïnih* (c.-à-d. le sucre pour l'œil).

le conduit auditif, de l'huile mêlée avec de la fine poudre de *rendd* (laurier), — ou une décoction de bile de bœuf, d'huile et de *khass* (laitue), — ou de l'huile chauffée dans un ognon, ou dans laquelle on aura broyé de la graine de *feijel* (raifort).

Contre l'otorrhée, on fait couler dans le conduit auriculaire de l'eau de *kosber* (coriandre) dans laquelle on pile préalablement du *hendeba* (chicorée) et des feuilles d'*aghar* (thuya articulé). Lorsque l'écoulement et les douleurs sont considérables, on met quelques pointes de feu autour des oreilles, conseil déjà donné par *Abul' Kacem.*

Les Arabes parlent souvent de vers qui sortent des oreilles des jeunes enfants (*doud ladi fi oudnine sbiene*); ils combattent leur production en mettant dans le conduit auditif une décoction de *khzama* (lavande) avec du vinaigre très fort (*khall kououi*), et bien filtrée en sortant du feu.

Quant à la surdité, les moyens curatifs varient depuis les amulettes, l'ingestion quotidienne d'une boisson composée d'eau dans laquelle on a laissé séjourner quelque temps une tête de *ganfout* (hérisson), jusqu'aux topiques parmi lesquels on cite particulièrement : une forte décoction d'*allaïg akhdar* (ronce verte), dont on introduit quelques gouttes jusqu'à ce que le malade sente le liquide pénétrer dans la cavité auriculaire; ou bien de la bile de poule blanche; soit encore de l'eau d'ognon dans laquelle on aura broyé du *chenedegoura* (ivette).

Presque toujours déterminés par un mauvais état intestinal, la stomatite, la gingivite et le scorbut se rencontrent très souvent chez les Arabes. L'humidité, surtout l'hiver, n'en est pas non plus la moindre cause. D'après M. le Dr Deleau, la stomatite gangréneuse serait endémique à Constantine, notamment chez les enfants, et il en accuse l'entassement dans des lieux

malsains. Les Indigènes confondent toutes ces affections buc-
cales, y compris les aphtes, et recommandent les gargarismes
fréquents avec une décoction concentrée de *rehhane* (basilic),
ou avec du suc de *maçaça* (plantain) bien vert, soit avec un
mélange d'eau et de sel que l'on remuera *sept* fois (1) en prononçant le mot *bismillah* (au nom de Dieu), et dont on se
rincera la bouche *trois* fois et *trois* jours, avant chaque repas.
Les gencives sont-elles très malades? mangez de la viande rôtie
de *djerboheu* (gerboise), que vous aurez soin de mâcher très
longtemps avant d'avaler. Les ulcérations gingivales seront couvertes de poudre de *zenejar* (sulf. de cuivre). Si l'haleine est par
trop fétide, les dents gâtées et les gencives gonflées, on mâchera
de la résine extraite par incision du *darou* (pistachier lentisque), ou bien pendant *trois* jours on se rincera la bouche avec
une décoction comprenant quantités égales d'huile et de
feuilles de *najouz* (?) ou de *dazlilane* (?). Dans le Sahara, on
se contente de garder pendant *trois* jours, dans la cavité buccale,
un morceau de *bkhour* (substance résineuse) (2).

Aucun traitement contre la grenouillette *(telesles)*; cette
affection dont j'ai observé un seul cas, chez un Kabyle, a été
également rencontrée sur plusieurs autres points de l'Algérie,
dans le cercle de Milianah, de Boghar, etc.

La mauvaise habitude de boire à la surface même des eaux
et des sources, et de ne point entretenir ces dernières dans un
état de propreté convenable, fait souvent avaler des sangsues
(âleq) fort petites, noires ou jaunâtres. En mettant sur des
charbons ardents des fêves *(foul)* sèches et soufflant leur

---

(1) On aura déjà remarqué que le chiffre 7 revient fréquemment dans les coutumes et
croyances arabes.

(2) On entend généralement par *bkhour, bkhar*, toute drogue à odeur parfumée, toute
épice, tout aromate. Le *bkhour* du Soudan est une espèce de benjoin très concentré au feu.
Dans le Sahara, on brûle, à titre de parfum, une résine, une sorte d'essence que l'on tire
d'un arbre appelé *oumm en nas* (la mère des hommes). Ces deux essences, celle du Soudan et
du Sahara, paraissent être les mêmes; c'est d'elles dont il s'agit ici comme anti-scorbutiques.

cendre à l'aide d'un roseau dans la gorge du patient, on voit aussitôt la sangsue se détacher, et le malade n'a qu'à la cracher. Si l'hémopis vorax a gagné les fosses nasales, on doit se rincer la bouche avec de l'eau d'ognon dans laquelle on a pilé de l'anis noir, et renifler également de ce liquide : le malade éternuera aussitôt et la sangsue tombera. Quand l'annélide s'est fixée dans le pharynx et qu'il est impossible de l'apercevoir, il convient de se gargariser avec une décoction de *felfel* (poivre). *Rhazès* conseillait un gargarisme avec de la moutarde : encore un rapprochement traditionnel.

Le bec de lièvre, que les Arabes appellent *foum el djemel* (bouche de chameau), ne paraît l'objet d'aucun traitement particulier.

Quand on considère chez les Indigènes la beauté des dents, leur égalité, leur régulière implantation, leur volume bien proportionné à celui des maxillaires, on éloigne généralement toute idée d'affections possibles chez un système si parfaitement harmonisé avec ses importantes fonctions. C'est une grave erreur : ces ostéides sont fréquemment le siége de douleurs et de carie. On pourrait objecter que la carie dentaire a été rarement observée chez les momies égyptiennes ; mais des différences, soit de climat, soit d'habitudes alimentaires, suffiraient pour expliquer cette singularité. Tous les médecins des Bureaux Arabes savent fort bien ce qu'il faut penser de la prétendue inaltérabilité des dents des Indigènes, par le nombre d'ostéides qu'ils sont souvent appelés à arracher, procédé, entre parenthèses, dont la rapidité et la sûreté d'exécution se trouvent très goûtées et très recherchées par les Arabes.

L'odontalgie (*oudjà el snine*, mal des dents canines; *oudjà dersa*, mal des grosses dents) se guérit comme il suit : se rincer la bouche avec de l'eau dans laquelle on a pilé de la

menthe (*nana*), ou avec du vinaigre dans lequel on a broyé de
l'ail; — avec une forte décoction d'anis noir et de graines de
snouber (pinus sylvestris); — se frotter les dents avec de l'ail
brûlé; — appliquer sur la dent un mélange tiède de vinaigre,
sept graines de poivre, de la graine de *réhhane* (basilic), de
la pelure de *nedjass* (poire), le tout bouilli avec une grenade
aigre bien broyée. Quand on souffre habituellement des dents,
on loit se gargariser tous les mois avec de l'eau de feuilles
bien pilées de *defla* (laurier rose).

Les Arabes rapportent l'odontalgie, l'agacement et la carie
des dents, à la présence d'un ver dans leur intérieur : ils prétendent même trouver de ces petits animaux dans les ostéides
gâtées, et en voir quelquefois sortir ; on les appelle alors
soussat-el-foum (vers de la bouche). Il est probable qu'il y a
ici confusion avec quelques produits pathologiques, quelques
concrétions de lymphe ou de pus ; toutefois, nous remarque-
rons que cette croyance avait cours au moyen-âge. Martin Six,
au XVII⁰ siècle, et Schultz, affirmaient avoir retiré des vers de
plusieurs dents gâtées ou arrachées. J'ai cité ailleurs (1) des
faits analogues, appartenant à Goulin et Dolceus. Bremser
pense que les prétendus vers des dents ne sont autre chose que
les germes des graines avec lesquelles on prépare les fumigations anti-odontalgiques (2). Schaëffer a démontré, au commencement de ce siècle, qu'il s'agissait ici d'une affection
purement imaginaire. Quoiqu'il en soit, les *toubibes* conseillent à celui qui a des vers dans les dents (*doud sninou*) de
prendre un morceau de fer, de le mettre dans un roseau dont
une extrémité plongera dans le feu, et de porter l'autre bout
sur la dent dès que la vapeur commencera à s'en dégager ; le
ver doit immédiatement sortir. Un autre moyen consiste à

---

(1) *Recherches sur les tumeurs sublinguales, Thèse pour le doctorat*, Strasbourg, 1845, p. 11.

(2) *Traité zoolog. et physiolog. des vers intestinaux de l'homme*, p. 332.

exposer la bouche ouverte au-dessus de la fumée que produira de la ciguë (*cikhane*) projetée sur le feu ; le contact de cette vapeur chasse de suite le ver hors de sa demeure.

La pusillanimité, propre au caractère arabe, se représente à l'occasion de l'avulsion des dents ; les Indigènes cherchent donc tous les moyens de rendre cette opération aussi indolore que possible, et même à les faire tomber d'elles-mêmes. Pour empêcher la douleur d'être forte pendant l'arrachement, il suffirait de recouvrir la dent gâtée d'un mélange de miel et de poudre de feuilles sèches de *touts* (mûrier) ou bien de cendres de roseau et de graisse de *dzafdd* (grenouille) bien pilées ensemble. Chasser la dent de son alvéole sans y toucher est la moindre des choses, au dire de quelques charlatans indigènes ; pour ce, broyez ensemble de la viande de grenouille, de l'ail, du *gonetcuss* (pyrèthre) ; une heure après que vous aurez recouvert de cette composition la dent douloureuse, *teneqalaha biennelèh* (elle tombera d'elle-même) ! Du reste, des pratiques analogues étaient conseillées par *Rhazès* (l'arsenic en frictions ; un peu de poix sur la dent), par *Ali-Abbas* (du lait d'ânesse ou de l'assa-fœtida sur la dent), par *Mésué* (toucher la dent avec des noix brûlées ou un grain d'oliban), par *Avicenne*, qui vantait également la graisse de rainette pour opérer la chute spontanée. Ces rapprochements sont assez curieux. — Malheureusement, les choses ne se passent point toujours selon les désirs et l'imagination du patient, et il faut bien recourir à quelques autres pratiques pour calmer les dents cariées ; ainsi :

Se gargariser la bouche, en ayant soin de conserver la dent remplie du remède, avec le jus qu'on obtiendra en pilant ensemble des feuilles fraîches de jujubier (*sedr'*) et de *chenedegoura* (ivette). — Appliquer sur la dent un mélange de quantités égales et bien pilées de graisse de grenouille, de *hantite* (assa-fœtida), de racine de céleri (*krafeuss*) ; la dou-

leur s'apaisera sur-le-champ. — Mettre dans la dent un peu
de miel et de *henna* bien mélangés ; ou bien un peu d'*afion*
(opium), ou du goudron auquel on a incorporé du sel, de
l'alun et du thym (*zdter*); soit encore un peu d'une décoction
amenée à consistance pâteuse, de feuilles de *tine* (figuier), de
tamarin (*tarfa*), de feuilles de *kharoub* (caroubier), de farine
d'orge et de vinaigre.

Quand toute cette kyrielle de remèdes est épuisée sans succès, on se confie au *toubibe drouss* (médecin des dents). Si
l'hémorrhagie qui succède à l'avulsion de la dent ne s'arrête
pas promptement, il faut combler l'alvéole avec de la cire
(*chemda*) ou bien mâcher des noisettes (*benedoq*), soit se rincer
la bouche avec un mélange de vinaigre et de sel.

Le relâchement de la luette (*tenetelah* ou *asfour*, petit
oiseau) est attaqué par des insufflations d'alun à l'aide d'un
roseau. *Rhazès* avait déjà conseillé, pour dissiper cet accident,
de toucher cet appendice charnu avec une cuillère remplie de
cette même substance saline.

Dans l'angine (*oudjà gueurdjouma*, mal du gosier) fréquente en hiver surtout chez les femmes et les jeunes enfants,
qui présentent souvent à titre de complication des engorgements sous-maxillaires, on suit de préférence un traitement
interne. Boire pendant *trois* jours du vinaigre dans lequel on
a pilé de l'assa-fœtida *(hantite)*, ou prendre pendant *trois*
jours une décoction de feuilles de *krounibt* (chou), de raisins
(dneb), de vinaigre et trois *tamazedj* (?), bien mélangés
ensemble. La poudre de *toutia* (sulfate de cuivre) est employée
en topique dans l'angine chronique et ulcéreuse.

Pour guérir l'aphonie (*bahha*, par harmonie imitative), on
mange avec un peu de pain des *mechmacha* (abricots)

desséchés, privés de leurs noyaux et bien cuits dans un peu d'eau. Il est aussi recommandé de boire le liquide obtenu en écrasant ensemble du *kroumbt* (chou) et du raifort *(feïjel)*. Une espèce de pigeon, *feurq hamama*, bien cuit et mangé à titre d'alimentation exclusive, passe aussi pour très efficace. Mâcher tout le jour du bois de réglisse (*doud souss*) et du bois de girofle (*khounfel*) broyés ensemble, constitue un autre remède très vanté.

Dans les oasis du Sahara, le croup (*djadja* ou *faroudj*, voyez ci-dessus page 392) des enfants est combattu par la peur. On dit au malade qu'on va l'égorger, on lui lie pieds et poings ; on l'étend. Un individu armé d'un rasoir se présente : il applique d'abord le tranchant, ensuite le dos de la lame qu'il fait agir sur le cou de l'enfant, comme s'il lui coupait la gorge. On pense que les efforts, les cris, les pleurs et l'effroi du malade amènent une crise favorable (1).

La coqueluche (*teuouiche*, par harmonie imitative), que les Indigènes attribuent aux brouillards épais et humides, atteint assez fréquemment les jeunes enfants. Elle a sévi épidémiquement plusieurs fois : à Alger au commencement de 1839, sur dix décès on compte quatre Musulmans ; en juin 1839, dans le cercle de Milianah ; en 1849, au village arabe de Djalis de Saint-André, près d'Oran, etc.

La grippe (*mriakh*, c'est-à-dire le coup de vent) dont l'apparition en hiver a presque toujours suivi quelques jours de gelée ou de refroidissement subit de l'atmosphère, a régné épidémiquement en janvier 1848, chez les Kabyles de Cherchell en même temps que la petite vérole ; la mortalité fut considérable ; — en novembre 1847, dans les cercles du Ténez et de Sétif ; — en novembre 1847, dans le cercle d'Alger ; —

(1) *Revue d'Orient*, février 1849. L'*Algérie méridionale*, par M. Prax.

en janvier 1848, chez les tribus de Tiaret; — en novembre 1847, à Constantine, etc.

Les *toubibes* paraissent impuissants dans ces trois affections : ils se bornent à quelques-uns des traitements qui vont être indiqués à propos de la bronchite.

Les affections de poitrine sont généralement confondues sous le nom de *sâla* (toux). On oppose à ce symptôme qui forme pour les Arabes toute l'importance et le diagnostic de la maladie, les moyens suivants :

Prendre de la graine de navet (*left*), de la graine de radis *(feijel);* avaler une graine de chacune de ces espèces, piler toutes les autres ensemble avec de l'huile; ajouter ensuite un peu de vinaigre ; en manger une petite quantité avant le repas. — Manger de la galette composée de farine, de graine de chanvre (*kettane* (1), de la graine de poivre et du miel bien clair. — Introduire dans tous ses aliments une petite quantité d'un mélange à doses égales (*ouquïa*, once) de racine de réglisse *(areug es-sous),* de germandrée *(zenezebil),* de poivre, de lait aigre *(leben),* de sucre, de *meusteqa* (suc du lentisque), de fleurs de pavôt (*nouar el khachkhach*). — Boire pendant *trois* jours consécutifs de l'huile bouillie avec de la rue puante; — avaler trois (toujours le nombre *trois*) matins consécutifs le contenu d'un œuf que l'on aura mis quelques instants dans les cendres d'un feu très actif. — Manger tous les jours une certaine quantité d'un mélange d'ail privé de sa pelure extérieure, de miel, de beurre, bouillis jusqu'à consistance de gelée dans une marmite neuve et bien hermétiquement fermée; — manger le matin, au réveil, du miel auquel on aura incorporé de l'eau de rose (*ma oueurd*), du sésame (*djiljelane*), de la racine de tamarix (*tarfa*) et de la racine de *laouchiche* (?); — ou bien un mélange de lait, de

(1) On a pu remarquer, page 509, les propriétés calmantes de cette plante.

beurre et de cassis *(bane)*; — manger le matin du miel bouilli avec des feuilles de céleri et des feuilles de romarin *(aklil)*; — frotter toute la poitrine avec un mélange de miel nouveau, de beurre frais et de vinaigre ; — manger trois jours de suite un œuf dans lequel on aura fait chauffer des graines de *harmel* (rue).

La bronchite règne parfois épidémiquement, témoin celle d'octobre 1847 à Constantine, qui aggrava beaucoup les maladies régnantes et éleva considérablement le chiffre de la mortalité. Elle parut avoir été déterminée par une température sèche très prolongée.

Quand la toux est violente et accompagnée d'oppression extrême, état que les Arabes appellent *sâla ou ghomma el galb* (toux et étourdissement du cœur), il faut boire pendant trois jours du suc de feuilles très fraîches de *krombt* (chou) bien pilées; ou bien une décoction de feuilles de *trundj* (cédrat). En même temps, on fera des frictions avec le *bou-nefa* (thapsia garganica).

Le malade crache-t-il du sang *(ibezoq ed demm)* ? il mangera, avant le coucher, une cuillerée à café d'un mélange de fèves *(foul)* écossées, pilées très fin, de beurre et de miel, le tout bien cuit.

Contre la pleurésie *(bou-djeneb,* le mal du côté), on doit boire une décoction de *chenedegoura* (ivette). Dans l'épanchement pleurétique, nombreuses applications de feu par bandes ou par points, le long des côtés. Le *bou-soufouf* (le mal des lignes, le point pleurétique) est assez commun au Darfour : on l'y traite par des scarifications sur la poitrine, ensuite on les frictionne légèrement avec du *natron* (carbonate de soude), ce qui provoque un écoulement considérable de sang. Par ce moyen on guérit le plus grand nombre de malades (1).

_____
(1) Dr Perron, trad. du *Voyage au Darfour,* p. 286.

33

L'asthme (*dhiqqet en neffs*, rétrécissement de la respiration) guérit par les moyens suivants :

1° Avaler chaque jour une once d'amandes douces (*louz hhalou*) et de sucre, bien broyés ensemble ; 2° manger du miel auquel on aura incorporé une once de poivre et deux onces de *rebid* (fleurs du printemps) ; 3° piler de la poudre de chasse (*baroud*) avec du *heurf* (cresson de jardin) et du cumin (*quemmoune*) ; en mettre chaque jour une petite quantité dans un œuf de poule cuit à la coque, et manger cette préparation sept matins consécutifs ; — 4° boire le matin à jeun du suc de limon sauvage (*lim beldi*) dans lequel on aura pilé de l'*ouda* (?).

La question des affections de poitrine en Algérie constitue un des plus importants sujets d'hygiène et de thérapeutique. Une constante et impartiale observation, au sein des tribus, des populations indigènes, peut seule apporter de précieux éléments pour hâter la solution de cet intéressant problème. Nous devons toutefois affirmer que les maladies du poumon ne sont pas rares chez les Arabes. Le docteur Finot, qui les attribue aux ablutions répétées et à l'habitude de coucher en plein air ajoute : «Les Arabes meurent par le poumon bien plus fréquemment que les Européens, à Blidah du moins (1).» Sur les hauts plateaux, à Milianah, à Téniet-el-Hâd, à Batna, j'ai vu de nombreuses pleuro-pneumonies chez les Indigènes, par suite de la mobilité extrême de la température dans la journée; et par contre, à Biskra, à l'entrée du Sahara, je constatai également de fréquentes affections pulmonaires par suite du contraste des journées chaudes avec les nuits très fraîches, que les habitants ont coutume de passer sur les terrasses, à la belle étoile. Il faut espérer qu'une sérieuse étude des conditions géographico-pathologiques de nos possessions algériennes prouvera bientôt d'une manière irréfragable que les climats

les plus favorables aux personnes atteintes d'affections chroniques des organes respiratoires sont, non pas d'une manière
absolue les pays chauds, mais bien les localités dont la température constante, la plus égale possible, jette le moins de profonds troubles dans les fonctions de la peau. — La phthisie
(*meurdh dhaf*, maladie de l'affaiblissement) s'observe également
chez les Arabes. Si elle paraît presqu'inconnue au Darfour (1),
elle se trouve au nombre des maladies qui règnent à Tunis (2).
En 1831 (3), le docteur Clot-Bey faisait remarquer qu'en
Egypte on observe rarement la pleurésie, la pneumonie, en
conséquence, presque pas de phthisiques ; mais le docteur Hamont déclare au contraire (4) « que les maladies tuberculeuses
sont communes en Egypte sur les hommes et les animaux......
Pour l'espèce humaine, on rencontre généralement la phthisie
chez les habitants pauvres, mal nourris et vivant d'un travail
forcé dans des maisons basses et humides.... Les étrangers qui
arrivent des pays septentrionaux, en Egypte, sont rarement
affectés de phthisie pulmonaire, tandis que les hommes qui
viennent des contrées méridionales, y sont très exposés. » On
a cependant remarqué que durant l'expédition d'Egypte, pas
un seul militaire français ne succomba à la phthisie pulmonaire (5). D'après M. Lautour, médecin sanitaire à Damas, la
maladie la plus fréquente de l'espèce bovine est la phthisie
pulmonaire ; sur cent bœufs ou vaches malades, on peut en
compter *au moins* 75 attaqués de cette terrible affection (6).
La phthisie est assez répandue aux Antilles et sous l'équateur,
où elle affecte un caractère très aigu, et très promptement

---

(1) *Voyage au Darfour*, trad. par le Dr Perron, p. 288.

(2) « Parmi les affections qui se remarquent à Tunis, on cite la phthisie et l'hémoptisie »
(Dr Brandin, du *Royaume de Tunis dans ses rapports avec l'Algérie*, 1850).

(3) *Compte-rendu de l'école d'Abou-Zabel*.

(4) *L'Egypte sous Méhémet-Ali*, t. I, p 492. — 1843.

(5) *Société de Méd. prat. de Paris*, séance du 2 avril 1835.

(6) *Revue d'Orient*, t. IV, p. 38.

mortel (1). A Constantine, le docteur Deleau (2) a constaté
plusieurs cas de phthisie chez des femmes arabes ; il les attribue
au vice scrofuleux, aux gestations prématurées, aux variations
brusques de température. Dans les poumons de plusieurs
arabes et dans ceux de deux nègres, M. Ferrus a trouvé des
cavernes et de nombreux tubercules (3). D'après le docteur
Catteloup (4), « l'état graisseux du foie est fréquent en Algérie,
tandis que la phthisie pulmonaire y est excessivement rare,
même dans la province d'Oran, où les phlegmasies du poumon
s'observent souvent pendant l'hiver. » Le docteur Grellois n'a
observé aucun cas de phthisie chez les Arabes du cercle de
Ghelma et d'Hammam-Meskoutine.

La race Nègre succombe très facilement à la phthisie en
Algérie ; et à Biskra, où les Nègres sont assez nombreux, je les
ai bien rarement vus atteints de fièvre intermittente, quoiqu'ils
habitent sous la tente ou dans de mauvais gourbis en palmes,
dans des jardins humides ; ce qui serait du reste d'accord avec
cette remarque de M. Boudin : « La race nègre montre très peu
d'impressionnabilité pathologique pour la cause productrice
des maladies de marais (5). » — En 1836, l'Académie de
Médecine de Paris, saisie de la question de la phthisie à propos
de la demande du Dr Costallat de fonder à Alger un établissement pour les phthisiques, se livra à une discussion qui, faute
d'éléments statistiques suffisants, se termina par ce vote : « Il
est douteux que le climat d'Alger puisse favoriser la guérison
de la phthisie. » — En 1843, le docteur Casimir Broussais
exposait devant cette même assemblée qu'en Algérie, l'armée
compte un phthisique sur cent deux morts ; et à Paris, un sur

(1) Foissac, *De l'influence des climats sur l'homme*, p. 199.

(2) LII vol. des *Mém. de Méd. et de Chir. militaires.*

(3) Séance du 6 août 1844 de l'*Acad. de Méd. de Paris.*

(4) P. 229 du t. LVIII des *Mém. de méd. et de chir. militaires.*

(5) *Étude de géologie médicale*, 1845, p. 60.

cinq. Les seuls documents que j'aie pu récolter sur la phthisie chez les Arabes, se rapportent aux décès de la ville d'Alger : ils montrent

Qu'en 1838, sur 571 décès chez les Musulmans, il y a eu 13 phthisiques.

— 1839, sur 818	—	17	—
— 1840, sur 857	—	14	—
— 1841, sur 931	—	34	—
— 1842, sur 442 décès par affections pulmonaires	42	—
— 1849, sur ?	—	36	—

Ces chiffres indiquent suffisamment que la race arabe est sujette à la phthisie, maladie du reste observée et signalée sur différents points habités par les Indigènes, dans les cercles de Blidah, Milianah, Dellys, Tenèz, Oran, Sidi-bel-Abbès, Mostaghanem, Ammi-Mouça, etc. Les citadins des villes mauresques attribuent cette maladie à l'eau fraîche et crue des citernes et la croient susceptible d'être transmise par contagion. — On pourrait se demander si les Arabes des tribus, des plaines, des vallées humides, ne trouvent point une certaine immunité à la phthisie plus rare chez eux, dans la fréquence des affections épidémiques de la peau (variole, rougeole, etc.). Chez eux, la syphilis ne serait-elle pas au contraire un élément provocateur, cause particulière admise par M. Gamberini (1) ? En tout cas, la grande mortalité qui sévit sur les enfants Indigènes, dont la faible organisation ne saurait lutter avec succès contre tant de causes de maladies et de privations, doit rendre l'hérédité de la phthisie fort difficile. — Des points de feu sur le thorax ; des applications réitérées de racine fraîche de *bou nefa ;* des bains maures ; l'exposition aux vapeurs résineuses (goudron, pistachier-lentisque) ; divers emplâtres irritants ; dans le Sahara, bains de sable chaud ; constituent à peu près toute la médication arabe contre la phthisie et les affections graves de la poitrine.

---

(1) *Gaz. médic. de Paris,* juin 1853.

Les maladies du cœur (*oudjâ lgalb*) sont assez rares chez un peuple dont le système nerveux, peu excitable (1), trouve si peu de stimulations morales et sociales. D'après *Sidi Taïeb*, les palpitations (*khafaqan*) viennent de ce que la fatigue du corps gagne le jeu du cœur; aussi quand un individu, sujet à cette maladie, vient de faire une course ou des mouvements violents et quelque peu prolongés, il doit immédiatement se bien couvrir, rester en repos et déterminer une abondante transpiration; alors seulement les palpitations et la dyspnée disparaîtront. Les Arabes conseillent encore de manger du foie de *suffata* (?) pilé avec du *jeham* (?); ou bien de boire une décoction composée de trois onces de *besbas* (fenouil) et d'une drachme de *helba* (fenugrec).

Celui qui éprouve un malaise douloureux dans la région prœcordiale, la frictionnera avec du miel auquel on a incorporé des poudres de *cembel* (jonc odorant), de canelle (*qarfa*), de *lebane* (?), et du *meusteqa* (suc de lentisque).

Contre l'inappétence, les remèdes ne manquent pas. On conseille principalement de manger avant le repas une cuillerée de miel contenant une pincée de *sanoudj* (anis noir), ou du *quemmoune akhhal* (nigella sativa); — de mâcher les feuilles ou le jeune fruit du *souaq-betel* (espèce de poivrier), dont les propriétés toniques et stimulantes sont unanimement reconnues chez les Arabes; — de faire bouillir du *harmel* (rue) avec de l'huile, dans une marmite toute neuve; pendant l'ébullition, ajouter de la farine d'orge jusqu'à consistance

---

(1) J'insiste encore ici sur cette nature particulière du système nerveux de l'Arabe, parce que cette question est fort importante, au point de vue surtout de l'étiologie et du traitement de ses maladies. Je ne puis mieux comparer cette résistance *physiologique* spéciale, qu'à celle que les aliénés opposent pendant longtemps à l'action de toutes les causes pathologiques incidentes. Dans les deux cas, la marche des maladies est plus lente, insidieuse.

pâteuse; alors, retirer du feu, ajouter un peu d'huile : boire de ce liquide onctueux chaque matin, avant le repas; — de piler ensemble trois onces de *besbas* (fenouil), quatre onces de *habbet hhalaoua* (anis vert), demi-once de *cembel* (andropogon nardus), une once de *melh'* (sel commun); incorporer le tout à du miel et en manger un peu tous les matins, pendant trois jours ; — de mâcher de la résine du cedrus atlanticus (*arz*).

La gastralgie se guérit en mangeant du miel mêlé avec de la poudre de *chenedegoura* (teucrium iva). Si la gastralgie est compliquée d'étouffements (*ghoumma*), incinérez du *chebet* (fenouil puant), du *chenedegoura*, de l'*aklil* (romarin) bien sec, du bois et de la feuille de *ghaghat* (?); mélangez intimement toutes ces cendres, ajoutez-y de l'eau de fleurs d'oranger (*ma zahar*), filtrez et buvez-en chaque matin.

Les gastrites aiguës se remarquent fréquemment pendant ou sitôt après le *Ramadhan* (mois du jeûne), tant à cause de l'abstinence forcée pendant tout le jour, que des excès de toute nature qui lui succèdent la nuit, surtout si ce carême particulier coïncide avec les fortes chaleurs de l'été. Les Arabes prennent des bains maures, boivent de la décoction de fenouil, mangent des *tchina* (oranges), ou appliquent sur l'épigastre des racines bien fraîches de *bou-nefa*. D'autres avalent, matin et soir, une pincée de *kerouyak* (carvi), ou quelques gorgées d'eau dans laquelle on a jeté des fleurs de *zâter* (thym) bien fraîches et bien pilées.

Toute affection de l'estomac s'appelle *dâ lmâda* (mal de l'estomac) : les affections du bas-ventre, *hella*. — La constipation (*qabd el bethen*, bouchement du ventre) doit céder à l'usage des fruits, figues, pastèques, oranges, grenades, etc.; dans les villes, les Maures connaissent la *poulga* (la purge). Nous avons vu à la fin du premier livre que les Musulmans ont les lavements *(throumba)* en horreur.

On traite les coliques *(meghis)* en mangeant des feuilles de *moudjir* (mauve), ou de la racine de borostrum, ou du miel très frais bouilli avec de l'écorce de *trundj* (cédrat) sec, jusqu'à consistance de colle. On conseille également de boire une décoction composée de persil *(madenous)*, de beurre rance *(smen qououi)*, de *meusteqa* (suc de lentisque), d'écorce de grenade et de lait *(hhalib)*.

Les hernies se distinguent en inguinales *(beudj)* et en scrotales *(fteuq)*. M. Daremberg considérant que les ouvrages des médecins Arabes parlent les premiers du bandage herniaire inguinal, pense qu'ils en sont inventeurs. — Le Dr Cabasse (1) cite un *marabout* atteint d'une hernie inguinale et qui lui montra un bandage grossièrement fait. Quelques Maures, dans les villes, connaissent les bandages et les appellent *hhezame el beudj.* En général, à l'exemple d'*Avicenne,* les *toubibes* attaquent les déplacements intestinaux avec le cautère actuel.

L'inertie intestinale, favorisée par une alimentation presque toujours farineuse, la vie sédentaire et l'humidité, détermine beaucoup de gaz abdominaux ; outre la décoction d'anis noir *(sanoudj)*, les Indigènes emploient de la même façon la racine de l'aristolochia rotunda *(zraounde mouhahardj)*. Quand la pneumatose s'accompagne d'empâtement douloureux de l'abdomen, ils mangent du miel dans lequel on a pilé de l'anis noir, et boivent du suc de céleri *(krafeuss)*; ou bien, ils se nourrissent exclusivement de glands *(bellouth)* cuits. On applique également sur l'abdomen un cataplasme composé de tranches de coing *(sferdjel)* cru.

Quelles que soient les causes de la diarrhée *(djerian el bethen,* écoulement du ventre) on fait prendre une décoction d'orge et de racines de *qaroub* (caroubier) bien pilées.

---

(1) Page 86 de sa *Relation médico-chirurgicale de la captivité des prisonniers français chez les Arabes* (1846).

D'autres mangent de la poudre de *tertzous* (orobancha mauritanica), ou des bulbes désséchés de *denouss* (phœlipœa lutœa), soit encore une poudre composée de poivre et de clous de girofle. Quelques remèdes également vantés sont : une décoction concentrée de datura stramonium (?), — mâcher des feuilles de *souaq-betel* (espèce de poivrier). Les Nègres se guérissent avec du *trouna* (carbonate de soude) à l'intérieur. Si la diarrhée provient d'une indigestion prise à une peau de bouc échauffée par le voyage et au contenu de laquelle on n'aura point préalablement fait prendre l'air, le malade avalera une légère décoction de *henna*.

Excès dans l'alimentation dès que l'occasion s'en présente, abus de fruits peu mûrs, eaux saumâtres pour boisson, fréquentes variations de température et chaleurs intenses, telles sont les principales causes de la dysenterie (*djerian ed demm* écoulement de sang) qui s'observe parfois à l'état épidémique (ainsi dans le Zab, à Nemours en mai 1850, aux environs de Djdjelli en juillet 1849, etc.). Il est à noter que les Arabes se plaignent peu de ténesme et que les selles paraissent plutôt complètement sanguinolentes que puriformes. Ils ont peu de remèdes pour se débarrasser d'une aussi terrible affection : décoctions miellées de marjolaine (*meurdqouch*), de thym, de racines de myrte (*as*), etc. Les Indigènes du cercle de Lacalle se guérissent, dit-on, en prenant pour toute nourriture une grande quantité de fêves de marais réduites en purée.

La fièvre typhoïde (*hheumma mhhareuqa*, fièvre brûlante), complication fréquente des dysenteries et des fièvres intermittentes, a régné épidémiquement en septembre 1848 dans le cercle d'Aumale, en septembre 1850 dans le cercle de Milianah, surtout chez les Shabias, les Béni-Hamed et les Fghalias ; dans cette dernière épidémie, sur plus de 300 individus atteints, on compta 154 décès en moins de huit jours (Dr Courboulis). Les pointes de feu sur différentes régions de l'abdomen, quelques-uns des remèdes préconisés ci-dessus dans la diarrhée, constituent les seules ressources thérapeutiques des Arabes.

L'hydropisie générale se dit *eusteqa* (imbibition) et *neufkh* si elle est partielle. L'hydropéritonie (*eusteqa fil bethen*) paraît commune dans les villes, à Constantine notamment. Les Indigènes ignorent la ponction. « D'après Ben-Sinna (*Avicenne*), pour guérir l'hydropisie, on prend douze saute-relles, on leur enlève la tête et les jambes ; on les assaisonne avec un peu d'*as* sec ; on les fait bouillir et on en boit la décoction (1). » Dans le Sahara, le lait de chamelle (*naga*) jouit de la réputation d'être bien efficace contre toute espèce d'hydropisie. Les Arabes sont du reste peu avancés dans le traitement de cette affection ; un de leurs moyens les plus usuels consiste à maintenir contre le feu, pendant *trois* jours, une feuille de cuivre rouge, de manière à l'avoir la plus chaude possible ; alors on la jette dans de l'eau que l'on expose ensuite au soleil ; puis on s'ablutionne le corps entier plusieurs fois par jour avec ce liquide, et le reste en sera jeté.... dans le cimetière....

La fréquence des hémorrhoïdes (*bouasseur*) tient sans aucun doute aux dérangemens apportés par la nourriture et l'humi-dité dans les mœurs intestinales. Les Arabes ne les respectent jamais, et se hâtent de les faire disparaître ; pour ce, ils recou-vrent les tumeurs avec un morceau de viande de *ganejout* (hérisson) brûlé sur des charbons ardents ; — ils se frottent aussi *la tête* et les hémorrhoïdes pendant trois jours au moyen d'huile très vieille bouillie avec de la graisse d'hérisson ; cette composition ne doit être employée que tiède. D'après la dé-nomination *doud bouasseur* (c'est-à-dire, ver de l'hémor-rhoïde) qu'ils donnent au tœnia, les Arabes paraissent être

(1) *Itinéraire du Sahara au pays des Nègres*, p 311.

complètement dans l'erreur quant au mécanisme de la formation et de la nature de ces tumeurs anales.

L'affection de la muqueuse anale, consistant en une irritation toujours douloureuse, accompagnée parfois d'ulcérations,
de vésicules, maladie communément désignée sous le nom de
cristalline, est d'autant mieux connue des Arabes que la fréquence de la pédérastie en fournit d'assez nombreux exemples
chez eux (les prostituées surtout). Ils l'appellent *bou-qrig* (le
mal du trou), et ne lui opposent aucun traitement.

Les affections vermineuses se présentent assez souvent aussi.
Sur quinze cas de tœnia observés en Afrique, de 1843 à
1847 (1), on compte sept Arabes et un prisonnier de la Smala,
à Alger. En Abyssinie (2), les vers intestinaux sont très communs chez les Chrétiens, tandis que chez les naturels du pays,
auxquels les viandes non cuites sont défendues par la religion,
s'en trouvent rarement atteints. « On rencontre souvent, dit
le Dʳ Hamont (3), dans les cadavres des Egyptiens malheureux, jeunes ou vieux, des masses de vers lombricoïdes. »
Serait-ce l'action combinée d'une haute température, de l'humidité (4) et d'une alimentation farineuse et lactée, qui déve-
lopperait cette affection chez les Indigènes de l'Algérie ? Les
fièvres intermittentes et les affections intestinales, si nombreuses
chez eux, joueraient-elles ici un rôle important ? « Il paraît,
d'après M. de Blainville (5), que le tœnia ne peut rester dans
le canal intestinal des personnes affectées de fièvre intermittente, et que les ascarides lombricoïdes sortent de celui des
enfants atteints de fièvre intermittente ou plutôt encore de

---

(1) *Mémoires de méd. et de chir. militaires,* 1848 . *Notes sur l'endémicité du tœnia en Afrique,*
par le Dʳ Boudin.

(2) *Revue orientale,* t, II, 1852, p. 251.

(3) *L'Egypte sous Méhémet-Ali,* t. 1. p. 505.

(4) On sait que les moutons qui paissent dans les plaines marécageuses sont sujets aux
douves du foie.

(5) *Notes au traité de Bremser sur les vers intestinau.,* p. 536.

typhus, ce qui a porté quelquefois à penser que c'étaient des vers qui avaient occasionné ces maladies. » Voici les ren 'des usités chez nos Indigènes : prendre un melon (feuggouss) vert, c'est-à-dire non encore arrivé à maturité, le laisser toute une nuit dans l'eau, boire cette eau le lendemain ; le malade ne tardera pas à éprouver des mouvemens assez vifs dans l'abdomen, et les vers sortiront bientôt après. Quand les matières fécales sont remplies de petits vers, il faut piler ensemble du *djada* (pouliot) et du *chenedegoura*, et en manger ; on peut également mélanger ces deux substances avec de la farine d'orge, délayer le tout dans une quantité suffisante d'eau, et en boire souvent.

Nous avons déjà vu que les affections du foie et de la rate surviennent assez souvent chez les Arabes à la suite de nombreux accès de névropathies intermittentes. Ces organes offrent aussi des maladies spontanées, sous l'influence surtout de la forme bilieuse du tempérament et des conditions climatériques. Les fatigues, chez les Indigènes, que les nécessités du commerce obligent à parcourir de grandes distances, la difficulté de trouver des stations de repos durant les voyages, la constipation assez habituelle, les changements brusqués de température, déterminent facilement les hépatites aiguës ou chroniques, les abcès du foie. Moyens curatifs : pointes de feu dans l'hypochondre droit, cataplasmes de bouse de vache pour calmer les douleurs, etc. Les diverses affections du foie sont confondues sous le nom de *meukboud, dâtel kebda.*

La jaunisse (*bou-sffar*, le mal jaune) aurait, pour quelques *toubibes,* sa source entre le pouce et l'indicateur ; aussi, pour la guérir, appliquent-ils le feu en cet endroit. Le traitement est complété par des saignées locales, des scarifications, aux jambes. D'autres conseillent de manger tous les matins, pen-

dant quatre à cinq jours, un peu d'un mélange composé de
graines de *semsem* (sésame), de clous de girofle (*ras khounfel*), de *klef* (?), de *nokha* (?), de *zeurniq* (arsenic), de
celq (bette), le tout pilé ensemble et incorporé dans du miel.
On peut aussi faire bouillir les deux tiers de l'écorce d'une
grenade, et laisser ensuite infuser dans cette décoction l'autre
tiers; puis on boira le liquide. — Manger, le matin à jeûn,
de l'ail débarrassé de ses pelures extérieures et brûlé sous la
cendre. — Boire, en entrant dans le bain, de l'eau dans laquelle on a broyé du *feijel* (raifort) privé de toutes ses feuilles.
— Manger, le matin, des petits pois noirs (*hamous asoued*).
— Il est des *toubibes* qui ne voient dans l'ictère qu'une affection pure et simple de la peau ; ceux-là conseillent les médications suivantes : Faire bouillir, dans une marmite neuve et
bien close, du *harmel* (rue) avec de l'huile, jusqu'à réduction
sirupeuse ; en boire pendant trois jours, et s'en frotter en
même temps toute la surface du corps. — Se frictionner entièrement avec un mélange de goudron, d'huile, et une égale
quantité de cendres de poils de chèvre, de cendres d'un morceau de musette dans laquelle mangent les chevaux, de cendres
de cuir de vieux souliers, toutes ces substances brûlées d'abord
séparément. Frictions générales avec de la bile de jeune mouton, et, dans la nuit du samedi (1), avec un mélange obtenu
comme il suit : Bien piler ensemble du *zenejar* (vert-de-gris),
du poivre, du *hhabb reychâd* (cresson des jardins), du *tartar*
(tartre) ; ajouter ensuite du soufre (*kebrit*) et du *quemamine*
(involucre des fleurs de palmier); mêler le tout avec du goudron, de l'huile et du beurre de vache.—Dans le Sahara, quand
la bile tourmente un individu, quand une lésion du foie paraît
évidente, on lui fait boire de la graisse d'autruche liquéfiée et
salée. L'effet purgatif, très violent, dit-on, serait on ne peut

plus salutaire. En général, tout Arabe qui se sent du mal dans la région hépatique, ou qui a la bouche amère, bilieuse, commence par avaler de la graine bien pilée de *hhabb reychâd* et du *rehhane* (basilic); il aura soin de s'abstenir de choses salées, et mangera de préférence des mets accommodés à l'huile. Quand l'affection du foie est compliquée d'un point pleurétique, il faut prendre du *goneteuss* (pyrètre) et du *coucète* (salvia sylvestris), piler ces substances, puis les mêler aux aliments; il est encore expressément recommandé de ne rien manger de salé.

Les maladies de la rate (*oudjâ tehhal*) sont peu connues des Arabes, qui se bornent à manger du safran, et préconisent beaucoup la rate de hérisson bien salée comme aliment; ou bien boivent uniquement de l'eau dans laquelle a séjourné *trois* jours du bois de tamarin (*tarfa*), et ne mangent que de l'ail et du miel pilés ensemble. L'engorgement du foie et de la rate, surtout chez les enfants, se guérit en mangeant des pommes (*tefah'*) broyées avec du miel; on prend pour boisson une décoction de lait aigre *(leben)*, de lait doux *(hhalib)*, de lait de chèvre (*maza*) et de beurre de vache.

D'autant plus intéressantes à étudier chez la population musulmane qu'elle se trouve, de par les lois et de par les coutumes, soumise à des influences particulières (circoncision, polygamie, etc.) dont il importe d'examiner le degré de nocuité et d'apprécier l'influence au point de vue des conséquences pathologiques, les maladies des organes génito-urinaires reconnaissent pour causes principales, chez les Arabes, la malpropreté chez les femmes surtout, le déréglement des mœurs, l'incurie générale pour tout accident vénérien dès son début, etc.

Les reins (*keloua*) qui normalement fonctionnent peu dans les pays chauds, offrent cependant des altérations pathologiques que l'ignorance des *toubibes* ne leur permet ni de reconnaître ni de différencier.—Dans les affections de la vessie, on retrouve l'influence d'une vie trop sédentaire et de l'abus des jouissances vénériennes. La cystite, dont la cause la plus commune est l'abus des cantharides (*debbanet el hindd*, mouche de l'Inde) et autres préparations aphrodisiaques, n'a guère de traitement particulier : on se borne à boire pendant *trois* jours une forte décoction de *hhabb reychâd* (cresson des jardins). Pour guérir la rétention d'urine (*tsaqqaf el boul*, bouchement de l'urine), on prend à titre de nourriture exclusive, pendant *trois* jours, du pain composé de farine ordinaire, d'huile et d'ail ; ou bien l'on mange de la farine d'orge mêlée à du sang d'aigle (*nser*) ; ou l'on se nourrit de miel auquel a été incorporée de la cendre de peuplier (*safsaf*). Dans le désert, les Indigènes font des frictions sur l'hypogastre avec des sauterelles salées et bien bouillies. — L'incontinence d'urine, commune chez les jeunes enfants, se dissipe par l'usage d'une boisson composée d'eau dans laquelle a séjourné du fumier de lièvre (*curneb*) ; on recommande aussi, comme tisane, de l'eau chargée de poudre de viande pilée d'une épaule de bouc (*this*) grillée sur le feu. Quand un enfant a la mauvaise habitude de pisser au lit, on lui fait manger une mamelle (*drah*) de brebis (*nddja*) cuite avec de la rue puante. La mamelle de brebis est parfois remplacée par un testicule (*bidha*) de mouton (*kebch*). Il suffit également de placer dans la demeure du petit malade un morceau d'*aghar* (thuya articulé), pour qu'il se lève la nuit dès que le besoin d'uriner se fera sentir....

L'usage habituel d'eaux malpropres, chargées de matières terreuses, le mélange constant d'une certaine quantité de poussière de gré aux farines moulues dans les tribus, enfin l'abus des plaisirs vénériens, expliquent bien comment les calculs (*haça*, pierre) vésicaux se rencontrent assez souvent chez les Indigènes. Dans le désert, le fait est plus rare; des Indigènes m'ont affirmé devoir l'attribuer à l'alimentation par les dattes; or, remarquons qu'*Avenzoar* recommandait à l'intérieur l'huile de dattes pour résoudre les engorgements consécutifs à la présence de la pierre dans la vessie. En 1843, le Dr Philippe (1) a extrait un calcul multiple, pesant cinquante grammes, du prépuce d'un jeune Arabe de sept à huit ans; il pense que le phimosis naturel amenant une discordance entre l'orifice très large du méat urinaire et celui très petit du prépuce, aura fait séjourner près du gland l'urine dont les éléments salins se seraient accumulés, distendant ainsi peu à peu leur réservoir artificiel. — Les Indigènes emploient contre la pierre une décoction de *begouga* (pied de veau); et mangent du miel mélangé de fine poudre de cassis (*qaroub el qleb*), ou bien de l'ail écrasé dans de l'huile et du vinaigre (2).

L'hydrocèle *(derra)* qui figure au nombre des maladies les

(1) T. LV des *Mémoires de méd. et chirurg. militaires.*

(2) A Tunis, les Arabes ignorent la lithotritie, mais pratiquent, dit-on, la cystotomie; ceux de l'Algérie ne connaissent ni l'une ni l'autre. L'invention de la première paraît cependant remonter à *Albucasis*, puisqu'il dit (*Livre de théorie et de pratique*, p. 94) :

« On prend un instrument appelé moshabarebilia, on l'introduit doucement dans la verge, on *retourne* la pierre dans le milieu de la vessie, et si elle est molle, elle se brise et sort en morceaux; mais, si elle ne sort pas à l'aide des moyens que nous avons indiqués, il faut inciser selon les règles de la chirurgie. »

Ce même médecin Arabe s'exprime encore ainsi à propos des calculs engagés dans l'urètre (*Traité de chirurgie*, 2e partie, chap. LX) :

« Il faut prendre un instrument perforant en acier, triangulaire, terminé en pointe, et emmanché dans du bois; on prend ensuite du fil avec lequel on fait une ligature au-dessous du calcul pour empêcher qu'il ne *rentre* dans la vessie. On introduit ensuite le fer de l'instrument avec précaution jusqu'à ce qu'on arrive à la pierre : on *fait alors mouvoir* l'instrument en *tournant* et en tâchant de *percer* la pierre peu à peu, jusqu'à ce qu'on l'ait traversé de part en part. Les urines s'échappent aussitôt, et avec la main, on aide la sortie de ce qui reste de la pierre, car elle est brisée, et les fragments s'écoulant par les urines, l'organe souffrant est soulagé, s'il plaît à Dieu ! »

plus communes dans les pays chauds, tiendrait-elle aux fatigues
des organes génitaux par suite d'excès vénériens ? Aurait-elle
une cause prédisposante dans le peu de soutien ordinaire des
testicules, les Indigènes ne portant point de pantalons pour la
plupart ou les portant tellement larges que l'organe séminal
n'est plus maintenu ? — En sept ans, dit le docteur Clot-Bey
(*loco citato*), plus de deux cents individus hydrocélés ont été
opérés à l'hôpital d'*Abou-Zabel.* — Volney prétend qu'en
Égypte l'usage de l'eau-de-vie de figues détermine cette affection. — Ainsi que le pratiquaient les anciens médecins Arabes
(*Avicenne*), nos Arabes recourent à des applications astringentes
(semences grillées de staphysaigre, *zbib el djebel,* raisins secs
de la montagne), à des embrocations de miel broyé avec du
cumin, à des cataplasmes de bouse de vache, ou de grains
d'orge rôtis et placés brûlants sur la tumeur.

On ne saurait trop dire ce qui contribue le plus à déterminer
les affections utérines, ou de la précocité du mariage et la polygamie et ses conséquences, ou de l'ignorance des matrones
dont les manœuvres et conseils sont aussi aveugles qu'imprudents. La leucorrhée, si fréquemment amenée par les dérangemens de la menstruation et le peu de soins avec les quels
l'allaitement est arrêté, doit aussi à la syphilis une bonne part
de sa ténacité : les femmes Arabes n'y font du reste aucune
attention. Les chutes de matrice semblent facilitées par de
fréquens avortemens et de dangereuses pratiques d'accouchement.

Pour avoir leurs règles (*haïda),* les femmes indigènes emploient mille recettes, quoiqu'en général elles se préoccupent
d'un retard, bien moins pour elles-mêmes, que pour éviter les
querelles et les mauvais traitemens des maris despotes et jaloux.
Les unes jettent sur le feu du *nchader* (sel ammoniac) et se
placent immédiatement au-dessus des vapeurs; d'autres font

d'abord les ablutions prescrites par la loi, et immédiatement après dirigent vers les parties génitales la fumée de nombreuses touffes de *harmel* projetées sur des charbons ardents. Celles-ci s'introduisent dans le vagin (*meusteja)* une touffe de laine non lavée et saupoudrée de *koheul* (sulfure d'antimoine) ; celles-là écrivent sur quatre à cinq feuilles de *safsaf* (saule, peuplier) le nom de leur père, de leur mère et le leur : ces feuilles sont ensuite placées dans un étui en cuivre près d'un bon feu. Dès que cet objet se couvrira de gouttelettes de vapeurs, les règles commenceront à couler et ne s'arrêteront que quand on éloignera l'étui du foyer de chaleur...— Quand les menstrues, quoiqu'apparues à l'époque périodique, coulent lentement et difficilement, on conseille de boire une décoction de *quemmoune akhhal* (nigella sativa).

Malgré les dispositions légales qui défendent le *coït* pendant la période menstruelle ou lochiale, dans le but sans doute de prévenir les hémorrhagies utérines, ces dernières sont aussi fréquentes que les affections du sein chez les femmes qui nourrissent. Pour arrêter la perte de sang, on introduit dans le vagin un mélange de vinaigre et de *zadj* (vitriol), ou de miel que l'on a broyé avec du *zadj* et de l'écorce de grenade.

Pendant les grandes chaleurs surtout, on observe chez les prostituées les abcès des grandes lèvres. Du reste, à cet égard et au sujet de la syphilis, nous sommes entrés dans les détails les plus complets possibles, page 416.

Les Arabes rapportent la stérilité (*adquer)* à l'influence divine, sans doute à cause de ces paroles du Koran :

« Le royaume des cieux et de la terre appartient à Dieu. Il crée ce qu'il veut, il accorde aux uns des filles, il donne aux autres des enfans mâles, à d'autres il accorde des enfants des deux sexes, des fils et des filles ; il rend stérile aussi celui qu'il veut. » Chap. XXXXII, v. 48 et 49.)

Les *toubibes* disent que la stérilité chez une femme qui n'a pas ses règles, tient à ce que la matrice *(oualda)* est fermée *(meflouta)*, et qu'il n'existe point de remède à cet état. « *Ahou dlem*, il (Dieu) le sait, » c'est leur unique réponse ; en d'autres termes, il n'y a rien à faire. — Le Prophète a dit :

« Préférez la femme à peau brune, car elle est féconde, à la femme trop blanche qui peut être stérile. »

Quand après avoir eu un premier enfant, la femme reste longtemps sans concevoir et comme frappée de stérilité, elle doit boire de l'urine de mouton, et de l'eau dans laquelle on a laissé macérer du cérumen du conduit auditif *(loussaq oudnine)* et de la crasse, qui se trouvent entre les oreilles, d'un bouricot.... On emploiera aussi trois ou quatre tranches de racine de *bou-nefa* que l'on aura fait bouillir jusqu'à consistance convenable ; ce remède, pris à l'intérieur, détermine une purgation efficace. Voici d'autres remèdes, dont le nombre n'étonnera plus, si l'on réfléchit que la femme stérile est mal vue chez les Musulmans et que cette condition devient même un cas de divorce :

Sentir souvent les fleurs blanches du *henna*. — Faire cuire ses aliments dans une décoction de *bou-nefa*. — Manger du gigot et de l'épaule de mouton jeune, recouverts de cresson bien pilé. — Boire du lait de jument *(fersa)*, mais il faut que la femme ignore cette origine. — La femme mettra dans sa chambre, une nuit entière, une grenouille *(dzafdâ)* vivante ; le lendemain matin, elle crachera sept fois dans la bouche de cet animal, avant de manger, et elle le replacera à l'endroit où elle l'avait pris. La grossesse commencera aussitôt. Toutefois, la femme ne doit user de ce moyen qu'après avoir été au bain et rempli toutes les pratiques légales relatives à la propreté. Dès qu'elle a ses règles, elle se place aussi au-dessus de la vapeur produite par la combustion du *chenedegoura* :

cette fumigation détruit la stérilité. — Prendre un peu de *toutia* (sulfate de cuivre), le piler, le faire bouillir dans une petite quantité d'eau, puis s'en frotter pendant trois jours depuis la ceinture jusqu'au bas du ventre. Pendant trois jours encore, la femme prendra un peu de cette même décoction, la mêlera à de la farine et du poivre, et exposera le tout sur le feu jusqu'à réduction pâteuse ; alors elle ajoutera un peu de *skendjbir* (gingembre), de l'*afsa* (noix de galle) : elle mangera de cette composition trois matins de suite, avant le repas. — Manger, trois jours, du miel auquel on a incorporé de la poudre de racines de *tfarfarat* (?), et porter à sa ceinture une amulette ainsi conçue : « J'ai à me plaindre à vous de ce que je suis chagrine dans mon ventre : je rêve sans rien voir. Celui qui veut une chose, n'a qu'à dire qu'elle soit, et elle est. Ne me refusez pas, ô mon Dieu, ne me causez pas de douleur. Selon votre volonté, faites du bien à ceux qui recourent à vous. Celui qui fait le jour, qui fait toutes les heures, qui fait la graine des navets, sa parole est grande. » — Ou bien, faire cuire un oiseau appelé *heded* (?) avec du beurre, du *djiljelane* (sésame) ; en boire le bouillon pendant plusieurs matins consécutifs. — Prendre une certaine quantité d'eau de pluie (*ma matkar*) bien fraîche; lire dessus ce liquide le fatha (1er verset du Koran); ajouter sept fois de suite : « Celui qui est Dieu, est le seul Dieu ; sans lui, il n'est ni force ni bien, son nom est noble. » La femme boit ensuite cette eau de pluie, et répète cette cérémonie sept nuits consécutives.

A Biskra et dans le Zab en général, les Arabes disent que la viande de *nemr* (panthère) jouit de la merveilleuse propriété de combattre la stérilité. Nous avons parlé, dans la première partie de cet ouvrage (page 63), du célèbre bâton de la mosquée de Koukou. Dans un canton du cercle de Bougie, chez les Beni-Mimoune, il existe dans le Djebel-Djoua, près de la koubba d'un *marabout,* une fontaine avec les eaux de laquelle les femmes stériles font certaines ablutions pour obtenir ou recouvrer la fécondité. Dans les villes, les Mauresques mangent le matin du miel très clair mélangé avec de l'huile et de la graine broyée de *dzreuf* (?).

La précocité de l'impuissance (*âqim*) chez les Arabes polygames, les force également à recourir à mille moyens aphrodisiaques; par exemple, à mettre beaucoup de poivre et de piment dans les aliments; à Oran, des cantharides; à Alger, du cardamome (*hhabb el heile*, la graine du parent). — A Alger et à Tunis, on inonde les parties génitales de plusieurs jets successifs d'eau bien fraîche, et on applique les verges sur les régions fessières avec des branches fines et souples. — Manger des graines d'arachide ou des fleurs de dattier, soit seules, soit imprégnées de suc de citron; ou bien, le matin à jeun, de la noix verte pilée avec du *demkour* (?); — boire, chaque matin avant le repas, de l'eau dans laquelle on aura conservé pendant trois jours un fer rougi à blanc; — manger à jeûn de l'artichaut (*qarnoune*) cuit avec du beurre de vache; —· se frotter le pénis avec de la graisse d'*ourane* (lézard); avec de l'eau de fenouil; avec un mélange d'huile et de suc de céleri; avec du beurre frais broyé dans du lait aigre de brebis, de l'écrevisse (*certane*) et des ronces (*allaïq*); avec un mélange de miel et de bile d'une poule noire; avec un œuf bien séché et réduit en poudre très fine; avec un mélange de blanc d'œuf et de feuilles de chou (*kroumbt*); avec un mélange de beurre et de cendres de bois de figuier (*keurma*), etc.

Il ne suffit point à l'Arabe de rechercher tous les moyens de combattre une impuissance regardée comme honteuse dans l'opinion publique, il faut qu'il pousse parfois le raffinement du salacisme jusqu'aux limites les plus dégoûtantes. Ainsi, quand on veut rester longtemps en érection pendant l'acte de la copulation, on doit s'enduire le pénis plusieurs jours avec de la bile de bouc, et boire trois matins consécutifs de l'eau dans laquelle on aura pilé du *quir* (goudron); — ou se mettre sous la plante des pieds des noix broyées avec de l'*ouazani* (?); — ou se graisser les parties génitales avec un mélange de miel et de bile de corbeau. *Sidi Djalinous* et *Sidi ben Cefiane*, qui préconisent ce remède, ajoutent que la femme ne brûle plus d'amour que pour celui qui a fait usage de cette précaution. — L'individu qui cherche un renforcement de vigueur copulatrice, mangera deux fois par jour un composé de miel, de *quemmoune* (cumin), de poivre et de *beldar* (?). Son énergie sera telle qu'il pourra satisfaire quarante femmes dans la même nuit, fussent-elles vierges (*atkhan*). Bien plus, l'Arabe possède même des recettes pour refroidir ou exciter à volonté l'ardeur d'une maîtresse ou d'une épouse. Arroser une femme avec du sang de *khettaïfa* (birondelle) passe pour un moyen certain de s'assurer non seulement sa fidélité, mais encore son assiduité dans les rapprochements sexuels. Si le mari désire frustrer sa compagne de tout plaisir dans l'acte vénérien, et lui enlever ainsi tout désir de le rechercher, il suffit de lui faire ablutionner les parties génitales avec de l'eau de graines de *khass* (laitue). L'influence de cette plante est telle que si la femme a seulement reposé quelques instants sur une de ses moindres parcelles, elle fuit à tout jamais les caresses conjugales. — On comprendra parfaitement que nous n'insistions pas davantage sur toutes ces pratiques.

La femme Arabe, la Mauresque surtout, fatiguée souvent par des couches précipitées, ou plutôt craignant que des grossesses réitérées ne l'empêchent de donner un libre cours à son dévergondage, s'occupe de provoquer la stérilité. Les moyens les plus ordinaires consistent à boire pendant quelques jours de l'eau dans laquelle on aura pilé de la feuille de *djil* (salsola) avec de la feuille de *khouhk* (pêcher); ou bien à boire de la sève de figuier *(keurma)* mâle *(deker)*.

Par coïncidence avec notre *aura hysterica,* les Arabes appellent *habouba* (vent, émanation) l'hystérie, et la considèrent comme contagieuse. L'érotomanie *(meurdh tedouid,* la maladie du petit ver) serait produite par la présence d'un ver qui tourmenterait constamment l'individu. Quelques pincées de feuilles de *henna,* jetées dans quelques tasses d'eau bouillante, forment une boisson qui conjure tous les accidents consécutifs à l'avortement *(saqqat ldjeniane,* chûte de l'enfant*),* crime tellement passé dans les mœurs musulmanes, qu'à Constantinople on voit (1) des boutiques publiques tenues par des juives pour sa pratique opératoire.

Les Arabes supportent les douleurs de la parturition avec un courage vraiment extraordinaire : elles affectent même de ne pas souffrir et de ne proférer aucune plainte. Ce n'était point assez pour elles d'être déchues au dernier rang social, traitées comme des esclaves et des brutes, il fallait encore que les pratiques les plus barbares, les plus cruelles vinssent compliquer les souffrances de la maternité. De tout temps du reste, l'art des accouchemens *(ouilada),* abandonné aux femmes, a présenté les procédés les plus insensés et les plus terribles. On ne saurait s'imaginer les tortures que les matrones font subir pendant l'expulsion du fœtus. Les unes, ne voyant dans le produit de la conception qu'une masse inerte qui tarde toujours trop à quitter la cavité utérine, suspendent la femme par les bras à l'un des bâtons de la tente, et lui étreignent la taille avec des *haïks* de manière à forcer le fœtus, quelle que soit sa position, à s'engager dans le détroit périnéal. D'autres massent fortement le ventre de haut en bas pour solliciter les contractions et la prompte sortie de l'enfant. Ici on place une planche ou un grand et large plateau en bois (pour faire le *couscouss)* sur la région ombilicale de la mère, et des femmes montent dessus afin d'exercer une pression suffisante pour

(1) *Voyage dans les Etats Musulmans,* par M. Texier (1837).

déterminer l'expulsion. Là, ce sont des petits moulins portatifs pour moudre l'orge, sorte de deux grosses rondelles en grès, que l'on place dans le même but sur le ventre de la malheureuse. La présentation de l'enfant paraît-elle mauvaise ? la mère est soulevée par les pieds ou bien roulée à terre dans tous les sens. Dans le Sud, et à Biskra on m'a assuré le fait, les matrones brûlent sous le nez de la femme en couche des poils pris à la région occipitale du lion; et l'odeur de cette substance est tellement infecte que les nausées surviennent aussitôt avec une violence qui favorise la sortie du fœtus. Des *marabouts* profitent largement des vertus infaillibles de ce remède, et parcourent les tribus avec de jeunes lions au moyen desquels ils exploitent, avantageusement pour eux, la confiance et la crédulité publiques. Dans les tribus, on provoque le vomissement en présentant brusquement des matières fécales ou des substances en putréfaction. Certain nombre de *qabela* (accoucheuses) se permettent la manœuvre des versions (*teqlib*); elles les pratiquent quand les eaux de l'amnios *(seter)* se sont échappées, et lorsque l'enfant se présente mal ou tarde à paraître. La femme reste-t-elle longtemps dans les douleurs ! on jettera du fumier de vache sur des charbons ardents, et elle exposera les parties génitales au-dessus de ces vapeurs.

Quand la femme, instruite par les couches antérieures, pense qu'elle enfantera avec difficulté (la dystocie se dit *acir alihia enneffes*, c'est-à-dire difficulté pour elle d'accoucher), elle doit, trois jours avant l'époque de la parturition, porter dans les plis de son *haïk* un mélange d'huile et de cendres de *bellouth* (glands), ou bien s'attacher sur l'une des cuisses une pierre à fusil (*hadjar zenète*) enveloppée dans un chiffon, soit encore sur la cuisse droite son propre peigne sur lequel on aura écrit ces mots :

« Celui dont le nom est véritable, a parlé en faveur de celui qui est dans ton ventre, et tout sera promptement fini. Salut sur..... (ici le nom de la mère). »

Quand on suppose que l'enfant est mort (*djenine raqad filbethen oummahou*, fœtus mort dans le ventre de sa mère), on fera boire à la mère un mélange de miel et de lait de vache bien chaud, dans lequel on aura pulvérisé du *zadj* (vitriol) ; alors, si le fœtus est réellement mort, il ne tardera pas à sortir ; s'il n'est pas complètement mort, il se tournera de côté et sera promptement expulsé ; enfin, s'il ne tombe pas après ce remède, c'est.... que la femme n'est pas enceinte. — On peut encore essayer de l'un des moyens suivants :

Faire boire à la mère du lait aigre de chienne (*kelba*) dans lequel on a pilé des coings (*sferdjel*) préalablement débarassés de leur écorce ; — ou bien lui faire prendre pendant trois jours une décoction de racines de *sekkoum* (asperges) et de racines de *fououa* (garance). Le *taleb* écrira au fond d'une tasse en bois deux mots du Koran ; on lavera l'écriture avec un mélange d'eau, d'huile, de cumin, de rue puante et de raifort, substances que la mère devra piler elle-même dans la tasse. Elle boira de ce liquide pendant *trois* jours, et ce qu'elle porte dans son sein reprendra de suite une position normale qui en facilitera la sortie. — **Prendre** de la racine de *tafarfarat* (?), de la racine de *sekkoum* (asperge) ; les bien moudre ; ajouter un peu de farine, et faire cuire avec un peu d'eau ; en manger pendant *trois* jours, durant lesquels on boira simultanément de l'eau qui aura dissous les mots suivants écrits au fond d'un plat, d'une assiette : « Par Dieu, *Djbrahil* (nom d'un ange) ! par Dieu, mon ange (ici le nom de l'ange de la femme) ! par Dieu, *Srafil* (nom d'un ange) ! par Dieu, *Azraïl* (nom d'un ange) ! par Dieu, *Mohammed* (le Prophète) ! salut sur lui, deux fois salut ! c'est lui qui ressuscite, qui par sa puissance rappelle encore de la mort. Il a dit : il vivra, celui qu'elle a conçu la première fois, il l'a dit, si elle boit pendant trois jours *la couleur* mise dans l'assiette. »

La femme doit boire pendant *dix* jours entiers, et *cinq* fois par jour, un mélange de lait et de sel : si l'enfant n'est pas descendu au bout de cette époque, elle boira du lait aigre et du lait doux de deux vaches, mêlés avec du vinaigre ; dès qu'elle en aura avalé une gorgée, le fœtus sera expulsé spontanément.

Ces nombreuses et bizarres recettes prouvent suffisamment combien sont douloureux et parfois difficiles les accouchements chez les femmes Arabes. Quand le fœtus a enfin franchi la vulve *(ferdj)*, on déchire le cordon assez près de l'insertion ombilicale ; on roule l'enfant dans un morceau de haïk, et la femme se couvre l'abdomen avec des chiffons en laine, dans quelques tribus avec une peau de mouton. On ne s'occupe pas le moins du monde de la sortie du délivre (*khelass*) ; elle est toujours abandonnée à la nature.

CONCLUSION

« La politique d'un général en chef chargé de
» soumettre une grande masse d'hommes, doit
» tirer parti de toutes choses, dans l'intérêt de
» la conquête. » (Napoléon à M. de Las-Cases,
à propos de l'Égypte.)

La France n'a pas seulement en Algérie une conquête à
accomplir par les armes, un sol plus ou moins étendu à
dominer, à parcourir victorieusement, de nombreuses tribus à
forcer au silence, à soumettre à la tranquillité. Elle a également une conquête morale à entreprendre, des préjugés à
modifier, des erreurs à redresser, l'ignorance à dissiper, la
misère et l'apathie à détruire, des coutumes à métamorphoser,
des conditions intellectuelles et morales à conserver ou à
réprimer, des idées nouvelles à faire germer, des besoins
nouveaux à créer, des bienfaits à répandre, des cœurs à
gagner. « Nous devons, répétait souvent le maréchal Bugeaud,
tendre par tous les moyens possibles à nous assimiler les
Arabes, à modifier graduellement leurs mœurs... nous ne
pouvons ni ne voulons les exterminer, ni les refouler, il faut
donc les administrer, c'est-à-dire veiller à leurs intérêts, les
rapprocher de nous par de bons procédés. » Il s'agit, en effet,
non pas d'une pression mécanique, matérielle à continuer
d'une manière exclusive, mais bien d'attractions, de sympathies à faire naître simultanément. C'est à une trame sensible
qu'il faut s'adresser ; c'est une greffe morale qu'il faut tenter
par tous les moyens les plus susceptibles d'être bien accueillis
et appréciés par le peuple à régénérer.

Nous en sommes intimement convaincu, la Médecine française

peut jouer un rôle des plus puissants et des plus complets dans ce grand œuvre de la civilisation d'un peuple, dont le présent ouvrage a cherché à esquisser les tristes conditions physiques et morales.

Quand on voit les Indigènes algériens accepter avec facilité certaines modifications que notre contact, encore peu prolongé, a imprimées à leurs mœurs, à leurs idées, pourvu que leurs intérêts physiques y trouvent une large part, il est permis de se demander pourquoi la Médecine n'interviendrait pas efficacement dans le même but civilisateur, pour apporter aussi son contingent de bien-être. Est-ce que l'Arabe ne reconnaît pas aujourd'hui l'équité supérieure de nos lois? Est-ce qu'il ne préfère pas cultiver son champ sous la protection immédiate de notre autorité? Est-ce que beaucoup d'Indigènes n'ont pas abandonné la *chambre de poils* pour occuper une maison à la française, plus commode, plus sûre, plus salubre? Est-ce que les Spahis, les Arabes qui vivent plusieurs années dans les rangs de l'armée, les chefs indigènes qui ont de fréquentes relations avec nos autorités, ne finissent point par accueillir quelques-unes de nos coutumes et les faire passer dans le mouvement ordinaire de leur existence quotidienne?

Partout, d'ailleurs, l'on trouve l'Arabe disposé à bien recevoir, à bien traiter ceux qui viennent au nom de la France soulager ses souffrances et sauvegarder les intérêts sanitaires publics. Tout ce que l'on sait (1) de sa haute vénération et de sa reconnaissance pour les Médecins, nous dispense d'entrer ici dans d'autres détails à ce sujet. C'est que, comme l'a fort bien dit le Dr Guyon (2), « de toutes les branches de nos connaissances, la Médecine est celle qui travaille le plus directement au bonheur de l'homme, à son bonheur le plus positif, puisqu'après avoir reçu l'existence, notre plus grand bien sur la terre est de ne pas souffrir. » Or, en observant de près le fond du caractère de l'Arabe, on le trouve très sensible à tout ce qui peut impressionner avantageusement, flatter des instincts matériels, satisfaire son bien-être physique. « *Utiliser, c'est civiliser,* » devient donc ici une maxime politique très opportune à appliquer.

Dans une des séances les plus solennelles du Congrès médical de 1845, que disait le Ministre de l'instruction publique ? « Le Gouvernement du Roi compte beaucoup sur le dévouement professionnel, sur l'*influence morale* des médecins de l'Algérie, *pour la civilisation des Arabes,* pour l'affermissement de la domination française en Afrique. » Et, l'année suivante (4 juillet 1846), en visitant l'hôpital du Dey, à Alger, le même Ministre disait aux Médecins militaires :

« Vous rendez de grands services dans ce pays ; mais votre dévouement, les fatigues et les privations que vous supportez, les soins que vous prodiguez aux soldats malades ou blessés, ne sont pas les seuls mérites que vous ayez aux yeux du gouvernement. Vous avez encore une autre mission aussi importante à remplir, c'est de *concourir pour une grande part à faire pénétrer notre civilisation au milieu des tribus arabes et kabyles. Votre prosélytisme est le seul, peut-être, qui puisse réussir d'ici à de longues années.* Ceux d'entre vous qui seront appelés, à cause de vos ressources médicales, à soulager les Indigènes souffrants, arriveront *sans nul doute à faire pénétrer et fructifier* chez eux *quelques-unes des idées de notre civilisation* européenne. Nous espérons que le gouvernement vous donnera bientôt dans ce but des moyens plus étendus et plus efficaces. De notre côté, nous ferons nos efforts pour vous mettre en mesure de propager parmi les Indigènes l'instruction médicale qui sera utile à la fois à *l'humanité et à l'établissement de notre puissance* dans ce pays. »

L'utilité de l'intervention de notre Médecine comme puissant moyen d'action sur le caractère arabe, est un fait irrécusable aux yeux de tous. Nous nous contenterons de citer encore, à ce sujet, l'opinion d'un des hommes les plus considérables de l'époque (1) :

« L'armée possède une classe d'hommes qui, avec un peu d'aide, *s'attachera beaucoup d'Indigènes :* ce sont les médecins. Les Arabes et les Kabyles ont en leur talent une confiance illimitée, et reconnaissent les soins qu'ils reçoivent d'eux, par les devoirs de l'hospitalité les plus sacrés parmi ces peuples. Un médecin connu pour tel, parcourt les tribus ennemies avec la certitude d'être partout recherché et protégé.... faire du bien aux hommes, c'est les *préparer à reconnaître une supériorité et à recevoir une direction...* Les Musulmans n'ont jamais répugné à accepter le bien que leur apportaient des mains chrétiennes, et l'obstacle qui nous sépare est bien plus dans les mœurs que dans les cultes. »

Sans exagérer en aucune façon les résultats certains qu'il est permis d'obtenir avec l'influence de la Médecine comme moyen civilisateur, je crois pouvoir les résumer comme il suit, au triple point de vue de la Politique, de l'Humanité et de la Science.

1° *Au point de vue politique.* — Preuve palpable de la haute sollicitude du gouvernement français pour un peuple vaincu dont il cherche à améliorer le sort physique et moral. — Moyen de convaincre les tribus insoumises, de nos bonnes intentions à leur égard, en mettant à leur disposition un médecin chargé, avant comme après la victoire, de panser leurs blessés, soigner leurs malades. — Possibilité de conserver à l'autorité française l'appui et l'influence des chefs Arabes, auxquels la liberté d'action et de surveillance, si sérieusement liées à la tranquillité du pays, sera d'autant plus promptement rendue qu'ils auront été traités par des médecins bien au courant des mœurs, habitudes, coutumes du pays. — Les actes philantropiques qui marquent si profondément les secours de

(1) Le baron Beaude *l'Algérie,* t. II.

la Médecine, impressionneront certainement l'âme instinctive-
ment égoïste de l'Arabe; l'art de guérir contribuera donc au
rapprochement des deux peuples. — Le Médecin parlera vivement aux imaginations, se montrera avec tout le prestige que
donne l'autorité d'une instruction variée; il attirera l'attention
publique sur les merveilles d'une science utile et humanitaire
avant tout, et constituera évidemment le missionnaire le plus
sensible de la civilisation. — Les Arabes, en effet, voient dans
tout savant un illuminé, un grand personnage en rapport
constant avec Dieu et les Génies. Or, n'est-il pas d'une bonne
politique d'opposer à la prétendue omni-science des *marabouts*
et des *tolbas,* l'influence, non pas religieuse, mais positive,
pratique, d'hommes capables et forts de leurs connaissances?
L'Indigène est bien moins esclave du mahométisme que de ses
guides fanatiques auxquels il reste attaché par habitude, ignorance, paresse et surtout par défiance à notre égard. Levez
donc cette barrière entre son intelligence et nos bienveillantes
intentions; permettez aux yeux et à la portée de son esprit de
voir, de comprendre de quel côté sont réellement le bien-être
et la vérité. Laissez au Médecin, apôtre de charité et d'assistance, la délicate tâche de pénétrer, de remuer le cœur indigène, d'y faire éclore les élans secrets d'une sympathie spontanée. — Chaque page du Koran respire les exhortations !es
plus pressantes à de charitables procédés envers ceux qui '
souffrent ou végètent dans la misère. Que le médecin, bien
instruit de tant de ressources *écrites* d'influence (1), profite
habilement de ces dispositions officielles de philantropie pour
les transporter de la pratique individuelle dans la pratique
sociale. C'est ainsi que, par une conduite adroite, la Médecine
française amoindrira, sapera insensiblement l'influence sacer-
dotale qui, contrairement même à la lettre du *Livre de*

(1) Voyez ci-dessus, page 84.

l'Avertissement, retient dans l'oppression et l'ignorance, de vives intelligences, de fécondes imaginations. A la force physique doit s'allier la domination par les idées. — L'Arabe vit dans une indicible incurie des choses les plus nécessaires à la vie matérielle ; le Médecin fera naître et imposera par ses conseils, ses exhortations, ses discours éclairés et toujours bien intentionnés, des idées pratiques qui modifieront insensiblement les errements traditionnels. — Il est certain que le contact des deux peuples peut *seul* entraîner des modifications durables dans les coutumes du vaincu ; mais qui mieux que le Médecin peut pénétrer facilement dans l'existence mystérieuse de l'Arabe, s'asseoir à son foyer, y répandre des idées nouvelles, faire naître des sentiments sympathiques ? Qui peut, mieux que lui, entraîner la population Indigène à nous connaître *de visu* sous un jour tout autre que celui sous lequel nous représentent constamment les fanatiques et les *marabouts?*—L'administrateur des affaires Arabes d'un cercle, quelles que soient la douceur, l'aménité, la bienveillance qu'il apporte dans ses relations avec les Indigènes, est toujours à leurs yeux un chef, un délégué du pouvoir, chargé d'assurer l'ordre, la tranquillité, la justice, de contrôler les actes de chaque autorité inférieure : aussi le vaincu ne néglige ni paroles ni actes pour capter sa satisfaction, éviter un reproche, conserver à tout prix une position si ambitieusement convoitée par des familles puissantes. C'est une situation fort délicate qui force l'Arabe à mentir souvent à sa conscience, à ses habitudes, à sa religion. — Le Médecin, au contraire, c'est tout simplement un ami que le riche comme le pauvre accuei   sans arrière-pensée au sein de la famille; il a le *privilège* de voir et d'entendre bien des choses, car il ne vient pas avec un pouvoir autoritaire qui froissera des sentiments enracinés par la tradition et le caractère national ; non, il n'apporte que des consolations et des secours, il vient rendre la santé et les forces à ceux que la misère et la maladie étreignent de leurs cruelles douleurs. Il laisse au moins, au départ, le souvenir d'un bienfait; il donne l'exemple des sentiments de fraternité, de solidarité humaine, des plus beaux sentiments religieux; il porte silencieusement le coup le plus rude aux croyances superstitieuses, absurdes ; il développe dans l'esprit indigène cette indépendante fermeté qui oblige à apprécier les faits et à juger leurs corrélations. — Apprenant alors à donner satisfaction à leurs plus impérieux besoins de bien-être, les Arabes subiront, à leur insu, une ébauche d'éducation qui les poussera insensiblement dans la voie du progrès. — Un autre avantage de l'influence médicale est celle qui a été résumée ainsi par un officier des Bureaux : « Bien des renseignements, que ne peuvent avoir les chefs des Bureaux Arabes, seraient recueillis par les docteurs, bien des nouvelles apprises par eux. » Cette question, trop délicate pour être discutée ici, mérite toutefois l'attention de l'autorité gouvernementale. — En résumé, l'intervention de la Médecine aura pour effet immédiat et certain, d'amortir la haineuse impatience de notre joug, et d'être une preuve éclatante de notre supériorité intellectuelle et morale.

2° *Au point de vue humanitaire.* — Détruire peu à peu un certain nombre de pratiques barbares, notamment dans les accouchemens; — surveiller les graves questions d'hygiène publique auxquelles se rattachent si intimement les moindres conditions du bien-être individuel; — prêter à l'autorité soit française, soit indigène, le concours prompt et intelligent de la médecine légale, pour tout ce qui concerne (dans ce climat particulier) les délits et les crimes (infanticides, avortemens, blessures, etc.); — diminuer la panacée ridicule, mensongère et surtout dangereuse des amulettes, dont le moindre inconvénient est d'endormir dans une funeste sécurité uniquement profitable à la marche de la maladie; — porter, en cas d'épidémie surtout, des secours énergiques qui frapperont les incrédules et les empiriques par l'évidence des résultats rapidement obtenus; — propager des avis et des conseils rationnels, dont l'ignorance et la pénurie laissent se perpétuer et se transmettre, par héritage, d'horribles affections soit de la peau, des yeux, soit des intestins, etc.; — s'assurer de l'exactitude et du degré de salubrité apportées dans les inhumations (1); surveiller l'emplacement convenable des cimetières, des lieux choisis pour l'assiette des campements et des installations; — discréditer insensiblement les prétendus guérisseurs du pays, qui exploîtent avec la plus audacieuse effronterie la crédulité et les ressources pécuniaires des malheureux réduits à les consulter; — la prescription et la surveillance d'exécution des mesures hygiéniques les plus urgentes diminueront les causes des maladies épidémiques, contagieuses, etc.

3° *Au point de vue scientifique.* — Chaque médecin étudiant, dans son cercle respectif, l'influence de la polygamie et des prescriptions du Koran sur la durée de la vie et principalement au point de vue de la pathologie du sexe féminin, l'action réelle du climat sur la phthisie, les sources minérales dont le pays abonde et le parti que les Indigènes en tirent, les maladies plus ou moins fréquentes, spéciales aux populations musulmanes, la valeur des traitemens empiriques que les naturels du pays leur opposent, etc., chaque médecin, disons-nous, étudiant ces diverses questions et tant d'autres non moins importantes, fournira des documens précieux dont le dépouillement et l'agencement méthodique (2) enrichiront la science, en même temps qu'ils tourneront au profit du traitement rationnel des affections propres à cette zône et contre lesquelles lutte également l'implantation Européenne. — L'appréciation raisonnée des

---

(1) Pendant la dernière épidémie de choléra, n'a-t-il pas fallu, sur plusieurs points, l'intervention des officiers des Bureaux Arabes pour obliger les Indigènes à inhumer les cadavres, abandonnés le plus souvent dans les tentes où agonisaient d'autres individus frappés par le fléau ?

(2) Voyez ci-dessus page 482.

habitudes, des mœurs, basées sur les nécessités du climat, peut certainement nous servir de guide dans les modifications qu'il convient d'apporter aux coutumes que chaque immigrant amène de sa contrée et conserve trop opiniâtrement au détriment de sa santé (1).

Voilà, d'une manière sommaire, ce que promet l'intervention de la Médecine française. Il nous reste à savoir comment elle a été jusqu'à ce jour, et comment elle devrait être, introduite au sein des populations Arabes.

Toutes les fois que nos troupes ont été en contact avec les Indigènes, dès les premiers moments qui suivirent l'occupation d'Alger, les Arabes ont toujours reçu les soins empressés des Médecins français. En juillet 1834, le Dr Giscard, chirurgien-major des Zouaves, prodiguait les secours de son art à des Indigènes venus au marché de *Bou-Farik*. Quelques mois après (janvier 1835), le médecin du Gouverneur, le Dr Pouzin, établissait une tente sur le même emplacement, et, avec le concours d'un interprète, distribuait aux Arabes des consultations et des remèdes gratuits. Au mois d'avril de la même

(1) Au double point de vue de l'acclimatement des Européens et de la civilisation des Indigènes, la fusion des deux races constitue une des plus puissantes conditions de succès. Qu'il nous suffise de rappeler à ce sujet que les unions de Turcs et de Mauresques en Algérie (*v. ci-dessus*, p. 174), de Créoles et de Nègres aux Antilles, les accouplemens de femmes Indigènes avec des Européens à Taïti, dans la Nouvelle-Zélande, dans a Nouvelle-Hollande, etc., ont partout donné des produits remarquables par leur fécondité et leurs meilleures conditions physiques et intellectuelles. La transmission des caractères saillants des races par la puissante voie de l'hérédité est une des plus belles lois de l'Économie naturelle. Le Dr Vital (*Gaz. méd. de Paris*, novembre 1852) a déja remarqué, à Constantine, que les enfants provenant de mère Indigène et de père Européen, de même que les Mulâtres provenant de femme Nègre et de père Arabe, vivent très bien « Dans le cercle de mes observations, ajoute-t-il, ces deux genres d'union donnent en mortalité 1 sur 13 et 1 sur 15. — La fusion des races, beaucoup plus facile à obtenir en Algérie qu'on ne paraît généralement disposé à le croire, est une nécessité de la loi de perfectibilité humaine : elle engendre une amélioration physique et morale dans les produits du croisement, favorise l'aptitude à l'acclimatement, et tourne, en définitive, au bénéfice de la nouvelle Société en donnant plus de force aux liens internationaux. Elle portera un coup décisif aux deux grandes plaies de la société musulmane, la polygamie et la prostitution.

année, le Roi fit remettre au Gouverneur une somme de mille francs pour l'ambulance de la *Mitidjá ;* la Reine s'associait à cette bonne œuvre par un don de cinq cents francs. Un mois après, près de la fontaine du petit *marabout,* une ambulance était effectivement établie, commode, spacieuse, entourée de palissades, et précédée d'un jardin et de deux pavillons destinés au médecin et à ses aides. Quinze Arabes s'y trouvaient en traitement. Malheureusement, cette installation, prématurée peut-être à cette époque, ne subsista pas longtemps. En février 1838, les docteurs Méardi, Trolliet et Bodichon, médecins d'Alger, établirent à l'hôpital Caratine des consultations gratuites pour les Indigènes ; les médicaments y étaient également fournis. La création (février 1844) des Bureaux Arabes attacha un officier de santé aux trois directions divisionnaires seulement. En 1847, après l'intention manifestée par les Chambres d'instituer un service de santé qu'assureraient des médecins civils, il fut décidé (29 juin) par le Ministre de la guerre que les Indigènes seraient gratuitement traités « par l'officier de santé militaire de l'hôpital, de l'ambulance, du corps le plus voisin de chaque Bureau, ou, à défaut, requis par le commandant supérieur, *sans toutefois que cet officier soit attaché d'une manière permanente au Bureau.* » En même temps, les hôpitaux français étaient ouverts aux Arabes.

De toutes parts, des plaintes très fondées ont démontré les inconvénients d'une telle organisation. Ainsi, à cause de la mutation fréquente des médecins des hôpitaux ou des corps, à cause du service quotidien auxquels ils étaient astreints dans ces diverses positions, jamais les Bureaux Arabes n'ont pu constituer une organisation médicale régulière. Au lieu d'attendre les malades à des heures *fixées,* le médecin aurait dû aller à eux, se montrer souvent aux populations, s'en faire connaître et désirer, glaner des prosélytes, étudier les mœurs et la langue du pays. Mais comment l'aurait-il pu ? Pas même une ration de fourrages (1)! Pas de moyens de transport! Pas de liberté de ses mouvements, de son temps, puisque le service de santé indigène se trouve cumulé avec celui de l'hôpital ou d'un régiment! C'est donc, surtout dans les occasions d'urgence, dans ces cas où l'Arabe attacherait un prix incalculable aux soins et aux succès d'un traitement, que le médecin français lui fait forcément le plus défaut! Où donc est la portée humanitaire et politique d'un tel système ?

Ensuite, dans les hôpitaux militaires, les Indigènes ont généralement refusé de séjourner. Ceux qui y entrent le plus volontiers sont surtout des étrangers sans asile, des musulmans citadins, ou des Arabes entièrement abandonnés par leurs empiriques et n'ayant plus guère d'espoir de guérison. Les habitants des tribus, ceux évidemment qui sont le plus dépourvus de tout secours médical, ont toujours montré une antipathie profonde et un dégoût invincible à l'endroit de nos salles hospitalières; les différences de coutumes, de pratiques religieuses, de langage, de mœurs, la privation de la liberté, l'imposition d'une discipline, une alimentation toujours suspecte parce que des mains chrétiennes l'ont préparée, le contact européen, une existence cloîtrée bien différente de la vie nomade et au grand air, etc., tout enfin répugne à des individus élevés et nourris dans la prévention et l'hostilité contre les *Roumis*.

Les Indigènes qui demandent çà et là des remèdes dans les Bureaux, n'y viennent que par occasion : le médecin ne peut donc suivre, surveiller le traitement; de là des abus, des dépenses regrettables, des distributions de médicamens souvent

(1) M. le général Yusuf écrivait dernièrement encore, dans son remarquable ouvrage sur *la Guerre en Afrique* : « Les chirurgiens militaires détachés dans les Bureaux Arabes n'ont pas même droit à une ration de cheval, et pourtant ils rendent des services incessants, répandent partout leurs bienfaits, et vont souvent soigner des Arabes dans les tribus éloignées et jusqu'en Kabylie »

actifs et dont les propriétés seront certainement ignorées. D'ailleurs, les malades qu'il aurait le plus importé de soulager et de guérir, sont justement ceux que la souffrance et la faiblesse retiennent dans les *douairs;* aussi est-on venu souvent demander des remèdes pour des parents, des amis absents. Si on les refusait, on se mettait en contradiction avec les avis publiés par le journal officiel Arabe; si on les accordait, on le faisait au hasard, en aveugle, et quels résultats pouvait-on en obtenir, ou plutôt ne devait-on pas craindre! — Ensuite, les médicamens, mis à la disposition des Bureaux Arabes, ont toujours été restreints à la nomenclature du formulaire des hôpitaux militaires, et ne peuvent dès lors comprendre ceux que les maladies des femmes et des enfants réclament si souvent; d'autre part, la somme affectée à cette dépense est tout-à-fait hors de proportion avec les exigences des besoins de populations très nombreuses.

Evidemment, le résultat de tous ces traitements incomplets, irréguliers, trop souvent insignifiants, n'a pu donner à beaucoup d'Arabes qu'une triste idée de notre Médecine, et singulièrement diminuer la confiance générale. Une si chétive organisation, sous laquelle cependant les chirurgiens militaires ont rendu, avec un zèle et un dévouement trop restés sans encouragement et sans récompense, tous les services dont ils étaient capables, ne saurait jamais conduire à faire de la *Médecine de propagande,* celle que l'on doit avoir surtout en vue, en Algérie.

C'est ainsi que l'un des officiers les plus distingués des Affaires Arabes (1) écrivait récemment avec raison : « La création du service de santé auprès des Bureaux Arabes est d'une *importance immense ;* le Ministre qui en a eu l'idée l'avait bien compris ; des *détails,* des *lésineries de fonds* ont

(1) Le commandant LAPASSET, *Aperçu sur l'organisation des Indigènes,* p. 9.

empêché dans son entier développement la réalisation d'une pensée qui, *pour nous attacher les Indigènes, a une bien grande portée.* »

Les inconvénients et les résultats négatifs, signalés dans l'organisation de ce service, m'avaient fait penser, en 1848, que le meilleur moyen d'appliquer utilement, convenablement et rationnellement l'influence médicale aux populations Indigènes, serait la création d'hôpitaux exclusivement consacrés aux Arabes. J'ai démontré (1) tous les avantages de ces établissements dont l'installation au sein des tribus devait être d'une extrême simplicité. Les frais du service et les dépenses premières auraient été couverts par un impôt annuel de dix à quinze centimes par *zouidjà* ou *djebda*, proportionnellement à l'*achour*. Des essais, tentés dans plusieurs cercles, ont confirmé pleinement le point de départ d'un tel système. Partout, en effet, où les Indigènes ont pu être traités dans des locaux (tentes, infirmeries, asiles) particuliers, et dans lesquels ils n'étaient réunis qu'à des coréligionnaires, ils ont cessé de manifester des craintes, de la méfiance, de la répulsion contre un séjour plus ou moins prolongé, et le nombre des malades a augmenté rapidement. Des nattes et des couvertures ont suffi à leur couchage ; pour nourriture, des galettes arabes, de l'huile, du piment, des dattes, du café, du laitage, du kouskouss, parfois de la viande. Dans l'hospice musulman d'Alger (2) dont j'ai créé le service médical en 1850, le calcul

---

(1) *De la création des Hôpitaux Arabes,* dans le journal l'*Akhbar* du 17 octobre 1848.

(2) Dans un remarquable article sur l'*Assistance publique en Algérie,* la *Revue Orientale* d'octobre 1852 s'exprime dans les termes suivants, que je rappelle principalement au titre de la Médecine militaire, qui a donné sur la terre d'Afrique tant d'exemples de dévouement et d'abnégation absolus. « Dans l'asile d'Alger, le service médical a été organisé par un chirurgien aide-major, M. Bertherand ; depuis peu, M. Bonello, docteur de la Faculté de Malte, lui a succédé. L'intelligence de ces deux praticiens, leur dévouement à une œuvre dont ils ont, dès l'origine, compris la double importance bienfaisante et politique, ont rendu à notre cause, à l'humanité, des services qu'on ne saurait trop hautement signaler. Nous voudrions pouvoir citer aussi le nom du médecin de la maison de Constantine, ceux des

des dépenses de l'alimentation et de l'ameublement n'atteignait pas *vingt centimes* par homme et par jour. On connaît, d'autre part, la simplicité, la solidité, la durée, le prix peu élevé d'un vêtement arabe. L'asile de Constantine n'a pas coûté plus de 3,500 francs d'installation. Or, n'a-t-on pas trouvé chez les Arabes de quoi leur faire bâtir plus de 2,000 maisons en quelques années? Et, d'ailleurs, leurs *marabouts*, leurs empiriques ignorants, ne se font-ils pas payer assez cher, sans guérir davantage pour cela? L'Arabe comprendra donc facilement qu'il y va de son intérêt, sanitaire et pécuniaire, de coopérer à la création d'établissements où il trouvera un soulagement confortable à ses souffrances et les conseils éclairés d'un *toubibe* français.

Les Hôpitaux Arabes permettront seuls de bien propager la vaccine, parce que les enfants inoculés pourront au moins y séjourner le temps convenable pour assurer le développement du virus préservateur; ils constitueront ensuite de véritables dispensaires où cette affreuse syphilis, qui ronge le peuple indigène sous toutes les formes, pourra être combattue dès le début des symptômes avec plus d'efficacité et de succès. De ces établissements, placés à proximité et sous la responsabilité d'un chef indigène, le médecin rayonnera sur tout le Cercle, y fera de nombreuses tournées selon les besoins, se portera fréquemment sur les marchés, soumettra aux autorités locales, et fera exécuter par leur exemple et leur appui, toutes les mesures d'hygiène publique convenables, encouragera la construction et l'entretien des puits, routes, caravansérails, bains maures, plantations, conduites d'eau, etc., recevra des *Caïds* et *Cheikhs* de chaque fraction la déclaration des naissances, décès, mariages, etc.; formera, en un mot, le noyau de

chirurgiens-majors qui, placés auprès de chaque Bureau Arabe, répandent les bienfaits de la science au milieu d'une population dont les cinq dixièmes sont atteints à l'état chronique de ces maux affligeants qui corrompent le principe de la vie dans sa source. »

l'administration de l'État-Civil, qu'il importe tant d'établir dans les mœurs musulmanes. C'est seulement alors qu'habitant, séjournant au milieu des Arabes, vivant de leur vie intime, s'initiant à tous les mystères de leur existence (1), le médecin saura capter leur confiance, convaincre les incrédules et confondre les imposteurs. On oublie trop que l'existence toute particulière de la tente et les occupations de la femme dans la tribu, ne permettent pas aux Indigènes de courir après le *toubibe*, au chef-lieu du Bureau.

Un excellent moyen d'entraîner l'esprit arabe, c'est de faire servir grand nombre de leurs propres croyances au bénéfice de notre cause. C'est par une adroite propagande de bons livres contenant des préceptes sur l'hygiène (2), l'agriculture, les arts les plus usuels, c'est par une habile interprétation de leurs dispositions législatives et de leurs proverbes, qu'il faut secouer et agiter la pensée engourdie et stationnaire du Musulman. La lecture des faits historiques les plus capables d'émouvoir son imagination, d'opuscules traitant de passages intéressants d'histoire naturelle accompagnés de gravures représentant les êtres, les substances les plus usités, éveillera le goût de l'étude, et dissipera bien des préjugés. La traduction française des Médecins Arabes les plus célèbres (3) nous fera,

(1) Il y parviendra aisément dès que la langue du pays lui sera devenue familière. Le prix élevé de l'impression arabe m'a empêché, jusqu'à ce jour, de publier un dictionnaire de 3,700 mots environ, comprenant tous les termes de médecine, chirurgie, pharmacie, histoire naturelle, botanique, zoologie, etc., usités chez les Arabes des provinces de Constantine et d'Alger.

(2) *Voy.* ci-dessus. p. 87.

(3) Les principaux Médecins et Naturalistes Arabes, sont : 1. RHAZÈS (*Abou-Bekh Mohammed ben Zakariah al Razy*), médecin en chef de l'hôpital de Bagdad, mort en 923 : auteur de pandectes de la médecine, d'un traité de la petite-vérole et de la rougeole, d'une histoire de toutes les connaissances médicales de son temps, etc. : on lui doit le séton et la première description du larynx. — 2. AVERRHOÈS (*Abou-al-Oualid Mohammed ben Roschd*) ce Cordoue, mort en 1198 : a fait un grand ouvrage de médecine (*Kallyet*). — 3. AVICENNE (*Abou-Ali-al-Houçain ben Abdallah ben Cinna*), né en 980 à Boukhara, mort en 1036, Wisir du sultan MAGDAL : il écrivit une métaphysique et des lois de la médecine qui furent pendant six siècles l'unique code médical de l'Europe, de l'Asie, de l'Afrique. — 4. ALBUCASIS (*Aboul-el*

en même temps, retrouver des idées scientifiques toutes appropriées aux erremens nationaux, et des doctrines qui, pour n'être plus de notre époque, pourront cependant modifier les opinions actuelles sur les phénomènes climatériques, physiologiques et pathologiques, auxquels elles ont été jadis adoptées avec quelque raison. L'intelligente étude de la jurisprudence musulmane conduira évidemment à adopter une législation particulière plus en harmonie avec le climat africain et le tempérament indigène, et, par suite, la médecine légale s'y constituera avec des exigences plus rationnelles.

Il est cependant juste de convenir que, malgré toutes ses imperfections, malgré tous les obstacles apportés à sa facile exécution par une vicieuse et incomplète ébauche d'organisation, le service médical, créé en 1847 en faveur des Indigènes, a produit des résultats irrécusables et d'une certaine importance. Ainsi, dès que le passage ou la venue d'un médecin français sont connus des Arabes, grand nombre de ceux-ci, fatigués des décevantes illusions des amulettes, accourent

---

Kacem Khalaf ben Abbas), né près de Cordoue, mort en 1106 : a publié une méthode de l'art de guérir, décrit un assez grand nombre d'instrumens, parlé le premier de la lithotritie, etc. — 5. Avenzoar (*Abou Merouan ben abd al Melek ben Zohr*), médecin du Khalife du Maroc ; né près de Séville, mort en 1161 ; fondateur de la pharmacie ; a laissé un ouvrage estimé, la Rectification de la Médecine. — 6. Al Kendi, qui vivait à la cour d'Al Mamoun ; mort en 860 : on lui doit un traité sur la composition des médicamens, une théorie des arts magiques, etc. — 7. Al Farabi, né en Asie, mort en 950 ; était pensionné par le prince de Syrie : a publié une encyclopédie, un traité sur les sciences, etc. — 8. Abou Ossaiban (*Aboul Abbas Mouaftek ed dine Ahmed*), mort en 1269 : a fait une histoire de la médecine depuis son origine jusqu'au XIIIe siècle. — 9. Mesue (*Yayia*), né près de Ninive, mort en 855 ; protégé d'Haroun al Rascuid et d'Al Mamoun : on lui doit une pharmacopée, des traités sur l'anatomie, les fièvres, les bains, les alimens, etc. — 10. Aben Beithar (*Abdullah ben Hamed el Beithar*), né près de Malaga, mort en 1248 ; célèbre botaniste qui a laissé un traité des Simples. — 11. Al Kazwini (*Zakariah ben Mohammed ben Mahmoud*), mort à Kazwini en 1283 : célèbre naturaliste ; a laissé un traité des trois règnes de la nature. — 12. Issa (*ben Ali al Sadita*), au XIVe siècle, à Grenade : Histoire naturelle des animaux. — 13. Al Modík (*Talif Abou Zakariah ben Mohammed el Moudy,*, Xe siècle : a publié un traité de botanique, un ouvrage de physiologie pathologique ; — 14. Mosléman (*ben Ahmed Aboul Kacem el Marouf el Maghitti*), mort en 1007 : traité de Chimie. — 15. Gébrr (*Habou Mouça Dschafar al Soli*), de Harran ; VIIIe siècle : célèbre chimiste. — 16. Abd Allatif, médecin arabe, né en 1161, à Bagdad ; historien protégé par le sultan Saladin ; etc. — (Voyez, ci-dessus pages 80 et 81).

réclamer des soins et des remèdes; très rarement les chirurgiens français n'ont pas obtenu de pénétrer dans leurs mystérieuses existences, de voir, de traiter leurs femmes, leurs
filles, etc. Pendant les années 1847, 1848, 1849 et 1850,
près de 45,000 Arabes ont été traités par les médecins des
Bureaux Arabes, savoir : 10,775 dans la province d'Oran;
16,061 dans celle de Constantine; et 17,382 dans celle
d'Alger. — Les Arabes sont convaincus aujourd'hui de l'efficacité du sulfate de quinine dans les fièvres intermittentes (1),
de l'opium dans les dysenteries et diarrhées, de nos traitements
anti-syphilitiques, de l'ammoniaque contre les piqûres d'animaux vénimeux ; la gale a complètement disparu de plusieurs
tribus entières; grand nombre d'ophthalmies ont été guéries, et
beaucoup d'Indigènes, encouragés par les succès de quelques-
uns de nos collyres énergiques, ne manquent jamais de venir
en demander dès les premières atteintes du mal. Enfin, je ne
parle pas de l'influence toute morale qu'ont suscitée les relations des Médecins français avec les Indigènes ; les malades
sensibles aux bons soins qu'ils ont reçus, manifestent partout
une profonde reconnaissance et une sympathique confiance.
Que n'aurait-on donc pas obtenu avec une organisation rationnelle du Service de santé (2)! Tous ceux que la captivité a
retenus chez les Arabes, ont relaté des impressions qui ne
permettent pas d'en douter. L'un d'eux (3) a dit : « Les
Arabes apprécient le bien-être matériel que nous leur appor-
tons. »

(1) *Voyez* plus haut, page 397.

(2) Les observations recueillies par les Médecins des Bureaux n'ayant pas encore été cen-
tralisées, il est impossible de signaler ce que les pratiques du *toubibe* Indigène ont pu leur
offrir d'avantageux et de profitable à la science. Si j'en juge d'après ce que j'ai vu et expérimenté, l'emploi méthodique du *kohoul,* du *henna,* du bain maure, du feu, du massage, etc.,
rendra de grands services à la médecine et à la chirurgie françaises.

(3) M. DE FRANCE, enseigne de vaisseau, 183- : *Les prisonniers d'Abd-el-Kader, cinq mois
de captivité chez les Arabes.*

Les tentatives de rénovation sociale faites en Egypte, en Turquie, dans ces derniers temps, et surtout les beaux résultats obtenus par l'intervention de l'art médical, doivent d'autant plus nous encourager, que nous n'avons pas en Algérie une constitution politique consolidée par l'unité d'un pouvoir musulman et d'une assemblée de Savants Mahométans, dont il faudrait vaincre l'influence éminente et gagner l'adhésion à des errements nouveaux ; la dissémination des tribus et la multiplicité des chefs Indigènes, les placent tous dans une existence isolée, moins indépendante, ce qui rend notre action plus forte et notre tâche de civilisation plus facile. C'est à une persévérance réfléchie, à l'intelligent emploi des instruments sociaux qui agissent le mieux dans l'intérêt général, que la France doit, sans aucun doute, confier le soin d'apporter dans les mœurs et les conditions physiques des Arabes les améliorations et les rectifications dont elles ont tant besoin. On n'improvise pas, on n'importe pas d'un seul coup, on n'impose jamais la civilisation : on y prépare progressivement en parlant aux sens, à l'intelligence et à la raison des masses, et surtout en augmentant le bien-être individuel.

FIN.

TABLE DES MATIÈRES.

LIVRE II. — HYGIÈNE DES ARABES.

LIVRE III.—MALADIES & MÉDECINE DES ARABES.

CONCLUSION.

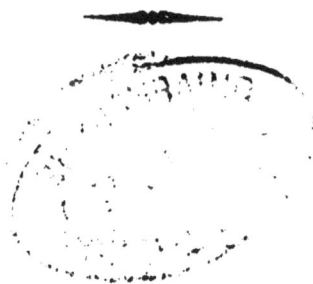

ERRATA.

Page 15, ligne 7 : Aboulabbas, *lisez* Aboul-Abbas.

» 29, » 21 : pouvoir, *lisez* Pouvoir.

» 43, » 3 : nous reviendrons, *lisez* nous nous étendrons.

» 44, » 7 : occulistes, *lisez* oculistes.

» 52, » 5 : les plus petits, *lisez* le plus petits.

» id. » 11 : d'un met froid, *lisez* d'un mets froid.

» 68, » 32 : dattes de *qsebba* (?), *lisez* dattes dites *qsebba* (qualité particulière, à pulpe molle, et très estimée).

» 76, en note : militaire, *lisez* militaires.

» 96, ligne 21 : ou toute autre maladie, *lisez* ou atteinte de toute autre maladie.

» 106, » 14 : allaite l'enfant (2), *lisez* allaite l'enfant (2). »

» 111, » 1 : immoblité, *lisez* immobilité.

» 113, » 12 : ou il y a, *lisez* où il y a.

» 144, » 10 : Sidi-Okha, *lisez* Sidi-Okba.

» 170, » 24 : Merkoutine, *lisez* Meskoutine.

» 181, » 26 : châtain, *lisez* châtains.

» 202, » 4 : Que dire des besoins intellectuels, *lisez* 2° Que dire des *besoins intellectuels*.

» 209, » 15 : ne saurait être, *lisez* ne pourrait être.

» 234, » 7 : terre friable, *lisez* une terre friable.

» 250, » 3 : indiscible, *lisez* indicible.

» 260, » 30 : civilisation, *lisez* civilisation. »

» 262, » 23 : constructions, *lisez* constrictions.

» 270, » 21 : enhymoses, *lisez* ecchymoses.

» 280, » 6 : devaient, *lisez* devait.

» 292, » 15 : telles sout, *lisez* tels sont.

» 293, » 21 : débarassé, *lisez* débarrassé.

» 297, » 10 : physchologiques, *lisez* psychologiques.

» 310, » 7 : 2° la circoncision, *lisez* 3° la circoncision.

» 335, » 30 : ordonnée, *lisez* ordonné.

» 401, » 14 : anasthésie, *lisez* anesthésie.

» 405, » 30 : constante, *lisez* permanente.

» 414, » 8 : l'énergique styptie, *lisez* l'énergie styptique.

» 419, » 9 : qu'après la.., *lisez* que par la.

» 422, » 13 : la plus vaillante, *lisez* la plus saillante.

» 423, » 29 : fréquentes, *lisez* fréquente.

» 438, » 28 : snperstition, *lisez* superstition.

» 439, » 17 : Algérien, *lisez* Algérien?

» 445, » 32 : liminent, *lisez* liniment.

» 462, » 10 : page 129, *lisez* page 39.

» 485, » 27 : militaires civils ou indigènes, *lisez* militaires, civils, ou indigènes

DU MÊME AUTEUR :

Clinique chirurgicale de l'hôpital du Gros-Caillou (*Gazette des Hôpitaux*, 1842).

Cyclotóme crânien, nouvelle scie pour les autopsies   *Idem*.

Recherches sur les tumeurs sublinguales (Strasbourg, 1845).

Sur la suture des tendons (*Gazette Médicale* de Paris, 1845).

Considérations cliniques sur les kystes   *Idem*.

Nouvel appareil pour le traitement de l'entorse tibio-tarsienne (*Gazette Médicale* de Paris, 1847).

Du sulfate de cuivre dans le traitement de l'uréthrite (*Abeille Médicale*, 1847).

Du traitement médical de l'hydrocèle du testicule   *Idem*,   1848.

Notice climatologique sur Téniet-el-Hàd (l'*Akhbar*, journal de l'Algérie, 1848).

De la création des hôpitaux arabes   *Idem*.

De l'acide azotique dans la gingivite ulcéreuse épidémique (Paris, 1849).

Considérations pratiques sur les maladies de l'Afrique (*Journal de la Société des Sciences médicales et naturelles de Bruxelles*, 1849; et *Abeille Médicale*, 1850).

Du mal de mer comme moyen curatif (*Société de Médecine d'Alger*, 1849).

Du traitement de la fièvre intermittente en Algérie (Alger, 1849; *Mémoire* couronné par la *Société de Médecine d'Alger*).

De l'hypérémie des sinus frontaux (*Abeille Médicale*, 1850).

De l'emploi thérapeutique des eaux ferrugineuses de Téniet-el-Hàd (Paris, 1850).

Relation d'une névralgie oculaire épidémique observée à Téniet-el-Hàd (Alger, 1850).

De l'existence réelle de la névralgie oculaire épidémique (*Annales d'oculistique du docteur* FLORENT CUNIER, 1851).

Du traitement de la dysenterie et de la fièvre intermittente par la poudre du docteur FAVA (*Société de Médecine d'Alger*, 1851).

Variole et rougeoles consécutives à la vaccine (*Société Médicale d'Amiens*, 1852).

Le choléra en Algérie, 1849, 1850 et 1851 (Alger, 1852).

De l'insalubrité de la viande de porc en Algérie (l'*Akhbar*, journal d'Alger, 1852).

Compte-rendu des travaux de la Société de Médecine d'Alger   *Idem*.

Conseils d'hygiène aux populations musulmanes de l'Algérie (Alger, 1853; et dans le *Mobacher*, journal arabe officiel).

De l'ophthalmie en Algérie et de son traitement chez les Arabes (*Annales médicales de la Flandre Occidentale* 1854; et Lille, 1854).

Du chancre du Sahara (Lille, 1854; et *Annales médicales de la Flandre Occidentale*, 1854).